中国科学技术协会　主编

# 中国针灸学学科史

## 中国学科史研究报告系列

中国针灸学会　/　编著

**中国科学技术出版社**
·北　京·

**图书在版编目（CIP）数据**

中国针灸学学科史 / 中国科学技术协会主编；中国针灸学会编著 . —— 北京：中国科学技术出版社，2021.10

（中国学科史研究报告系列）

ISBN 978-7-5046-9121-7

Ⅰ.①中… Ⅱ.①中… ②中… Ⅲ.①针灸学—医学史—中国 Ⅳ.① R245-09

中国版本图书馆 CIP 数据核字（2021）第 147924 号

| | | |
|---|---|---|
| **策划编辑** | 秦德继 | 许 慧 |
| **责任编辑** | 何红哲 | |
| **封面设计** | 李学维 | |
| **版式设计** | 中文天地 | |
| **责任校对** | 张晓莉 | |
| **责任印制** | 李晓霖 | |

| | |
|---|---|
| 出　　版 | 中国科学技术出版社 |
| 发　　行 | 中国科学技术出版社有限公司发行部 |
| 地　　址 | 北京市海淀区中关村南大街 16 号 |
| 邮　　编 | 100081 |
| 发行电话 | 010-62173865 |
| 传　　真 | 010-62173081 |
| 网　　址 | http://www.cspbooks.com.cn |

| | |
|---|---|
| 开　　本 | 787mm×1092mm　1/16 |
| 字　　数 | 610 千字 |
| 印　　张 | 25.25 |
| 版　　次 | 2021 年 10 月第 1 版 |
| 印　　次 | 2021 年 10 月第 1 次印刷 |
| 印　　刷 | 北京顶佳世纪印刷有限公司 |
| 书　　号 | ISBN 978-7-5046-9121-7 / R·2746 |
| 定　　价 | 138.00 元 |

# 《中国学科史研究报告系列》

# 本 书 编 委 会

# 丛书序

学科史研究是科学技术史研究的一个重要领域，研究学科史会让我们对科学技术发展的认识更加深入。著名的科学史家乔治·萨顿曾经说过，科学技术史研究兼有科学与人文相互交叉、相互渗透的性质，可以在科学与人文之间起到重要的桥梁作用。尽管学科史研究有别于科学研究，但它对科学研究的裨益却是显而易见的。

通过学科史研究，不仅可以全面了解自然科学学科发展的历史进程，增强对学科的性质、历史定位、社会文化价值以及作用模式的认识，了解其发展规律或趋势，而且对于科技工作者开拓科研视野、增强创新能力、把握学科发展趋势、建设创新文化都有着十分重要的意义。同时，也将为从整体上拓展我国学科史研究的格局，进一步建立健全我国的现代科学技术制度提供全方位的历史参考依据。

中国科协于2008年首批启动了学科史研究试点，开展了中国地质学学科史研究、中国通信学学科史研究、中国中西医结合学科史研究、中国化学学科史研究、中国力学学科史研究、中国地球物理学学科史研究、中国古生物学学科史研究、中国光学工程学学科史研究、中国海洋学学科史研究、中国图书馆学学科史研究、中国药学学科史研究和中国中医药学科史研究12个研究课题，分别由中国地质学会、中国通信学会、中国中西医结合学会与中华医学会、中国科学技术史学会、中国力学学会、中国地球物理学会、中国古生物学会、中国光学学会、中国海洋学会、中国图书馆学会、中国药学会和中华中医药学会承担。六年来，圆满完成了《中国地质学学科史》《中国通信学科史》《中国中西医结合学科史》《中国化学学科史》《中国力学学科史》《中国地球物理学学科史》《中国古生物学学科史》《中国光学工程学学科史》《中国海洋学学科史》《中国图书馆学学科史》《中国药学学科史》和《中国中医药学学科史》12 卷学科史的编撰工作。

上述学科史以考察本学科的确立和知识的发展进步为重点，同时研究本学科的发生、发展、变化及社会文化作用，与其他学科之间的关系，现代学科制度在社会、文化背景中发生、发展的过程。研究报告集中了有关史学家以及相关学科的一线专家学者的智慧，有较高的权威性和史料性，有助于科技工作者、有关决策部门领导和社会公众了解、把握这些学科的发展历史、演变过程、进展趋势以及成败得失。

研究科学史，学术团体具有很大的优势，这也是增强学会实力的重要方面。为此，我由衷地希望中国科协及其所属全国学会坚持不懈地开展学科史研究，持之以恒地出版学科史，充分发挥中国科协和全国学会在增强自主创新能力中的独特作用。

# 前　言

　　《中国针灸学学科史》是中国科协主持编写的中国学科史研究报告系列之一。针灸学科史研究是学科建设中的重要基础性工作，对针灸学科在中国发生、发展、演化的历程进行系统考察与梳理，可以更深刻地认识针灸学科的内在特质，更清晰地了解针灸学科发展的外部环境，更准确地把握针灸学科发展的历史规律，更充分地汲取针灸学科发展的历史经验。

　　本研究于 2018 年 9 月开题，2018 年 11 月召开了项目启动会。项目启动与实施均是在中国针灸学会的统一部署下进行的，由中国针灸学会学术部与中国针灸学会文献专业委员会具体负责。秘书组由中国针灸学会学术部牵头承担；编写组由山东中医药大学牵头组织，邀请了中国中医科学院针灸研究所、中国中医科学院中国医史文献研究所、山东中医药大学、南京中医药大学、山东大学等 10 余家单位 40 余名专家参与编辑学科史文稿，邀请了针灸学、中医医史文献学、中国史、科学技术史等学科 10 余名专家不定期给予指导。具体承担该项目的人员部分来自国内较早开展针灸专业本科、研究生教育及科研的中医药大学，也有来自针灸科研单位与针灸学术团体的研究人员。本研究无论是在学科史文献资料收集整理、人物访谈，还是史学研究、编纂等方面，都基于前人的丰厚积淀与当前的最新成果，并得到了各个参与单位的大力支持，保证了本项目的顺利实施。

　　2018 年 11 月 29 日，在山东中医药大学召开了项目启动会，咨询专家及编写组人员 30 余人参加了会议，大家认真学习领会中国科协对学科史编纂的指导精神，对起草的《中国针灸学学科史编写大纲》进行了充分讨论，会上专家对项目组提出了中肯建议。2019 年 6 月 3 日，在山东中医药大学召开课题组初稿统稿研讨会，基本形成了对《中国针灸学学科史》初稿的修改思路。2019 年 11 月 7—8 日，在山东中医药大学召开了学科史统稿会暨专家咨询会，与会专家对《中国针灸学学科史》项目组工作表示了肯定，同时也对视角、逻辑、文字等问题提出了建议。此外，项目编写组与秘书组分别组织了多次小范围的讨论会，研讨研究方法，交流问题及经验，尤其是2020年，由于新冠肺炎疫情关系，课题组无法召开较大规模的线下研讨会，便借助网络会议平台继续讨论。经过两年的研究与编纂，终于完成了《中国针灸学学科史》的书稿编写工作。

本书共分为上、中、下三篇，另有绪论、大事记。绪论对针灸学科的基本内涵，针灸学科史的基本分期、研究内容与方法，以及学科史研究的主要论题作了阐述。上篇是古代针灸学科的形成。针灸学科形成于清代之前，秦汉时期的技术进步为金属针具的产生提供了可能；针灸理论中经脉流注、补虚泻实等思想资源则来自中国传统哲学的天人相应等观念；中国古人的校书传统使知识累积成为中国学术的一个特点；官方日渐成熟的职官制度也是针灸职业化的基础之一。本篇对这一时期针灸学科的形成背景、针灸理论、临床、教育和国际交流进行了逐一论述。中篇为近代针灸学科的构建。民国时期，东西方的思潮在当时知识界的各个领域都汹涌激荡。日本的针灸医籍传入中国，借助彼时中国的科学化思潮对中国的针灸理论与实践产生了很大的影响。同时，由于学校教育模式的引入，针灸学校也迅速兴起。民国针灸医家借鉴、接纳与吸收了西学制度与知识，对针灸学术在体制与学术理论两方面都作了开创性的工作，从而开始了针灸学科的构建历程。下篇是现代针灸学科的发展。针灸历经《黄帝内经》《针灸甲乙经》《铜人腧穴针灸图经》等经典医籍的文本化过程，同时，临床与理论互相砥砺，形成了一个比较稳固的知识体系，而且针灸教育方式在这一时期也发生了很大变化，针灸也因此由一种医学技艺转为近代学科。沿至当代，在政策支持下，针灸学科的建制渐趋完备。

《中国针灸学学科史》是第一次对针灸学科的历史进行梳理，对于针灸学科乃至中国科学技术的发展具有重要意义，虽然已经得到一些肯定，但我们仍感到惴惴不安，因时间仓促、作者文字风格差异和资料的搜证困难等原因，难免存在疏漏，希望读者批评指正。

中国针灸学会

2020年12月

# 目　录

# 绪　　论

　　学科，作为学术领域重要的分类概念，已经成为现代高等教育与研究领域的基本单位。尤其是自 2017 年国家高等教育"双一流"建设战略实施以来，学科建设已经成为高校工作的重心之一，也是促进人才培养与流动、提升高校学术活力的重要举措。关于学科的定义，目前学界尚未形成完全的共识，不过，综合目前的研究，学科概念大致有以下几种[1]：①学科是学问的分类或教学的科目，这是从知识分类的角度定义学科；②学科是知识体系，这是从学科的内涵属性来定义；③学科是大学中由从事某一领域的研究与教学的学术群落构成的基层学术组织，这是基于组织学的角度来定义学科；④学科是一种规训制度，从学科词源学角度来看，学科也有规训的意思；⑤其他的观点，如托尼·比彻和路德维格·休伯认为："学科是由思想的组群及献身于追求和发展未知思想的人的社群组成。"根据以上学科的定义，我们认为学科具备三个最为核心的特征：其一，具备相对独立的知识体系，这是学科的核心因素；其二，具备相对完整的教育与研究制度，这是学科发展的基本条件；其三，具有业界认同的学术共同体组织，学术组织及其学术活动是学科的外在形式表现，也是其保持持久活力的动因。因此，可以将学科简略地概括为：知识体系 + 组织建构 + 规训制度。

　　当前多数学科或是在现代化的进程中发生与发展形成的，或是传统的学问或技术经由现代化的洗礼而重新构建的，像中医学这样，发生于久远的古代，其古典理论不仅没有消亡，反而应用更加广泛的学科极少。针灸作为中医学知识谱系中的重要部分，有着相对独立的理论体系，兼具具体有形的工具与技术，成为当下富于新鲜活力的"传统"学科。事实上，经由现代化的洗礼，针灸学现在已经形成系统的知识体系、立体完整的教育层次与完善的充满进取心的学术共同体组织，从以上学科的特征来看，完全具备现代学科的条件。与绝大多数现代学科不同的是，针灸学的知识体系沿袭的依旧是秦汉时期形成的古典学术概念与框架，传统特质与现代性在针灸学科中结合得十分熨帖。站在当下与历史的双重角度，以下问题值得思考：针灸学科的形成与发展经历了哪些阶段？而今如何开展针灸学科史的研究？在一流学科建设的背景下，哪些课题值得关注？

## 一

　　作为学科的针灸形成于何时？虽然近代才有"学科"概念，但是从学科概念的内涵与特点看，早在《黄帝内经》(简称《内经》)时期，针灸学科的知识体系就初步形成了。作为一部以针灸为主要内容的医学经典，《内经》实是针灸学科的奠基之作，其对针灸的基本理论与实践作了翔实的论述，针灸的核心理论：经络与腧穴理论、刺灸法与病症治疗理论等在该书中均已初具。至《针灸甲乙经》，作者"事类相从，删其浮辞，除其重复，论其精要"[2]，融入《内经》与《黄帝明堂经》的腧穴内容，辑成第一部系统全面的针灸学专著。与此同时，《伤寒杂病论》《脉经》《神农本草经》等也在该时期成书，医学学者开始对知识进行分类编集。所以，以《针灸甲乙经》为标志，独立的针灸知识体系已经形成。此后，历代医家对针灸知识体系不断地进行整理与补充，其中，宋代王惟一编撰的《铜人腧穴针灸图经》，元代滑寿撰著的《十四经发挥》，明代杨继洲、靳贤编著的《针灸大成》①[3]，清代吴谦主持编修的《医宗金鉴》之"刺灸心法要诀"等，在针灸知识体系的规范整理等方面均卓有贡献。

再看古代针灸的规训制度与教育管理的组织。针灸的民间传承一直存在，《后汉书·方术列传》中就已记载了针灸医者涪翁、程高与太医丞郭玉之间的传承关系。南北朝时刘宋元嘉二十年（443年）太医令秦承祖奏置医学，开始正式由政府设置医学教育，并绘制《偃侧人经》《明堂图》，应是正式的针灸医学教育的开端。北魏时宣武帝发布诏令以考核医生，"严敕医署，分师疗治，考其能否，而行赏罚。虽龄数有期，修短分定，然三疾不同，或赖针石，庶秦扁之言，理验今日"[4]，其中有对针灸的考核。明确的针灸独立分科是从唐代开始，《唐六典》记载：唐代太医令掌诸医疗之法，其属有四，分为医师、针师、按摩师、咒禁师，其中针科置针博士1人，针助教1人，又有针师、针工帮助教授针生[5]。从唐代太医署中针科的建立开始，针灸学科有了稳定的教育与管理组织。此后，历代的太医局或太医院中均设针灸一科，既是医学行政单位，又承担着官方的针灸医学教育职能，直至1822年，清政府下令"针灸一法，由来已久。然以针刺火灸究非奉君之所宜，太医院针灸一科，着永远停止"[6]，针灸一科才退出了官方的医学教育与行政序列。另外，在6世纪之前针灸就已经传到朝鲜和日本，8世纪时，日本就仿照中国唐代的医制设立了针博士与针师等专业人员职位。由是，针灸的知识体系、教育规训与管理组织以及对外交流等在20世纪之前已经初具系统。

近代，民国时期是针灸学科的构建时期，之所以是"构建"而非发展，是这一时期针灸的知识体系与组织形式发生了很大的变化，但这一变化并非是学科本身的自然发展，而是民国时期针灸界精英医者主动改革的结果。首先是知识体系的变化。传统的经络、腧穴与针灸证治、刺灸法等知识由于受近代解剖学与生理学的传入与影响，发生了显著的变化，民国医家对针灸原理的认识也发生了本质的改变。比较明显的变化如腧穴解剖描述的出现、针刺消毒规范的实施、用神经学说解释针灸的效应机制，以及部分医籍的疾病称谓也由传统的基于症状的病名转变为西医学病名等。其次，更为重要的是针灸的教育制度发生了根本性变化。清代之前，虽然官方也有针灸的教育与考试制度，但是主要的传承方式还是师徒授受；民国时期，由于新式学校在中国的兴起，中医学校也不断涌现，同时兴起的还有针灸专门学校，据有限统计，民国时期的针灸专门学校有48所[7]，其课程设计与传统的民间授受与清代之前官方教育的课程明显不同，与新的针灸知识体系相适应，除了传统针灸知识外，部分学校还设有生理学、病理学、解剖学、消毒学等课程，并增加了临床实习与函授教学[8]。与针灸学校同时出现的还有针灸研究机构与针灸期刊、针灸医院等，比如由承淡安创办的中国针灸学

---

① 关于《针灸大成》的作者，学界说法不统一，这里采用的是黄龙祥教授的观点。

研究社，会员分布广泛，实际上也有了学术共同体的意味。所以从组织制度上来看，近代针灸学科是具有开风气之先的针灸学者主动构建的，这一由精英医者主导、由学校教育推动的变革是一个主动过程。从学科概念上看，此时的针灸学科，知识、组织、规训三者相辅相成，具备了现代学科特点。

以现代针灸高等教育为基础的针灸学科在20世纪50年代以后取得了前所未见的进展。民国时期虽然针灸学校林立，也出版过多种针灸教材，但是其学校教育是以民办学校为主，官方在针灸教育方面几乎缺失。20世纪50年代中期，由官方主导的中医药高等教育开始起步，针灸学真正进入了正规高等教育的序列，这无疑为针灸学科的进展创造了空前的条件。这一时期针灸学科在三个主要方面有了很大的变化与进展。

其一，知识体系。1957年，江苏省中医学校针灸学教研组编纂的《针灸学》被李鼎先生誉为"新中国针灸学科的奠基之作"[9]。张建斌等认为该书将经络、腧穴、刺灸、治疗确定为现代针灸学科的四大核心，并标志着现代针灸学科体系和框架的确立[10]。1961年，南京中医学院编修了第一部国家统编教材《针灸学讲义》，正式将针灸学知识规范为以经络学、腧穴学、刺灸法与治疗学理论为四大分支的知识体系。1960年，上海中医学院成立针灸系，1962年该院将针灸学教材分化为《经络学说》《腧穴学》《刺灸法》《治疗学》。1985年，针灸专业统编教材诞生，常见的有《经络学》《腧穴学》《刺法灸法学》《针灸治疗学》《针灸医籍选》《各家针灸学说》等，在2002年针灸推拿专业的规划教材中又增加了《实验针灸学》等。从以上教材的演化过程可以看出，官方所建构与推行的针灸知识体系在不断丰富与规范，其内核一直以中医针灸知识为核心。2010年，中医针灸作为标志性的中国知识遗产被确认，这一方面使中医针灸的知识体得到了更广泛的影响，另一方面也在某种程度上固化了针灸的知识体系。针灸知识规范化的同时，在这一时期还有一个重要的特点就是新的针灸理论与方法不断涌现。其中有代表性的是两大学派，一是解剖学派，以西方针灸师为主发展出的"干针"，江苏朱汉章先生发明的针刀疗法以及与之相类似的松筋针、刃针等疗法，基本理论都是基于解剖学，江苏符仲华博士发明的浮针也可以归入解剖针法的范畴；二是以局部刺激治疗全身疾病为特点的微针疗法，如头皮针、眼针、耳针等，可以称为微针学派。这两类新的针灸学派在临床上的发展均与规范化的针灸知识体系有所不同，新知识的不断产生会给未来的针灸知识体系带来更多的可能性。

其二，规训教度。这一时期各个中医药院校中的针灸专业、针灸系、针灸学院、研究所以及专门的针灸独立院校纷纷成立，各个层次与方向的针灸教育，从中等职业教育到专科、本科、研究生、留学生教育全部覆盖，可以授予学士、硕士与博士学位，针灸成为医学教育体系中的重要分支。完整的多层次的针灸教育奠定了针灸作为一门现代成熟学科的基础。

其三，学术组织。除针灸的教育机构外，专门的针灸科学研究组织、针灸临床机构也在这一时期产生，尤其是1985年，中国针灸学会成为国家一级学会；1987年，世界针灸学会联合会成立，这两个学术共同体组织的成立成为针灸学科高度发展的标志。

综上所述，从学科的内涵出发，可以说针灸学科形成于清代之前，构建于近代，发展成熟于现代。这一分期方式虽然看起来平庸单调，但还是符合针灸学科的进展实际的。当然，在针灸学科的进步路途上也存在着跌宕起伏的细节，不过尚未影响针灸学科的大致分期。

# 二

针灸学科史的分期对于学科史的研究而言只是第一步。在学科史的每个分期中，针灸知识体系的形成与演变、针灸教育与传承的路径与方法，以及针灸学术组织与制度等具体细节才是学科史研究所应重点关注的内容。

就针灸学科知识体系而言，自《内经》开始，就在不断的破与立的矛盾交织中前行，历代针灸医家对针灸的理论阐发与临床实践共同构成了针灸的知识体系，对这一体系形成与变化过程的追索是学科史研究的本分。以针灸理论为例，重点关注零散知识的生产、流通与应用中的体系化过程，这也是学科史与学术史研究的区别。学术史的研究侧重于理论意义的解读，而且更加注意知识的细节，而学科史对知识梳理的同时，更为关注知识的体系化以及影响知识体系化的因素；学术史大约是内史的研究，而学科史研究中内外史交织的成分更多。

知识系统的传承路径与形式、教育制度与机构等是针灸学科史研究的重要内容，这一向度主要借助外史的视角。与单纯的教育史与传播史不同，学科史的研究始终围绕知识体系。比如，针灸学校教育的兴起是在民国时期，从教育史的角度研究，比较注重针灸学校教育的兴起背景及其教学方式、课程设置、教学成果等，但是学科史研究在此基础上尚需注意不同的教育模式变化中针灸知识体系的规范与变异，以及在此背景下与相关学科的区分。

针灸学术组织的研究更倾向于外史研究，学术组织的形成对于学科知识与规训制度都有较大影响，而且，组织制度在现代学科的建设与发展中所起的作用更是举足轻重。这一方向的研究重要性毋庸置疑，但是从目前的成果看，其研究还十分薄弱，需要学界的更多关注。

# 三

以上讨论了针灸学科史的分期、研究内容与方法。学科史研究是科学技术史研究的重要内容，那么，在科学技术史的视域下，哪些问题是针灸学科史研究应该特别关注的？

其一，针灸学科与相关学科的关系。在国务院学位委员会和国家教育委员会1990年联合颁发的《授予博士、硕士学位和培养研究生的学科、专业目录》中，是将针灸学置于中医学一级学科之下的二级学科，该目录于1997年修订后，针灸学与推拿学合并称为针灸推拿学，置于中医学之下。从传统的针灸知识体系内容看，作为二级学科置于中医学下面没有问题。不过，针灸学的知识体系在不断变化，如今，针灸学的理论基础与临床实践已经不能被中医学理论所涵盖，中医学理论所能够涵盖的只有中医针灸，这仅仅是针灸学科伞下的一部分。针灸学知识体系自身发展出的针灸学派，如前所述的解剖学派与微针学派等，其理论未必能够被中医学理论所容纳，而且，在临床上针灸与康复医学、神经医学、骨伤科学等交织甚多，许多医疗机构将针灸与康复科或者神经科、骨伤科合并，其临床方向也与传统的中医学不相契合。在针灸的科学研究方面，针灸的机制研究与中西医结合基础的研究相比，在研究方法、内容等方面趋同，从实际情况看，许多从事针灸机制研究的学者往往将自己的研究定位在中西医结合基础学科。如何看待针灸学科与中医学、中西医结合以及相关的临床学科如神经学科、康复医学等的关系，是学科史研究需要思考的。如果针灸有可能成为独立的一级学科，这一问题也必须回答。

其二，针灸学本身的科学价值与技术哲学。作为科学技术史的一个重要方向，学科史研究也要关注本学科知识体系的科学价值。针灸学作为一项传统的技术学科，同时与现代科学又密切交融，其技术的科学价值如何，是否存在科学与非科学的界限之争，其科学理论如何发现与构建，学科理论的可靠性如何……需要站在科学技术哲学的立场思考这一系列问题与针灸学科的前景。在针灸学领域，这一论题还需要面对以下问题：传统针灸学理论如何与现代医学对话，如何解构与解释传统理论中的科学内涵？传统的建立在自然哲学基础上的针灸学理论与现代生物医学所理解的针灸学理论在技术哲学层面是否有一致性？

其三，针灸学科的国际认同。一流学科的建设目标是成为世界一流，针灸学作为中国医学乃至中国科学的代表技艺，在海外备受关注。目前，在全球新的崇尚自然的潮流下，经过几代海外针灸医生的努力，作为中医药走出去的先导，针灸学已经成为全球医疗谱系中的重要部分。不过在大多数国家与地区，针灸还是作为补充与替代医学的一种疗法，其在精英医学教育、职业教育、立法保障等方面还存在着诸多争议，针灸如何赢得更为广泛的世界认同与尊重，是学科史研究的新课题。

其四，分支学科。作为一门成熟的现代学科，其学科的开放与发展性尚体现于分支学科的设立上。按照传统的知识体系，针灸学知识体系可以细化为经络、腧穴、刺灸法、治疗学等分支，但如前所述，针灸学的知识体系在不断地丰富与变化，新的知识在不断地进入针灸学体系，比如与针灸关系密切的软组织解剖学、神经生理学、运动康复学等，还有诸多新针法所承载的针灸理论等，在新的针灸知识体系中如何设定？是纳入现在的知识分支中，还是新立学科分支？此外，针灸的规训与传播，学术组织的相关研究涉及的交叉学科，尤其是人文学科如针灸教育学、针灸传播学、针灸文献与文化学、针灸史学、针灸社会学等相关内容，是否应该在针灸学科树上占有一枝之春？学科分支的研究与设立，不仅是学科知识体系完善的结果，更是学科发展与进步的必经之途。

（刘保延　张树剑）

# 参考文献

［1］胥秋. 大学学科文化的冲突与融合［M］. 武汉：华中科技大学出版社，2016：23.
［2］黄龙祥校注. 黄帝针灸甲乙经［M］. 北京：中国医药科技出版社，1990：7.
［3］黄龙祥. 针灸典籍考［M］. 北京：北京科技出版社，2017：593-594.
［4］（北齐）魏收. 魏书（影印本二十五史）［M］. 上海：上海古籍出版社，1986：2194.
［5］（唐）李林甫等修. 唐六典［M］. 北京：中华书局，1992：409-410.
［6］（清）任锡庚. 太医院志（民国十二年石印本）［M］. 1923.
［7］赵璟，张树剑. 民国时期针灸学校述要［J］. 中国针灸，2017，37（4）：441-447.

［8］赵璟，张树剑. 民国时期针灸教育形式的转型及特征分析［J］. 医疗社会史研究，2017（1）：196-214.

［9］李鼎. 针道金陵五十年——记 1957 年南京《针灸学》出书前后［J］. 中医药文化，2007（6）：30-32.

［10］张建斌，夏有兵，王欣君，等. 现代针灸学科体系构建轨迹的探析——兼评承淡安《针灸学》三部曲［J］. 针刺研究，2013，38（3）：249-252.

# 上篇　古代针灸学科的形成

# 第一章 古代针灸学科的形成背景

针灸从一种医疗技术成为一门学科，其前提有三：其一，技术成型；其二，理论成型且文本化；其三，职业群体的形成。在这一过程中，固然技术自身有着自己的发展惯性，但是其中的背景因素却起着至关重要的催化作用，这也是为什么在多个文明的早期均有朴素的外治技术，只有在中国发展出完整的针灸知识体系。秦汉时期的技术进步为金属针具的产生提供了可能；针灸理论中经脉流注、补虚泻实等思想资源则来自中国传统哲学的天人相应等认识观念；中国古人的校书传统使知识累积成为中国学术的一个特点；官方日渐成熟的职官制度也是针灸职业化的基础之一。

## 第一节 针灸技术发生的背景

早期的外治医疗方法，大约与本能有关。在以针刺病之前，有很长的时间是以石刺病。石针之类，主要是针对体表痈肿，《素问·异法方宜论》记载："东方之域……其病皆为痈疡，其治宜砭石。"《说文》曰："砭，以石刺病也。"《曲礼·内则》："古者以石为针，所以刺病。"砭石之外，骨、木、陶片等亦是早期外治工具。原始粗糙的治疗工具不会导致复杂的治疗技术，成熟的治疗技艺建立在精细的工具基础上。《灵枢·九针十二原》："余欲勿使被毒药，无用砭石，欲以微针通其经脉，调其血气，荣其逆顺出入之会。"所以，金属针具的产生与应用是针灸技术趋向复杂与专业的前提。

冶金技术是金属针具产生的直接技术背景。据研究，春秋末期，生铁已在中国广泛应用，不久便发明了以生铁为原料的制钢技术，而且长期领先于古代世界水平，战国初期已经出现了金属的热处理方法，即通过加热锻打使生铁中的碳变成石墨析出，降低生铁脆性，变成熟铁，西汉末年普及了炒钢技术[1]。金属冶炼技术的普及产生了医疗工具。从出土实物看，早期金、银、铜针具均有出土。1957年河南陕县出土的战国针刻人物楼阁匜，证实当时已有坚韧的钢针[2]。金属针具形制规范，做工精细，可以根据疾病的性质与所在组织部位施术，由此可产生相应的针刺理论。马继兴先生总结了《灵枢·九针十二原》的九针用法（表1-1）[3]，由此表可以看出，不同的针具针对的病症部位、功能各有不同，其中"调阴阳""去泻阳气"等表达已经是抽象的理论总结，可见作为针刺工具的金属针具同时也承载了针灸理论。

表 1-1　九针用法表

| 针名 | 所主 | 用法 |
|---|---|---|
| 镵针 | 皮 | 勿令得深入而阳气出。去泻阳气 |
| 员针 | 肉 | 勿令得伤肉分，伤则气得竭。不得伤肌肉，以泻分气 |
| 鍉针 | 脉 | 令可以按脉勿陷以致其气，令邪气出 |
| 锋针 | 筋 | 令可以泻热出血，而痼病竭 |
| 铍针 | 骨 | 可以取大脓（《针灸甲乙经》后又有"出血"二字） |
| 员利针 | 调阴阳 | 令可以深内也。以取暴气。主取痈痹（《针灸甲乙经》作"痈肿暴痹"） |
| 毫针 | 益精 | 静以徐往，微以久留，正气因之，真邪俱往，出针而养者也 |
| 长针 | 除风 | 可以取深邪远痹 |
| 大针 | 益九窍 | 以取大气之不能过于关节者也 |

注：引自《针灸学通史》。

金属针具的产生是针刺技术发生的前提之一，另一个重要前提是古人基本医疗经验的积累。《素问·移精变气论》"往古人居禽兽之间，动作以避寒，阴居以避暑"，这是一种本能的趋利避害的生活方式。人与动物都有本能的缓解病痛的一些能力，如溃破痈肿，刺激身体表面以缓解局部不适。医学的初始阶段都离不开本能，但本能只有积累到一定数量，形成基本经验，才成为医学。外治医疗经验于药物经验而言相对容易得到。《素问·异法方宜论》："其病皆为痈疡，其治宜砭石"，用砭石刺痈疡，在《内经》中有了文本表达，已经由本能跨过经验，形成理论了。如王冰所谓"结聚脓血，石而破之"（《素问·血气形志》"形乐志乐，病生于肉，治之以针石"王冰注）。

从刺破痈肿，到刺"脉"，不需要多少曲折。古人以石刺病，体表的痈肿被认为是血脉壅滞，故《鹖冠子·世贤》："若扁鹊者，镵血脉，投毒药，副肌肤，闲而名出，闻于诸侯"[4]。血脉概念的形成原本就与体表的观察有关，由此再过渡到"以宜镵石，定砭灸处"[5]，这样离比较成熟的刺法就不远了。

## 第二节　针灸理论形成的背景

从经验技术到医学理论需要漫长的路程，其中理性的身体知识与理论构建观念是最为重要的因素。

人体知识是医学的基础，对于针灸学而言，尤其如此。针灸是用针艾刺激体表的技术，相对于药物医学而言，有自己独立的对待身体的认知方式。《素问·血气形志》："形乐志苦，病生于脉，治之以灸刺；形乐志乐，病生于肉，治之以针石；形苦志乐，病生于筋，治之以熨引；形苦志苦，病生于咽嗌，治之以百药；形数惊恐，经络不通，病生于不仁，治之以按摩醪药。"所以，针灸医学更注重身体之"形"。赵京生先生[6]讨论了针灸视域下身体表达，认为针灸理论的构建与古人皮、脉、筋、肉、骨五体身形观有关，其中"脉"处于核心位置。

由此，古人的身体知识，尤其是身形认识，是针灸技术理论化的基础。事实上，五体身形观已经是有理论构建的成分了。古人最初的身体认识是基于体表诊察（包括触诊）及解剖方式而得到的。《灵枢·经水》："若夫八尺之士，皮肉在此，外可度量切循而得之，其死可解剖而视之。其藏之坚脆，腑之大小，谷之多少，脉之长短，血之清浊，气之多少，十二经之多血少气，与其少血多气，与其皆多血气，与其皆少血气，皆有大数。其治以针艾，各调其经气，固其常有合乎"，又说"夫经脉之大小，血之多少，肤之厚薄，肉之坚脆及䐃之大小，可为量度乎……审、切、循、扪、按，视其寒温盛衰而调之，是谓因适而为之真也。"所有的医学知识起源都离不开身体的度量，古人通过仔细观察与度量得到了身体的基本解剖数据，也获得了基本的生理与病理知识。

其中，古人对人体器官的直观记录出现很早，在甲骨文中就有涉及人体器官形能的记录。及至《内经》，古人对人体各系统的形态都有涉及，牛亚华曾经做过较为系统的考察[7]。近代医家杨如侯亦云："古人推测人体生活之原理，从解剖上考察而得者半，从修养上体验而得者亦半"。[8]不过，古人的解剖水平比较低，不可能得到十分精确的解剖数据，大抵只能将人体的器官组织根据内外分为脏腑与身形，身形又粗分为皮、肉、筋、脉、骨等比较直观的类别。

古典生理与病理知识大多是在解剖知识的基础上作出的推论，一方面是基于解剖的朴素认识，另一方面是借助于古典观念而想象的。以心为例，心的生理病理理论是中医学藏象学说的重要部分。中医学藏象学说对心的生理认识主要是两点：一主神明，一主血脉。《素问·宣明五气》与《灵枢·九针论》都云："心主脉"，心与血脉的关系可以通过解剖实践获得，但是心主神明，却是基于心的中心位置的进一步想象。《素问·灵兰秘典论》："心者，君主之官也，神明出焉"；《灵枢·邪客》："心者，五脏六腑之大主也，精神之所舍也。"同样，其病理认识也是在生理认识基础上的想象。如《灵枢·邪客》："少阴，心脉也。心者，五脏六腑之大主也，精神之所舍也，其脏坚固，邪弗能容也。容之则心伤，心伤则神去，神去则死矣。故诸邪之在于心者，皆在于心之包络。"

古典身体认识中交织着解剖的实证观察与古典观念下的想象，所谓的身体，也是观念下的身体，基于这一点，我们才能够找到《内经》中渐成体系的针灸理论的理解之门径。对古人的身体观念形成影响最显著的因素，亦即针灸理论建构的主要资源是以天道为基点的人体认知哲学。

由于技术局限，古人对人体的认知程度不高，借助于想象构建了人体的结构与功能观念，以此为基础，进一步构建了针灸治疗理论。在这一过程中，主要的理论构建的资源是天道。"人法地，地法天，天法道，道法自然"这一句《道德经》的名言可以作为古典医学理论的建构思维始点。天道有恒常，在古代思维世界里是不需证明的公理，人事须依从天道，人体应于天地，故《素问·举痛论》云："善言天者，必有验于人。"《灵枢·邪客》则从人体结构与生理层面具体地将人体与天地作了对应，表达了"人与天地相应"的观点。

人体结构如此，功能亦如此，疾病与治疗亦如此。《素问·八正神明论》中关于针刺法则的论述"凡刺之法，必候日月星辰四时八正之气，气定乃刺之"，强调针刺宜因天而刺，其理论也是基于人与天地相应，但是本篇中"天温日明，则人血淖液而卫气浮，故血易泻，气易行；天寒日阴，则人血凝泣而卫气沉"则包含着一定的实践认识。正因为"法天"思维与人体感知与医疗实践经常交织不清，才成为针灸理论构建的一个基本思维来源。

总之，天道是针灸理论建构的基本思维起点，针灸理论中从人体生理病理的认识，到经脉理论的建构、腧穴的数目与功能、刺法的原则等，都有基于天道的思维痕迹。

# 第三节　针灸理论的文本化与模式化

医学技术从本能到自觉，以石刺病的粗疏外治方法因金属针具的出现也转向于较为精细的刺法。与此同时，古人对人体也渐渐有了一定的认知，借助于早期天人相应的思维方法，初步构建起古典针灸理论。而针灸理论的主要载体则是中医学经典著作。在中医学经典中，《内经》的成书，意味着理论有了稳定的记录文本，从此针灸技术与理论得以世代传承，虽然后世针灸技术流派纷繁，各有特点，但是基本的概念理论均来源于《内经》。

早期的医书传承并不容易。医书被视为"禁方"，师徒授受是一件极其隆重的事。《灵枢·禁服》中生动地记录了黄帝授予雷公医书的仪式："黄帝曰：善乎哉问也。此先师之所禁，坐私传之也，割臂歃血之盟也，子若欲得之，何不斋乎？黄帝亲祝曰：今日正阳，歃血传方，有敢背此言者，反受其殃。雷公再拜曰：细子受之。黄帝乃左握其手，右授之书曰：慎之慎之，吾为子言之。"史书中亦有记载，《史记·扁鹊仓公列传》中长桑君呼扁鹊私坐，间与语曰："我有禁方，年老，欲传与公，公毋泄。"仓公淳于意说："至高后八年，得见师临淄元里公乘阳庆。谓意曰……欲尽以我禁方书悉教公。"可见，方药之书向来备受珍视，一般不肯轻易示人。《内经》中的部分内容亦当属于禁方的范畴，所以其早期传承十分艰难。

不过，自汉代开始，即有校书的传统，自刘向、刘歆校书开始，这一官方组织的书籍整理工作历代不绝。作为"生生之具"的方技之学也因此得以从山林之间的秘密知识转而成为"王官之一守"的学问。医书的编校整理使零散的知识渐渐系统化，也最大可能地成为相对统一的知识。《内经》的篇目内容也是经过历代增删而成的。唐代王冰曾历经 12 年整理编校《素问》，并将家中旧藏七篇大论之卷补入①，以成 81 篇，除了后世补入遗篇 2 篇，并作文字上的校正外，再无大的改变。北宋时成立校正医书局，当时的官方学者林亿等对《素问》作了重新校注，乃成传世本《素问》。《灵枢》更有各种不同的传本而经历代传抄，至北宋校正医书局校正《素问》时，已不见全本《灵枢》。元祐七年（1092 年），高丽国使节晋献 9 卷本《黄帝针经》（高丽本），南宋时期，史崧在高丽本基础上勘校颁行，成为后世足卷《灵枢》[9]。由于《内经》文本的统一，主要靠其承载的针灸理论才得以成为一种"标准"化的知识，也奠定了针灸学科的知识基础。

# 第四节　医师成为职业

早期的医学与巫术纠缠不清，医者的职能往往由巫师兼理。据《山海经·海内西经》记

---

① 王冰补入的七篇大论，与其余篇章旨趣与写法相去较远，学界一般认为并非《素问》原亡的第 7 卷，似应是《伤寒论》序中提到的《阴阳大论》。

载："开明东有巫彭、巫抵、巫阳、巫履、巫凡、巫相，夹窫窳之尸，皆操不死之药以距之"[10]，郭璞注："皆神医也。为距却死气，求更生。"[11]巫术思维对中医学影响很大，中医学一直沿用不绝的援物比类的思维方式，实质就是巫术的思维。《素问·移精变气论》说"古之治病，惟其移精变气，可祝由而已"，"祝由"就是以巫之技术，而且这一方法长期被后世官方认同。隋唐太医署中均有咒禁博士，"除邪魅之为厉者"[12]，宋代太医局亦有书禁科，元代有祝由书禁科，直到明代隆庆年间祝由科才被废除。

不过，医与巫毕竟是要分离的。《史记·扁鹊仓公列传》中有"……信巫不信医，六不治也"的说法。医史学家陈邦贤先生说："中国医学的演进，始而巫，继而巫和医混合，再进而巫和医分立。以巫术治病，为世界各民族在文化低级时代的普遍现象。"[13]比较明确的巫医分离是从周代开始，《逸周书·大聚解》也说："乡立巫医，具百药以备疾灾，畜五味以备百草。"[14]这里的巫医，基本上转变为医师了。

巫医分离是医师职业化的第一步，从此医学成为一个独立的学科，而且自周代开始，医师也开始分科。据《周礼·天官冢宰下》记载："医师掌医之政令，聚毒药以共医事。凡邦之有疾病者，疕疡者，造焉，则使医分而治之"，其中，"食医掌和王之六食""疾医掌养万民之疾病""疡医掌肿疡溃疡、金疡、折疡之祝药劀杀之齐""兽医掌疗兽病，疗兽疡"[15]。可见，周代已经有了比较完备的医师制度，医师的职业开始分化。这为针灸独立成科打开了制度之门。

此后，医学行政与分科渐趋完备，至隋代有了比较完善的太医署，太医署除了掌管医学行政之外，尚有医学教育职能，其医学教育分有4个科系：医师科、按摩科、祝禁科和药学科。唐代太医署的医学教育开始有了"针科"："太医署……其属有四，曰医师、针师、按摩师、禁咒师，皆有博士以教之。"[16]其教学规模如下："针博士一人（从八品下），针助教一人（从九品下），针师十人，针工二十人。针博士掌教针生以经脉孔穴，使识浮沉涩滑之候，又以九针为补泻之法（其针名有九，应病用之也）。"此后，针科成为官办医学教育与医官职位的常设科目，至清代道光二年（1822年），清廷以"针刺火灸，究（非）奉君之所宜"，命"太医院针灸一科，著永远停止。"

如此，针灸技术发生，理论形成而且文本化，医师职业化，针灸成为专科，这些因素是针灸学由一门技艺到学科的必要前提。从先民本能的外治方法到形成理论体系并在官方医政中有专门的分科，这一历程十分漫长。其间，有古人主动的医疗实践经验的积累，有对人体生理、病理的认知与想象，有古典哲学思维的参与，有医家与学者对医学知识的记录与发挥，有执政者的医政治理，凡此种种，使针灸这一门学科逐渐呈现出清晰面貌。

（张树剑）

# 参考文献

[1] 金国樵，潘贤家，孙仲田. 物理考古学［M］. 上海：上海科学技术出版社，1989：190.
[2] 马继兴. 针灸学通史［M］. 长沙：湖南科学技术出版社，2011：35.
[3] 马继兴. 针灸学通史［M］. 长沙：湖南科学技术出版社，2011：37.
[4] 黄怀信.《鹖冠子汇校集注》［M］. 北京：中华书局，2004：337.
[5] ［汉］司马迁.《史记》［M］. 北京：中华书局，1959：2816.

［6］赵京生. 针灸视域下的身体表达［J］. 中国针灸，2019，39（3）：307-312.

［7］牛亚华. 中日接受西方解剖学之比较研究［D］. 西安：西北大学，2005：2-8.

［8］论说门：灵素生理新论例言［J］. 医学杂志，1923（13）：25-27.

［9］钱超尘.《灵枢》回归中国考［J］. 中医药文化，2006（2）：22-24.

［10］史礼心，李军注. 山海经［M］. 北京：华夏出版社，2005：184.

［11］史礼心，李军注. 山海经［M］. 北京：华夏出版社，2005：187.

［12］刘昫. 旧唐书［M］. 北京：中华书局，1975：1876.

［13］陈邦贤. 中国医学史［M］. 北京：团结出版社，2011：9.

［14］［晋］孔晁. 逸周书［M］. 上海：中华书局校刊本，1906：107.

［15］《十三经注疏》整理委员会整理，李学勤主编. 周礼注疏［M］. 北京：北京大学出版社，2000：107-117.

［16］［后晋］刘昫等撰. 旧唐书·职官志［M］. 北京：中华书局，1975：1876.

# 第二章 古代针灸理论体系的形成与发展

针灸理论的形成是一个开放性的、不断整合的过程。针灸学整体上经历了起源、形成与发展的演变过程，而在这一漫长、复杂的过程中，针灸学理论体系是承载其不断发展、演变的载体，保证了其发展、演变的方向。首先，借助出土文物、文献探寻早期针灸技术的起源，不断补充认识经络、腧穴、气血知识；其次，《内经》《难经》（又名《黄帝八十一难经》）经承接，初步形成了针灸理论体系，并呈现出高度的稳定性；最后，《针灸甲乙经》完成了对针灸学体系的第一次系统梳理、分类，对针灸学框架的确立意义重大。至此之后，针灸学理论主要是继承，表现为理论的系统化与规范化。

## 第一节 早期的针灸知识与技术

《内经》是针灸学科的奠基之作，体现了针灸学科知识体系的初步形成。《内经》成书之前的医学历史，既往由于文献不足，一直处于混沌未明之中。近几十年来，随着逐渐丰富的考古发现，大量战国秦汉时期的医学文献和文物陆续出土，使我们得以借助这些穿越千年的古书和古物来追溯砭石、艾灸与九针等早期针灸技术的起源，爬梳其中蕴含的经络、腧穴、气血理论，进而发现早期针灸知识与技术。

### 一、早期的针灸技术

关于"针灸"这一名词，在早期古籍中，我们见到的往往是"针石"连用，或"砭灸"并举，如《史记·扁鹊仓公列传》曰："在血脉，针石之所及也""当论俞所居，及气当上下出入邪〔正〕逆顺，以宜镵石，定砭灸处。"砭石在上古时代曾是与灸法同样盛行一时的外治法，但后来随着"九针"的兴起，逐渐被取代。

（一）砭石

砭石是我国古代曾经广泛使用的一种石器制成的医疗工具。由于应用砭石的治疗技术到后世逐渐失传，故后人多已不晓其详。传统上一般将砭石解释为上古时以石制成的针。然而，由今日考古发掘所见砭石实物及出土文献中的砭石记载观之，砭石从形制到用途都与后世的针具有很大区别；古书中经常出现的"针石"一词，多数情况下应理解为"针""石"并举，犹今日言"针灸"是也。不可否认的是，砭石疗法的出现早于针刺，因此其理论及技法对后来的针刺有很大的启发和影响。

从文献记载来看，砭石有"镵石""砥石""砺石"等异名，或迳称为石。所谓"镵石"，是言其锐利；所谓"砥石"与"砺石"，则是言其使用前需要磨制。如《史记·扁鹊仓公列传》载扁鹊治虢太子病，"乃使弟子子阳厉针砥石"；《素问·宝命全形论》新校正引全元起注亦云："砭石者，是古外治之法……言工必砥砺锋利，制其小大之形，与病相当。"近代以来考古发现的可能用作砭石的磨制石器，则为其提供了实物证据。

以出土文献、文物与传世文献的记载互考，古代医学对于砭石的用法可归纳为破痈排脓、割脉放血、熨及按摩三类。《圣济总录·治法·砭石》中保存了部分扁鹊遗论，对砭石的适应证作了很好的概括："扁鹊有云，病在血脉者，治以砭石。[1]"其引扁鹊之言以为权威论述，显示了砭石与扁鹊之间的深厚渊源。

从砭石出产的地域来看，《山海经》记载"高氏之山""凫丽之山"皆出产"箴石"。其中"高氏之山"的地址，大体范围在今山东境内[2]。马继兴据文献记载推断："从古代文献上看，砭石最早的产地是在我国东部的沿海地区。这一方面是由于这些地区居民多患痈疡之疾，另一方面还可能由于天然石块通过海水的不断冲刷，多已形成较光滑细致的外形和强硬的特点，可以无须更多加工即可应用，是制造砭石较好的材料。"[3]

从砭石的大致发展轨迹看，新石器时代早期砭石多是锛形、刃形，用以切开皮肉、排脓放血，晚期出现了针形、锥形、镞形等，用于刺破皮肉、排脓放血或浅刺、按摩体表；商周时期出现了专门按摩或熨帖体表的砭石及铍针的雏形；春秋战国时期，按摩石、熨石更为多见，其形状也更加丰富，出土的砭石中有《内经》所述"九针"的圆针、锋针原形；汉代出土的砭石制作工艺更加复杂、精细，但出土的数量却较前减少，这很可能与金属针的盛行和取代有关[4]。

（二）灸焫

灸，《说文》："灼也"，是一种烧灼或熏烤身体的特定部位来治疗疾病的方法。有关灸法起源的传说、史料较为缺乏，然灸法显然与火有关。传说中火的发明者是上古"三皇"之一的燧人氏。《韩非子·五蠹》记载："上古之世，……民食果蓏蚌蛤，腥臊恶臭而伤害腹胃，民多疾病，有圣人作，钻燧取火以化腥臊，而民说之，使王天下，号之曰燧人氏。"这则传说生动形象地说明了用火与疾病防治之间的关系。

灸法在适应证方面，自古便与砭、针有明确的分际。《灵枢·官能》："针所不为，灸之所宜。"以出土医学文献而论，《五十二病方》中多次提及灸法的使用，所治疗的疾病有疣、癃、牡痔等，其中以今天医学分科的外科病为多；艾灸部位除病变局部外，尚有"左足中指"等远隔部位，及"太阴、太阳"等脉名。可见当时的灸法已是一种应用广泛的外治法，并有一定程度的理论指导。马王堆出土的《足臂十一脉灸经》，其治疗方法仅采用灸法，不涉及砭、针等其他疗法。其体例为：每述一脉，先描述循行，次列举"其病"，结之以"诸病此物者，皆灸某某脉"[5]。张家山《脉书》则尝试从"气论"的理论高度，对砭、灸的适应证加以阐释。其设想人体的气有着"离上向下，趋热避寒"的正向运动规律，认为灸法与砭法的择取分别针对"气上而不下"和"气壹上壹下"这两种不同的反常运动状态[6]；并提出了灸法的禁忌"有脉者不可灸也"。这一禁忌也为后世的医学实践所验证且遵循。《武威汉代医简》较为完整地记载了人生逐岁的禁灸部位[7]。这类内容传统上归入"人神禁忌"，属于数术方面的知识，亦是早期针灸施治的一项重要内容。

（三）九针

古籍中"箴""针""鍼"三字往往互通，《一切经音义》卷十七："古文箴、针二形，今作鍼同"，这在出土文献中也得到证实。"九针"这一术语，在《内经》（特别是《灵枢》）中屡见不鲜，是当时使用的金属针具的统称。

1968 年河北满城西汉中山靖王刘胜墓出土的金、银医针，制作精致，是两千年前遗留下来的关于"九针"的可靠物证[8]，确切表明了这时金属医针的形式已经具有一定的规范[9]。满城汉墓金、银针出土之后，其针身远较现在一般常见的医针粗，曾引人质疑其是否能顺利刺入人体。对此，马继兴先生的解释是："因为随着针刺医术的不断提高，医针的发展越来越细长，以便加深进针的深度[10]。"1976 年广西贵县罗泊湾一号西汉墓出土了三枚银针，是国内目前发现年代最早的金属"九针"实物，其绞索状的针柄形制，对后世针具的针柄造型有着深远的影响，一直延续行用至今[11]。1985 年在广西武鸣马头乡发掘的一处西周至战国时期墓葬中，出土了两枚形制特殊、制作精细的铜针。关于此铜针的功用，有学者否定其为缝衣针，力主是古代骆越人的文身工具[12]。而其他学者则认为该铜针用作针灸医具的可能性更大，其针锋细小，正具备了《灵枢·九针十二原》毫针"以取痛痹"之功能[13]。

山东出土的汉画像石中，迄今已发现八石刻有神医手持砭石针灸的形象。其中《神医画象石》之甲、之戊，神医所持者当是镵石；微山县两城山发现的《神医画象石》之乙（乙石）、嘉祥县宋山出土的《神医画象石》之辛（辛石），神医皆手持医针。若与出土的针、砭类文物比对，九针中的大针、长针和可以留针的纤细毫针，未见于先秦箭头针和西汉金银针之中，但均出现于东汉画像石上；乙石、辛石所记录的东汉中期金属医针的形状，在一定程度上弥补了这几种医针实物的缺佚，标志着此时九针已经创制完成；从画像石刻画的细节中，甚至可以考释出当时的刺法在取穴、针刺深度、留针时间、隔衣进针等方面的情形[9]。

由上所述，以金属制成的"九针"的创制，技术上应受到了较早产生的砭石的启发，某些类型的针具（如铍针）可视为对砭石的继承和改进。而"九针"材质的进步，使针具在形制上变得更细长、更锐利的同时，仍可保持坚韧度，从而使针刺更深、留针更久成为可能，进一步促进了刺法的变化，产生了"迎随补泻"等一系列复杂的手法，使得针刺的技法体系日益丰富。然而，随着针具与刺法的变化，原来砭石与"血脉"之间的直接联系逐渐被模糊和掩盖，"经脉"概念的所指也日趋玄虚化；施术部位发生了从"线""面"到"点"的演变，进而推动中医学发展出成熟的"腧穴"理论，引发了针刺由"刺脉"向"刺穴"的范式转变。

## 二、早期针灸知识面貌

近年来，多地出土的不同传本古脉书、新近发现的刺法简以及人体经脉模型，这些实物、图像和文字资料的发现，为探索中医药的早期历史提供了丰富的素材，也为我们重新全面认识中医经脉、腧穴及气血知识提供了全新的视角和证据，共同勾勒出早期针灸理论的面貌。

（一）经脉知识

《灵枢·经脉》篇中"阴阳相贯，如环无端"，标志着经脉循环系统的出现，而在此之前，经脉学说经历了怎样的发展演变，是一个悬而未决且引人入胜的重要话题。

马继兴考证认为，马王堆《足臂十一脉灸经》是目前我国发现最古老的一部经脉学著作，惟书中只有"脉"字，尚无"经脉"一称。书中简要而完整地论述了人身十一条脉的名称、循行径路、生理病理和灸法治疗，共分两篇，首为"足（脉）"篇，依次为足太阳脉、足少阳脉、足阳明脉、足少阴脉、足太阴脉、足厥阴脉六节及死与不死候一节；次为"臂（脉）"篇，依次为臂太阴脉、臂少阴脉、臂太阳脉、臂少阳脉、臂阳明脉五节[14]。《阴阳十一脉灸经》是继《足臂十一脉灸经》之后,《灵枢·经脉》之前撰写的另一种古经脉学著作。在《足臂十一脉灸经》的基础上,此书对人身十一条脉的循行径路、生理病理均进行了很多调整和补充,为后来《内经》中的经脉学说奠定了基础,但书中亦无"经脉"一词,仍以"脉"字统称。其内容系根据先阳脉、后阴脉的顺序依次是:足巨(太)阳脉、足少阳脉、足阳明脉、肩脉(相当臂太阳脉)、耳脉(相当臂少阳脉)、齿脉(相当臂阳明脉)、足巨(太)阴脉、足少阴脉、足厥阴脉、臂巨(太)阴脉、臂少阴脉,共 11 节[15]。马王堆中另有《脉法》《阴阳脉死候》谈及"脉",前者原文首句"以脉法明教下","脉"字既有后世医书中的"经脉"之义,又有血脉(血管)之义[16];后者主要论述在三阴脉与三阳脉疾病中所呈现的死亡证候及有关理论,还引述了养生之理及根据脉象而决定治疗方针等[17]。较之此两书,张家山出土之《脉书》,则补充论述了脉之生理功能[18],提出"脉盈而泄之,虚而实之,静则待之"的治则大法。

值得一提的是,天回医简《逆顺五色脉臧验精神》中出现"经脉"一词,在出土医书中为首见。如简 692+680:"□不当大俞及经脉者,可石。当俞腧,不可石,石死。"[19]① 简文有关石法的适应证和禁忌证,此处"经脉"与"大俞"并举,当指人体上的主脉。可见"经脉"这一概念此时已开始登上历史舞台。

随着经脉学说的不断发展,当语言文字无法完全描述日益复杂的经脉系统时,将它描绘制作成经脉人实物模型则有着特殊的示范意义。出土经脉人这种能准确反映经脉医学特征的模型,对于弥补单纯依赖文本研究古代经脉理论的不足具有不可替代的价值。四川省绵阳市永兴镇双包山 2 号汉墓出土的人体经脉漆俑,与成都市天回镇老官山 3 号汉墓出土的一具木制髹漆人像皆出于西汉早期的墓葬,两者相比,绵阳双包山 2 号汉墓出土的经脉人身上仅绘有一种红色经脉线,且这具经脉人肢体残损较重,甚至还少绘了三条足阴经的走行,其上肢阴经贯头相连的奇异走行在存世文献与出土文献中都无从印证。合理的推断是,绵阳双包山 2 号汉墓出土的经脉人更有可能是仅具有象征意义的冥器。虽然从器形及体表所绘制的经脉线走行上看,两具经脉人有着巨大的差距,但这两具经脉人年代上极为接近,且同出于蜀地,他们之间或许有着某种传承上的联系。

上述出土脉书文献中,张家山、马王堆等四种经脉书皆为十一脉;天回《经脉》中未见类似"手心主之脉"或"手厥阴"的文字出现,有很大可能亦为十一脉;唯独天回《脉书·下经》中的经脉是包括了"心主之脉"的十二脉系统,且简文中描述的"十二经脉"循行路线可与老官山 3 号汉墓出土的髹漆经脉人身上刻划的白色经脉线相印证。天回医简中新发现的脉书文献,在经脉医学的历史研究中具有里程碑式的意义,让我们看清了中医经脉系统是如何由西汉"脉书"中的早期形态向《灵枢·经脉》篇的完整体系逐步衍变的,这对于我们探究中医经脉学说的形成及其科学本质有至关重要的意义。

(二)腧穴知识

上述出土脉书文献中并未有任何关于腧穴的记载,后世大量的针灸腧穴如何演变而来,一直是千古谜题。而天回镇老官山 3 号汉墓出土的经脉人周身刻凿的铭文与一百余个圆点,为我们探讨腧穴起源提供了丰富可靠的实证资料。据梁繁荣等报道,经穴髹漆人像上用黄白色

---

① 此引文为出土文献,故有缺字(用"□"代替)。

描绘的腧穴点清晰可见的共有 119 个[20]。

值得注意的是，在与天回镇老官山 3 号汉墓经脉人同时出土的、整理者命名为《刺数》的医简中，记载了 40 个针方，体例大致为"病症、部位（穴位）、刺激量"，书写得非常规范，如"涕出、辟阳明、项钜阳各五"等，是我国迄今为止发现的最早针刺方书，而这些针方使用的腧穴名称用部位加经络的表述形式，是腧穴名称出现之前更为古老的一种表示腧穴的方法。老官山汉简《刺数》中的腧穴名称将经脉与具体部位相结合，更进一步表明了用"经脉"表示"腧穴"现象的存在，为"经脉穴"[21]的存在提供了一条有力的实物证据[22]。黄龙祥则将《刺数》针方中有名称和固定位置的刺灸处称为"脉输"，指出《刺数》脉输的命名方式有三：其一，"部位名 + 三阴三阳名"；其二，直接采用脉或落名称命名；其三，采用部位名命名。其中第一种命名法中，以"手""足"（早期文献多作"臂""胻"）+"三阴三阳"者出现时间最早，流行时间也最长。在早期脉输的命名曾采用与相同阶段经脉相同的命名法，而当一脉之输多于一时，就需要区别，于是"三阴三阳"名前标注脉输所在的"部位名"便是其中一种简单而又实用的命名法——这就是在老官山汉简《刺数》所见到的情形[23]。赵京生针对腧穴与经脉的命名问题进一步作了探讨，指出集中出现于天回医简《刺数》中的"部位 + 阴阳"诸穴名，皆以"阴阳"表示其所属经脉，可见这些穴名形成时经脉名的核心要素已经统一；通过对比《内经》及其他出土医籍文献，梳理出早期穴名经历了从"类经脉名"（类似经脉名称的简称，如《刺数》所见）向"专名化"发展的演变流程[24]。由于专名化的穴名去掉了表示与经脉关联因素之"阴阳"，着重于表示具体部位特征，以别于他穴，因此失却了早期穴名直观突出、模式同一、规律性强的命名特征。当这些专名化的穴名普遍化之后，腧穴的经脉所属就不能从名称上直接判别，所谓的"腧穴归经"工程就成为必需。因此，从针灸文本的历史角度来看，天回医简的出土无疑补上了腧穴这一拼图中缺失的一小块[24]。

天回医简《刺数》中的刺法有"脉刺""分刺""刺水"之别。其针刺部位主要是"血脉"和"分肉"，两者又分别对应"脉刺"与"分刺"之法。脉刺的部位皆取诊察到脉有异动之处（即"切病所在""诊有过之脉"），同时也是经脉出于体表、易于诊察脉息的部位，即"脉口"，或称"气口"[25]。黄龙祥也指出，所谓"脉输"本指整个脉口处，而不是一个局限的点。正因为脉输具有 1 寸左右的长度，才可能出现《刺数》以一定间距"数刺其输"的刺法。随着"穴"的大批量发现，以及"输"与"穴"界线的渐趋模糊，及至编撰《黄帝明堂经》时常常以"穴"为模板确定"输"的规范，原本属于一个脉输多被分化为多个"穴"[23]。

有关腧穴起源的又一线索，是出土脉书文献中多处出现的"郄"字。如张家山《脉书》简 58："气壹上壹下，当郄与跗之脉而砭之。用砭启脉者必如式。[26]"郄，同"隙"，此指腘窝。"郄中"一语屡见于《素问》多篇之中，王冰注为"委中"。而《灵枢·经筋》等篇中反复出现的"劫刺"一语，仁和寺本《太素》中写作"却刺"。从字形演变因素看，可以证明"劫刺"乃是"却刺"之误；从"因声求义"规律看，"却刺"应释为"郄（郄）刺"，其义当作"隙刺"或"穴刺"解，这是刺灸部位由脉到穴演变过程中的一个特定认识阶段，与刺脉、刺肉、刺筋等刺法相区别而言[27]。

（三）气血知识

"气"是中国哲学中的重要命题，具有多种意义，根据对上古音的最新拟构，"气"的发音与"吸"显示出明显的联系，由此推知气的基本含义是"呼吸"，而其他意义都从它派生出来。气作为重要概念，在中国上古时期形成，源于战国时期知识分子欲反对青铜时代鬼神思想的霸权控制。

从医学方面来看，"气"把疾病重新概念化，视为物质损耗或失调的症状。通过气的观念造成的思想革命最终成为以唯物主义为基础的否定鬼神存在的理由[28]。因此，气的观念在医学思想史上具有显著的积极意义，形成了以"气血"为中心的生命观和疾病观的革新：生命从诞生到死亡，它的变化是由气或气血来推动和决定的。身体疾患的发生，从最深层的原因来看，是由体内气的亏损与异常的阻滞造成的。这种气的身体观带给医学上的一个重要变化是，医家开始认为气才是根本反映身体状况的东西，并在临床诊断中引入对气的观察[29]。

代表性的如王充在《论衡·论死》中提出："人之所以生者，精气也，死而精气灭，能为精气者，血脉也，人死血脉竭，竭而精气灭，灭而形体朽，朽而成灰土，何用为鬼？"[30]完全将人的生命归结为"精气"及作为其承载者的"血脉"，彻底否定了鬼神的存在。与之相应，我们在秦汉时期的出土文献中看到的是"气""血""脉"作为核心概念的存在，如张家山出土《脉书》51—52中记载了"肉、骨、血、气、筋"的"五死"症状，其中关于血、气的描述为"面墨目圆视雕＜雅—邪＞，则血先死。汗出如珠，抟而不流，则气先死。"相似内容亦见于马王堆《阴阳脉死候》和天回《脉书·上下经》，是《内经》"经脉终绝"之滥觞。

此外，张家山《脉书》54—55中还出现了"骨、筋、血、脉、气、肉"六者并立的论述："夫骨者柱也，筋者束也，血者濡也，脉者渎也，肉者附也，气者呴也，故骨痛如斲，筋痛如束，血痛如泣，脉痛如流，肉痛如浮，气动则扰。"此段论述十分严整，体现出简帛时期古人认识人体建构的基础，即骨、筋、血、脉、肉、气六者。其中，前五种均为有形可见的具体物质，较为特殊的是不可察见之气，因其与前五者并列而论，可推知应是偏于具体内涵的气，似代指人身与气相关的所有物质与功能[31]。值得注意的是，此段论述中关于气血功能的概括——"血者濡也""气者呴也"，颇为后世医家所引用，至今仍通过《中医基础理论》教材而广泛传播，但文字和理解皆有偏差[32]。早期医籍中所谓的"气者呴也"，应更多强调的是气像风一样的流动性，风正是天地之呼吸，而气的运动则是身体健康的根本。如张家山《脉书》52—53："夫流水不腐，户枢不蠹，以其动。动则实四肢而虚五脏，五脏虚则玉体利矣。"《引书》111："治身欲与天地相求，犹橐籥也，虚而不屈，动而愈出。"见于传世经典中，有《吕氏春秋》中著名的"气郁致病"理论。如《吕氏春秋·尽数》："流水不腐，户枢不蝼，动也。形气亦然。形不动则精不流，精不流则气郁。"《达郁》："病之留、恶之生也，精气郁也。"[33]

实际上，《内经》成书之前有关"气"的医学理论可能远较我们今天所知的更为系统完备，如《春秋繁露·循天之道第七十七》引用了可能来自战国初期思想家公孙尼子的一段佚文：

> 公孙之《养气》曰："里藏泰实则气不通，泰虚则气不足，热胜则气□，寒胜则气□，泰劳则气不入，泰佚则气宛至，怒则气高，喜则气散，忧则气狂，惧则气慑。凡此十者，气之害也，而皆生于不中和。"[34]①

张家山《引书》也有相似的论述：

---

① 此引文为出土文献，故有缺字（用"□"代替）。

　　人之所以得病者，必于暑湿风寒雨露，腠理启阖，食饮不和，起居不能与寒暑相应，故得病焉。是以春夏秋冬之间，乱气相薄沓也，而人不能自免其间，故得病。

　　人生于情，不知爱其气，故多病而易〈易〉死。人之所以善蹶（瘚），早衰于阴，以其不能节其气也。能善节其气而实其阴，则利其身矣。贵人之所以得病者，以其喜怒之不和也。喜则阳气多，怒则阴气多，是以道者喜则急响，怒则剧吹，以和之。吸天地之精气，实其阴，故能毋病。

　　正是基于这种"气不和"致病的理论，古人才会提出运用导引之术，"必治八经之引，吹呴呼吸天地之精气"（《引书》），从而"导气令和"，达致养生防病的思想。而导引行气的实践，必然进一步推动气的理论的深化。

　　在马王堆《脉法》及张家山《脉书》中，"以脉法明教下，脉亦圣人之所贵也"的经文，清晰地体现出古人早期脉气运行的理论，说明脉之气有上下之分，且以自上而下为其利于人体的循行方向；当脉气不行或所行方向不对，则有与之相应的砭、灸治法。简帛针灸理论中对气的认识包括以下几方面：①气与脉相关，已有脉气概念的雏形；②脉气需行，不可停滞；③脉气之行，以自上而下为要[35]。

　　本节所述乃是针灸学科史的"前传"。此时"经络"和"腧穴"尚未成为普遍认知的概念，对于人体的认知是以"脉"与"气"为核心的，而这一认知同时带有类比和隐喻的成分——"脉"之于身体，犹如河川、泉流之于大地；"气"之于"脉"，则如水与河道、沟渠（血可视为精气的一种变化形态）；在这一体系下，诊脉的实践与刺、灸治法是高度统一、密切配合的，诊、疗的部位同取于"脉口"有"气动"之处，"切脉"既是诊察病邪所在的手段，也是判断疗效如何的标准（气至而有效）；刺法与灸法，当它们面向的对象同为"血脉"时，其治疗的着眼点皆是令其通达和畅，"取有余而益不足"。如此这般，早期针灸技术与知识的发展，逐渐沉积在后来成书的《内经》之中，借助出土文献的映照，我们才得以把它们重新辨识出来。

　　尽管如此，任何试图还原早期知识与技术历史的叙述都不可避免地陷入方法论上的困惑。我们已有的学科知识体系，在不知不觉中左右着我们对历史的"建构"；我们以为自己在谈论未知的领域，但实际上可能是在重复已知的东西，而真正的未知仍潜藏在幽暗之中。出土文献作为我们重构历史的材料，究竟该如何正确理解？这些文献是应被视为传世文献的对照和补充，还是不同于传世文献的"亡佚古书"，需要以全新眼光审视和解读？这些未解的问题都对我们的研究方法和结论提出了严肃的挑战。因此，我们关于早期针灸知识与技术的叙述，仅仅能做到综合现有材料，进行一次尝试性的探索。未来随着材料和方法的延伸，希望会有日臻完善的研究。

（顾　漫　王　丽）

## 第二节　针灸理论初步体系化

　　《内经》《难经》等经典医著的出现，标志着针灸理论初步体系化，初步构建了针灸学的知识体系、技术体系及方法体系，形成针灸学科建立最根本、最核心的知识结构。其提出的诸多概念、命题、论述，成为历代医家针灸实践的准则与依据，至今仍被针灸医者奉为圭臬，深刻地影响着针灸学科与学术的发展。

## 一、《黄帝内经》与针灸理论

《黄帝内经》，简称《内经》，其书名首见于西汉刘向《七略》，依《七略》为祖本的东汉《汉书·艺文志》"方技略"篇，记有《内经》18 卷、《外经》37 卷等"医经七家"书目。除《内经》外，余书均失传。《内经》之"内"主要与《外经》相对而言；"经"，有记录恒常不变的规律之义（《广雅》："经，常也。"）；冠以"黄帝"之名，意在崇本溯源（《淮南子·修训》："世俗之人多尊古而贱今，故为道者必托之于神农黄帝而后能入说"）。

一般认为，《内经》共 18 卷，由《素问》《灵枢》各 9 卷组成（图 1-1，图 1-2）。其非一人一时之作，乃是汇集先秦时期医学的一部总集。关于其成书年代，自古即有不同观点，有先秦（如晋代皇甫谧、宋代林亿等）、战国（如宋代邵雍、程颢、朱熹，明代桑悦、方以智，清代魏荔彤等）、西汉（如明代郎瑛等）之说的差别。近年学者们考证，也没有统一的说法，多数认为其成书于西汉。关于其作者，《内经》不同篇章用语风格、行文方式、学术观点有所不同，也有一些重复论述之处，并集成 20 多部已佚古医书（如《上经》《下经》《揆度》《奇恒》等）观点，可见作者非一人。一般认为，这部书大约在战国至秦汉时期由许多医家搜集、整理、综合而成，其中包括东汉乃至隋唐时期某些医家的修订与补充[36]。

《素问》之名，最早见于东汉张仲景《伤寒杂病论》自序，其原文内容始载于晋代王叔和《脉经》。《素问》一书原本 9 卷，晋初即已不全；六朝全元起首注《素问》时仅存 8 卷；唐代王冰将此 8 卷内容重新改编，并新增"运气"7 篇"大论"，合而改编为 24 卷 81 篇；宋代林亿复据此修订校注，而成为后世广为流传的《（重广补注）黄帝内经素问》。《灵枢》又称《九

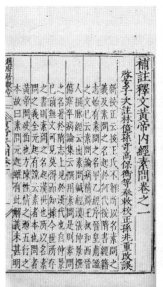
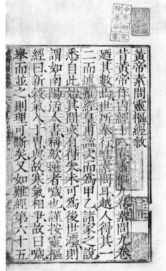

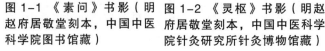

图 1-1　《素问》书影（明赵府居敬堂刻本，中国中医科学院图书馆藏）　　图 1-2　《灵枢》书影（明赵府居敬堂刻本，中国中医科学院针灸研究所针灸博物馆藏）

卷》(东汉·张仲景),《针经》(晋·皇甫谧)。《灵枢》一称最早由唐代王冰提出。北宋前后,其各种传抄本有多种,但内容均零散不全。直迄南宋始由史崧献出"家藏旧本《灵枢》9卷",仿《素问》体例改编为 24 卷 81 篇,重新予以校刊传世 [37]。

《内经》是针灸理论成熟的标志,亦是针灸学科代代遵循的"宗枝正脉"。同时,《内经》的医学思想也是以针灸作为主要旨归的 [38]。《内经》以东方特有的认识人体与健康的视角及思维,论述了气血、身形、脏腑、经络、腧穴、刺灸法、诊断、针灸治疗、养护等较为全面、完整的传统针灸医学理论内容。《灵枢》《素问》各 81 篇,其中分别有 55 篇、40 篇与针灸直接相关。

(一)理论基础

《内经》以中国古代哲学思想为基础,构建了系统、独特的传统针灸医学思维体系,形成了对针灸学科影响深远并有别于西方人体生命科学认知方法的范式。这些思维主要包括:气一元论、阴阳五行学说、术数思想、天人相应观、形神合一理论、顺势思维、意向思维、象思维、中和思维、扶正通调思想等,其彼此之间又有密切关联与交叉。赵京生指出 [39],《内经》所阐述的"阴阳"与"顺势"思维贯穿于针灸学理论的各个方面,阴阳学说是影响针灸基本理论内容形成的最大因素,也是针灸理论中反映最明显、最充分的认识方法;顺势思维是反映《内经》诸多针灸治则治法乃至具体技术操作的共同内在特性的重要思维方式。

针灸医学的特殊性,一则其是独以疗法(针灸)命名的医学,二则其是拥有系统理论体系的体表外治医学,这两个特点与其他医学均有着显著不同。与古印度、古埃及、古罗马等"世界体表刺激疗法" [40] 实践及古代中国早期针灸知识与技术相较而言,《内经》为体表刺激有效治疗内在及外在(远隔部位)病患提供了较为全面、系统的理论原理与技术方法体系,使针灸医学由本能医学、经验医学上升到朴素理论医学的高度,为针灸学这门独特学科的形成与发展奠定了深厚的理论基础。比如,《内经》丰富与完善了经络理论,将经络网络全身的静态(循行路线)和动态(气血流通)基础阐述得更加完备,并将针灸的体表切入位点——抽象的腧穴及具象的五体(皮、肉、筋、骨、脉) [41] 可以效应于全身的原理表达得清晰而透彻。

《内经》阐述了基本的中医理论原理,这些理论既是整个中医学的基础,又是针灸学的基础。它以藏象理论、精气学说为核心,提出了与西方医学有所不同却并不矛盾的身体结构观与生命整体观 [42]。它将身体的五官九窍(舌、目、口、鼻、耳、前后二阴)、五体(脉、筋、肉、皮、骨)、六腑(小肠、胆、胃、大肠、膀胱、三焦)及精神心理的五志(喜、怒、思、悲、恐)等按照阴阳五行(火、木、土、金、水)的"取象比类"思维分别归属于心、肝、脾、肺、肾五藏所主,而五藏之间又有相互联系、相互制约的所谓"五行生克"的密切关系。《内经》还将"形"与"神"合一论之,在人体"一气周流"大系统(气一元论)的前提下,又分成 5 个小系统(心 – 火系统,肝 – 木系统,脾胃 – 土系统,肺 – 金系统,肾 – 水系统),小系统之间彼此依存,相互影响。

《内经》认识人体病因病机的特色(不同于西医)之处有以下几点:①将人的致病因素以自然界之形象概念描述为风、寒、暑、湿、燥、火"六淫"之气。而针灸方法如拔罐可祛风,艾灸可散寒,刺血可泻火热等;针刺补泻及其他多种手法也可以起到祛除外感六淫之气的作用。另外,很多腧穴本身也有祛风(如风府、风池等)、除湿(如阴陵泉、三阴交等)、泄热

（如大椎、曲池等）等功能（穴性）。②重视不良情绪、心理对身体的影响。喜、怒、忧、思、悲、恐、惊内伤七情亦可致病。而针灸理论中，一则《内经》强调针灸调神的作用；二则七情之伤，《内经》仍归于五藏之病，可以针灸调五藏之气。③人体正气的虚损（如肾阳虚、肝血虚等）、经络气血的不通及体内病理产物（寒、热、燥、湿、痰饮、瘀血、气郁等）均可引发疾病，针灸技术与治法理论中有大量内容与之相应。

《内经》对解剖学（尤其是表面解剖学）知识也有较多阐述，中医理论中"解剖"一词的首次出现是在《内经》，《灵枢·经水》云："若夫八尺之士，皮肉在此，外可度量切循而得之，其死可解剖而视之。"《灵枢》的"骨度""脉度""肠胃""平人绝谷""经脉"等篇中均散见古代解剖学的初步认识，其中亦不乏精准细致之论，如《灵枢·肠胃》中消化道与食管长度的比例与现代人测量结果几近一致[43]。《内经》以表面解剖学的视角初步记载了经络的解剖位置："经脉十二者，伏行分肉之间，深而不见；诸脉之浮而常见者，皆络脉也。"（《灵枢·经脉》）及经筋的起止分布，并论述了腧穴的解剖学结构基础——溪谷（筋骨关节的缝隙）及各类腧穴取穴的体表标志。《灵枢·骨度》记载了人体各部骨骼的大小及长短，其长短尺寸被称为"骨度"，揭示了人体各部之间的比例关系，并得到了现代人体测量的验证[44]。需要说明的是，《内经》所记载的解剖概念并非全是独立于生理、病理的形态术语，而是与之密切相关，甚至由形态推理而成的功能术语。由于当时历史条件所限，《内经》时期的解剖并不充分和完善，甚至有些粗浅与简单。

《内经》较完整地阐述了针灸医学的特色理论与知识体系，使针灸学成为之于整个中医学而相对独立的一门学科。其主要包含的内容有气血、身形、经络、腧穴、刺灸、诊查、辨证、治疗等。

（二）范畴内容

1. 气血理论

中医"气"观念在《内经》成书之前即已有之，且内容比较丰富。《内经》中《素问》《灵枢》含"气"总数分别为1893、1149，而针灸相关内容"气"数则为869、979，不同篇章及语境的论述中，"气"扮演了不同角色，多集中表述古人对人体生命的认识观念，以及对疾病发生的思考[45]。

"气血"，也称"血气"，顺序不同反映其主次或主导差异，"血"较形象、具体，"气"则抽象、隐蔽，侧重有别，意义一致[46]。《内经》所构建的气血（血气）理论，是针灸防治疾病的核心原理之一。其主要包含两层含义，一指脉中的血和气；二指荣养周身之血和正气（包括荣血、卫气、原气、宗气、营气等）[47]。《灵枢》开篇即提到"欲勿使被毒药，无用砭石，欲以微针通其经脉，调其血气，营其逆顺出入之会"，明确以"血气"为理论原点构建针灸学理论体系名曰《针经》，并表达了"令可传于后世，必明为之法。令终而不灭，久而不绝，易用难忘，为之经纪"的坚定决心[48]。

《内经》阐述了微针（即毫针）"调血气"的完整理论体系，对营卫之气的论述尤为详当。《内经》提出营卫受气于水谷，在胃中化生。营气出于中焦，通过肺朝百脉通行于五脏六腑及全身，营气沿十二经脉的气血循环模式路线及督脉支脉流行不息，阴脉荣脏，阳脉荣腑；卫出于下焦，通行于分肉、皮肤、腠理，一日一夜五十周于身（昼行于阳二十五周，夜行于阴二十五周，周于五脏）。营气行于脉中，卫气行于脉外。《内经》对六经气血之多少也进行了论述，如《素问·血气形志》载："太阳常多血少气，少阳常少血多气，阳明常多气多血，少阴常少血多气，厥阴常多血少气，太阴常多气少血"，此理论对针刺出血还是出气具有实际指导意义。

2. 身形理论

针灸与中医其他学科最大的区别之处，在于其作用途径为身体外部结构或部位刺激，而效应于脏腑或全身相关部位。《内经》即揭示了很多人体"身形"特殊规律。这些规律与经络、腧穴等内容一起，成为体表作为针灸切入刺激的重要理论原理。《内经》所阐述身形理论主要包含对人体结构与部位两方面的认知。

结构：①《内经》将人体外部组织结构由表及里分为皮、肉、脉、筋、骨5个层次，统称为"五体"。其中，"皮"按区域可划分为十二"皮部"，"脉"是抽象经脉产生的具象结构基础[49]，"筋"又可划分为十二经筋，并与经脉存在明显的差异，主要说明机体的部分组织构成[50]。针刺"五体"可以对全身有不同的效应，主要有局部效应、五体自效应、五脏效应、特殊效应等[41]。②《内经》提出"溪谷"（筋骨关节的缝隙）这一重要概念，认为其内通孙络骨髓，中有营气流通，外会自然之气（《素问·气穴论》："溪谷之会，以行荣卫，以会大气"），是沟通身体内外的重要结构与"气"之门户。无论在结构、生理、病理，还是针灸治疗方面（揣穴），溪谷都是腧穴的具象基础[51]。

部位：①《内经》提出"四海""气街"等独特针灸概念，认为人体有四海，分别对应人体相关部位或区域，如脑为髓海，冲为血海（十二经之海），膻中为气海，胃为水谷之海。②《内经》提出的"八虚""四关"等肢节身形概念，并认为这些特殊部位与内脏关联极为密切（与现代医学的认识差别很大），如《灵枢·邪客》指出："八虚……以候五脏"，具体而言，两肘窝可反应（及治疗）心肺问题，两腋窝可反应（及治疗）肝的问题，两髀窝可反应（及治疗）脾的问题，两腘窝可反应（及治疗）肾的问题。《灵枢·九针十二原》又指出"四关主治五脏"（四关一说为两腕、两踝[52]，一说为腕、踝、膈、脐[53]），人体的四个关要部位可主治五脏诸疾。《内经》还论述了关于身形理论的其他内容，在此不予赘述。

3. 经络理论

《内经》将经络理论阐述的比较完善，论述了能形成完整的经络系统的相关理论内容。与出土古医书十一脉体系相较而言，《内经》发展并构建了经典十二经脉流注理论，其主要面貌为：《灵枢·经脉》确立了十二经脉环行连接的结构形式（图1-3），以此作为机体内气血运行这一生理活动的结构基础，并有《灵枢·营气》对这一环行通路的功能作了专门的论述[54]。并且这一理论在气血循环观念的影响下，将经脉和脏腑密切融合，一一对应，也形成了"脏腑－手足－阴阳－脉"的关于经脉的特殊命名形式，如肺手太阴之脉等。在经脉、脏腑一体化之后，经脉被赋予了更多脏腑的属性。

| 肺手太阴<br>之脉 | → | 大肠手阳明<br>之脉 | → | 胃足阳明<br>之脉 | → | 脾足太阴<br>之脉 | → | 心手少阴<br>之脉 | → | 小肠手太阳<br>之脉 |
|---|---|---|---|---|---|---|---|---|---|---|
| ↑ | | | | | | | | | | ↓ |
| 肝足厥阴<br>之脉 | ← | 胆足少阳<br>之脉 | ← | 三焦手少阳<br>之脉 | ← | 心主手厥阴<br>心包络之脉 | ← | 肾足少阴<br>之脉 | ← | 膀胱足太阳<br>之脉 |

图1-3　《内经》十二经脉名称及其流注（《灵枢·经脉》）

《内经》亦专门阐述了经脉表里关系，并将其作为调平阴阳针法补泻的对象。《内经》还对三阴三阳经脉在人体的分布规律及经脉循行方向作出了说明[55]。《内经》论述了任脉、督脉、冲脉、带脉、阴阳二跷、阴阳二维等奇经八脉的内容，虽是散见，仍记录详细，内容包括循行部位及特点等。《灵枢·经脉》系统提出了经脉病候分为"是动病"与"所生病"。

《内经》提出"十五络"的概念与体系，与十二经脉相较，用以表达非常规不确定联系[56]。《内经》还论述了"经别"的概念与理论，被认为是早期十一脉模式经脉理论的遗存[57]，也是"联系之脉"最典型代表的经脉形式[58]。

4. 腧穴理论

在古人早期的针灸实践中，有很长一段时间的"刺灸脉（部位）"疗法时期，自《内经》"气穴""气府"等概念的产生及成熟后，腧穴才成为针灸的切入刺激部位，并记载有具体名称的腧穴数量为160个。《内经》是现存最早记载腧穴及其理论的医学典籍。

《灵枢·九针十二原》提出腧穴的基本内涵为"神气之所游行出入也"，《素问·气府论》将腧穴解释为"脉气所发"，《内经》不仅给了腧穴以明确的定义，还同时阐明了其与经脉之间的关系。黄龙祥指出[59]，《内经》输穴（腧穴）"正气所会，邪气所客"的属性，决定了它治病和致病的两面性，而同一输穴中可补可泻的操作以及血气对刺灸良性应答的趋向，使同一输穴治疗方向的病症成为可能。

《灵枢·骨度》专篇提出腧穴的骨度测量法，为针灸取穴提供了标准与依据。《内经》还论述了部分腧穴的取穴法，主要包括：基本体位法、凹陷标志法及活动取穴法。除此之外，《内经》认为腧穴定位有动态变化特点，需灵活取穴，如《灵枢·背俞》载："背俞，欲得而验之，按其处，应在中而痛解乃其俞也"。

《内经》对腧穴进行了基本分类，主要包括十二原（《灵枢·九针十二原》载五脏原穴及"膏之原"与"肓之原"）、五输穴（《灵枢·本输》阐述经脉之本意蕴的井、荥、输、经、合5类腧穴）、十五络穴（以络脉之名出现，络脉的循行表达了络穴的主治）、下合穴（六腑在足三阳经下合之腧穴）、背俞穴（《灵枢·背俞》仅载五脏背俞）等。

5. 刺灸理论

刺灸法属于针灸学科的技术体系。《内经》刺灸理论的主要成就主要表现在针法方面。与出土古医书所记载的刺血、排脓等排出具象病邪的针刺法相比，《内经》针法大篇幅在论述抽象的"微针调气"针刺法，内容较分散。

《灵枢·官针》是现存最早的论述针法的专门文献，所载内容主要是"因宜所刺"，即不同的进针深度与角度、用针数量与速度、针尖指向、针身运动的组合操作可以适宜不同的病症，主要包括"九针"（对"九针"针具的形状、性能、效用，《灵枢·九针十二原》有专篇论述）不同针具的刺法及不同的毫针刺法如九刺、十二刺、五刺等。《灵枢·九针十二原》《灵枢·官能》《素问·阴阳离合论》则较为详细地论述了针刺补泻法，提出其基本概念，并阐述其术式立意、理论基础及操作方法，包括徐疾补泻法、开阖补泻法、呼吸补泻法等，概括而言，补法以静为主，纳入；泻法以动为主，放出[60]。

《内经》还论述了"气至"（得气）等针刺反应及其影响因素，如体质差异、治神等，《内经》认为得气主要是医者针下感觉："邪气来也紧而急，谷气来也徐而和"（《灵枢·终始》）；

不同体质（及气血状态）针刺方法需有所不同；"治神"贯穿医者针刺全过程，自我要求并引导患者"闲神定气"。

《内经》在早期灸法认识与实践基础之上，对灸法有一些规律性的内容总结，如提出灸法补泻方法"以火补者，毋吹其火，须自灭也；以火泻者，疾吹其火，传其艾，须其火灭也"（《灵枢·背俞》），及适宜证型"阴阳皆虚""陷下""结络坚紧"等。

### 6. 诊察理论

《内经》素来重视针灸治疗前的诊断，尤其是对于色脉的诊察。如《素问·移精变气论》言："治之要极，无失色脉，用之不惑，治之大则。"又如《灵枢·九针十二原》谓："凡将用针，必先诊脉，视气之剧易，乃可以治也。"

《内经》构建了内容丰富的针灸诊脉理论，包括三部九候脉诊法、人迎-寸口对比脉诊法、气口（寸口）脉诊法等。尤其是人迎-寸口对比脉诊法，根据二者脉动大小强弱的对比，可以诊察阴阳气的偏颇程度，而成为针刺补泻或禁针与否的重要依据。

《内经》对望诊尤其是面部色诊尤为重视，如《灵枢·五阅五使》提出："五官者，五脏之阅也……五色之见于明堂，以观五脏之气"，《灵枢·五色》亦言："五色独决于明堂"，此二篇均对如何通过面部望诊诊察五脏乃至全身疾病提出了具体的理论方法。

《内经》还提出针刺前对患者精神活动及"形气"诊察的必要意义，如《灵枢·本神》谓："凡刺之法，先必本于神"；《灵枢·终始》曰："凡刺之法，必察其形气。"

《内经》对针灸特色诊疗理论也作了初步阐述，如经脉切诊、血络诊察、腧穴诊断、标本诊法等。关于经脉切诊，《灵枢·刺节真邪》载："用针者，必先察其经络之实虚，切而循之，按而弹之，视其应动者，乃后取之而下之。"关于血络诊察，《内经》所载内容则十分丰富，主要包括察血络之色、诊血络形态、诊治与转归、反应性诊断及特殊血络诊5个方面[61]。关于腧穴诊断，《内经》仅有其理论基础的雏形，未形成具体理论及知识体系[62]。黄龙祥认为《内经》总结出了针灸常用病的高频"病应"腧穴，以方便临床诊疗之选[63]。关于标本诊法，黄龙祥认为其是一种综合诊法，集诊脉、诊络、诊肤三种诊法于一身，相互比对，三诊合参[64]。

### 7. 辨治理论

《内经》提出了多维视角的辨治理论与方法[65]，主要包括：①辨阴阳而治。据人迎-寸口对比脉诊法辨别，辨别人体阴阳的偏颇（偏颇程度以手足三阴三阳计量），通过补泻表里阴阳经来纠正，如阳盛（一盛）阴衰可泻具有一阳属性的足少阳，补具有一阴属性的足厥阴，依此类推。②经络辨证与治疗。可根据经络循行、经脉（络脉）病候、气血状况、经气特点、脏腑情况等辨证归经，然后选取该经腧穴治疗。③脏腑辨证与治疗。依据脏腑本身病变、特征性兼症、一组相关证候群等，来判定病在何脏何腑，选取俞募穴、原穴、下合穴或相应本经腧穴治疗。④身形辨证与治疗。主要内容包括部位辨治与五体（皮、肉、脉、筋、骨）辨治，在《内经》多篇章均有散在记载，如《素问·痹论》对痹症的辨治有"五体痹"之辨。⑤其他辨证与治疗。如四海辨治、营卫辨治、病因辨治等。就具体病证角度而言，《内经》记载了（寒）热病、风证、偏枯、消渴、水肿、心痛、咳喘上气、泄泻、便秘、癃闭、胆瘅、疟疾、痿证、痹证、头项痛、胁痛等针灸辨证治疗思路与方法，同时还对五脏病症、六腑病症的针灸辨治有专门阐述。

《内经》论述了针灸学上述 7 个方面的理论范畴与内容，初步构筑了针灸学科的基本框架。张树剑指出[38]，以《内经》成书为成熟标志的针灸学经典理论体系一经形成，便呈现出高度的稳定性，直到今天，我们学习针灸，应用针灸，还是以《内经》中的经脉、腧穴、刺法与治疗理论为规范。高树中认为[53]，《内经》所构建的针灸理论体系，是一个开放的系统，它吸收了秦汉及以前政治、文化、哲学、自然科学（包括天文、历法、气象、地理、物候、农学、数学、心理、植物学）等先进的理念与成果，并与针灸医学融为一体，为针灸所用。

## 二、《难经》与针灸理论

《难经》，原名《黄帝八十一难经》，又称《八十一难》。其书名最早见于张仲景《伤寒杂病论》自序。《难经》之"经"，是主要阐释《内经》（及其以外的古医籍轶文）部分经文含义；《难经》之"难"，有"问难"或"疑难"之义，全书共"81 难"，采用问答方式，探讨和论述中医、针灸某些难点理论问题。关于其作者与成书年代，至今尚无定论，一般认为其成书不晚于东汉，内容可能与秦越人（即宋代窦材所谓"中古扁鹊"）有一定关系。《难经》现存传本，除《难经集注》一书外，较早的还有宋李駉的《黄帝八十一难经纂图句解》本，还有流传较广的元代滑寿的《难经本义》等[66]。

《难经》与《内经》均是反映先秦时期的医学成就，二者所述针灸理论被认为是针灸学的经典理论[67]。《难经》是在《内经》的基础上，补充并完善了经典针灸理论体系。

**气血理论** 《难经》对原气理论有深入思考，提出肾间动气为生气之原，五脏六腑、十二经脉之根本。

**经络理论** 《难经》首次明确提出奇经八脉的概念，并将散见于《内经》各篇的奇经八脉内容进行了归纳总结且有新的阐发，进而丰富和完善了经络理论体系，如补充了带脉循行，阐述了阴阳维脉、阴阳跷脉的病候。

**腧穴理论** 《难经》完善了十二经原穴理论，补充了六阳经之原及少阴之原；首次对五输穴主治作了系统阐述，并指出其干支阴阳五行属性，为后世子午流注学说提供了理论依据；首次提出了八会穴及其主治；阐明了俞募穴治病机制。

**刺灸理论** 《难经》对《内经》刺法理论有诸多的发展。例如，《难经》在针刺操作手法上强调了左手的重要性；提出了不同季节补泻刺法及分刺五输法；提出"当补之时，从卫取气；当泻之时，从营置气"（《难经·七十六难》）的营卫补泻法；提倡刺井泻荥法；进一步发展《内经》迎随补泻法（子母迎随补泻）。

**辨治理论** 《难经》将五行学说应用到针灸选穴、配穴中，确立了"虚则补其母，实则泻其子"的母子补泻理论，首创"泻南补北"的配穴思维。

## 三、从针灸理论体系构成看其与《内经》《难经》的关系

在《内经》《难经》之前，大批出土文献及非医古籍呈现了源远流长的早期的针灸知识与技术，它们大多是朴素的、简单的、经验性的认识。在古人进行长期的对生命现象的观察、大量的临床实践及初步的解剖学知识积累之后，针灸学理论体系逐步形成，学科建制也初步建立，其里程碑式的事件是《内经》的编撰与诞生。就现有文献来看，《内经》融合了先秦道家的自然观与人体观作为其哲学背景，全面总结了秦汉及以前的医学成就，它的著成，标志

着包含针灸学在内的中国医学由经验医学上升至理论医学的新阶段，并为以后针灸学的发展提供了理论指导。

就针灸学理论体系的内容来说，如上文所述，《内经》《难经》较为全面、系统地论述了气血、身形、经络、腧穴、刺灸、诊察、辨治等理论，其对于指导针灸视域下的疾病认识、诊断治疗等已足够完善，也就是说，《内经》《难经》记载的理论包含了一门医学学科所应涵盖的几乎所有知识体系、技术体系与方法体系基础。本部分的探讨则是从理论体系构成本身的角度，来阐述《内经》《难经》对针灸理论初步体系化的再认识。

（一）针灸学基本概念与术语

概念，是反映事物的本质属性的思维形式，是对于客观事物的类型和规律的反映，是理论体系构成的基本元素。《内经》作为中医经典之作，针灸内容占其大半以上，为基本范畴、大量核心概念及理论内容的来源，富有理论深度和启迪性，为经典的针灸理论，在一些范畴内也有一定的系统性，如经络、九针理论等[68]。

赵京生对针灸学的基本概念术语进行了历代文献（包含非医文献）的全面梳理，以及对其思想渊源、理论内涵、发展演变作了深入考证[69]。统计发现，在其研究的 501 个概念中，有 283 个概念直接出自《内经》，51 个概念的理论渊源源自《内经》，11 个概念出自《难经》。其中，针灸学的关键、核心概念基本均出自《内经》。

既然针灸学基本概念、术语大部分根植于《内经》《难经》，那么对概念所在经典文本与语境的正确理解就显得格外重要。有些概念虽然在后世医家的实践与应用中有了一些演变，但根本性的依据仍然离不开对《内经》《难经》相关原文的认识与诠释。在历代及至当代对概念、术语的阐释中，异化或模糊其原质内涵的解释倾向是值得警惕的。

（二）针灸学命题与理论原理

命题，是以概念为基础，对事实或现象进行分类和分析，概括或假设它们之间的逻辑关系，并形成肯定或否定的判断。针灸学命题反映了针灸的基本原理、规律和法则，对学科理论体系化具有重要的意义。赵京生等研究发现[70]，针灸学 92 个基本命题涵盖针灸学基础理论（经络理论、腧穴理论、相关学说）和技术方法（刺灸技术、诊查方法、辨证选穴、治则治法）两大体系的 7 个范畴。其中，有 70 个命题（或其思想渊源）出自《内经》，2 个命题出自《难经》。黄龙祥指出[71]，古典针灸学体系的命题（黄氏总结命题数量为 345 条）几乎都出自传世本《素问》《灵枢》，它是构建古典针灸学理论之链的"珍珠"，其内在隐含有明确的逻辑链将其串联。黄龙祥认为[72]，由这些命题可以反推出《内经》针灸理论的基本假设和公理，其过程本身是对整个理论体系独立性、完整性和相容性的极好的逻辑检验。

《内经》中记载的如"经络之相贯，如环无端""头面为诸阳之会""十二原出于四关，四关主治五脏""刺之要，气至而有效""凡刺之法，先必本于神""从阴引阳，从阳引阴""以痛为腧""凡刺之理，经脉为始""针所不为，灸之所宜""治痿者独取阳明"等命题或理论原理至今仍是针灸医者所遵从的实践准则。

《内经》《难经》在早期针灸技术实践及知识结构的基础上，对人体及针灸应用开创性提出很多规律性总结与认识。这些理论原理或命题式论述一经提出便成为"经典"，尽管后世医家整理、注解、应用有所不同，甚至有些争论，但鲜有背离之者，几乎无不求之于《内经》而为立论之准绳。

（三）针灸学理论框架结构

《内经》，尤其是《灵枢》，是对针灸理论知识的第一次汇总整理，具有其特定的完善的针灸学理论框架结构。《灵枢》开篇即谈到《针经》编撰的目的是使针刺治病的原理方法条理层次分明[73]，便于掌握流传："欲以微针通其经脉，调其血气……令可传于后世。必明为之法令……为之经纪，异其章，别其表里；为之终始，令各有形，先立《针经》。"杨上善也指出："81篇者，此经之类"（《太素·真邪补泻》）。《灵枢》对针灸理论体系的编排方法有其自己的特色与思路（大体以"技术－腧穴－治则－经络－气血－病症治疗－诊察－特殊之论"的顺序编排），不能以现代人的眼光妄自揣测古人构建理论体系化的合理性。在这条明线（形式的线）之外，《内经》还有一条暗线（实质的线），即"血气－脉－毫针（毫针刺脉／输调经法）"，其构成了整个古典针灸学理论体系的主线[74]。

《内经》确定了针灸理论体系的基本范畴，包括前文所述的气血、身形、经络、腧穴、刺灸、诊察、辨治7个方面，后世针灸医学的发展一直都在此框架内不断丰富。在具体范畴内内容的完整性、系统性方面，《内经》的记载已比较充分和完善。例如，《灵枢·九针十二原》几乎包含了有关刺法的所有重要核心内容[75]；《灵枢·本输》记载核心腧穴之部位、归经与原理；《灵枢·官针》系统阐述"因宜所刺"及不同的刺法体系；《灵枢·终始》全面记载针刺原则及注意事项（包括禁忌）；《灵枢·经脉》首次系统记载了经络理论体系（十二经脉及其病候，十五络脉）。

由上可见，无论从学术范畴内容的构成，还是从理论体系本身的构成，《内经》《难经》都成为古代针灸理论的奠基与构筑之作。后世历代医家皆以《内经》《难经》针灸理论为根本，不断使其构建的体系更加结构化、丰富化、完善化，仅有少许内容的创新与发展（参见第三节：针灸理论体系的演变与发展），与其他自然科学的古代发展史对比来看，这种学科理论发展的"遵经"模式其实是很罕见的，这也是针灸学科的特殊性之一。

《内经》作为成熟乃至经典不变的理论，在历代的针灸教育中被直接当作教材来使用（可参见本书第四章：古代针灸教育传承）；及至当代，亦有专门研究《内经》《难经》针灸理论与实践的专家群体。正是历代医家及当代学者对于经典医籍的"守正传承"，才有今天针灸理论体系的相对稳固。

（刘　兵）

# 第三节　针灸理论体系的演变与发展

针灸理论体系的构建，直接关系和反映出针灸学术的水平和发展。作为历史悠久的传统医学方法，《内经》《难经》对针灸理论及其体系进行了初步的构建，而后历代医家进一步对针灸理论及其体系进行了完善和发展，呈现了针灸学科跨越1000多年的演变和发展过程。此间，针灸理论基本保持了固有的学术轨迹和相对稳定的体系，尽管如此，由于时代的变迁，还是呈现了多彩纷呈的演变和不同时期的特点。

## 一、针灸理论框架形成（两汉至魏晋）

框架是指科学理论的认知结构，但凡能够成为科学理论体系的事物都是按照一定范式组织起来的知识系统，是按照一定的结构进行理论体系建设和发展研究的。针灸理论体系是历代针灸医家通过自身医疗实践所总结的、能够指导临床规律与法则的结合，是古今临床实践面对不同问题形成的知识体系的系统集成。《针灸甲乙经》作为第一部针灸学专著，对针灸理论体系框架的构建起到了举足轻重的作用。

皇甫谧将《素问》《九卷》及腧穴专著《明堂孔穴针灸治要》三书内容首次按类别范围重新整理编排，以卷篇划分、章节标题和先后顺序的方式使之条理化和结构化，使针灸学科首次有了自己独特的体系和框架，标志着针灸学科理论体系及学科框架的构建和完善。《针灸甲乙经》全书内容依照脏腑、经脉、腧穴、诊查（脉诊）、刺法、各科病症治疗的顺序编排，体现了基础理论知识、临床技法、病症治疗等各部分内容之间的内在逻辑关系，反映了皇甫谧对针灸学学科体系构成的认识和界定。以传世本 12 卷《针灸甲乙经》为例，其中第 1~5 卷是针灸学基本理论与基本知识部分，第 6 卷是基础与临床的过渡，第 7~12 卷为临床病症和针灸治疗部分[76]。各卷主要内容见表 1-2。

表 1-2　《针灸甲乙经》各卷主要内容

| 卷次 | 主要内容 | 卷次 | 主要内容 |
|---|---|---|---|
| 卷一 | 藏象 | 卷七 | 伤寒热病 |
| 卷二 | 经络 | 卷八 | 积聚肿胀类病症 |
| 卷三 | 腧穴 | 卷九 | 躯体各部病症 |
| 卷四 | 诊法 | 卷十 | 风痹疹类病症 |
| 卷五 | 刺法 | 卷十一 | 杂病 |
| 卷六 | 辨证与诊断 | 卷十二 | 五官与妇儿病等 |

《针灸甲乙经》在腧穴学方面对十四经腧穴进行了科学的归类和排列，先是补充完整了十四经的穴位，然后创立了按部依经、分段排列的穴位法。同时，《针灸甲乙经》对五输穴、郄穴、背俞穴、募穴等都作出了完整的描述，并在前人的基础上进行了补充与完整。在刺灸学方面，确定了穴位的位置与取法，使临床上针刺更为准确，亦规定了各个经穴的针刺深度、留针时间、艾灸壮数，对临床针灸操作具有很重要的指导意义。诸如此类，皇甫谧系统整理了针灸学理论和临床应用，在《针灸甲乙经》中首次从基础到临床进行论述，确立了针灸学科的框架体系，形成了真正意义上的针灸学，成为历代习医之人必读书目。不仅如此，《针灸甲乙经》的地位也得到了国家层面的高度肯定，在历史上国内外都曾将其作为官方针灸教材。

其中，皇甫谧所引用的《明堂孔穴针灸治要》一书，一般认为是《黄帝明堂经》或称《黄帝内经明堂》《明堂流注》，也简称《明堂经》或《明堂》等，主要内容是关于腧穴理论。该书虽已亡佚，但其主要内容保留在了《针灸甲乙经》卷三和卷七至卷十二中。当代学者黄龙祥曾于《黄帝明堂经辑校》中探其源流。据考证，《黄帝明堂经》大致成书于西汉末与东汉延平年间，是我国第一部系统的针灸腧穴经典，对汉代及其之前散在医书中的针灸腧穴文献进行了一次全面总结，对腧穴名称、部位、主治病症及刺灸法等方面进行了首次系统的总结和统一，对后世针灸腧穴学的发展产生了十分深远的影响。魏晋时期，除了皇甫谧，还有一些医家对"明堂之学"有深入探索，如秦承祖著有《明堂孔穴》5卷、《明堂图》3卷等。

## 二、针灸理论的丰富与发展（隋唐）

与皇甫谧相似，唐初杨上善将《素问》《灵枢》分类编注，其中在针灸内容方面，首次明确针灸理论体系的最高层范畴，确定了不同层级范畴的主要概念，并创造了不少新概念。如"经脉"范畴，分为"经脉之一""经脉之二""经脉之三"第二层范畴，"经脉之一"又分为"经脉连环""经脉病解""阳明脉解"第三层范畴等，具体见表1-3。

表1-3 《黄帝内经太素》确定的针灸范畴

| 经脉之一 | 经脉连环、经脉病解、阳明脉解 |
|---|---|
| 经脉之二 | 经脉正别、脉行同异、经络别异、十五络脉、经脉皮部 |
| 经脉之三 | 督脉、带脉、阴阳乔脉、任脉、冲脉、阴阳维脉、经脉标本、经脉根结 |
| 输穴 | 本输、变输、府病合输、气穴、气府、骨空 |
| 营卫气 | 营卫气别、营卫气行、营五十周、卫五十周 |
| 身度 | 经筋、骨度、肠度、脉度 |
| 九针之一 | 九针要道、九针要解、诸原所生、九针所象 |
| 九针之二 | 刺法、九针所主、三刺、三变刺、五刺、五藏刺、五节刺、五邪刺、九刺、十二刺 |
| 九针之三 | 量缪刺、量气刺、量顺刺、疽痈逆顺刺、量络刺、杂刺 |
| 补泻 | 天忌、本神论、真邪补泻、虚实补泻、虚实所生 |

就分类编次的整体而言，其概念范畴的层次结构具有较强的逻辑性，体现了基础理论与应用理论的关系由抽象到具体的思维过程，理论性相当强。《黄帝内经太素》，在针灸内容论述方面，一方面保持了与《针灸甲乙经》类似的理论框架和学术逻辑——"脏腑－经脉－腧穴"的理论体系[77]；另一方面对经络、腧穴、刺法等理论的诠释，杨上善有着自己的理解、思考和阐述。如在经络方面，其在《太素·卷第十》中探讨了奇经八脉的概念名称、循行规律及生理特点，将奇经八脉的内容与十二经脉并列，成为经络学说的重要组成部分。刺法方面，杨上善将《内经》中的针刺手法归纳、总结，针对呼吸补泻、深浅补泻、徐疾补泻、开阖补泻等逐一论述；在判断临床针刺得气与否，治疗的效果上，提出"为针之法，以调气为本"，并指出"针入不得其气，无由补泻……得气行补泻已，即便出针，其病愈速"，成为后世医家的共识。

杨上善的类编具有创造性质，在中医的理论化进程中迈出了决定性的坚实一步，对完善针灸理论体系建设仍具有基础作用和重要参考价值。除《太素》外，当时王焘的《外台秘要》则是研究经脉、腧穴及灸疗应用的一部重要文献。在经络腧穴学方面，以图文并举的方式阐述了十二经脉理论，除表达了"摘孔穴、原经脉、穷万病之所始"的目标和想法外，还提出了"今因十二经而画图,人十二身也。经脉阴阳,各随其类"的学术范式。在"十二身流注五脏六腑明堂"一节,王焘详细阐述了"十二人身明堂",并将665个孔穴归属之。其中,主要通过"X脏(腑)人"的学术方式,表达十二经脉及其腧穴。因此,完成了十二经脉循行路线,明确提出了十二经脉系统理论及其所属俞穴,结束了经脉循行零乱繁杂的划分法。针灸临床应用上,王焘唯恐医者以针伤人而推崇灸法,对伤寒、温病、霍乱、疟疾等传染性疾病及内科常见病的灸治均有详尽的理论和临床应用论述,认为五脏六腑、心胸胁腹积聚胀满及诸邪所致结气可以随症施灸。

此外,隋唐其他医家亦对针灸理论在多个方面有了新的发展,包括文本的传承和诠释、新的理论阐述等。

经络方面,巢元方撰《诸病源候论》,除引证《金匮要略》妊娠养胎针刺禁忌、《伤寒论》热入血室刺期门、《肘后备急方》沙虱入体"挑灸其上"等外,主要运用经络理论阐释病因病机。首先,基于"气血循环、流通经络",认为经络为运行气血的通路,经络气血调和是抵御病邪、维护健康的关键;其次,认为经络损伤是重要病理关节,多种原因可以导致经络损伤;最后,风、寒、湿、毒等病邪都可以入侵经络,出现多种证候。巢元方经络病机的诠释,发展了经脉病候的内涵,并延伸至病因病机,为经络理论的临床拓展提供了一个极好范例,也促进了后世医家对经络理论文本解读和阐述。

腧穴方面,整理了部分经外奇穴,提出"阿是穴"的概念。如孙思邈在唐代以前文献记述的基础上,补充了许多经外奇穴,并将其分成两类,一类是有穴名、有部位及取穴法的,如《备急千金要方》中的当阳、寅门、颊里、燕口,《千金翼方》中的泉门、气端、虎口、转谷等;另一类是有部位及取穴法,但无穴名的,如"灸手十指爪下",后世医家称为"十宣"穴,这是抢救"卒死"的重要穴位。同时孙思邈提出了"阿是穴"的概念,不仅包括压痛处,还扩展到按捏诊察时的舒快处,较《内经》有所发展。

刺灸法方面,系统整理了《内经》补泻针法,补充发展了灸法操作,扩大了针灸理论的临床应用等。孙思邈密切结合临床,归纳总结了唐代以前的毫针、火针、白针、温针、燔针等多种刺灸法内容,在《备急千金要方》中首次记载了火针治疗外科病化脓的方法;强调了针刺补泻法的理论,具体应用捻转补泻、重轻补泻等,还与呼吸相结合,并有留针时间长短,如补三十九息、泻五呼、泻五吸等。

## 三、针灸理论的规范化探索(宋代)

宋代针灸医学受政府重视,不仅设置太医局,更建立了大规模的针灸医学教育机构,组织校勘整理了诸多针灸医籍,加之印刷术的大力发展,编纂出版了各种针灸著作。此时期的针灸学教育较唐代更为完善,铸造了针灸教学用具,促进了针灸学的规范化发展,同时在国家层面制定了针灸学的腧穴标准、重构经络理论框架等,对针灸理论进行了规范化探索。

其一,以十二经脉理论为纲,进一步强化了十二经脉的营气流注,将络脉理论、经筋理论与十二经脉理论融为一体。《圣济总录》"针灸门"中"经脉统论"一节,以"十二经立其常,十五络通其变"为学术方式,以营气生成和十二经脉流注模式为视角,分别阐述了十二经脉和奇经八脉理论,且创新性地构建了"逐脉之下,载其经穴,与其病证,兼及浮络经筋之病,共为一编"模式,即将经脉循行与病候、络脉、经筋、相应脏或腑病候、经脉长短及归经腧穴等内容统一在经脉理论中。这一经络理论学术内涵，与《针灸甲乙经》的理论体系相比有了很大的变化，而当代《针灸学》经络理论体系多遵循于此。

其二，腧穴理论的规范化和标准化建设。宋代初期王怀隐组织编著的《太平圣惠方》，在"针经"部分，以"一十二人形"记载了二百九十六穴的定位和主治作用，与《针灸甲乙经》分部分经、《外台秘要》完全分经都不同；在"明堂"部分，主要以灸治为主，从艾灸宜忌开始，以"四十五人形"为记述方式，记载了腧穴及其主治，并夹有部分病症的治疗图形。尽管《太平圣惠方》并没有完整意义上的针灸理论体系构架，但是以人形图绘模式系统阐述了腧穴的定位及其应用，是一个很有创新的学术模式。而在腧穴理论创新方面，最有突出成就的莫过于北宋太医局翰林医官、殿中省尚药奉御王惟一编成的《铜人腧穴针灸图经》一书，以腧穴归经为学术理论，以手足三阴三阳和任督脉为学术逻辑，参考名家学予以订正腧穴，并绘制经脉腧穴图。《铜人腧穴针灸图经》具有国家腧穴规范和标准的性质，内容简明扼要，颇为后世医家重视并遵循；铜人针灸孔穴模型则更是腧穴国家标准的具体体现。两者对当今的针灸腧穴规范和标准具有典范作用。

其三，提出了腧穴是"受病处"的概念。南宋王执中撰有《针灸资生经》，提出了"受病处"的腧穴概念，指出"受病处"是在病理状态下出现了异常改变的腧穴，而非其他的腧穴概念。临床诊疗中关注"痛点""痛处"与腧穴、病症等之间的关系，指明了"受病处"概念的实践基础。王执中腧穴"受病处"学说是对《内经》"以痛为输"思想和孙思邈"阿是穴"理论的丰富和发展，进一步深化了医家对针灸腧穴内涵的认识。腧穴不但是针灸刺激作用点，而且是机体生理病理状态在体表的反应点，具有双向调节性、动态性、相对特异性等特点，改变了多年来将腧穴固化的传统观念，对破除那种认为腧穴均有固定位置而不能越雷池一步的刻舟求剑观点是一大冲击，引导人们重新审视腧穴定位理论，是针灸腧穴理论的一大创新和发展。

其四，重视和发展了灸法理论，尤其是在危急重症方面的应用等。宋代是灸法理论创新和临床应用拓展较为显著的时期，如庄绰著《灸膏肓腧穴法》认为诸多急慢性病症，如疟疾、虚劳等，都在灸膏肓腧穴的过程中"宿皆除"。同时，强调膏肓穴灸疗必定要重灸，指出要遵循孙真人的灸后补养遗训，做到灸后调理完善，从而达到百疾皆消的至善境地。再如南宋医家窦材，著有《扁鹊心书》，其深受道家思想的影响，特别重视阳气的作用而临证重用灸法，提出"灼艾第一，丹药第二，附子第三"，重视扶阳的同时，尤重脾肾之阳，常选择施灸关元、命关两穴以温补脾肾；亦强调对于大病、重病临床治病早用及首选灸疗，强调艾灸与药物的结合。另有南宋医家闻人著年所著《备急灸法》，介绍了灸法治疗急性病症方法和案例，主要有心痛、牙痛、痈疽、疔疮、腹痛、吐泻等22种急症的灸治方法及急救方法，并附简明图说。灸治急症的选穴，除了疮疡痈疽及虫兽咬伤等外科病症在局部施灸外，其余病症十分重视四肢肘膝关节以下穴位且大多位于四肢远端，表明这些穴位对所治疗的急症有很强的特异性。操作上，灼艾第一，除妊娠小便不通采用神阙隔盐灸外，其余21种急症都采用艾粒直接着肤灸，所用壮数涉及几壮到数千壮的不等情况，为后世医家开创了灸治急症的理论先河。

## 四、针灸理论的创新与发展（金元）

金元时期，医家一方面从研习《内经》入手，另一方面突破了"述而不作"的禁锢，结合自己临证实践经验，用新的思想来阐发《内经》的传统理论，提出了独立的学术见解，开创了医学发展的新局面，涌现了一大批具有独特学术主张的著名医家，形成了针灸学术史上流派纷呈的特殊历史阶段，促进了针灸学术的繁荣和发展。针灸学科呈现出创新性发展的特点。

其一，形成了"治病当先识经络"的共识，对于经络理论的阐释、运用和发展，有了不同的突破和发挥，包括经脉见证、合生见证、药物归经理论等。刘完素在《素问病机气宜保命集》中总结了中风、伤寒、疟疾、泄泻、心痛、疮疡、瘰疬等10余种病的临床诊治，均强调经络辨证，并有具体治疗方案。刘完素经络辨证的思想和临床诊疗思路与《内经》经络辨证一脉相承，同时也继承了《伤寒杂病论》六经辨证的模式，并有一定发挥。其运用经络理论认识病症、指导用药和针灸治疗的思考和创新，对金元时期的医家产生了很大的影响，虽然金元时期的医家流派纷呈，但是他们有一个基本共识：即"治病当先识经络"。如张子和直接提出"夫治病，当先识经络"，认为《灵枢》十二经中，有'是动之病'，有'所生之病'"；张元素发展了以经络脏腑为核心的中医辨证论治理论体系，创新性运用和发展经络理论，提出了药物归经和引经报使等学说；朱震亨在《丹溪心法》一书，开篇即是"十二经见证"和"手足阴阳经合生见证"，前者对十二经脉作了补充，后者同一症状可能与几条经脉联系，部分合生见证还与相应脏腑的功能失调有关。由于金元时期的医家切合临床实际发展经络理论，经络理论的指导作用也越来越凸显，如元代医生胡元庆提出，痈疽、疔疖系十二经脉气血阻滞不通所致，遂辑十二经通滞之穴，撰成《痈疽神秘灸经》一卷，书中叙述了十四经脉循行路线及经穴附近所生痈疽之灸治法，并认为临床治疗痈疽当审其何经所发，何穴所滞。

其二，构建了十四经模式。元末医家滑寿在《金兰循经取穴图解》的基础上，通过补注、改编，阐述了"手足阴阳流注"与"十四经脉气所发"；采用《圣济总录·奇经八脉》的文字，编撰了"奇经八脉"。其中附图16幅，即十四经加正背面骨度分寸图各一幅，再加上经穴歌及每穴所在部位的说明，图文并茂，一目了然。滑寿构建的十四经模式，加强了经脉与腧穴的关系，对后世针灸腧穴学影响较大。

其三，发展刺法灸法理论和操作，包括毫针操作手技与方法、针刺得气和调气、实证刺血、热证用灸、针刺浑是泻而无补等观点。元代针灸医家窦默著有《针经指南》，反映了他的针法特色，特别是对针刺术中的气至、得气、行气理论有独到的见解与发挥。首先在"拯救之法，妙者用针""必欲治病，莫如用针"的认知基础上，推崇毫针，对毫针形制、作用、适应病症等有详细阐述，尤其详细记述了毫针操作手技与方法；详细阐述了如何激发针感、诱导针感、调控针感等，强调关注患者受针后的针感反应，如酸、胀、麻、重、痛、热、凉或触电样放射等，以及针刺过程中气至、得气、行气等。金元之前，文献仅有简略、模糊的记载，窦默的论述和补充，使医生对得气与否的感知更明朗化，大大提高了可操作性，其根据气至迟速来判断病情的预后有一定参考意义。其他刺灸方法方面，张从正继承和发展了刺络放血的理论和实践，临床多用刺营出血法，强调"血实宜决之"，体现了"攻破""祛邪"的思想。朱震亨则提出，无论治实热证或虚热证，均用灸法。而运用针刺，包括微针调气、刺络放血、火针刺瘰等多种方法；尤其在针灸操作理论方面，他还提出"针法浑是泻而无补。妙在押死其血气则不痛，故下针随处皆可（《丹溪心法·拾遗杂论》）"的观点，受到明代医家汪机的追捧。

其四，提出子午流注针法的理论。何若愚基于《素问·针解》中"补泻之时者，与气开阖相合"的原则，发明了子午流注配穴法；基于《难经》"一呼脉行三寸，一吸脉行三寸"的理论，结合经脉长度，创造了"接气通经"法；基于"五子建元日时"，建立了"五行相生养子时纳甲法"子午流注开穴模型。由此，诠释了经络理论，尤其是气血在经脉中流注及其与呼吸关系、气血输注于五输穴的开阖等方面有新的发展，为临床进一步开发"接气通经""子午流注"等方法提供了理论支撑。另外，王国瑞著有《扁鹊神应针灸玉龙经》一书，根据五门十变、夫妻相配理论，将十二经脉与天干相配，然后按《河图》生成数关系把各经原穴组合成五对，并将三焦配属戊土、心包配属己土，同时结合逐日临时干支，创立"十二经夫妻相合逐日按时取原法"；将九宫八卦与奇经八脉理论相结合，创立了按照日时干支的推演数字变化，按时针刺八脉交会穴的飞腾八法，丰富和发展了子午流注理论和实践。

其五，发展创新针灸治疗理论，如分经辨证取穴、精用五输穴和背俞穴、从脾胃立论选穴等。金元医家刘完素主张分经辨证取穴，将十二经脉气血多少为辨证和针刺补泻的依据，并提出"接经三法"，强调临床上除了分辨"表里""缓急"之外，还需要分辨脏腑经脉；取穴多以井、荥、原穴为主。张元素发展《伤寒论》针刺治疗伤寒热病的经验，临床多用井、荥、原穴治疗热证；在治疗伤寒结胸痞气、伤寒三阳头痛、三阴腹痛时，绝大多数取用了原穴；在治疗脏腑病证时，依据经络联系重用相关原穴而不分虚实，并将其称为"拔原法"。"拔原法"对后世医家有很大的影响，如《针灸大成》《针方六集》等医书中凡记载原穴下均注有"虚实皆拔之"字样。金代医家李杲重视脾胃，倡导脾胃学说，认为"饮食失节，及劳役形质，阴火乘于坤土之中，致谷气、荣气、清气、胃气、元气不得上升……当从胃合三里穴中，推而扬之，以伸元气"。同时，亦认为"火与元气不两立，一胜则一负"，指出昆仑为五输中的"经穴"，属火，火生土，虚则补其母，意在补脾土；而凡元气虚损更重者，还可以从腹募穴进行补益脾胃。此外，李东垣还从脾胃立论针灸治疗妇科病症，具体有灸血海即可升脾气，降阴火而治其病；无论是内伤还是外感，都注重背俞穴与腹募穴的配伍。元代医家罗天益师承李东垣，也善从脾胃论立论诊治各类疾病，注重温胃养脾、生发元气，以灸中脘、气海、足三里、三阴交等为主。金元间医家王好古则认为，原穴对本脏腑、本经脉的虚、实、急、慢证均有较好的调治作用，若辨证准确，取原穴采用或补或泻的方法，对治疗疾病及巩固治疗效果会产生积极的影响。受张元素学术思想影响，王好古对五输穴的应用颇有发挥与创新之处，如有根据脏腑配属取五输、辨证辨经选五输、根据邪之阴阳配五输、依传变规律配五输等。此外，对临床杂病的针灸治疗不但常用原穴，而且善用井穴。

## 五、针灸理论的集成（明清）

明清时期，针灸理论有了新的拓展，出现了大量的集成性专著，如徐凤的《针灸大全》、高武的《针灸节要聚英》、杨继洲的《针灸大成》、张景岳的《类经图翼》、李学川的《针灸逢源》等。此外，综合性医书中还出现了针灸学专篇，如朱橚的《普济方》、楼英的《医学纲目》、方贤的《奇效良方》、徐春甫的《古今医统大全》、吴谦等人的《医宗金鉴》等，针灸理论呈现集约化发展的特点。

其一，针灸知识的系统性集合。明清之际，对经络理论的研究形成了一个小高潮。明代22部针灸医籍中就有9部专门讨论经络理论（《经络全书》《析骨分经》《经络笺注》《灵枢经脉翼》《经络汇编》《经络考》《奇经八脉考》《绘图经络图说》《足经图》），加上《经穴指掌图》

《十四经合参》及其他非针灸专著的记载，内容更加丰富。明清医家对经络理论的研究[78]，包括了对《灵枢·经脉》的注释和诠释，对络脉、奇经八脉等理论的归纳和总结，并出现了"经络分野""经络分部""动穴验病""经脉变动""系络""缠络"等术语和概念，提出了"经络不独为砭射设，亦为医家之大要""不读十二经络，开口动手便错"等观点，将经络理论推崇至上。总体来说，明清时期的经络理论研究仍然循着《内经》以降的学术轨迹和方向，这是继《内经》后的又一高峰。

腧穴考订上，内括了腧穴的数目、定位、归经、排序等。高武考订人体各部骨度，不但铸造了男、女、儿童三个针灸铜人，而且绘制了仰、伏人尺寸图两幅；突出了骨度定位，根据骨骼标志来取穴；编撰的《针灸聚英》是宋元之后对古代腧穴著作和文献进行全面整理的一本著作，基本维持了《铜人腧穴针灸图经》354穴。而《针灸大成》重新考定了穴位的名称和位置，在《针灸聚英》所载内容的基础上增加了5个腧穴，分别是足太阳经的眉冲、督俞、气海俞、关元俞和足少阳经的风市。而《针灸逢源》所载的腧穴又比《针灸大成》多了2个，分别是足厥阴经的急脉和督脉的中枢。由此，《针灸逢源》考订十四经穴的数目达到361个，且该数目一直沿用至今[79]。

其二，官方对针灸知识的规范。中国自古就有"盛世修书"的传统，自晋代以后，医书数量迅速增长，但要么博而不精，要么杂而不一，或有自相矛盾，或有相互重叠之处。到了清代，医学界甚至出现了"医书驳杂，人不知宗"的情况。因此，乾隆皇帝下令，征集天下医籍进行系统的分类，以"删其驳杂，采其精粹，发其余蕴，补其未备"，其中就包括官修医书《医宗金鉴》。《刺灸心法要诀》为该书针灸部分，继承了历代针灸要旨，从经脉、腧穴、适应证等方面作了简明扼要的介绍，并且都有一定的考证。其首论九针、刺法、要穴、经脉流注等，次述全身骨度名目、针灸禁穴等，全书内容系统，持论平正，以七言歌诀体叙述。该书的规范性特征在刺法的表述尤为突出，在《行针次第手法歌》一节中，《刺灸心法要诀》完整地描述了毫针针刺操作的全过程，可以说是毫针针刺操作的标准化程序和过程，从一定意义上说，是清代毫针针刺操作的国家标准。依次共有取穴、持针、温针、进针、指循、摄法、退针、搓针、捻针、留针、摇针、拔针12个步骤[80]。因其官方规范性特性，自1749年起，清太医院便将此书列为医学生的教科书，时至今日《医宗金鉴》仍然是中医临证、教学的常用参考书。

其三，单一理论的完善化。此特点以李时珍的《奇经八脉考》最为典型。《内经》在论述经络时突出正经而少有论述奇经八脉且零星不全，自《难经》后虽多有阐述，但大多载而不详，众说纷纭，没有条理和系统。而李时珍恰恰完善了这一点，他博采众长，在以临床为基础的前提下著成《奇经八脉考》，对奇经八脉的循行、所过器官与部位作了大量的研究，弥补了《内经》的不足。该书在强调奇经八脉的作用，阐述奇经病证的证治，考证、整理经络腧穴，辨证方法多样，重视奇经脉诊的同时，重点突出"奇经八脉"，且一反以往著作多以督、任二脉作为奇经八脉的总纲领之说，将阴维脉、阳维脉作为八脉之纲。其亦突破以往医家多局限于循行、腧穴、病理与生理或针灸临床方面对奇经八脉的论述，在八脉主病的基础上，重视奇经辨证，确定了"因病药之"的治疗原则。详细论述每条经脉分布时，对奇经穴位进行了厘定，经过考订和增删后确定督脉31穴、任脉27穴、冲脉交会穴24个、带脉交会穴8个、阳跷脉交会穴23个、阴跷脉交会穴8个（后人除外双然谷穴），实际是6穴、阳维脉交会穴 22 个、阴维脉交会穴 14 个[81]，进一步完善、补充了奇经八脉系统。

综上所述，自《针灸甲乙经》第一次系统构建针灸理论体系后，直至近现代针灸体系构建之前的 1800 年，针灸理论体系一直相对稳定。由于历代医家在认识视角、知识构建、实践体会等方面的差异，对于针灸理论体系，包括特定理论知识内涵和概念上也存在不同的表述，有的医家从不同维度演绎和发展了针灸理论体系和相关知识，有的医家则创新性提出了新的学术观点和主张，古代针灸理论体系及其基本内涵在不断更新，知识和技术也在不断变化和发展。总体来说，这一阶段的针灸学科发展呈现了基础理论标准化、操作技术规范化、临床应用精细化的趋势，也为现代针灸学科体系的构建提供了参考基础和基本遵循。

（张建斌）

# 参考文献

［1］赵佶. 圣济总录［M］. 北京：人民卫生出版社，1982：185.

［2］谭其骧. 长水粹编［M］. 石家庄：河北教育出版社，2000：330.

［3］马继兴. 针灸学通史［M］. 长沙：湖南科学技术出版社，2011：17.

［4］张入文. 古代医用砭石的应用［J］. 河南中医，2014，34（4）：749-750.

［5］裘锡圭. 长沙马王堆汉墓简帛集成［M］. 北京：中华书局，2014：187-194.

［6］张家山二四七号汉墓竹简整理小组. 张家山汉墓竹简〔二四七号墓〕（释文修订本）［M］. 北京：文物出版社，2006：127-128.

［7］武威县文化馆，甘肃省博物馆. 武威汉代医简［M］. 北京：文物出版社，1975：4.

［8］中国社会科学院考古研究所，河北省文物管理处. 满城汉墓发掘报告［M］. 北京：文物出版社，1980：116.

［9］叶又新. 试释东汉画象石上刻划的医针——兼探九针形成过程［J］. 山东中医学院学报，1981（3）：60-68.

［10］中国社会科学院考古研究所，河北省文物管理处. 满城汉墓发掘报告［M］. 北京：文物出版社，1980：336-337.

［11］蓝日勇. 广西贵县汉墓出土银针的研究［J］. 南方文物，1993（3）：64-66.

［12］黄云忠. 武鸣马头先秦古墓出土铜针初考［J］. 广西民族研究，1986（2）：72-73.

［13］叶浓新. 马头古墓出土铜针为医具论试证——兼论壮族先民的针灸疗法［J］. 广西民族研究，1986（3）：102-107.

［14］马继兴. 马王堆古医书考释［M］. 长沙：湖南科学技术出版社，1992：173.

［15］马继兴. 马王堆古医书考释［M］. 长沙：湖南科学技术出版社，1992：217.

［16］马继兴. 马王堆古医书考释［M］. 长沙：湖南科学技术出版社，1992：274.

［17］马继兴. 马王堆古医书考释［M］. 长沙：湖南科学技术出版社，1992：304.

［18］马继兴. 张家山汉简《脉书》中的五种古医籍［J］. 中医杂志，1990（5）：44-47.

［19］梁繁荣，王毅，李继明. 揭秘敝昔遗书与漆人：老官山汉墓医学文物文献初识［M］. 成都：四川科学技术出版社，2016：101（原书未指明此两简可缀合）.

［20］梁繁荣，曾芳，周兴兰，等. 成都老官山出土经穴髹漆人像初探［J］. 中国针灸，2015，35（1）：91-93.

［21］"经脉穴"概念的提出，参见：黄龙祥. 从《五十二病方》"灸其泰阴、泰阳"谈起——十二"经脉穴"源流考［J］. 中医杂志，1994（3）：152-153.

［22］赵丹，段逸山，王兴伊. 试析老官山汉墓《刺数》"经脉穴"与《黄帝内经》腧穴的对应关系［J］. 中国中医基础医学杂志，2019，25（2）：205-208.

［23］黄龙祥. 老官山汉墓出土针方简解读［J］. 中华医史杂志，2018，48（2）：67-84.

［24］赵京生. 腧穴命名的演变：基于天回医简分析［J］. 中国针灸，2019，39（9）：1017-1020.

［25］顾漫，周琦，柳长华. 天回汉墓医简中的刺法［J］. 中国针灸，2018，38（10）：1073-1079.

［26］张家山二四七号汉墓竹简整理小组. 张家山汉墓竹简〔二四七号墓〕（释文修订本）［M］. 北京：文物出版社，2006：125.

［27］申玮红，周琦，顾漫.《黄帝内经》"劫刺"与《太素》"却刺"之辨［J］. 中国针灸，2019，39（2）：209-214.

［28］金鹏程（Paul R.Goldin）. 气的含义及其积极意义［J］. 人文中国学报（第二十四期），2017（1）：305-339.

［29］韩健平. 经脉学说的早期历史：气、阴阳与数字［J］. 自然科学史研究，2004（4）：326-333.

［30］黄晖. 论衡校释［M］. 北京：中华书局，1990：871.

［31］姜姗. 经典针灸理论之气研究［D］. 北京：中国中医科学院，2017：39.

［32］马燕冬，肖红艳，刘力力. 从"气主之"到"气主煦之"——中医理论建构史案例研究［J］. 北京中医药大学学报，2012，35（9）：581-587.

［33］许维遹撰，梁运华整理. 吕氏春秋集释［M］. 北京：中华书局，2009：66，563.

［34］苏舆撰，钟哲点校. 春秋繁露义证［M］. 北京：中华书局，1992：447-448.

［35］姜姗. 经典针灸理论之气研究［D］. 北京：中国中医科学院，2017：42.

［36］中国科学技术协会主编；中华中医药学会编著. 中国中医药学科史［M］. 北京：中国科学技术出版社，2014：24.

［37］马继兴. 针灸学通史［M］. 长沙：湖南科学技术出版社，2011：54.

［38］张树剑. 中国针灸思想史论［M］. 北京：社会科学文献出版社，2020：1.

［39］赵京生. 针灸经典理论阐释［M］. 上海：上海中医药大学出版社，2000：176-184.

［40］朱兵. 系统针灸学——复兴体表医学.［M］. 北京：人民卫生出版社，2015：2-4.

［41］刘兵. 非穴的效应——基于传统针灸理论的分析［J］. 中国针灸，2019，38（2）：161-165.

［42］刘兵. 论针灸概念的产生——从具象基础到抽象规律［J］. 科技导报，2019，37（15）：20-23.

［43］王洪图.《内经》. 中国中医药高级丛书［M］. 北京：人民卫生出版社，2000：120.

［44］武晓冬. 骨度法与人体测量方法［J］. 中国中医基础医学杂志，2011，17（1）：111-112，66.

［45］姜姗，赵京生. 针与气——经典中的针灸气论发微［M］. 北京：人民卫生出版社，2018：329.

［46］李鼎. 针灸学释难（重修本）［M］. 上海：上海中医药大学出版社，2006，1.

［47］黄龙祥. 中国古典针灸学大纲［M］. 北京：人民卫生出版社，2019：4.

［48］黄龙祥. 中国古典针灸学大纲［M］. 北京：人民卫生出版社，2019：5.

［49］刘兵，朱璐. 身形之脉与经脉内涵探讨——从具象到抽象［J］. 中国针灸，2015，35（5）：500.

［50］赵京生. 针灸经典理论阐释［M］. 上海：上海中医药大学出版社，2000：76-77.

［51］刘兵. "溪谷"与腧穴内涵探讨［J］. 中国针灸，2014，34（8）：772-774.

［52］赵京生. 针灸关键概念术语考论［M］. 北京：人民卫生出版社，2000：274-275.

［53］高树中. 一针疗法——灵枢诠用（修订版）［M］. 济南：济南出版社，2007：79-85.

［54］赵京生. 针灸经典理论阐释［M］. 上海：上海中医药大学出版社，2000：19.

［55］黄龙祥. 中国针灸学术史大纲［M］. 北京：华夏出版社，2001：316-325.

［56］黄龙祥. 经脉理论还原与重构大纲［M］. 北京：人民卫生出版社，2016：33-37，123-130.

［57］赵京生. 经别求是［J］. 中国针灸，2008，28（9）：691-695.

［58］黄龙祥. 经脉理论还原与重构大纲［M］. 北京：人民卫生出版社，2016：25，33-37.

［59］黄龙祥. 中国古典针灸学大纲［M］. 北京：人民卫生出版社，2019：133-136.

［60］赵京生. 针灸经典理论阐释［M］. 上海：上海中医药大学出版社，2000：112-118.

［61］刘兵. 血络诊法及意义［J］. 中国针灸，2016，34（9）：975-978.

［62］刘兵. 腧穴诊断理论初探［J］. 中国中医基础医学杂志，2016，22（5）：666-667，705.

［63］黄龙祥. 中国古典针灸学大纲［M］. 北京：人民卫生出版社，2019：104-105.

［64］黄龙祥. 中国古典针灸学大纲［M］. 北京：人民卫生出版社，2019：102-103.

［65］刘兵. 针灸多维视角辨治理论研究［J］. 中国针灸，2017，37（6）：653-657.

［66］马继兴. 针灸学通史［M］. 长沙：湖南科学技术出版社，2011：61.

［67］赵京生. 针灸经典理论阐释［M］. 上海：上海中医药大学出版社，2000：1.

［68］赵京生. 针灸理论体系构建的早期过程与方法分析［J］. 中国中医基础医学杂志，2014，20（6）：807.

［69］赵京生. 针灸学基本概念术语通典［M］. 北京：人民卫生出版社，2014.

［70］赵京生. 针灸理法要旨［M］. 北京：人民卫生出版社，2019.

［71］黄龙祥. 中国古典针灸学大纲［M］. 北京：人民卫生出版社，2019：381-382.

［72］黄龙祥. 中国古典针灸学大纲［M］. 北京：人民卫生出版社，2019：1-4.

［73］赵京生. 针灸理论体系构建的早期过程与方法分析［J］. 中国中医基础医学杂志，2014，20（6）：807.

［74］黄龙祥. 中国古典针灸学大纲［M］. 北京：人民卫生出版社，2019：7-8.

［75］赵京生. 针灸经典理论阐释［M］. 上海：上海中医药大学出版社，2000：2.

［76］张建斌. 皇甫谧《针灸甲乙经》学术框架的解构［J］。中国针灸，2015（1）：87-90.

［77］刘炜宏，王德深. 明代针灸著作总体特点述略［J］. 上海针灸杂志，1987，6（4）：31-33.

［78］张建斌，赵京生. 论明末清初经络研究的轨迹和学术走向［J］. 中国针灸，2009，29（7）：587-590.

［79］吴江南.《针灸逢源》的学术特点与考订经穴的探讨［D］. 广州：广州中医药大学，2014.

［80］庞啸虎，张建斌.《医宗金鉴·刺灸心法要诀》刺法特色探讨［J］. 针灸临床杂志，2011，27（3）：14-16.

［81］魏稼，高希言. 针灸流派概论［M］. 北京：人民卫生出版社，2010：84.

# 第三章　古代针灸的临床应用

古代针灸理论如气血、经络、腧穴、刺灸、辨治等走过了不断丰富与体系化之路，与此同时，临床水平也在不断提升，针法、灸法及其他相关操作方法在临床各种疾病的治疗中不断丰富与发展，而且治疗也渐趋规范。

## 第一节　针法

在人类历史进程中，所有疾病的治疗方法都需要与其当时的社会生产力相匹配，针法也不例外。针刺疗法的产生是在原始医疗实践发展到一定阶段后的产物，伴随着针具的精细化，操作方法与临床应用不断丰富，归类分析其中特定规律，进而逐步思考针法的临床应用在古代针灸学科形成过程中的价值与意义，也可以促进理论的创新与发展。

### 一、针刺用具

针刺工具从砭石、金属针到"毫针"的主体确立，并非一蹴而就。从"以石刺病"到"九针之宜，各有所为，长短小大，各有所施"，再到"欲以微针通其经脉，调其血气，荣其逆顺出入之会"，针刺用具是针灸不可缺少的理论与技术载体。

（一）原始体表刺激工具的产生

针刺疗法的治疗手段、基本方法和作用原理是以针具刺激体表而产生效应。远古时期，人们通过摩擦、抓揉，或偶然被一些尖硬物体如石头、荆棘等碰撞了身体表面的某个部位，会出现意想不到的疼痛减轻和疾病康复的现象。古人开始有意识地用一些尖利的石块来刺激身体的某些部位或人为地刺破身体使之出血，以减轻疼痛和达到治疗的效果，此即所谓的体表刺激疗法。无论是远古时期、史前时期还是古代，作为本能医学的体表刺激法无疑成为一切医疗活动的起点，是人类（包括动物）单一或主要的医疗行为。但只有中国将以针灸为代表的体表刺激疗法包括按摩、推拿、拔火罐、刮痧、导引运动等发挥到了极致[1]。

如此，医学的起源是本能医学，而作为医疗工具的事物最初可能不是医用为主，是在使用工具的进程中逐渐产生了医疗意识，从而将生产工具应用于医疗，逐渐形成原始体表刺激工具。例如旧石器时代，中国原始人类使用的工具为简单粗糙、易获取的石器，进入新石器时代以来，工具的使用有所进化，主要特征是磨制石器、制陶、农业，表明原始人类从顺应自然、利用自然转移到尝试改造自然了[2]。在工具制造和生产力的不断发展中，作为社会生产工具的石器逐渐被淘汰，但作为医疗工具的砭石则以其独特的医疗作用而流传，砭石成为特定的早期医疗工具之一，其形态多样，不同的砭石形态可推测其不同的医疗用途。在砭石医疗基础上的针灸学开始形成，随着经验的深入，理论和技术两方面同步发展，医疗工具作为技术的实体形态也向规范化发展。

（二）金属针的确立与九针的应用

真正广泛应用金属是在青铜器时代，夏朝已有金属的冶炼，商代则具有非常纯熟的青铜冶炼技术，给医用针具提供了材质上的新选择，促进了针具的革新，从而出现了金属针（又称为"微针"），它逐渐取代砭石成为刺疗的主要工具。

金属针是商周以来最主要的针具，在针具材质的历史演变过程中，也出现了许多其他材质针具的短暂应用，例如竹针、草木针、骨针、陶针等。草木针与砭石的使用时代相当，古人易接触到草木质工具，随手而得，但不易长久反复使用，虽无保存价值，却提供了很多启发，尤其是针形草木更像是毫针的前身；骨针多与手工业尤其是缝制衣服相关，在考古中发现骨针与巫医所用卜筮之器有密切联系，可能巫医已经利用骨针进行医疗活动；陶针又称"瓷针"，是利用陶瓷碎片，经消毒后用其锋芒部分作为治疗工具。相对于原始时期的针具，金属针在硬度、可获得性、可铸造性、可保存性等条件上具有明显优势，亦缘其针身细而针尖锋利，针刺时痛苦小，加之疗效好，故而得以广泛流传应用，也使得针刺治病被更多人所接受，促进了针刺治疗的发展，为九针的出现奠定了基础。

九针是金属针的重要代表，是针具在形态上走向规范的标志，由此针灸医学逐渐转到以微针调气为主，经络、腧穴理论得以不断发展，为针灸成为一门既有实践，又有理论的系统医疗学科奠定了基础。《内经》中已有关于九针的名称、形态、操作及临床应用的详细记述，在后世的记载中也有对九针的详细描述。九针之中最先出现的是脱胎于砭石的镵针和铍针，镵针的形状是"头大末锐"，继承了砭石的形状，针刺较浅，主要用于刺皮泻热；铍针"末如剑锋，以取大脓"，继承了砭石的用途，针刺较深，主治痈脓、水病、重舌；而用于泻血的另一种针具——锋针，虽也继承了砭石的用途，但其形状"筩其身，锋其末""刃三隅"，出现的时间要比镵针和铍针晚一些，刺筋出血，主治痈病、痼疾、热病、大的病灶。棒状的员针和鍉针均是用于体表按摩，以圆形的针锋施术于体表进行按摩，但从针的形状和用途来看，鍉针比员针的尖端更加尖锐，而且针身更长，且员针用于按摩肌肉，主治肌肉的病证；鍉针按压经脉，主治脉病、热病。可见，鍉针对机体的刺激强度更大，相对于员针而言是向前发展了。针状的员利针、毫针、长针和大针，此四种针体的出现比前五种针出现的时间都晚，因针身细长而针尖锋利，需在冶炼技术成熟后方可制成且用于医疗实践。从员利针的形状和名称来看，员利针是在员针和锋针的基础上针身逐渐变细，针尖逐渐变锐而来的。从用途来看，员利针和毫针很相似。例如，员利针可治疗痹气暴，而毫针可治疗痹气痛不去。可见毫针是随着医疗实践经验的积累，在员利针的基础上发展而来的。而从针的形态来看，长针是在毫针加长的基础上发展而来，故针刺较深，主治深痹、病在中者。至于大针，"取法于锋针，其针微员，长四寸"，针刺较深，主治全身水肿、腹中癥积，是在锋针的基础上逐渐发展而来的。由上可知，相比砭石，九针治疗病证的范围有了进一步扩大。

（三）毫针成为针法主要用具

秦汉之际，经脉学说向十二经脉发展，并逐步得到补充，原始中医理论框架已经形成，为微针导脉创造了条件。毫针的应用逐渐成为主流，是九针中最常用的一种针具。究其原因，第一，铁的锻造工艺提升，针具日趋精细，毫针是唯一可以久留针并进行针刺后手法操作的针具；第二，毫针可直达腧穴，不造成较大创伤；第三，毫针有调经脉、通气血的功能，适应证更为广泛。镵针、员针、提针、铍针等则逐渐分化为外科、按摩科的专用器具。

## 二、操作方法

针具的变革改变了针刺操作的手法术式，从最初的砭石之刺到临床常用的毫针之刺，刺法经历了从刺血到调气的过程，从针刺可见到血液、脓液等物，到毫针针刺调节不可见的经气，亦是具象刺激法到抽象刺激法的转变，而这既是针灸理论的进步，也是临床操作技术的进步。

（一）具象刺激法

古人对自身疖痈的认识与治疗经验积累先于内科疾病，在破痈的过程中，首先认识的是植物的刺或砭石，因而用尖状物（含刺和砭石）破痈排脓应早于殷商若干年。治痈实践经验的积累促进了放血疗法到针刺疗法的诞生。

砭刺是较早的针刺形态，多用于刺破痈肿排脓血，是一种朴素的治病方法，也是一种具象的刺激法。砭石为主要的针刺工具，共同特点是具有尖锐角或锋利面，其用途多为切割皮肉、排脓放血，被认为中国最早的外科手术刀。商周时期，出现了专门按摩或熨帖体表的砭石，其形状多为圆柱形、类圆形，其共同特点是圆钝，表面多平滑平整，其质地均匀，厚度适当，可以很好地与皮肤接触并传导热量，维持热熨。到春秋战国时期，按摩石、熨石更为多见，其形状也更加丰富，没有具体的形态标准，只以达到按压或热熨的目的为准。因此，其手法主要是简单的切、刺、击打、按摩等。后来青铜针产生，但其应用于医疗尚不普遍，而当时对深刺治病已经有一定的认识，已不是石器时期的浅表外治法。青铜针材质一般较硬，较砭石更为锋利，针身更细更光滑，但是其韧性较差，手法特色应该是以单纯针刺为主。

周秦时期，我国流行放血疗法，是在破痈过程中除了脓外，还有血液流出，成为导致放血疗法产生的原因之一。另外，古人在遭遇外伤之时，常可见自身血液外流，久之，认识到少量出血可缓解某些疾病；后巫术盛行，血祭及饮血为盟等习俗流行，推动了放血疗法的发展。《周易》中载三则放血史料，反映了"心逐"与放血的联系[3]；《内经》中放血疗法有理有据，有放血注意事项，反映了先秦至西汉放血疗法正处于方兴未艾时期[4]。无论是刺痈还是放血，均是早期针刺较为具象化的刺激法。

（二）抽象刺激法

随着古人对哲学概念"气"的体验和"人体化"认识及金属针具的出现，针刺所针对的不仅仅是具象的病邪，而转变为各种形式的抽象的"气"[5]。如李素云等在研究针刺补泻时提出，当"气"成为经脉所运行的物质之一后，针刺补泻作用自然由直观的泻有形瘀血、脓水等邪，发展为调无形之气，这对针刺补泻理论和方法的发展起到了分水岭的作用[6]。针刺对于"气"的调理也有具体的、形象的刺法操作技术及规律性要点可以掌握。

微针在《灵枢》首篇被提出来，其操作目的是为了"通经脉，调血气，营逆顺出入之会"，此中微针即九针，而九针之中毫针的刺法最为丰富。毫针的基本针法包括持针法、进针法、行针法、出针法，这是在历代刺法操作描述的基础上对针刺操作的总结。其中，行针法最能反映针刺的刺激过程，是针刺入腧穴后对针体进行手法操作以促进得气的方式，包括提插、捻转、循法、飞法、弹法、刮法、摇法、震颤法等，各种手法操作均可帮助加强针刺感应，以促进得气。另外，行针法是针刺补泻的基础，通过不同的行针手法完成针刺补泻的过程。

毫针补泻是针刺治疗疾病的重要途径，补泻针法是以行针为基础的操作方法。在《内经》被提出来以后，历代医家均以此为基础并有所发挥。根据对《内经》的总结，补泻刺法分为徐疾补泻、呼吸补泻、迎随补泻、开阖补泻、深浅补泻五种，成为毫针补泻的基本针法，后世在此基础上综合发挥形成多种复试补泻手法。比如《难经》提出四时补泻、营卫补泻，根据人体阴阳之气的变化，通过针刺的浅深来达到补泻的目的。唐宋时期，真正的"捻转"手法形成，是继提插手法之后的第二大基本手法，亦强调了针刺补泻时首先应得气，"得气即补""得气即泻"，同时也出现了补泻手法的交替使用，为复式补泻之先河。金元时期，王好古善于五输穴的补泻运用，张元素喜用五输穴"接经法"等，补泻手法上对呼吸、迎随、捻转、提插等补泻手法相互配合使用的复式手法比较广泛。明代是补泻手法发展的鼎盛时期，如陈会的《神应经》记述了动摇、提插、捻转相结合的催气手法，并提出平补平泻；徐凤的《金针赋》提出一整套复式补泻针法，称作"治病八法"；杨继洲的《针灸大成》提出"大补大泻""小补小泻"，提出针刺的刺激量与补泻的关系，将补泻手法要领进行归纳。

同时，《内经》也开创了不同刺法的先河，给后世刺法的发展提供了样本，其总结了上古以来的针刺方法，提到九刺、十二刺、五刺等，辅助手法有循、爪、按、摇、进、退、伸、推、弹、扪，为后世"下针十四法"和"下手八法"奠定了基础。后世在针刺方面一直继承内难之说，但在发展中也有所变化。明清为集大成的针法时期，依据前人的理论和方法从理论到临床运用形成系统，并且手法操作逐渐复杂化，根据阴阳、五行、男女、深浅、时间、疾病性质等相互配合变化使用。较为特色的是《针灸大全·金针赋》中的"十四字手法"，《针灸大成》中的"十二字分次第手法""下手八法"，《琼瑶神书》"二十四字法"等，都是揣穴、进针、行针的序贯性操作流程手法。《金针赋》的"治病八法"和《针灸大成》中的"飞经走气四法""三才刺法"、留气法、运气法、纳气法、通关交经法、子午补泻、担截法等，有行气催气手法、单复式手法、配穴法、分层操作法以及它们相互结合使用等。总之，这一时期针法在单式手法、复式手法、补泻手法、辅助手法等都在前人的基础得到了进一步发展，手法更系统化、复杂化，更具有临床操作性，同时这些手法的最终目的都紧紧围绕"得气"，并使气至病所，提高临床疗效。

（三）古代刺法的要求及注意事项

在针刺过程中，《内经》十分重视治理医者的精神，要求自始至终医生要心无旁骛，将精力专注于针下，专注于患者。在针刺之前，医者先要正己之神；针已入，必使精神专注于针下，细心体会针下神气的变化；在针刺过程中，医者还要密切观察患者的反应。而要做到精神高度集中，先要有一个安静的治疗环境，"深居静处，占神往来，闭户塞牖，魂魄不散，专意一神"，诊室内应安静，禁止喧嚣嘈杂，使患者易于放松入静。诊室温度要适宜，过高过低都会影响患者对针感的体验，诊室布置应给患者以整洁舒适之感。

另外就是操作时对针具的要求。古代医者对针具的要求仅仅是清洁，便于针刺操作以求取得更好的疗效，其基本要求是"针耀而匀"。其清洁方式有"口温针"和"煮针"两种，"口温针"在《素问》遗篇《刺法论》的注文中有多次提到"先以口衔针令温""用圆利针，令口中温暖而刺之"等。《标幽赋》也记录了这一方法，杨继洲注解时将其解释为口温令针暖，以使荣卫相接;《针灸聚英》称此为暖针法,可见,"口温针"之意在于使针温暖便于针刺行气,考虑疗效的成分多一些。金元时期开始有"煮针法",后世仅煮针之药方稍有不同而已。有学者认为"煮针法"是现代煮沸消毒的雏形,是世界上最早的针具消毒法。然亦有学者认为这一说法不可靠,煮针固然可以起到消毒作用,但其主旨是炼制金属以去铁毒,而非灭菌[7]。

## 三、临床应用

针刺器具的沿革丰富了针刺治疗的方法,促进了针刺理论的发展,扩大了疾病治疗范围,使具象化的针刺实物在每一次技术革新下相对客观地呈现出针灸学的兴衰。针具针法的演变,延展出了针刺理论,推动了针法在临床不断创新实践,也不断拓展了"针灸学"的学科范畴。

(一)古代针法治病:由通治百病到专科化、多样化

人类对自身疾病的认识是外伤、皮肤病先于内病,因而对自身疴痛的认识与治疗经验积累是先于内病治疗的。早期用于切割痈脓、刺泻瘀血、熨法、按摩、叩击体表的砭石主要用于外科病证。殷商去古未远,从甲骨文和卜辞所反映的内容来看,当时已经有百余种疾病,按照现在的分类,涉及内、外、妇、儿等十余科。而针刺应用范围比较局限,多是用于治疗溃脓、放血、通痹以及逐水,稍有涉及厥病、癫狂、项痛、腰痛等,在内脏诸病上却很少应用。后世医家在此基础上对其作了许多补充和发展,使得针刺的治疗范围逐渐扩大到了内、外、妇、儿、五官、骨伤、皮肤等各科疾病。魏晋南北朝期间的针灸有着显著的发展,《针灸甲乙经》卷 7–12 讨论了各科疾病 200 余种,并对外感热病类疾病的治疗有详细描述。宋金元时期,治疗病证以内科最为多见,外科、五官科次之,妇科、儿科较少。至清代,治疗的病种方面已从宋金元时期以内科病证为主,明代以外科疾患居多的情况转移到主要用于痧症、霍乱等传染病的治疗上,这与清代频发疫疠有一定关系。

总体来看,历朝历代针刺治疗病种不断扩大,疾病谱不断丰富,逐渐达到"通治百病"的境界。而从针具"九针"的运用来看,因针的长度、形态不同,其适应证也各不相同。进而,不同针具的功能特点、应用范围得以明确界定,"专科化"属性显现。如九针之锋针,就是专门用来刺脓放血以治疗脓肿、热病等疾病的。晋唐时期,锋针除用来放血排脓外,还被用作火针;北宋时期,锋针因"刃三隅"的特点,开始被称为三棱针;至金元时期,三棱针主要用作放血工具,被大量应用于临床,最大的特点是开始注重取穴放血来治疗疾病。李杲在《脾胃论》中以三棱针针刺三里、气街出血治疗脾虚湿热性痿症;张子和的《儒门事亲》中载"目暴赤肿,隐涩难开者,以三棱针刺前顶、百会穴,出血大妙";罗天益在《卫生宝鉴》中提到用三棱针放血治疗脚气病,"以三棱针数刺其肿上,血突出高二尺余,渐渐如线流于地,约半升许,其色紫黑,倾时肿消痛减"。从此,古代针法治病呈现出了由通治百病到多样化、专科化的特点。

(二)古代针法处方:多元的辨治体系

在脉诊尚未发现之时,针法操作局限于治疗形于外且病变部位局限的病症"痈""痹""积"等,病变局部即为病位,针方选择更注重针刺工具和定式刺法。脉诊出现后至经络学说流行之前,脉诊广泛运用于针刺诊疗实践中,发现脉象的变化与疾病的发生与发生部位存在联系,发

现"有过之脉"的位置为受病处和主病处，可直接针刺治疗，从而"因病所在刺之"成为针刺设方之处。后经络学说成为针刺设方的主流学说，脉诊与经脉学说结合出现"十二经脉标本诊"，虽仍旧以"有过之脉"定病位，但已出现不同的分部理论。当经脉与经验性针刺部位"经俞"以及脏腑建立联系，随着经脉归属"经俞"的增多，针刺设方更为复杂。

因此，先秦两汉之前，因针刺部位简单局限，针方多为单穴，尤注重阿是穴、经脉穴的使用。其为经穴的雏形，是早期针灸临床实践经验的初步总结，尤其是肢体关节及头面五官病变，取局部的选穴更为多见。对于脏的病变，有选取背俞穴，但因脏位于体腔中，而背俞穴位于背部，且选取背俞穴时还要求按之痛解或按之快然，其实也应该算作"以痛为输"或阿是穴的范畴。此近部选穴方式是腧穴的局部治疗作用的体现，展现了"腧穴所在，主治所在"的治疗规律，此局部治疗作用是最基础和最原始的医疗经验。随着脉诊法的涉入，诊血脉刺结络应运而生，特别是以"人迎–寸口对比脉诊法"来辨别人体阴阳的偏颇，设方诊治思路渐趋丰富。

此外，辨经络因经脉学说的完善，进入辨治体系。辨经络实际是对经脉循行、经脉病候等的反向运用，辨经脉循行与辨经脉病候常常综合运用，前者是基本方法，后者为主要依据，两者的结合实则展现的是分部取穴与循经取穴的针方集合。"五输穴"与"下合穴"等特定穴的运用由此进入针方序列，以"五输穴"为例，其多在四肢肘膝关节以下，似"远道"的"辨经取穴"。基于此，临床针刺选穴时，诸如头面四肢关节的疼痛，选穴多为阿是穴，注重分部选穴；而对于内脏的疾病，则配以远端的特定穴位，但并不拘泥于相应的经脉上。正如《灵枢·终始》曰："从腰以上者，手太阴、阳明皆主之；从腰以下者，足太阴、阳明皆主之。病在上者，下取之；病在下者，高取之；病在头者，取之足；病在腰者，取之腘"，提出了针灸临床的重要循经远部选穴的原则。值得一提的是，因脏腑理论与经脉理论互有融合，辨治内脏疾病过程中避免不了结合脏腑辨证。

与辨经络相对的是辨病体系，其对应的选穴规律为对症选穴，是根据疾病的特殊症状而选取穴位的原则，是腧穴特殊治疗作用及临床经验在选穴中的具体应用，比如哮喘选定喘穴，落枕选外劳宫等，大部分经外奇穴具有此主治特点，对症选穴没有辨经的过程，针对症状表现而确定选穴。

可以说，早期的针方在辨部位、辨经络、辨病等多元辨治体系下，主要采用了"分部选穴"结合"远道""循经取穴"与对症选穴的针方模式。针方中多由单穴组成，这些单穴方中所选用的穴位大多以局部穴、经脉穴、特定穴为主，即使是由两个或两个以上穴位组成的多穴方，其选穴也多以局部穴和四肢末端穴相配伍。宋代以后，由腧穴主治转来的针灸方，或是由腧穴主治结合医学理论推导的针灸方对临床有一定影响。处方配穴理论在此时快速发展，出现了交经八穴、十二经原穴夫妇相合法、穴法相应三十七穴、担截配穴法等针灸处方配穴理论。[8] 随着配穴理论的发展完善，选穴开始受到诸多因素的影响，配穴处方成为主流。而其与病症有着密切联系，也需要通过早期多元的辨治体系形成诊疗思路，选择主穴与配穴及针刺方法，形成针法处方。

（三）古代针法治未病

所谓"针刺治未病"指的是运用不同的针具及手法刺激人体经络，调整人体经络脏腑气血的功能，使人体阴阳平衡，从而达到预防疾病、养生保健的目的。通过文献研究可以看到，针刺多用于既病防变方面，而正常机体的未病先防则多用灸法。

《素问·刺热论》说明了赤色为五脏热病的先兆，根据赤色所见部位的不同，辨所病脏腑，予以针刺，可预防五脏热病的发作。《金匮要略》提出针灸既病防变的概念，《伤寒论》中则有关于应用针刺调补胃气，防太阳病邪再入阳明经的论述，为既病防变的具体应用。《备急千金要方》还论述了客忤病急耳重，见兆先刺，早期针刺防变可阻断病势的发展变化。此后，灸法治未病的记载蜂起，针刺治未病的内容反而较为少见，仅宋代王执中《针灸资生经》提及"频刺风门，泄诸阳热气，背永不发痈疽"；明代高武《针灸聚英》论述"无病而先针灸曰逆，逆，未至而迎之也"的逆针灸概念；清代潘伟如《卫生要求》一书中阐发了针刺的保健作用。可见，针刺治未病的理念古已有之，在《内经》《伤寒论》时期已经非常完备，只是之后因操作安全性及便捷性问题逐渐为灸法所代替，后世阐发较少。

在整个诊疗过程中，针法的操作离不开三方面的技术：针具的选择、操作方法的选择以及穴位的选择，此三方面是同时共同配合的，脱离了哪一个都不能成为一个完整的针法施术过程。随着针刺工具与技法的一次次创新与突破，象征着人们思想观念的波动。针具在材质上渐趋精细化，在形态上走向规范化，推动了针灸理论和技术的普及与传播，这是针灸学科发展的需要，也是针灸医疗进步的表现，更是针灸学科独立和长久存在的重要指标。借助于精进化标准化的针刺工具，不断开展出多样的针刺技法，进而扩大针刺的临床应用范围；临床多系统疾病的运用也对针具及针法在人体体表疗法的耐受程度和安全上的认可方面提出了要求，因而在不同阶段的历史舞台上，针具与针法的弃用与推崇得到体现，也客观呈现出针具与针法的兴衰。而多元化的辨治体系守好了针刺选穴处方的最后一步。三者相得益彰，才是针法在临床治疗中的全部体现。

（张永臣　颜纯淳）

# 第二节　灸法

无论是《庄子·盗跖篇》中孔子无病而自灸的记载，还是《孟子·离娄上》中提到的七年之疾用三年之久的陈艾加以治疗，零星史料可知灸法大概流行于战国时期，是古人长期医疗实践过程中逐渐形成的一门技术。伴随着"火"与"艾"主体性的确立，灸法逐渐产生，灸具的不断创新改良已更适用于临床操作与病症，也推动着灸法理论的丰富与发展，使针灸学科更为系统化。

## 一、灸法用具的产生与发展

灸具是灸法操作过程中需要的材料和工具。"火"与"艾"的确立，推动了灸法产生，也从早先的体表温热刺激说向系统的理论化方向发展。而灸法用具从最初的以"艾"为主，发展到艾与多种灸材结合或借助温灸器辅助的同时，也曾尝试除艾草以外的灸材。

（一）由火的运用到体表温热刺激

灸法的起源与火的使用密切相关，从"灸"的字面意思来看，灸是长久的火烤的意思。

一般认为，只要古人掌握了火的使用，就有了灸法产生的条件。历来火源问题易被忽略，"如同许多技术人们凭借经验得以代代流传，大部分人日用而不知。取火的技术对于现代人来说几乎微不足道，但是在古代社会却占有举足轻重的地位。[9]"远古时代，由于火给人类带来了美食，驱赶了野兽和寒冷，使用火的经验和意识使人的进化速度远远超过了其他任何动物。直到人类产生了保存火种的意识，对火的利用才算是真正的开始。

火的早期运用是在祭祀与熟食方面，有明火与国火两类，均掌握于官府，"明火以阳燧取之于日，近于天也，故卜与祭用之。国火取之五行之木，近于人也，故烹饪用之"。从原始人类最初使用火烤制食物到火可以驱疫赶鬼，古人在漫长的生产生活实践中不断认识火，扩大火的使用范围，火的使用从物质生活领域向精神文化领域扩展，并被运用到防治疾病中。在恶劣的生存条件下，外伤、关节受风寒湿邪侵犯，使用火的经验启迪古人，用烧热的卵石或石块置于患处可使病情缓解，有了最早的"热敷法"；而点燃草木树枝进行局部温热刺激则有了"灸法"的开始。人类以火取暖，借由热气舒缓身体的不适，大概是其他文明的共同经验。但发展以特定的燃料灼烧或蒸熏人体的局部而进行治疗，却是中国古典医学独特的技术。

（二）灸法用"艾"的主体性确立

灸法可分为艾灸法与非艾灸法两类，后者施灸以硫黄、桑枝、桃枝等咒术性强烈的灸料为燃料[10]。但艾灸法从战国直到现今依旧是灸法的主流，《素问·汤液醪醴论》中："必齐毒药攻其中，镵石针艾治其外也"，此中之"艾"已是灸法的专称，与药物疗法、砭石疗法、针疗法并举，艾灸法已为诸灸法中的正典主流。

究其缘由，或因与艾草有关的早期文献都与驱邪及治病的风俗有关。艾，又名冰台、艾蒿、医草、灸草、蕲艾、黄草、艾蓬、香艾等。《内经》收载药物甚少，而艾叶却是其中所提到为数不多的几种药物之一；《五十二病方》中亦载有用艾叶治疗"颓"和"瘅"等病的方法，可以推测艾叶在当时已是较为常用的药物了。不仅当时的医书、方书载有艾叶，甚至连《诗经》中也有采艾的记载。除采艾外，另有采葛、采萧之诗句，经学家以为葛草可以制衣裳，萧所以供祭祀之用，而艾草以养父母、侍奉医药[11]。《楚辞·离骚》提到楚人将艾草挂满腰间的风俗，或许有辟邪之效。因古人对艾草本身的驱邪、治病的功效认识，催生了"艾"民俗，此民俗的广泛流传为古人掌握艾草的医学特性提供了丰富的实践经验。

将"艾"作为燃烧材料，烧灼体表来防病也是先祖长期筛选的结果。火用于外治，最初所借助的材料可能是多种多样，多因地制宜采用当时、当地可能得到的材料。在用艾火烧灼治病之前，或者艾火烧灼治病的同期，古人也曾用过多种干草、树枝，甚至诸种木柴作为熏、灼、熨治的材料来消除疾病，如松、柏、竹、橘、榆、枳、桑、枣八种木材燃烧的火。后经长期实践，古人认识到八木之火燃烧过于猛烈，或时燃、时灭而难以连续燃烧，其刺激量不容易被控制，因而疗效受到影响，同时八木之火还可能发出明火，导致血脉肌肉骨髓的灼伤，带来不安全因素，因而不宜用于直接灸灼。

艾草主体性的确立，以至于使艾灸法最终成为诸灸法中的主流，实为灸法的火源以引取太阳之火为最上选，而艾草在古代社会曾作为引取太阳之火唯一的媒介物。在灸法的操作中，火具有两重性：天火—阳燧—艾火，以阳燧接引太阳之火，燃烧艾草，纯阳的洁气产生的热力与气味用来拔除患者身体的不洁，并且通达其血脉。以艾草为主要燃料，因艾广泛运用在蒸熏驱除鬼物的仪式中的特殊性，产生的味道可以用来拔除引起病痛的疫鬼。如此看来，正因其"源自占卜、引取天火"的功能，方使其确立主体地位，促使艾灸法成为正典主流，并收入《内经》之中。

（三）艾灸配合材料的出现与温灸具的产生

艾灸的配合材料，一为隔物灸所用之物；一为药物，即灸药结合。隔物灸首见于东晋葛洪的《肘后备急方》，书中有了关于使用隔垫避免烧伤的记载，并于后世逐渐丰富，包括隔盐灸、隔蒜灸、隔椒面饼灸、隔雄黄灸；唐代孙思邈的《备急千金要方》《千金翼方》完善了隔物灸，在衬隔之物上有所丰富，共应用隔附子、薤、黄土饼、面饼、蒜、豆豉饼、商陆、葶苈豆豉饼 8 种隔物灸法；唐代王焘《外台秘要·卷四十》首次提出隔杏仁饼灸治疗狂犬咬人，将隔物灸有所发挥；金元时期隔物灸的衬隔物种类有所增加，如隔巴豆黄连灸、隔葱灸、隔莨菪根灸、隔烙脐饼子灸、隔柏皮灸、隔巴豆饼灸；明清时期整个灸法系统趋于完善，也有很多新事物被用在隔物灸中进行尝试，如癞虾蟆皮[12]、人粪、克薄虫、蜻蟖[13]、头垢等。灸药结合是将药物与艾绒混合后卷成艾卷来熏熨的方法，称为"雷火神针""太乙神针"等。艾卷灸大约始于明初，起初只是单纯使用艾绒制作，到 1539 年，在明德堂刊的《神农皇帝真传针灸图》中第一次掺入药品的艾卷灸法，名曰火雷针，处方与《针灸大成》所载的雷火针法大同小异。后李时珍《本草纲目》于"神针火"条也载有雷火神针，处方与前不同[14]。太乙神针是最早见于南宋刘完素的《伤寒标本心法类萃》，直到清代太乙神针法才形成独立的学术流派，用法与雷火神针相同，但处方中不用毒性较大的药品，药性平和，适应证也比雷火神针广泛。

早期的艾灸大多是较直接地使用艾叶等灸材搓制成形，在体表使用。部分艾灸除了艾灸材料外，还需要专门的施灸辅助器具，开始只是用某种物品取而代之，后来这些器械逐步专门化。自魏晋南北朝时期，出现了制作规整艾炷的艾炷器，内置圆锥空洞，洞下留孔，放入艾绒后，以圆棒插入孔中压实制成；东晋葛洪的《肘后备急方》中有用瓦甋的记载，"治中风身中有掣痛不仁，不随处者，取干艾叶一斛许，丸之，内瓦甋下，塞余孔，唯留一目。以痛处着甋目下，烧艾以熏之，一时间愈矣"[15]；孙思邈《千金翼方》用苇管和竹管助灸疗，"以苇筒长五寸，以一头刺耳孔中。四畔以面密塞之，勿令气泄。一头内大豆一颗，并艾烧之令燃，灸七壮"[16]；自明初朱权之《寿域神方》中，灸材形制再一次革新，出现了艾卷，即临床常见的艾条[17]。

到了清代，集中出现了一批灸疗器具，如金冶田、雷丰的《灸法秘传》中记载的灸盏"四周银片稍厚，底宜薄，须穿数孔，下用四足，计高一分许。将盏足钉在姜片上，姜上亦穿数孔，与盏孔相当，俾药气可以透入经络脏腑也"[18]；高文晋的《外科图说》中详细绘制了灸板和灸罩的图。灸板，即在一长板上穿有数孔，上可置艾绒，以备施灸，点燃后艾绒的热量穿过长板上的孔到达皮表起到治疗的效果；灸罩为灸法用具，为圆锥形罩子，上有一孔，罩于施灸的艾炷上，可保持热力透入穴位，免致散失。清代的灸疗器具与之前相比有着更强的专业性，且多是以实物、图像与文字多种方式记载[19]。

（四）其他灸法材料的尝试

艾草是施灸的主要材料，占据灸疗的主导地位，但灸法在历史发展中不断尝试新的灸材，以求达到更具针对性的医疗效果。汉代以前除艾以外还有蒲绳，晋隋唐时期用到了蜡、竹茹、硫黄、蔓著子等，宋金元时期首创天灸，以刺激性药物为灸材，其次鼠粪也作为灸材，明清时期阳燧锭、草纸等[20]，都是不同时段用以代替艾绒来燃烧的材料。

其中，以蜡为材料的蜡灸法首见于《肘后备急方》，"火灸蜡，以灌疮中"[21]，蜡灸法所需的灸材包括黄蜡和石蜡，蜡在物理性质上具有良好的保存热量的作用，而且熔点较低，不易烫伤皮肤，温度适宜且保持时间较长；阳燧锭灸法见于《医宗金鉴》，其药锭的组成不固定，但以硫黄、蟾酥为主，此种灸法的产生是灸法和药物的结合，既取灸法的温透作用，又取药物本身的治疗作用，是药物灸法的典型代表；也有不需点燃而直接利用药物本身的刺激作用来形成类似艾灸的治疗效果的方法，称"天灸"，天灸常用的材料包括毛茛叶、吴茱萸、斑蝥、白芥子、蓖麻子、甘遂等。

## 二、操作方法

古代灸法多用艾炷灸，从直接灸发展到隔物灸，明代开始用艾条施灸，并在艾条中加入药物，分为有药艾条和无药艾条，其中某些药艾条根据加入的药物组方不同又分为雷火神针、太乙神针等。不同的灸法有不同的操作要求，操作方法成为艾灸治病的核心技术。

（一）原始温热刺激方法

有学者认为"艾火之前，很有可能是采用了干草、树枝、诸种木材作为燃料来作熏、灼、熨等方法来消除疾病"，而一般认为用火直接烧灼皮肤的"灸疗"是医用物理疗法中最古老的，即以火焰为治病物质的火灸疗法。其命名出自马王堆的《五十二病方》第十七治方"令病者背火灸之"，是远古时期人类在自然医疗实践中逐步总结出来的最原始的物理疗法，在传统外治法中占有重要地位。《五十二病方》中记载火灸疗法十九则，其中直接用火烤灸患处者十一则，用火烤灸他物再以烤灸之物进行治疗八则[22]。如《痈》第七治方，即将调配好的药物涂在身体肿胀之处后进行烤灸。《灵枢·经筋》中关于面部麻痹或筋挛的病例记载，也是在面部麻痹或筋挛处涂药后，将涂药部位靠近炭火，可见古代医学家们利用火灸疗法治疗过多种疾病，其后又对其进行改造。《五十二病方》之灸"疣""癥"方，均是灸疗早期的瘢痕灸疗法，相较之火灸法，火源小，简便易行，治疗点准确，易被接受。

早期文献中亦载有"熨疗"，即以某一物体作为热能的导热体接触人体，使导热体内的热能逐步作用于人体皮表，马王堆《五十二病方》就有以石为熨的例子。除石外，还有食盐、泥土、蚯蚓屎、灸药布、鸟喙等，如《五十二病方》"伤痉"以食盐作导热体，"犬噬人伤者"取蚯蚓屎与附着于陶甕上的土，疽发病以醋拌商陆冷敷；《灵枢·寿夭刚柔》中"以药熨之"，细载治疗寒痹证以灸药布熨疗的"内热"疗法，与治"疽"相对已有冷敷和热敷之分。

早期温热刺激中亦有"熏疗"之法。熏疗是以某些固态的药物放在某一容器内，使之在缺氧条件下燃烧，产生热与烟进行熏疗。《五十二病方·胸养》描述了给一例肛瘘同时患有蛲虫病的患者进行烟熏疗法的全过程；《五十二病方·阑者方》以秋天之竹枝和竹叶放在水中煮沸，置盆或桶等容器中，以热气熏蒸。如此看来，早期灸疗、熨疗、熏疗均是温热刺激的方法，对灸法理论与临床的延伸起到了推动作用。

（二）古代艾灸主要形式"艾炷灸"的产生及操作

艾炷灸是古代艾灸的主要形式，分为两种灸法，即着肤灸与隔物灸，其中着肤灸分为化脓灸和非化脓灸，化脓灸亦即瘢痕灸。化脓灸是最古老的直接灸法，其灼伤较重，可见局部皮肤破溃、化脓，并留永久瘢痕，对一些疑难病症如哮喘、慢性胃肠病具有较好疗效。化脓灸的关键在于务必使其产生灸疮，与疗效密切相关，《针灸资生经》言："凡着艾得灸发，所患即瘥，若不发，其病不愈"。非化脓灸是穴位局部皮肤发生红晕或者轻微烫伤，灸后不化脓，不留瘢痕，易被人接受，因此在临床中是着肤灸的首选灸法。非化脓灸满足了治病体验和疗效的双重作用，使着肤灸的方法便于实施补泻手法，艾灸补泻与艾绒燃烧的速度有关，"疾吹其火"为泻法，"勿吹其火"为补法。

为了避免留下瘢痕，抑或是使灸疗体验更舒适，医者开始考虑在艾炷与皮肤之间放置物品相隔，初衷便是防止烫伤。隔物灸首见于东晋葛洪的《肘后备急方》，以隔盐灸治卒霍乱诸急、卒青蛙蝮虺众蛇所螫，以隔雄黄灸治伤寒时气温病。孙思邈在衬隔之物上有所丰富，如以隔附子饼灸治痈肉中如眼，隔面饼灸治恶疮；王焘首次提出隔杏仁饼灸治疗狂犬咬人；《普济方》以隔巴豆黄连灸治疗结胸，以隔纸灸治喘咳、咯脓血等，均将隔物灸有所发挥。

在艾炷灸操作方法上，古人通过对艾炷的大小和施灸壮数的多少、灸时患者的感觉（痛、痒）以及灸后出现的反应（如水泡、灸疮）来判断用灸的剂量，从而达到提高治疗效果的目的。其一，以艾炷的大小把握艾火的技术，提出了"灸不三分，是谓徒冤""横三间寸"说，前者操作时可根据地域不同、气候有异、体质有异区别对待，灵活改变艾炷的大小；后者是孙思邈在沿用艾炷底三分的基础上提出的艾炷灸法，要求在一寸之内安放 3 个艾炷，每个艾炷底的直径要有三分。其二，以施灸壮数论灸量，东晋葛洪主张以阳数为基础计算施灸的壮数；唐代孙思邈提出按部位计算用灸的壮数，即"灸之生熟"之说；王焘主张根据病证的属性掌握施灸壮数；南宋窦材、庄绰强调大病宜大灸、多灸；庄绰认为膏肓俞宜大灸、多灸。此外，艾灸壮数多少与施灸时间长短有关，也是控制灸量的重要因素。其三，以患者的感觉定火候，晋代《刘涓子鬼遗方·神妙灸法》中提出"凡灸，痛者须灸至不痛为候；不痛者，须灸至知痛时方妙"，此法依艾灸时患者的感觉进行控制灸量，在外科病中多用，后世医家多沿用之，如南宋闻人耆年，明代薛己、张介宾、李梴、陈实功，清代吴亦鼎等。其四，以发灸疮定疗效，发灸疮是历代医家推崇的方法，诸多医家对灸后发疮现象的原理、方法及与疗效的关系等方面均进行了探讨，认为这是最佳的施灸量。古人提出了许多方法，如在原来疮面上加大火力，增加壮数，补充热刺激；采用葱白、皂角汤、乌臼叶、麻油等辛温通散或生肌之品涂敷穴位外表；或内服滋补中药，提高机体反应力，促发灸疮。

（三）其他灸法的出现、创新与边缘化

明清以前，艾灸的方法比较单一，以直接灸为主，文献中的描述基本都是艾炷灸，后来配合药物使得隔物灸应用广泛。直接灸大多都是着肤灸，其中化脓因疼痛剧烈，留有瘢痕，灸后感染概率较高，逐渐消逝。明清以后才出现多种灸疗的方式，运用较广的为艾条灸和温针灸。

温针是在《内经》"燔针劫刺"的基础上发展而来的，温针之名首见于《伤寒论》，但其方法不详。《针灸资生经第一》记载了用温针治疗冷痹、脚气之法，后兴盛于明代，《针灸大成·卷四》载："其法针穴上，以香白芷作圆饼，套针上，以艾灸之，多以取效……夫针而加灸，灸而且针，此后人俗法。此法行于山野贫贱之人，经络受风寒致病者，或有效。[23]"

明清时期，灸法的方式才开始有所创新，艾条灸就是此时期出现的。因为艾条可以不间断地燃烧，减少艾炷的更换次数，逐渐运用广泛。艾条灸分为实按灸和悬起灸两种，前者以太乙神针和雷火神针为例，其施灸方法是将点燃的艾条按压到施术部位上，故为实按灸。太乙神针法操作方法上较温和；雷火神针则多以刺激量大的操作手法为主，其艾条燃烧的火力壮，按压穴位的时间长。悬起灸是由实按灸改进而来，其操作可能源于清代，陈修园《太乙神针》中附载的叶圭的操作方法，把艾卷提起，离开铺的布约一寸多高，慢慢地熏烤，使热气隔布透入皮肤。悬起灸也可能源自传统的熏灸法，是否自艾卷灸诞生以来就有类似的操作仍有待考证。其后，悬起灸囊括了温和灸、回旋灸、雀啄灸。温和灸是较为平和的灸法，没有多余的手法，艾灸条固定，火力较为稳定地作用于穴位上，从艾条灸出现以来，以温和灸为主；雀啄灸操作时，艾条点燃的一端与施灸部位的皮肤并不固定在一定的距离上，似鸟雀啄食上下移动；回旋灸位置亦不固定，而是均匀地向左右方向移动或反复旋转进行灸疗，其目的是给予较大范围的温热刺激。

除常用灸法外，还有一类灸法对于取穴法有特定的要求，一种是针灸某种特定病症的专用灸法，如骑竹马灸法、四花穴灸法等；另一种是针对某些特定部位的灸穴法，如背俞等。骑竹马灸是古代治疗外科痈疽病的一种特殊灸法，最早载录《卫济宝书》，北宋后较为完备。宋《备急灸法》《外科精要》均载有"骑竹马灸法"，取穴相同，但骑竹马灸法明显不同，后世医籍所录大多参照《外科精要》，缘因安全、方便，其穴推测可能为膈俞、肝俞或膏肓穴；四花穴灸法首载于唐崔知悌《崔氏纂要方》，宋人重编《崔知悌灸劳法》，录有"崔氏四花灸法"，四花穴后因《针灸资生经》《针灸聚英》《针灸大成》抄录过程出现理解有误，与前不同，从高武之说，四花穴相当于"膈俞"穴向脊柱侧约半寸处，及肝胆俞之间向脊柱侧约半寸处。关于四花灸法，元代《十药神书》载"孙子中家传崔氏四花穴法"记有一种针对女性缠足者的变通取穴法，元代以后医书均从之。还有，膏肓穴灸形成专病专穴灸法，庄绰在总结各家灸膏肓穴法并结合自身临床实践，编成《灸膏肓腧穴法》；为了减轻患者在艾灸过程中的烧灼之苦，窦材首创全身麻醉灸疗法，当患者不能忍耐直接烧灼所致的疼痛时，即服睡圣散（山茄花、火麻花组成），则昏不知痛，除用于艾灸止痛外，也适用于小儿及狂证、邪祟等精神病患者不能配合灸疗者。

还有部分灸法运用范围较小，如焠法，是用灯芯草、纸捻，或易燃之药捻、药线点燃后，似雀啄状地快速点啄皮表的一种火治法。以灯芯草、纸捻焠者为灯火焠，以药线焠者为药线灸。元代《世医得效方》中已有详细记载，《本草纲目》中载有灯火焠。在少数民族传统医学中，也有不少热灸疗法，如壮族的线香灸；蒙古族的白山蓟绒灸、桎柳灸、纸屑灸、铜灸法、金灸法、银灸法；藏族使用的天竺火灸等运用特殊灸材的灸法[24]。因灸材小众、运用病种范围狭窄、操作繁复，逐渐边缘化。

（四）古代灸法要求及注意事项

临床施灸，应选择正确的体位，要求端正、平直、舒适，有利于正确点穴和艾炷的安放，根据不同的病情和取穴，可以选用坐位、卧位或站立位，"若坐点则坐灸之，卧点则卧灸之，立点则立灸之，反此亦不得其穴矣"。否则，"灸时孔穴不正，无益于事，徒破好肉耳"。

施灸的先后顺序也有讲究，有先上后下、先左后右、先阳后阴和先少后多之序。《备急千金要方》"灸例"中述："凡灸当先阳后阴，言从头向左而渐下，次从头向右而渐下，先上后下"，《黄帝明堂灸经》载："有病先灸于上，后灸于下；先灸于少，后灸于多，皆宜审之"。古代医家在临床使用灸法的过程中不断总结出了先上后下、先左后右、先阳后阴以及先少后多的灸治顺序和原则[25]。

对于灸法补泻，《灵枢·背俞》根据病情虚实，采用是否吹火的方法进行，同时以燃烧速度徐疾和火力缓急来区分，以燃烧快、火力大、刺激量强为泻，以燃烧慢、火力小、刺激量弱为补。唐宋时期的《外台秘要》《针灸资生经》等书中描述灸法补泻时亦延续此法。后朱震亨在《丹溪心法》中提出以艾火是否至肉来区别补与泻，以艾火至肉者（刺激强）为补法，不至肉者（刺激弱）为泻法，此与《内经》时期确立的补泻法相矛盾，故后世医家多不从其说。在杨继洲的《针灸大成》中，受内经针刺开阖补泻法的影响，增加了操作时的开阖手法，在传统吹火补泻法上有所增补。张介宾在《类经图翼》中将灸法补泻操作与膏药外贴有机结合，即灸毕即贴膏药，可养火气，有助于扶助正气，为补法；灸后待灸疮溃后，再贴膏药，有利于祛邪扶正，为泻法，清代吴亦鼎、李学川等也推崇此法[26]。灸法补泻操作总体以《灵枢·背腧》中的记载为准，即以这种通过刺激强度区别灸法补泻，以刺激强为泻，以刺激弱为补，这类方法自《内经》时期确定以来，虽然后世对该方法有所修改及增补，但对于补泻的认识一直延续至今。

艾灸施灸术后，特别是直接灸灼穴位，有时会出现灸处皮肤起泡，形成灸疮。关于灸疮的调护，灸疮化脓多为无菌性，所以一般不需要特殊处理，只要保持清洁，防止感染即可。此外，灸疮膏可贴敷在灸疮上，帮助灸疮早日结痂脱落，灸疮膏一般为自制，以清热活血、化腐生肌药为主；若患者正气不足，也有直接用补药熬膏贴敷灸处的。

## 三、临床应用

在艾灸疗法的发展上，从晋唐时期的理论摸索到宋、金、元时期的高度发展，明清时期艾灸疗法趋于灵活，灸法在临床实践中不断创新，从治病到保健，适应证不断变化与丰富，优势病种逐渐凸显，使理论不断丰富的同时，亦提高与稳固艾灸法在人们心中的地位，使针灸这一学科因疗效的稳定性而更加被大众认同。

（一）灸法治病

灸法发明伊始以治疗外科病症为主，兼有寒性病变，在《针灸甲乙经》中概括总结为内、外、妇、儿几个方面，《肘后备急方》扩展了灸法治疗急症的内容。此后，随着隔物灸、温灸器的出现及多种疗法相结合理念的提出，进一步扩展了灸法的适用范围。在唐宋时期出现了一个高峰，当时多种特殊灸法及专病、专穴书籍的出现，甚至还有皇帝对灸法的认可使得灸法空前繁荣。由于制作工艺的改良，实按灸的出现，灸法在疼痛及风寒湿毒深聚经络的疾病也开始广泛应用。

《五十二病方》中记载了大量灸法治疗病症的内容，有阴囊及睾丸肿痛、小便不通、毒蛇咬伤、肛门痒痛、痔核、疣病、疽病等。《内经》记载有十四种病症可以用艾灸来治疗，包括满病、痹不仁肿痛病、瘾病、脉病、经络虚病、疟病、大风汗出、折、癫疾、脉癫疾、疣痛、寒热病、犬伤病和伤食。可见，灸法在汉代以前得到了广泛的运用，其中以外科病为主。到南北朝时期，灸法的适应证已明显扩大，《针灸甲乙经》中记载的临床治疗包括了内、外、妇、儿、五官等科疾病；《肘后备急方》记载了99条是灸方，以急症用灸较多，主要用于突然神识不清的急症，如卒中恶死、卒尸厥死、卒魇寐不寤、卒中风不识人、胁卒痛、腰卒痛、疟病等，部分涉及传染病、寄生虫病，如阴易病、沙虱病等。

唐宋时期是灸法兴盛的时期，打破了前人所推崇的"热证禁灸"这一思想禁锢，如孙思邈将灸法用于治疗痈肿、黄疸、淋证、消渴、失精失血等诸种热证。同时，孙思邈亦注重疾病的预防和早期治疗，用灸法预防传染病、小儿脐风。至《针灸资生经》，提出"灸药针三者相须而用"，倡导多种疗法相互共济，集历代灸疗之法，并将灸疗应用于内、外、妇、儿、五官等各科。金元时期，刘完素总结了灸法引邪热外出治疗疮疡的理论、朱震亨创制了补火泻火理论；《卫生宝鉴》将灸法用于内、外、妇、儿等方面的疾病，特别重视脾胃，主张用灸法温补中焦，取气海、中脘、足三里三穴作为灸补脾胃之主方，灸法应用的病症进一步扩大。明清时期，灸法的应用和理论更加完备和成熟。灸法应用的病症越来越多，尤在热证施灸方面有了新的突破，预防用灸也越来越多，不拘泥于禁灸穴的定论。

（二）灸法保健

保健灸，是指用艾灸人体上的某些穴位来增强身体的抗病能力和抗衰老能力，从而达到防治疾病、养生延年的一种方法。在《马王堆汉墓帛书》中就有"灸则强食产肉"的记载，强食即增进食欲，产肉乃促进机体生长，可见当时医家已发现灸法的保健作用。后世医家也多重视发挥保健灸的优势来强身防病，晋范汪所著《范东阳杂病方》中有灸法防治霍乱可使人"终无死忧"的记载，并把这种防病的灸法称为"逆灸"；孙思邈提出"若要安，三里常不干"，《备急千金要方》既是首次提出灸法的保健作用，也是首次提出对小儿脐风、狂犬病、外出异地导致的水土不服等的预防作用，为后世保健灸法理论奠定了基础。

此后，针灸专著逐渐增多，灸法保健防病也得到了显著发展，对保健灸的认识更加深入，保健灸理论及应用趋于成熟。明高武《针灸聚英·卷三》曰："无病而先针灸曰逆，未至而迎之也。"《医学入门》曰："凡一年四季，各熏一次，元气坚固，百病不生。"《扁鹊心书》曰："人至三十，可三年一灸脐下三百壮；五十可二年一灸脐下三百壮；六十可一年一灸脐下三百壮"，指出灸法保健当随年壮，并确立了常用的保健穴位，以神阙、气海、关元、足三里、膏肓等穴为主。《针灸大全》认为保健灸法就是无病施灸，以期增强身体抗病能力和抗衰老能力，从而达到祛病延年的目的，并介绍常用灸穴有神阙、气海、关元、足三里、身柱、风门，其后更总结灸法能"补诸虚，祛百病，益寿延年"。灸法运用于保健、防病领域古已有之，自晋唐开始，逐渐摸索整理，到明清时期完善施灸方法、施灸时间、保健穴位，形成具有特色的保健灸，为现今保健灸的推广打下了扎实的基础。

综上所述，灸法是针灸学科的重要组成部分，在数千年的发展过程中经历了灸具的演变，灸法操作方式与临床运用的改变，从传统的不拘药材直接灸以治疗疾病的模式，逐渐演变成以艾草为主的，多样化的操作方式，运用于临床的各个病种，并在预防保健上画上了浓墨重彩的一笔。灸法能不断抛陈出新离不开的是广大医家的创新和奉献，同时也为整个针灸学科的开拓创新提供了丰富的内涵。

（刘兰英）

# 第三节　其他疗法

在整个针灸治疗方法的体系中，除了最常见且最普遍使用的针法和灸法外，还包含拔罐疗法、刮痧疗法、穴位贴敷疗法等以经络腧穴为其理论基础的多种外治疗法。这三种疗法与针灸法一样，都是对人体体表以刺激，但发展轨迹却截然不同。早先，大多数医家把拔罐、刮痧、贴敷之法定位为治疗外科病的方法，导致临床应用时把思路框在这一范围中，而不做其他尝试和研究，故未能有所发展和创新。直到与针灸经络腧穴理论结合之后，各种疗法的发展更为多面化，临床适应证也更为扩大，丰富了针灸学科临床治疗体系。

## 一、用具及材料

与针法、灸法相似，其他类针灸疗法的用具及材料的演变是满足不断突发的新疾病的需要，不同历史阶段生产力水平决定了器物制造的水准，客观的自然环境与条件决定了器具的取材。与此同时，医者对于人体、疾病的认识程度加深，也导致了各种治疗方式的创新，推动了器具的变革。

（一）体表吸拔用具：由兽角到罐具

作为类针灸的拔罐疗法，其雏形为"角法"，"角"最初只是用于喝水、盛装液体的一种生活器皿，后慢慢演变为一种医疗工具，成为外科手术工具的一种，用来除去异物、开放脓肿及施行放血术等[27]。该疗法最早是受人类吸吮的本能启发而来，因此它的物理原理与吸吮的原理相同，即通过在体外制造出负压的环境——用嘴吸吮，使体内的组织受到一个吸拔的力量，以排除皮下瘀留的脓血、毒物。

出土汉墓帛书《五十二病方》载以牛角吸拔法治疗痔疮，到了魏晋南北朝时期，角法得到了进一步发展，并基本确立了其作为一种外治法具体的适应证和禁忌证。葛洪《肘后备急方》与陶弘景《补阙肘后百一方》均载有"针角"操作，该法是针罐法和刺络拔罐法的雏形。隋唐时期，拔罐的工具在兽角之外又有了突破性的进展，人们开始用削制加工的竹罐来代替兽角。因竹罐取材广泛，价廉易得，在民间得到很好的普及和推广。从治疗效果来看，竹罐质地轻巧、吸拔力强的特性使其治疗效果明显提高，此时名称也发生了变化，称为煮罐法或煮拔筒法。宋金元时期，竹罐已经完全取代了兽角，拔罐疗法的名称亦由"角法"变为"吸筒法"。时至明代，竹罐的使用已经占据主要地位，也出现了使用陶制酒坛进行罐法的个例。清代，人们在一段时间的应用后发现了竹罐的弊端，开始尝试用陶土烧制陶罐，发现效果甚佳，于是陶罐的应用就此拉开帷幕，并广泛流传至各地，同时正式提出了"火罐"一词。拔罐疗法的名称也发生了改变，称为"火罐气"，即后世的"拔火罐"。

拔罐疗法用的工具无论是角、竹筒或是陶罐，均是体表吸拔工具，其物理原理都是相同的，即主要依靠真空负压原理达到外治作用，直到清代拔罐疗法才开始与中医理论相结合，作用于经络穴位上。

（二）体表摩刮用具：多种刮痧用具的产生

刮痧疗法在我国产生的具体年代已无从考证。大多数学者认为，刮痧疗法与砭石、热熨等方法的源流紧密联系、相互演变而产生。"刮"之本义即为刮去恶疮的脓血腐肉，在医学上最早的有关刮的医疗器具应该是砭石，其为刮拭体表，切开排脓的有效工具。宋代以前，曾出现"茅叶刮去"[28]"竹叶刮之"[29]等刮法的使用记载；元代孙仁存《仁存孙氏治病活法秘方》载"今人多用麻绳擦颈及膊间，出紫点则愈"[30]；元代危亦林《世医得效方》对绳擦法作了改进，"用苎麻蘸水于颈项、两肘臂、两膝腕等处戛掠，见得血凝皮肤中，红点如粟粒状"[31]；明代以麻弓代手持麻团刮痧，"用苎麻做弓，蘸热水于遍身刮之"[32]，亦增加桃柳枝"今俗病伤寒者，皆以麻及桃柳枝刮其遍身，亦曰刮沙"，亦有张景岳用瓷碗边蘸香油刮背的治法[33]；到清代，刮痧器具更为广泛，"用铜钱蘸香油刮之""用棉纱线或麻线蘸香油刮之""用食盐以手擦之"[34]等。可见刮痧工具在明清以前多用砭石、竹叶、麻绳、苎麻、麻线、棉纱线等，明清以来多用铜钱，或桃枝、瓷碗、盐姜等。

随着刮痧工具的变化，配合工具使用的介质也在尽量减少临床损伤、增强临床疗效的情境下应运而生，并逐渐更新。水在刮法中的使用是刮痧介质的最早萌芽；元代汪汝懋《山居四要》中治绞肠痧，"以香油拍两小臂及脚心，苎绳刮起红紫泡"，用香油作为刮痧介质；明代，刮痧介质由水演变为热水或熟水，意为增强皮肤腠理发散功用；清《烂喉痧辑要》载用芫荽酒作为刮痧介质[35]。如此，古代刮痧介质较常用的是水、药汁、香油、桐油、芫荽酒等，主要起润滑作用。

（三）穴位药物刺激：穴位贴敷疗法材料的选择

穴位贴敷是一种运用一些具有刺激性，能使局部皮肤充血、起泡的药物贴敷于穴位或患处的中医外治法。在原始社会，古人总结了将泥土、树叶、草茎等捣烂涂敷伤口或某一部位的外治方法，那时由于对中药的认识和掌握还不够完善，仅将贴敷作为一种简单的治疗方法。《五十二病方》用芥子泥敷于头顶治疗蚖蛇咬伤[36]。东汉时期，《神农本草经》利用斑蝥的刺激性治疗疮疡痈疽[37]，这个阶段的贴敷外治法有了明确的药物及应用。

晋唐时期，《肘后备急方》用白芥子贴敷治疗中风失语症状；《备急千金要方》《千金翼方》大量记载用涂敷法、贴法等治疗方法，并重视用蜂蜜、醋、酒、盐等介质相配合，如将毛茛混合蜂蜜贴敷治疗疥癣，将白芥子和水拌匀贴敷治疗喉痹等，此期贴敷疗法逐步得到重视与应用。宋金元时期，《太平圣惠方》用蓖麻子、椿根皮、栝蒌瓤，"以大麦面饼子，掺药末在上，左患贴右，右患贴左，以慢火熁正，急去之，身上有顽麻，津唾调药摩之"，强调以左右交叉配穴法治疗小儿中风口眼歪斜；《针灸资生经》详述了用旱莲草等药物敷于皮肤刺激发泡，奠定了药物发泡疗法的理论基础。明清时期，《本草纲目》用斑蝥发泡治疗皮肤病，又《普济方》"目赤肿痛，红眼起星，生移星草捶烂如泥，贴内关穴，少顷发泡，揭去"用以治疗眼疾。特别是《理瀹骈文》记载了多种贴敷疗法治疗内、外、妇、儿等各科疾病的发泡剂型、验方，如"浊涕，有香附、荜拨、大蒜捣饼贴囟门""治哮喘、咳嗽及痰结胸，白凤仙花根叶熬浓汁，擦背上极热，再用白芥子（三两）、白芷（三钱）、轻粉（三钱），蜜调作饼，贴背心第三骨节"。

由上可知，早期的治疗中多使用单味药，药物均有一定的刺激性，如附子、毛茛、白芥子、蓖麻子、巴豆、斑蝥等，且以毛茛、巴豆、斑蝥等药物使用居多。随着人们对药物及药物贴敷疗法的逐步深入，所用药物更加多样，并出现了配伍。

## 二、操作及应用

临床器具的改良，间接推动了临床操作方式的变化。随着针灸理论的融入，病位点作用从局部刺激到腧穴刺激，操作方式从简单单一、粗笨的方式向复杂多向、精巧的方向转变，适应临床实际的同时，也贴合患者的治疗感官。

（一）从角法到拔罐

拔罐疗法的最早记载见于医籍《五十二病方》中，"牡痔居窍旁，大者如枣，小者如枣核，方以小角角之，如熟二斗米顷，而张角，系以小绳，剖以刀"[38]，其中"小角"是角法的工具；"角之"是触抵牡痔，是操作方式与操作部位，如此以吸出具象的脓毒治疗痔疮。南北朝时期，多书记载了"针角"的具体操作方法，即先在病变处进行针刺，再施以角法的排脓方法。

隋唐时期，竹罐兴起，采用煮罐法，通过用沸水浸泡蒸煮竹罐使罐内的空气排出，从而吸附在人体表面。《古今录验方》中记录了用煮拔筒法治疗蛇蝎蜇人之方，后经王焘整理，收录于《外台秘要》，记载该法需根据不同的部位采取不同大小的竹罐，如果患处在手指上，就要用细小的竹子来制作竹罐，否则罐口大于体表就会漏气而无法吸附。至宋金元时期，拔罐名称由"角法"变为"吸筒法"，在应用上由单纯用水煮的煮拔筒法发展为"药筒法"。操作上，先将竹罐在按一定处方配制的药物中煮过备用，需要时再将此罐置于沸水中煮，趁热拔在身上，以发挥吸拔和药物外治的双重作用。特别注意的是，宋代罐疗的适应证已经扩大到内科疾病，《苏沈良方》[39]一书中记载了利用"火角法"治疗久咳的医案。此处之火角，按照原文描述实为药筒吸拔之法，利用其温热和吸拔的作用，使寒邪外出以治疗寒邪客肺之久咳不愈。可见，拔罐疗法已从具象的吸脓排毒，开始出现拔出抽象的诸如"寒邪"式病邪的转变。

时至明代，在宋代"药筒法"的基础上，将竹罐在多味中药煎熬后的汁液中煮沸直接吸拔，并且用火燃烧排出空气的方法开始受到关注。煮竹筒法的适应证又进一步扩大，陈实功的《外科正宗》、申斗恒的《外科启玄》、方贤的《奇效良方》等均对拔罐疗法进行了详细论述，所举医案除涉及疮痈初起外，在疮痈已成将溃未溃时或是痈疽破溃脓出不畅时亦使用。同时，通过长期的临床经验积累，医家已经能够根据拔罐后的表现来推测其病情发展的转归和预后。但此时仍然以疮疡外科疾病为主，少有内科疾病的治疗。稍有创新的是，方贤将拔罐疗法用于厥证的紧急抢救当中，"急以坛口覆溺水人脐上，冷则再烧纸钱，放于坛内，覆脐去水即活"[40]，在脐部用罐法给予温热刺激，可以温通阳气、回阳救逆，同时排出了扰乱气机的水邪，使气机畅达，从而恢复正常。

拔罐疗法在清代突破较大，操作方法创新的同时，更将拔罐疗法与脏腑经络学说相结合，使罐法作用于腧穴上，大大扩展了拔罐疗法的治疗范围。第一，操作方法上，由原先的水煮排出空气变为用火燃烧消耗空气，"投火法"在此时期得到了确立和普及。第二，出现了将罐拔于穴位上的医疗行为。此法将拔罐的外治法理论与传统脏腑经络学说联系在一起，是由清代吴师机提出的。同时亦提出了内病外治的理论，突破了以往拔罐疗法外病外治的樊篱。如《理瀹骈文》多处记载选取脐部进行施术以治疗内科病，特别是外感风寒湿邪或内有湿热而致的各种疾病，都可运用拔罐之法引邪外出。"内病外治"思路是拔罐疗法发展史上的一个重要转折点，简单来看，是其适应证从传统的外科病扩展到了内科疾病，实则是作用点由具象的吸脓排毒到拔出抽象的病邪，如风、寒、湿、热等，亦是治疗思路从外病外治到内病外治的转变。

（二）从砭法到刮痧

古人在劳动的过程中发现，借助石头、木材等外物按压或摩擦体表，可使某些疾病的不适症状得以缓解，以"砭"为具，刮拭体表，是当时"刮"的常用方法，以治疗体表痈肿、溃痂等症。战国医家扁鹊用药石治疗虢太子起死回生，是砭石演变为刮痧疗法的典型医案。

《五十二病方》中论述了播法治病，其中记载的"布炙以熨""抚以布"[41]等方法类似于摩、擦之法，而治疗后的"血如蝇羽"则是对皮肤出血点的描述。而后孙仁存用麻绳擦之皮肤出紫点，汪汝懋用苎绳刮起红紫泡[42]，由此，刮痧疗法形成了以特定工具在人体体表运用刮擦等手法刺激"出痧"的治疗方法。

在工具演变过程中，刮痧部位不断扩大，由仅刮患处局部，到"颈及膊间"至"两肘臂、两膝腕处"，之后增加"背心自上而下刮"，元代以后，扩大到整个背部、胸胁、头额、肩臂、手足等，并逐渐精确到穴位。根据不同病证，刮拭的部位和多少有别，或胸腹、或肩背、或四肢、或头项、或在循经有关的经穴部位上进行刮摩擦之。适应证因治疗部位的扩大而增多，早期为局部痛肿或溃疡，至寒热、头痛、呕恶、闷乱、肢冷等类似伤寒的症状，到以痧命名的各种病症，包含了内、外、妇、儿各科等；由经验刮痧发展成基于针灸经络理论指导下的内症外治的辨证刮痧。纵观刮痧疗法的发展过程，已由原来粗浅、直观、单一的经验疗法，上升到有系统中医理论指导、有完整手法和改良工具、适应病种广泛的自然疗法之一。

（三）从局部贴敷到穴位刺激

早期的天灸疗法，药物贴敷部位比较模糊，多以治疗痈疽等外科病症为主，其贴敷部位常为病灶局部，此亦作为阿是穴应用。如《五十二病方》治蚖以芥印中颠；《肘后备急方》："临发时，捣大附子下筛，以苦酒和之，涂背上"，将药涂背上治疟病。至宋代以后，敷药部位已十分具体且与穴位非常接近，将穴位刺激与药物吸收相结合。《卫生家宝产科备要》将蓖麻子、巴豆等药敷于脐心以催产[43]；《妇人大全良方》将药敷于头顶中心治盘肠产[44]；《本草纲目》用吴茱萸贴足心治疗口舌生疮，黄连末调敷脚心治疗小儿赤眼。至清代，贴敷的方法已经比较完善，敷药处已多为穴位。吴师机提出"膏药贴法与针灸通"，即贴敷选穴与针灸选穴可以通用。《张氏医通》载："冷哮灸肺俞、膏肓、天突，有应有不应。夏月三伏中，用白芥子涂法，往往获效"[45]，论述敷贴穴位之时，又强调择天时以增强疗效。

## 三、与针灸疗法的关系

针灸之法，在《内经》《难经》成书之时初步形成较为完整的理论体系，临床运用时，较早地运用了经络腧穴、刺法灸法学理论。而同样作为外治法的拔罐、刮痧、贴敷疗法，原先一直都是单纯运用于外科疾病的治疗，至明清时期才将操作方法与针灸理论相融合，治疗部位由局部到腧穴，注重辨经络，由此逐步纳入针灸疗法之中，拓展了针灸理论体系范畴。

拔罐、刮痧、贴敷疗法在体表刺激的方法层面提供了更多可能性，扩大了针灸临床治病范围。古代的医学知识片面、医疗手段有限，对于一些外科病证的重视程度远超过未知、难以监测的内科病证。由此早先拔罐、刮痧、贴敷的体表刺激点较为局限，仅在患处附近，即常选用"阿是穴"，后融入针灸理论，采用辨经取穴、对症取穴等法，使操作的部位扩大，增多了临床适应证。同时，与针法的体表刺激、灸法的温热刺激不同，拔罐采用吸拔之法、刮痧之摩擦法、贴敷之发泡刺激，均对人体体表产生了有别于针灸的触觉之感，临床效应也因此不同，亦扩大了临床的治病范围。

在技术层面，拔罐、刮痧、贴敷等方法本就来自民间，技术要求与针灸相比，其特点就是简单易操作，且作用于人体体表安全性高。这种简便易行的操作方法对医者的要求不高，患者也可自行在家中操作，因此在群体之中更为普及。总之，多种工作与疗法丰富和发展了针灸学的理论与实践内容。

（沈　峰）

# 第四节　针灸诊法

古典针灸是以"诊"为先导构建的，治疗原则、刺灸方法、处方模式皆由"诊"出。针灸诊法最早发展起来的是脉诊、五色诊和尺肤诊，脉诊观察脉之形态、色泽和脉动；五色诊观察"色部"的色泽、形态变化；尺肤诊观察特定部位皮肤的温度、湿度、色泽和形态变化。之后脉诊得到更快的发展，于是以脉诊为主集成五色诊和尺肤诊的观察内容，形成了"标本诊法"。汉代以前典籍记载的针灸诊法有诊血络法、标本诊法、三部九候诊、尺寸诊、寸口诊、人迎 – 寸口诊、五色诊、目诊、五音诊等[46]。古代针灸诊法的变化与临床运用，孕育出了诸多针灸疗法，很大程度上影响了针灸学的理论基础与发展方向。

## 一、诊脉

"凡将用针，必先诊脉"，处方选穴、针刺补泻，皆依脉象而定，脉象也是判定疗效的重要客观指标，可见脉诊贯穿了针灸全过程。早期诊脉，以诊脉动与脉色为主，即诊血脉，其后逐渐演变为对经脉的诊察，可于扁鹊传记中获知一二。《史记·扁鹊仓公列传》中有较多关于扁鹊和仓公诊脉的记述，扁鹊以三部九候脉诊为主；仓公延续了扁鹊脉法，以脉象辨病，提出寸口、脉口之名，但寸口尚未分出寸关尺。《内经》时期寸口脉作为诊四时五脏脉的脉位，独立性突出；自《难经》以降，独取寸口诊脉法盛行，而早期的其他诊脉法渐渐不为人知，脉诊开始与色诊、尺肤诊完全分离，走上了独立发展的道路并延续至今。

（一）诊血脉

诊血脉是对脉的诊察，观脉之形态、色泽和脉动，最早的脉诊部位是脉动点，也就是血管搏动较为明显的地方，没有血管搏动就没有脉动，如《素问·平人气象论》中"胃之大络名曰虚里，贯隔络肺，出于左乳下，其动应衣，脉宗气也……其动应衣，宗气泄也"，认为这是一种虚里诊法；根据"妇人手少阴脉动甚者，妊子也"，认为还存在"手少阴脉诊法"，均为诊脉动之法。

触诊脉动的时候，亦可见络脉显色的异常，称之为诊络法。诊络法是通过观察体表络脉的颜色和形态的改变，以判定寒热痛痹虚实和瘀血，其诊血络颜色的意义与诊五色相通，该诊法最早应用且应用时间最长，亦为不间断传承至今的唯一诊法。《内经》中存在一种特殊的诊络法，即弹按相应法之弹踝诊法，其见于《素问·三部九候论》中，夹杂在三部九候诊法之中，马王堆汉墓中的帛书《脉法》及张家山汉墓中的竹简《脉书》更早提及此法。所谓弹踝诊法，是以左手按踝上五寸之处（实为大隐静脉处），右手弹踝，根据左手的感觉判断疾病。另外还有耳后间络脉诊法，以耳后间青络脉诊小儿痫病，既为诊断之处，又为针刺治疗部位。此脉后在《黄帝明堂经》中分为两穴，一名"瘈脉"，一名"颅息"。

（二）遍诊十二经脉

此诊法源于早期的经脉检查，赵京生认为在马王堆汉墓中的帛书《脉法》和张家山汉墓中的竹简《脉书》的成书年代，运用的是遍诊脉诊法，即遍查全身经脉，二书所述的经脉与脉诊的脉指的是同一个"脉"[47]。十二经遍诊法至《内经》时代已如明日黄花，除《灵枢·经脉》篇之外较少提及。该篇言明十二经脉的本末不集中在寸口，而是各有"气口"，十二经脉无邪气时，"气口"无明显脉动（手太阴、足少阴、足阳明除外）。

早期的脉诊是对经络的检查，患者不同的症状与不同的经脉相关，作为判断疾病的依据，通过遍诊法查到经脉的异常"是动"，再灸相应的经脉，故而脉诊对针灸有直接的指导作用。此法临床仅用于判断病否、是否死证，未提及具体治则治法，因操作烦琐，诊脉不便，难以普及，后世渐已不用。

（三）诊三部九候脉

此脉诊法见于《素问·八正神明论》《素问·离合真邪论》《素问·调经论》《素问·三部九候论》等篇，《内经》之外，尚见于马王堆和张家山出土的经脉文献，亦见于《周礼》及郑玄、贾公彦注文。《素问·三部九候论》专篇介绍该脉诊法，其是通过人体上、中、下三部九处动脉的比较，以某脉之大、小、疾、迟、寒、热及陷下之变，来诊察九脏之变。九候之中有一候异常则病，有两候异常则病重，有三候异常则病危。

值得一提的是，《灵枢·终始》篇中提到"三脉动于足大指之间"，即足大指间脉诊法。"阳明在上"为足阳明脉口之跗阳脉；"厥阴在中"为足厥阴脉口之太冲脉；"少阴在下"实为冲脉。此三脉与"三部九候"脉法之下部三脉相类，可能是三部九候脉法定型前的一种早期形式[48]。另有傣族医脉法，诊脉部位有"前额两侧动脉""耳前动脉""寸口动脉""足部动脉"等，这与"三部九候脉法"在脉诊部位上惊人的相似，同时，其在寸口脉上并没有再划分寸关尺三部，分候相应脏腑，与《内经》中的主体脉诊理论是完全相同的。

三部九候诊法因取脉部位复杂烦琐，临床操作不便，后世除了《伤寒杂病论》中有多处脉位的运用及序中所提及时弊忽略遍诊法的记载外，从王叔和将三部九候的原则运用到寸口三部脉之中，进而成功地将寸口脉法改造完善，自此《内经》中的三部九候脉诊就消失了。

（四）诊寸口

由于气口为脉之大会，所以各脏的脉象变化都会体现于寸口。《内经》中的寸口诊法有两种，一是诊脉应四时，以时间定脏脉，正常情况下各个季节只能诊得各自的脏脉，肝弦、心钩、肺毛、肾石在四季非太过、非不及的情况下都是常脉，而脾之代脉一旦诊得则为病恶，此法与《脉经》中的"四时经"脉诊法同出一源；二是以寸口的不同位置分属五脏脉。但此时寸口诊法无具体操作方法，亦无寸口分部所属脏腑的具体论述。

《难经》首倡独取寸口法，将尺寸之分发展成了寸关尺三部，规定了寸口脉的总长度为一寸九分。在三部脉分候脏腑方面，一则从阴阳分脏腑表里，按五行分寸、关、尺五脏所属；二则按脏腑器官在人体所居部位来分配。《伤寒杂病论》主要运用独取寸口法，并发展出了跗阳、少阴脉法。此后脉法几乎都是独取寸口，但不同的时代不同的医家有着不同的理解与运用，特别是寸关尺的划分以及脏腑脉分配，如《脉经》进一步阐发，标明了寸、关、尺各部的长度，即寸部六分，关部六分，尺部七分。同时，对三部分候脏腑的理论，包括三部脉象表现与证候的关系、分候法诊断疾病及判断预后等内容进行了详细阐述。

（五）诊人迎

《内经》时期，人迎诊法亦出现，较为隐蔽，临床上常用于诊胃脉，即"胃者，人迎胃脉也"。此法带有遍诊法"简略"的痕迹，相对简单，仅仅判断平、病、死以及患病时间，相应的治疗方法应是针灸相应的经脉，难以应对临床的复杂病症，因而渐渐不再单独使用，而与寸口诊法结合，形成人迎－寸口对比诊法，是独取寸口法的前身。

（六）对比诊人迎－寸口

《内经》中提到最多的诊脉诊法是人迎－寸口对比诊法，分见于《内经》十篇之中。其中《灵枢·终始》《灵枢·经脉》《灵枢·禁服》均详细介绍了人迎－寸口脉诊法。此法根据"气口候阴，人迎候阳"，通过对比人迎、寸口脉象孰盛孰衰以及是否兼"躁"，以确定病在何经、病情如何，再对相应的经脉进行针灸补泻，同时要"切而验之"，及时发现经脉的盛衰变化，经过补虚泻实，"上气和，乃止"。另外，此诊法还能判断病势，区分"死症"与"可治之症"，既可指导治疗当下的病证，又能指明可能的后续情况，从而加以防范，达到治未病的目的。

但人迎－寸口脉法的出现主要目的在于为建立十二经脉"如环无端"的循环模式提供一种临时的理论支撑，得鱼忘筌，如环无端周而复始的经脉流注说既立，与新说更加契合的独取寸口诊法便自然成为新宠得到更多关注[49]。

除上述诊法外，另有少数民族诊脉法值得关注。在土家族民间流传的脉诊法中，诊脉部位有30多种，有骨脉（中医之寸口脉）、虎脉（十二标本脉法中的"手阳明脉口"）、太阳脉（相当于太阳穴处）、命脉、肘关脉（尺泽穴处）、踏地脉、鞋带脉等。尚有十二时辰脉较为特别，即子（号舌根脉为主）、丑（背花脉）、寅（太阳脉）、卯（以天脉与肘关脉合诊）脉等。壮医民间流传的诊脉法有"单指脉诊法"和"腹诊法"两种，前者除诊察脉象变化外，还注重脉诊部位皮肤温度的变化；后者通过检查脐部及腹部脉动变化以诊断疾病，特别是妇科疾病。苗医脉法相对较为讲究，其诊脉部位有头部脉、寸口脉、腕部、五指、内外踝、内外膝眼下、足背、左乳下共16处[50]。少数民族脉诊法包罗了早期中医文献中部分诊脉法内容，对于考察脉诊法的演变有重要意义，然其临床意义需进一步发掘。

综上所述，诊脉的部位从多到少，简帛医书中的脉诊法均是遍诊法，最为朴素，表达了最原始的经脉认识，是最初的脉诊法。至《内经》时代，简化到寸口诊法、人迎诊法合为人迎－寸口对比诊法，完成了十二经脉"如环无端"的循环模式的构建，继而《难经》旗帜鲜明地提出了独取寸口法。可见脉诊理论的演变与经脉理论的发展息息相关，诊脉贯穿于针灸治疗的全过程，脉诊之于针灸不可须臾稍离。

## 二、诊尺肤

所谓尺肤，是从肘横纹向前一尺的前臂内侧的皮肤，属十二皮部的范畴，其法审皮肤之寒温涩滑以知所苦。《素问·脉要精微论》中对尺肤诊的脏腑身躯分候部位进行了详尽的描述，从尺肤的肘前、肘后、臂中等不同部位对应人体脏腑及身体各部位的病变，依据尺肤的滑、涩、粗、润、寒、热以判断疾病的性质。此后，尺肤诊法在古医籍传承过程中，因尺肤与尺脉使用了共同的文字"尺"，在简称"尺"的很多情况下造成了混淆，经后世医家解读《内经》之时，误解了"尺"字而使得尺肤诊理论存在很大争议。到了清代，《医宗金鉴》订正

《素问》脉位图中所示的尺肤三部九候分区法已完全变成了王叔和所确定的寸关尺三部九候法了。

临床使用该诊法时，注重将尺肤诊与其他诊法互参，具体包括尺肤诊法与寸口脉诊法相参、尺肤与人迎相参的诊法、尺色脉合参等三个方面。其一，关于尺肤诊法与寸口脉诊法相参，显然与尺之脉象与寸口脉相合有关，合谓"尺寸诊法"，诊察内容包括尺之皮肤的缓、急、滑、涩、寒、热六端和尺肉之坚脆，以及寸口脉象的缓、急、小、大、滑、涩等；其二，将尺肤的寒热与人迎部的脉象相互参照，可测知人体阳气的多少，以判别病情的轻重；其三，尺色脉合参，其主要考察尺色脉之间的五行生克制化关系，相克者病重难治，相生则病轻易治。

## 三、诊五色

五色诊，以面部及目等为诊察部位，诊脏腑分部皮肤颜色、润泽及肌肉之隆起、凹陷，察目之五色，以诊脏腑之病，包含了面部色诊、明堂五色诊、十二经之皮部色诊、鱼际色诊、目色诊五个方面的内容。"色部"之色泽，据老官山汉墓出土的医简第 696 条载："心气者赤，肺气者白，肝气者青，胃气者黄，肾气者黑"；《灵枢·五色》承其观点，曰："以五色命脏，青为肝，赤为心，白为肺，黄为脾，黑为肾"，论述了五脏之气荣于外的颜色表现，进而构建了五色应五脏理论，借五色之变初步判断病位。后者亦载"色部"之形态，即"部骨陷者，必不免于病矣"，根据"色部"的凸起和凹陷诊五脏之虚实。

五色诊与脏腑、疾病之间的关系，后世医家结合自身医疗经验多有发展和创新。张仲景将《内经》中色诊的理论运用于临床，细化到各种疾病的变化过程之中，即色青为痛，色黑为劳、水气、瘀血，色赤为风、热等；《望诊遵经》详细论述了五色十法合参、五色六部合参、气色部位合参、气色门户合参等，较前更加细致且成体系；《形色外诊简摩》详细论述了整体色诊、面色、目色、五脏卒死吉凶之色等内容，有所突破的是在其色诊理论中分别对伤寒面部五色、温病面部五色、杂病面部五色进行了阐述。

五色诊在临床使用方面，常与闻诊、望诊、脉诊相结合，正如《黄帝内经太素·色脉诊》杨上善注曰："耳听五音，目察五色，以合于脉，用此三种候人病者，所为皆当，故得万全也。"另有《丹溪心法》《望诊遵经》等专著均列有专篇详细阐述色脉综合诊断、望色合参方法。

## 四、诊标本

标本诊法是在人体头面颈项和四末上下各选取若干观察部位（十二经脉各有两个诊脉点，位于四肢部位的为"本脉"，位于头面部的为"标脉"），观察脉之大小疾迟坚陷及诊脉处皮肤之寒热变化，进而比较各诊脉处，发现与"众脉"不同的独异之脉，是一种"独诊"法。

标本诊法诊察的内容主要有三方面：根据某一条经脉上下标本诊脉部位"脉搏的异常跳动（坚实与陷空）"来诊断此条经脉的虚与实；根据上下标本诊脉部位"皮肤温度之寒热"来诊断此条经脉的虚与实；根据上下标本诊脉部位"络脉的形状和颜色"诊断此条经脉的虚与实，所以此诊法集诊脉、诊络、诊肤三种诊法于一身。

诊察之后，对于十二经脉标本脉法所出现的异常脉象，《内经》中主要采用针灸与刺络放血等法，对于标本诊脉部位出现"坚实洪大或滑数"的异常脉象，或出现皮肤温度异常升高，则表明此条经脉的病机实质属于"实"，治疗则采用针灸泻法，如果标本诊脉部位出现"虚软陷空或迟涩"的异常脉象，或出现皮肤温度异常降低，表明此条经脉的病机实质属于"虚"，治疗则采用针灸补法。如果标本诊脉部位络脉出现曲张，颜色红赤则病理属实属热，治疗则采用刺络放血。如果颜色青黑则病理属虚属寒，治疗可用温灸补法。

### 五、诊输穴

疾病的外在表现，除"脉应"外，还有体表其他组织表现出的异常征象，常见的为压痛和形态的微起与陷下，见于气穴之处，特别是一些大穴要穴之处。脉之出入之会为"输"，最早一批有固定位置和名称的刺灸处"脉输"直接源出于诊脉之脉口，二者的位置和命名相同，临床也常常合用，如"太渊""尺泽"等穴，其后逐渐出现分化。常用的诊脉输的位置有十二原、六腑下合输，所有的诊脉部位都演变为相关的腧穴，因此十二标本、三部九候、人迎－寸口等，既是脉诊，也可视为输穴诊。《刘涓子鬼遗方》所载诊痈肿所在的10处脉口同时也是相应的脉输所在，描述的是观察周身脉口"肿"（微凸起）而诊痈之所在的一种诊脉法，是扁鹊脉诊的特色之一。宋代《太平圣惠方》依据脏腑募穴的微起和微痛来鉴别脏腑痈疽，显然是对这一诊法的继承和发展。

临床上，如果同时有多个反映点或"应穴"，则按压对异常脉象恢复最明显，同时其他应穴的反应性显著降低者为主应穴。即同时多个压痛穴，选择最痛的那一穴；若多处反应点，反应性相当，则存在多个"受病处"。周身输穴较多，均可用作主治病症的诊察，其中大输要穴的诊察最为常用，如《内经》中的"五十九穴""五十七穴"，则是热病、水病的临床常诊之输穴。

### 六、诊筋

疾病反应在脉者为"脉应"，在输穴者为"应穴"，而在筋者为"筋急"。筋之挛急为筋急；筋之结聚，按之坚硬且疼痛者为结筋，两者均为经筋病诊疗之征象。同一经筋所过之处出现的包括疼痛在内的种种复杂病症大都由筋急引起，准确诊得筋急之处，针刺之则诸症皆除，筋结治疗之法亦是如此。

综上所述，诊尺肤、诊五色、诊脉、诊筋等均是针灸临床常用诊法，其中仅诊血络法因无固定的诊察部位和固定的名称而未被后世的诊脉法所移植和取代，一直传承至今，成为针灸临床特殊诊法。诸多诊法的观察内容及临床意义基本于标本诊法中得以确立，余诊法间的起承转合仅因适应不同的临床目的。不同针灸诊法各有长短，与临床治疗不可分割，不懂针灸诊法，无以知补泻所在，抑或治而不知疗效之高下。

（赵　璟）

## 第五节　早期针灸规范历程

针灸规范可以认为在某一时期、一定范围内以明文规定形式规定的一般规则。在针灸发展历史中，有两个方面的规范：学术自身形成的规范和官方参与的规范。例如，《灵枢·九针十二原》及《灵枢·官针》规定了针具规格及形制等,《黄帝明堂经》规定了汉代的腧穴定位与主治,《铜人腧穴针灸图经》规定了宋代腧穴定位并以此规范针灸教学与考试,《奇效良方》规定了经外奇穴的名称、定位、主治症及刺灸法。这些均是早期的针灸规范。

## 一、春秋战国至秦汉

春秋战国是中国历史上流派纷呈、百家争鸣的学术繁荣时期,经历秦朝的短暂统一与汉代的繁荣盛世,针灸发展逐步由百家争鸣走向统一规范。此期针灸规范主要以学术自身发展形成为主,主要见于此期中医学术集大成医籍《内经》。其中,《灵枢》所载内容以针灸为主,很多内容是历经前代发展而形成的规范,并沿用至今,涉及针灸理论、针具、诊疗及针工管理等方面。①经脉规范:《灵枢·经脉》在出土帛书基础上,补充心主手厥阴心包络之脉,完备了十二经脉体内循行的路线,出现了经脉循环的概念,至此形成比较完整的经络体系。②针具规范:《灵枢》对当时针具进行规范,《灵枢·九针十二原》论述了九针的各自名称、形状、刺法及其功用,《灵枢·官针》中强调了九针的使用范围,《灵枢·九针论》详述了九针的来源、意义、形状以及适应证,与《灵枢·九针十二原》篇内容有所重复但较之更为详细,这些可谓是当时的针具规范。③刺法规范:除上述3篇中提及的九针刺法外,《灵枢·官针》还针对不同部位或不同疾病规定了九刺、十二刺及五刺的刺法及适应证。④常见病诊疗规范:《灵枢·刺节真邪》中的五节刺和五邪刺均是针对五种常见疾病的针灸诊疗规范,包括疾病症状、选取穴位、针具选取及刺激方法、治疗量以及随症加减等,治疗方案详细且具有操作性。⑤针工的管理规范:《灵枢·官能》规定了学习针灸者应具备的基本素质,即"徐而安静,手巧而心审谛者,可使行针艾,理血气而调诸逆顺,察阴阳而兼诸方",并明确指出"得其人者乃言,非其人勿传";《素问·宝命全形论》规定了针工的技能要求"针有悬布天下者五,黔首共余食,莫知之夜。一曰治神,二曰知养身,三曰知毒药为真,四曰制砭石小大,五曰知脏腑血气之诊。五法俱立,各有所先。"

成书于汉代的《黄帝明堂经》是对汉以前针灸腧穴文献规范化的整理和系统总结,是我国第一部针灸腧穴专著,它在每个腧穴名下都具体记载该穴位的别名、定位、脉气所发、刺灸法、主治病证等内容,创立了一种分经与分部相结合的腧穴分类方法,在针灸腧穴规范化方面作出了许多开创性工作。因其内容详尽而准确,政府曾先后两次下令加以修订,作为针灸医生必修之经典。

综上所述,从战国到秦汉,针灸规范已涵盖经脉、腧穴、刺法、针具、诊疗及针工管理等方面,尤其是经脉、腧穴规范此后变化较少,基本沿用至今;针具及刺法等规范为其后发展奠定了基础,此后的规范基本上是在其基础上的延伸与拓展。

## 二、唐宋时期

秦汉时期,针灸规范的种类已较为齐全,并且是学术自身发展的结果,针灸规范发展已较为成熟。历经多年动荡与战乱,至唐代许多医书已漫漶或失传,朝廷命令校勘唐代以前医籍。此期针灸规范以官方参与为主,主要是重修前代学术规范和学术管理的建章立制。贞观四年(公元630年),朝廷组织重修明堂,包括校订《黄帝明堂经》和校订明堂图(贞观《明堂针灸图》)。其中,《黄帝明堂经》被指定为针灸经穴规范,后经多次修订致使今人能窥其全貌。而贞观《明堂针灸图》已失传，后经孙思邈《备急千金要方》得以传承，其是以甄权所修的《明堂人形图》为基础，增加了腧穴别名和郄穴、络穴穴性，明确了对腧穴位置的表达，并且纠正了个别腧穴的位置[51]。此外，唐代宫廷设有太医署，其中分别设置针博士、针助教、针师、针工及针生等级别及人数，并规定了针科应学习课程及考试方法，这些可谓是早期的针灸教育与医政规范。

然而，《黄帝明堂经》至宋代已亡佚，北宋朝廷组织医官着手制定新的针灸腧穴规范。太平兴国三年（公元978年），宋太宗命医官王怀隐等编纂医书，于公元992年完成并刊印《太平圣惠方》。其中，卷九十九《针经》和卷一百《明堂》作为宋代针灸教学的新规范，也是重修《铜人腧穴针灸图经》的重要文献依据[52]。宋天圣四年（1026年），北宋医官王惟一奉敕编撰完成《铜人腧穴针灸图经》，天圣七年（1029年），朝廷将其颁于全国各州，作为学习针灸的教材。随后，王惟一奉敕设计并主持铸造了针灸铜人腧穴模型两具，外刻经络腧穴，内置脏腑，作为针灸教学、医疗和考核之用。王惟一所铸针灸铜人开创了针灸模型的先河，为腧穴理论的规范化作出了巨大的贡献。其后，宋徽宗诏编的《圣济总录》在《铜人腧穴针灸图经》统一了十四经腧穴排列顺序的基础上，对奇经八脉之冲、带、阴跷、阳跷、阴维、阳维诸脉的循行以及脉气所发之孔穴进行了总结与规范。

综上所述，唐宋时期是中国历史上天下统一和稳定的时代，社会各方面得到发展，针灸医学也不例外，朝廷不仅组织了官修医书、铸造针灸铜人，还加强了针灸专科管理，专设管理机构并规范针灸学习教材与考试章程，从而出现了上述针灸规范。

### 三、明清时期

明代结束了南宋与金元对峙的局面，承续中国历史的一统局面，经济得以发展繁荣，也承继了"盛世修书"的传统，不仅出现了大型官修类书与丛书，还出现了大量医家自刻针灸全书。此期针灸规范以学术自身发展形成为主，官方参与为辅。主要以汇集历代针灸发展并形成学术规范，兼以重新铸造针灸铜人。明代是中国古代历史上针灸著作最多的时期，尤以医家自刻医书为主。这些自刻医书虽主要以汇集历代诸家文献为主，但对后世影响较大，如《针灸大全》《针灸大成》《针灸聚英》与《针灸集书》等实质上起着针灸规范的作用，可认为是学术自身发展的结果。官方参与的针灸规范，主要是官修大型类书和铸造针灸铜人。1406年，朱橚主持编纂了《普济方》，其中有针灸类，分为总论、经络腧穴和各种病候针灸疗法，是对明代以前资料的汇编与整理，不再有更新。至明代，距离宋天圣铜人已400余年，铜像已昏暗而难辨，1443年，朝廷诏令太医院仿造宋代铜人式样重新铸造针灸铜人一具，用以规范针灸教学。1471年，明太医院刊行《奇效良方》，该书由太医院使董宿和方贤先后辑录而成。其中，"针法门"卷末所集"奇穴"一篇，系古医籍首次为奇穴立专篇，对后世影响较大，可谓经外奇穴规范[53]。此外，此期出现了诸多对后世影响较大的个人汇编针灸著作，如《针灸大全》《针灸大成》等，在一定范围内可认为是针灸规范。

经过明代大型针灸类书及全书的汇集，针灸学术发展主体达到顶峰并已形成针灸规范。迨至清代，由于传染病增多，针灸学术发展出现新方向并逐步形成规范，主要集中在针灸治疗急症及温和灸法（太乙神针），这应是针灸学术自身发展而成。治疗急症方面，如出现了《刺疔捷法》，多种外科和咽喉著作中出现针灸疗法。官方参与的针灸规范，以官修大型丛书为主。清代朝廷御纂的《医宗金鉴》是在清代以前医籍整理基础上"分门别类，删其驳杂，采其精粹，发其余蕴，补其未备"，是我国第一部带有教材性质的普及性医学丛书。其中，第七十九卷至第八十六卷为《刺灸心法要诀》，不仅继承了历代前贤针灸要旨，并且加以发扬光大，通篇歌图并茂，自乾隆十四年（1749 年）以后定为清太医院医学生必修内容。

综上所述，在中国古代针灸发展历史上，针灸学术规范种类在秦汉时期已比较齐全，可以说是中国针灸规范的黄金时代，其后的唐宋明清各时期均是在其基础上不断重修、增补与完善，尤其值得一提的是宋代针灸规范，《铜人腧穴针灸图经》及针灸铜人至今影响较大。针灸教育与管理规范到唐代基本形成，其后各个时期基本沿用。针灸规范的形成主要以学术自身发展为主，官方参与为辅。针灸的规范化，促进了针灸的推广与传播，为针灸传承与发展奠定了基础。

（岗卫娟）

# 第六节　古代针灸医疗形式

古代传统的针灸医疗形式，就医者身份和活动场所而言，主要分为官方医疗和民间个体医疗两种模式。前者以官医为主体，建构"宫廷医学"体系，除为宫中之人提供医疗服务外，还是卫生事业的管理者与践行者；后者以民间医生为主体，为大多数平民提供医疗服务，医疗活动大多采取流动、分散、个体的方式。正是如此多元的医疗形式的出现与发展，给予了针灸临床以丰富的实践经验与知识传承以及反馈。

## 一、官方医疗形式

有明确文字记载的官方医疗管理机构及相关制度成立以前，已有相关医官医疗实践记载，如和、缓是秦国官医，《左传》中记载二人曾分别出使晋国，为其君主治病，"病入膏肓"则来源于医缓为晋景公治病的故事。至《史记·扁鹊仓公列传》载，扁鹊游历各地、随俗为变，在邯郸闻当地以妇人为贵即为"带下医"，过洛阳见敬爱老者则治"耳目痹"等，后被秦太医令李醯所忌而致祸。可见当时已存在两种不同身份的医者，即医官与游医，官方医疗形式仍未成体系。

周朝，医政制度初建，医与巫的职责开始分开；秦时有了"太医令"的职位；西汉时期将服务于宫廷的医师称为"太医"。而称宫廷医师为"御医"，则始见于西晋。当宫廷中的医师被差遣外出诊疾疗病、救助施药时，无论职位高低，在一切仰视之人的眼中无疑都是"御医"，故而此为对"来自御前"的所有品级宫廷医师的尊称[54]。其后隋代的医官机构职能划分更为系统，分为为帝王服务的尚药局、为太子服务的药藏局和负责百官医疗的太医署三部分，自此古代医政机构组织建设及职能划分渐趋完善，而组织体系的分化带来了渐趋庞大的医官体系，尤其是到宋代，翰林医官达到千人之多。

（一）代表性针灸官医

针灸治病较早被运用于宫廷之中，北魏孝文帝时的太医令李修，行游于医宦两途，"常在禁内，高祖、文明太后时有不豫，修侍针药，治多有效"；隋唐时期，"秦鸣鹤以善针医为侍医"[55]，高宗患头风、头眩、目不能视，鸣鹤遂刺百会及脑户出血，获良效；宋仁宗时，王惟一曾任太医局翰林医官殿中省尚药奉御骑都尉，熟悉方药针灸，尤工厉石；《宋史·许希传》载："许希，开封人。以医为业，补翰林医学。景祐元年，仁宗不豫，侍医数进药，不效，人心忧恐。希诊曰：'针心下包络之间，可亟愈。'遂以针进，而帝疾愈，命为翰林医官"；辽太祖收养的吐谷浑人直鲁古，出身世医之家，"长亦能医，专事针灸。太宗时，以太医给侍。尝撰脉诀、针灸书，行于世"[56]。

清康雍时期针灸科御医凌一凤，明代御医凌汉章的后裔，载："绘画西洋人聂云龙右肩疼痛，请派针灸大夫等诊视……凌一凤、尹德诊视毕，言必针灸，而聂云龙又不欲针灸……朱批：知道了。西洋人既不欲针灸，则听其便，勿得强迫。[57]"虽西洋人未接受凌一凤的针灸治疗，但能被派去治疗西洋人，说明他的针灸技术很高，且针灸在宫廷中的运用也很广泛。康熙二十三年，统领佟佳左腿酸痛，康熙建议："此病若行针灸，庶几痊可，着大内针灸之人去针治"[58]，可见御医使用中医的针灸术治疗疾病很普遍。

（二）宫廷医疗形式特点

古来太医均由征荐或世医入职，如太医侍御杨上善、隋太医博士巢元方、明御医徐春甫与凌云等，后为扩大院官的选官范围，又有捐纳、医士考补等途径。由于官医群体所开展的医疗活动无一不是围绕皇权展开，不可避免地会产生个人的命运完全受皇帝意志所主宰的现象，易对针灸治疗产生一定的影响。

第一，针灸诊疗过程中心怀恐惧、难以用意，如《后汉书·郭玉传》载：太医丞郭玉疗贵人时效果常常不佳，但若离开宫廷禁地，则"一针即差"。和帝诘问其故，郭玉答曰"夫贵者处尊高以临臣，臣怀怖慑以承之，其为疗也，有四难焉：自用意而不任臣，一难也；将身不谨，二难也；骨节不强，三难也；好逸恶劳，四难也。针有分寸，时有破漏，重以恐惧之心，加以裁慎之志，臣意且犹不尽，何有于病哉？此其所为不愈也"。其中的"自用意而不任臣"就表达了统治者在医者面前骄横的态度[59]。第二，布衣、大人治法不同，《内经》中"岐伯曰：刺布衣者，深以留之；刺大人者，微以徐之。伯高曰：刺布衣者，以火焠之；治大人者，以药熨之"。《内经》论说针刺之法时，依据患者身份采用不同的方法加以治疗，并非以疾病性质为依据。甚则，医官偶有牢狱之灾，如《元史》载"王妃病目，治者针误损其明。世祖怒，欲坐以死罪"，幸得许国祯谏言，方得保全。

不同于民间医生，官医主要服务于皇帝和宫廷皇室医疗保健，亦受皇帝的派遣，为其他阶层的人进行医疗服务，诸如王府、大臣、外宾等。虽医官们有时在地方上建立的医疗机构之中提供医疗"援助"，但因宫廷医疗体系设立、服务的特殊性，决定了广大平民及鳏寡孤独废疾者无法享受宫廷医疗服务，如此，医疗活动规模相对较小，不能反映民间医疗的状况。

## 二、民间个体医疗形式

宫廷医疗是官方医疗的主体，仅为宫廷皇室服务，而大多数的平民获得的仅是民间个体医疗服务，是由个体医生分散执业为主要方式进行的，该群体一般由坐堂医、铃医、儒医、僧医等组成。其中，在一固定场所为人诊治，被称为"坐堂医"，而整日穿梭于闾阎之间，则被称为"游医",或"铃医""走方医"等。此外,自佛教传入、道教兴起,二者与医疗紧密相连,僧人、道士也参与到医疗活动中来。

（一）坐堂医

坐堂的针灸医生分为两种,一种是受雇于药店的医生,这些医生多与药店老板相熟或者是其亲属,药店为其提供基本诊疗场所和针灸器具。这些坐堂医生多数为当地人,在药店行医面对的也多是本地的民众。另一种坐堂医生是寓医,一般是具有名望的名医,他们在自己的寓所中悬牌应诊,有时也会出诊,这些人有的是祖传的技艺,有的则是一些怀才不遇的儒医。较具代表性的是元代杜梁叟,他放弃儒业,专攻医道,跟随窦氏之门学得针灸之术,在闽中行医三十余年,医名远播,门庭若市;还有周贞,以医术名动江浙,许多患者上门求医,他全都热心治疗,并屡次治愈奇症。

（二）铃医

铃医,亦称走方医、草泽医,其多手持铃铛、虎撑,身背药囊作为行医标志,是江湖医生的代表。唐代以前为铃医的兴盛期,此期著名针灸医家如扁鹊、华佗等均可算作铃医。至宋代以后,儒医群体的兴起,元代以后世医群体的出现,都严重削弱了铃医阶层的地位,到明代,铃医已彻底被边缘化,在民间医者中较不受重视。

部分铃医擅长针灸这类机动灵活的治疗方法,如《湖广通志》中所记载的徐仲宇,善岐黄术,惯用针,凡奇疾频死者,一针即活。《后汉书·郭玉传》:"初有老父,不知何出,常渔钓于涪水,因号涪翁,乞食人间,见有疾者,时有针石,辄应时而效。乃著针经、诊脉法传于世",可见涪翁游逸民间,善针砭之术,其术后传弟子程高,亦为游医,再传郭玉。又有,《稗史集传》记徐文中善针灸方术,曾出入官府,后游走于民间,"文中自少传其妇翁针药方术,又善符咒,鞭龙缚鬼,以此名湖间。"[60]

铃医中不乏目不识丁者,其行医时多依赖某种秘术、秘技,未对针灸做过系统深入的了解。铃医活动的地域较为广泛,服务对象地位亦是如此,既有僻远乡村的贫苦大众,也不乏位高权重之辈,如嘉祐初仁宗寝疾,药未验,间召草泽医,始用针自脑后刺入,针方出,开眼曰:好惺惺,翼日圣体良已[61]。

（三）兼职医生

如前所述,古代社会因医学教育模式的多样性,医者的范围比较广泛,不仅包括掌握专业医术的医者,还包括诸如僧道、儒士转学医而兼职从事医疗实践者。

"儒医"的称谓最早见于北宋政和年间,自此儒医逐渐成为一种亦儒亦医的兼职医生群体。谢观在其所著的《中国医学源流论》中说过:"中国医术,当以唐宋为一大界。自唐以前,医者多守专门授受之学,其人皆今草泽铃医之流……自宋以后,医乃一变为士夫之业,非儒医不足见重于世。"[62]可见宋代以后,儒医已成医界主流。元代医学及医家地位空前提高,而"儒生"则位居各种技艺工匠之后,当时又有儒医之称,由此"儒医"与"草泽医"之分益显。较有代表性的如汪石,习儒出身,但无心为官,立志习医济世。但也有儒生因科场失意或形势所迫转而从医,如元初窦默是世祖时期的重臣,年少习儒,曾与姚枢、许衡等讲授理学,官拜翰林侍讲学士、太子少傅、昭文馆大学士。在金末逃亡中习得医术,"医者王翁妻以女,使业医。转客蔡州,遇名医李浩,授以铜人针法。"亦有读书人是出于孝道方面考虑,认为通晓一定医术可以在父母患病时避免被庸医所误,因此开始学医,这一动机也是宋代以来士大夫开始广泛学医的动机之一，如铅山人张祉"幼习举子业因继母疾不愈，遂弃所业遍访名医，传针灸之法"[63]。总之，儒者弃儒业医者虽众，却不属主流，毕竟在大部分儒生看来，行医这种穿梭于市井之间，争执于锱铢之利的勾当，实在是上不得台面。

此外，值得一提的是民间医者中的僧道医群体。佛教与道教是我国古代影响最广泛的两种宗教，其教义中均含有一些济世救人的成分。佛道两教在传教过程中，不约而同地选择了为信徒治病作为主要的传教手段之一，都积累了一定的医疗知识。僧医的起源最早可追溯至印度佛教，可从玄奘的《大唐西域记》中记载的不少关于印度僧人善医的史料进行印证。佛教传入后，即将行医作为重要的传教手段，这些僧医在魏晋南北朝时期颇具影响力。随着佛教的不断本土化，佛教医学也不断本土化，吸收了秦汉以来日渐成熟的中医理论体系，僧医也渐趋增多，较有代表性的如僧坦然"善针砭，针细如毛，长不过寸许，一投辄效。"[64]道教是中国本土宗教，其教义、思想受先秦时代的道家思想影响很深。梁漱溟曾说："试翻开古医经一看，便晓得中医原从道家中来。中医的理论及其治疗方法、一应措施，无不本于道家对于生命生活的体认。"[65]道医之中不乏造诣很深的针灸名医，如唐代孙思邈、明代飞霞道人。

总的来说，儒医、僧医、道医在行医方式上与铃医颇有类似之处，都属于非正规医家，不过由于其活动范围广、接触的患者多，又往往出没于正规医家所难以涉足的僻远乡村，极大地填补这些地区的医疗空白，其广泛的医疗实践也丰富了针灸学的内涵。不过，由于其往往缺乏管理，医者水平难免良莠不齐。

（赵　璟）

# 第七节　针灸与临床各科

针灸技术在我国古代的健康保健中发挥了巨大作用，也与临床各科相结合形成了不同的临床针灸流派，丰富了针灸学术的内容。

## 一、急症针灸

针灸治疗急症奠基于秦汉，经过晋、唐、宋医家长期的经验积累，特别是灸法，通过金、元时代在理法上的创新突破，至明、清时期，形成了比较完整的理论和技术。代表人物及著作有葛洪的《肘后备急方》和郭志邃的《痧胀玉衡》。《肘后备急方》所载的救治急症灸方、灸法被唐代孙思邈的《备急千金要方》、王焘的《外台秘要》和宋代的《太平圣惠方》大量收集转载，葛洪灸人中、承浆、脐中、百会等穴救治卒死、尸厥的经验一直沿用至今。其后出现了不少灸疗专家。除了唐代崔知悌，宋代闻人耆年，其专著《备急灸法》提出"仓卒救人者，惟灼艾为第一"的急证用灸说，其中有些方法，如灸治疮毒的方法至今仍在临床使用。葛洪创用了多种隔物灸法，被历代沿用。宋代的西方子、庄绰、窦材、王执中等，元代的罗天益，明代薛立斋等都运用灸法治病而成一代名医。

历代医家对急症施灸的灸量悬殊，有的病只用三五壮，而大多数病主张施灸壮数宜多，灸"五十壮""百壮""二三百壮""五百壮""七八百壮"甚至上千壮。如灸治蛇咬伤则百壮，灸治各种痈疽则三五百壮至两千壮，甚至强调灸至一定的程度，达到一定的效果才停止，如治疗诸发等证"但灸至不痛即住"；治疗肠痈则"灸至大便下脓血尽"为止；治疗转胞小便不通"大艾炷灸二十一炷，未通更灸"等。

## 二、热病针灸

《内经》《伤寒杂病论》《伤寒总病论》《随息居重订霍乱论》《素问病机气宜保命集》等古代中医著作记载有许多针灸治疗热病的内容，代表人物有东汉张仲景、宋代庞安时、清代王士雄等。

张仲景治疗热病的思想对后世医家产生了很大的影响。金代医学家张元素应用五输穴治疗伤寒热病，如"热病汗不出属手阳明者，刺商阳、合谷、二间；属手太阳者，刺腕骨、阳谷；属足少阳者，刺侠溪；属足阳明者，刺厉兑、内庭；属手厥阴，刺劳宫。"刘完素受张仲景学说的影响，从运气的角度出发，把《内经》的经络理论与之结合运用，探讨火热病机，擅长用寒凉药物治疗火热病证，提出用清热泻火法治疗火热病，在用寒凉药物的同时，也采用针灸、砭射血络泄热。《素问病机气宜保命集·药略第三十二》："大烦热昼夜不息，刺十指间出血，谓之八关大刺""目疾睛痛欲出，亦大刺八关"。《素问病机气宜保命集·疮疡论第二十六》曰："邪气内蓄则肿，热宜砭射之也……气胜血聚者，宜石而泄之也。"砭射泄血可泄热祛邪。张从正在《儒门事亲》中用刺血治疗热证："目不因火则不病""诸痛痒疮疡皆属于火，乃心火热盛之致然""余尝治大暑之病，诸药无效，余从其头数刺其痏，出血立愈""会陈下有病疟二年不愈者……正当发时，余刺其十指出血，血止而寒热立止"。张从正治疗目疾、疮疡采用刺血以泻其火；对于暑证、疟疾采用刺血，可以逐邪外出，治病求本。

## 三、外科针灸

针灸在外科领域的运用由来已久。《五十二病方》记载灸法用于外科疾患的治疗，如"尤（疣），取敝蒲席若藉之弱（蒻），绳之，即燔其末，以久尤（疣）末，热，即拔尤（疣）去之""雎（疽）病，灸梓叶，温之"。《足臂十一脉灸经》和《阴阳十一脉灸经》记载灸法治疗的病证有痔、马刀夹瘿、膝上肿、腹肿等。《内经》记载许多外科病的针灸治疗，《灵枢·痈疽》："痈发四五日，逞焫之，"在痈疽初期用灸法治疗。还载有"发于胁名曰败疵，败疵者女子之病也，灸之。"《灵枢·骨空论》："犬所啮之处灸之三壮，即以犬伤病法灸之。"《内经》九针中的铍针、锋针多用于外科疾病的痈脓切排、放血泻毒。

明代陈实功注重外科的理论和技能，临证以脏腑经络气血为辨证纲领，治疗内治以消、托、补为主，外治讲究刀、针、药蚀等内外并重。他继承了《刘涓子鬼遗方》"脓成宜针，出脓之后人必生之"的思想，提出"脓既已成当用针通，此举世自然之良规也（即：脓成决以刀针）"的论点。其代表作《外科正宗》中记载了火针治疗外科疮疡。陈实功根据薛己针灸攻补阴阳的思想，发展为部位分治法，如"初起项以上者三阳受毒，必用铍针刺入疮心四、五分，挑断疔根，令出恶血""如项之以下者三阴受毒，即当艾灸，灸之不痛，亦须针刺。"这样针刺配合灸焫，以提高疗效。

清代祁广生继承了《外科正宗》的理论和治疗经验，辑注《外科大成》，几乎每病均用针灸疗法。如疮疡"赤肿紫黑者，隔蒜灸""全然不知痛者，宜去蒜明灸之""如七日后毒已成，宜随经络取穴灸之，或骑竹马灸之，或用锭子药饼等类灸之"。

## 四、妇科针灸

针灸在妇科中应用十分广泛，皇甫谧的《针灸甲乙经》、巢元方的《诸病源候论》、孙思邈的《备急千金要方》、陈自明的《妇人大全良方》、王肯堂的《妇科证治准绳》、徐凤的《针灸大全》、杨继洲的《针灸大成》、李学川的《针灸逢源》等都记载有用针灸治疗妇科病的内容。历代医家围绕妇科经、带、胎、产病证的病因病机、针灸处方不断补充，逐步完善了妇科针灸理论。

### 1. 月经病治疗

金元医家刘完素受陈自明"心主于血，上为乳汁，下为月水"理论的影响，提出"女子不月，先泻心火，血自下也"的治疗思路。朱震亨主张"妇人月经不调刺窍阴二分，此穴大效，须待经定为度，在足四指间灸三壮""经闭久，忽大崩，复又绝，后又行不调者，刺丰隆六分止血，门五分断经"（《丹溪心法》）。元代罗天益的《卫生宝鉴》记载："女子不月，会阴灸三壮，穴在两阴间"。杜思敬的《济生拔粹》治"妇人漏血，少腹急引痛，腹胀如蛊，女子如妊娠，穴阴交灸三壮"。

高武的《针灸聚英》记载："妇人月事不调，带下崩中，因产恶露不止，绕脐疼痛，灸气海"。杨继洲的《针灸大成》"治症总要第一百一"详述血崩的病因病机及针灸取穴，"妇人血崩不止：丹田、中极、肾俞、子宫。问曰：此症因何而得？答曰：乃经行与男子交感而得，人渐羸瘦，外感寒邪，内伤于精，寒热往来，精血相搏，内不纳精，外不受血，毒气冲动子宫，风邪串入肺中，咳嗽痰涎，故得此症。如不明脉之虚实、作虚劳治之，非也。或有两情交感，百脉错乱，血不归元，以至如斯者。再刺后穴：百劳、风池、膏肓、曲池、绝骨、三阴交。"

清代廖润鸿的《针灸集成》记载："妇人经水无期而来者血虚有热也，经水将来作痛者血实气滞也。经候过多，色瘀黑，甚呼吸小气，脐腹极寒，汗出如雨，任脉虚衰，风冷客乘胞中不能固之致，关元穴百壮。"

### 2. 带下病治疗

金元李杲强调"妇人赤白带，三阴交刺五分，灸三十壮""胞门不闭，漏下恶血不禁，刺气门入五分，穴在关元旁三寸""妇人脉断绝，取四满穴，在丹田旁一寸半"（《兰室秘藏·妇人门》）。明代杨继洲的《针灸大成》卷八"妇人门"及卷九"治症总要"叙述了40余种疾病的针灸方法，包括了经、带、胎、产等妇产科临床证型。如《针灸大成》"治症总要第九十一"对带下病的治疗："妇人赤白带下：气海、中极、白环俞、肾俞。问曰此症从何而得？答曰皆因不惜身体，恣意房事，伤亡精血。或经行与男子交感，内不纳精，遗下白水，变成赤白带下。宜刺后穴：气海、三阴交、阳交，补多泻少"。

### 3. 产科病的治疗

金元朱震亨提出"产后血块痛，三阴交、气海宜灸之"（《丹溪心法》）。张子和有"乳汁不下，针肩井二穴效"（《儒门事亲》）的经验。元代危亦林在《世医得效方》中指出："治产后小便不通，腹胀如鼓，闷乱不醒，缘未产之前内积冷气，遂至产时，尿胞运动不顺，用盐于产妇脐中填满，可与脐平，却用葱白剥去粗皮十余根作一束，切作一指厚，按盐上用大艾炷满葱饼大子，大小以火灸之，觉热气直入腹内即时便通"。

明代朱橚《普济方》记载："治恶露不止，穴气海、中都"。李梴的《医学入门》强调"通经催生俱泻合谷、三里、至阴三穴，虚者补合谷泻至阴""胞衣不下泻照海、内关""神门治产后腹胀小便不通"。张介宾《类经图翼》记载："癥瘕，三焦俞、肾俞、中极、会阴""胎屡坠，命门、肾俞、中极、然谷""子不能下，巨阙、合谷、三阴交"。徐凤的《针灸大全》载："妇人血沥，乳汁不通，少泽二穴、大陵二穴、胞中二穴、关冲二穴""妇人难产不能分娩，三阴交穴、合谷穴、独阴二穴、列缺二穴"。陈会的《神应经》记载："产后血晕不识人，支沟、三里、三阴交""血崩，气海、大敦、阴谷、太冲、然谷、三阴交、中极"。

清代吴亦鼎用灸法下胎，"欲取胎，肩井、合谷、三阴交"（《神灸经纶》）。吴谦的《医宗金鉴》治难产，"子户能刺衣不下，更治子死在腹中，穴在关元右二寸，下针二寸立时生"。

4. 妇科杂病的治疗

《医学入门》列举治验数则，如"治一妇病寒疝，自脐上下至心皆胀满攻痛，而胁疼尤甚，呕吐烦满，不进饮食，两手脉沉结不调。公曰：此由寒在下焦，宜亟攻其下，无攻其上。为灸章门、气海、中脘，内服玄胡索、官桂、胡椒，佐以茴、木诸香，茯苓、青皮等而愈。"

明代杨继洲在《针灸大成》"治症总要第九十九"中强调妇科杂病应结合妇女不同时期生理特点进行论治，"心烦热，头目昏沉：合谷、百劳、中泉、心俞、劳宫、涌泉。问曰：此症因何而得？答曰：皆因产后劳役，邪风串入经络。或因辛勤太过而得，亦有室女得此症，何也？答曰：或阴阳不和，气血壅满而得之者，或忧愁思虑而得之者。复刺后穴：少商、曲池、肩井、心俞"。同样的"心烦热，头目昏沉"，产后多由体虚过劳、外感风邪所致，而未婚女子得之多由阴阳气血失和及思虑过度而得。

陈实功的《外科正宗》卷三"乳痈论"记载了妇人乳痈的治疗当针灸结合外用中药："惟初生核时，急用艾灸核顶，待次日起泡挑破，用铍针针入四分，用冰蛳散条插入核内，糊纸封盖。至十三日，其核自落，用玉红膏生肌敛口，再当保养不发。"

李梴的《医学入门·妇人小儿外科用药赋》记载："妇人乳痈等证，先以湿纸覆上，立候，纸先干处为疮头，记定。然后用独蒜去两头，切中间三分厚，安疮头上，用艾炷于蒜上灸之，每五炷换蒜再灸。如疮大，有十数头作一处生者，以蒜捣烂摊患处，铺艾灸，蒜败再换。若痛，灸至不痛；不痛灸至痛。其疮乃随火而散。"

历代医家用针灸治疗妇产科病证积累了丰富的经验，对妇女的针灸禁忌亦有较多论述，如妊娠时禁针刺关元、三阴交，妇人禁刺禁灸石门穴等，不少问题有待进一步研究。

# 五、儿科针灸

中医著作中有古代医家针灸治疗儿科疾病的经验记载，如皇甫谧、巢元方、孙思邈、王怀隐、刘昉、曾世荣、鲁伯嗣、薛己、万全、王肯堂、夏禹铸、陈复正等，代表医家当推明代万全和清代陈复正。

万全的《幼科发挥》《育婴家秘》《片玉心书》等儿科专著的问世促进了儿科针灸学术的发展，同时代鲁伯嗣的《婴童百问》，薛铠、薛己父子的《保婴撮要》、王肯堂的《证治准绳·幼科》以及夏禹铸的《幼科铁镜》等均是重要的儿科著作，丰富了针灸治疗儿科病证的内容。

儿科病证多用灸法，其原因可能有以下几点：①小儿畏针，难以施行针刺手法；②古代儿科病证多与火热、疫毒有关，灸法具有拔散郁毒、引热外行之功；③小炷少壮施灸、灯火灸使用方便、疼痛轻微，隔物灸更具灸药协同作用。由于以上原因，古代医家多用艾灸治疗小儿病证，发挥其"至易而至效"的独特优势。

## 六、喉科眼科针灸

汉代以前，有喉科、眼科疾病的针灸治疗的记载，经宋、金元、明代各代不断完善，至清代，针灸治疗喉科、眼科疾病日趋成熟，在喉科、眼科疾病的生理、病理、治疗和预后方面多有创新和发挥。擅用针灸治疗喉科疾病的代表人物有清代郑宏纲、夏云等，治疗眼科疾病的代表人物有清代张璐、方震等。

在河南安阳殷商甲古文中有"疾言"等咽喉科病名的记载，"疾言"即说话困难或语音嘶哑。《灵枢·杂病》记载："喉痹不能言，取足阳明，能言取手阳明""嗌干，口中热如胶取少阴""厥气走喉而不能言，手足轻，大便不利，取足少阳。"《灵枢·寒热》："暴喑气梗，取扶突与舌本出血。"《黄帝明堂经》中治疗咽喉疾病的腧穴有40余个，主要述及经脉某一穴位可以治疗某种喉病，如天突治"喉痹咽干急"，璇玑治"喉痹咽肿"等。晋代皇甫谧《针灸甲乙经》中"咽喉病"篇，讲述了19种咽喉病的针灸治疗方法，这是首次用专篇记载咽喉疾病的针灸治疗。眼科方面，《足臂十一脉灸经》和《阴阳十一脉灸经》记载了经络和眼的关系。《内经》的论述更为详细，"五脏六腑之精气皆上注于目而为之精。精之窠为眼，骨之精为瞳子，筋之精为黑眼，血之精为络，其窠气之精为白眼，肌肉之精为约束，裹撷筋骨血气之精，而与脉并为系。上属于脑，后出于项中""明目者，可使视色；聪耳者，可使听音；捷疾辞语者，可使传论；语徐而安静，手巧而心审谛者，可使行针艾""诊目痛，赤脉从上下者，太阳病；从下上者，阳明病；从外走内者，少阳病"为针灸眼科学的发展奠定了部分基础。

沿至清代，有关眼科的著述大多是汇集前人经验，发挥者较少。吴谦的《医宗金鉴》内有"眼科心法要诀"两卷，叶广祚的《采艾编》和《采艾编翼》罗列了眼病的针刺与灸治方法。《审视瑶函·眼科针灸要穴图像》，阐述了眼病的针灸治疗穴位，并绘图说明。而喉科方面，郑宏纲著有《重楼玉钥》，依据《内经》中刺络理论，继承金元时期张子和刺络放血思想，结合其临床体会，创立"开风路""破皮针""气针"之说，用铍针挑刺患部，治咽喉肿痛，疏通经络，祛风解毒。在喉科领域独树一帜，自成体系，带动针灸喉科的迅速发展，对刺络治疗咽喉急症有深远的影响。另有夏春农著有《疫喉浅论》，详细论述疫喉痧（类似现代医学的猩红热和白喉等病）的病因、病机及治疗。治疗方面重视用针刺，并提出疫喉先用刺、刮、吐三法，针刺祛邪治疗急性喉病。

（高希言）

# 参考文献

［1］朱兵. 针灸疗法：生物进化的必然［J］. 中国中西医结合杂志，2012，32（5）：585-590.
［2］马伯英. 中国医学文化史（上册）［M］. 上海：上海人民出版社，2010：11.

［3］严健民.《周易》放血疗法初探［J］. 国医论坛, 1993（6）：10.

［4］严健民.《内经》放血疗法初探［J］. 中华医史杂志, 1992（2）：87-88.

［5］刘兵. 论针灸概念的产生——从具象基础到抽象规律［J］. 科技导报, 2019, 37（15）：20-23.

［6］李素云, 赵京生. 传统补泻刺法蕴含的思想观念探讨［J］. 中国针灸, 2017, 37（11）：1143.

［7］张树剑. 针刺消毒史：曲折遭遇与社会反应［J］. 自然科学史研究, 2018（3）：303-314.

［8］裴景春. 宋金元时期针灸处方配穴的原则及规律［J］. 中医药学刊, 2005（6）：980-981.

［9］黄应贵. 物与物质文化［M］. 台北：中央研究院民族学研究所, 2004：27, 31.

［10］张奇文. 中国灸法大全［M］. 天津：天津科学技术出版社, 1993：13-14.

［11］李建民. 生命史学——从医疗看中国历史［M］. 上海：复旦大学出版社, 2008：25.

［12］［明］龚廷贤. 寿世保元［M］. 上海：上海科学技术出版社, 1959：731.

［13］［清］吴亦鼎. 神灸经纶［M］. 北京：中医古籍出版社, 1983：62.

［14］王雪苔. 太乙神针流传考［J］. 中医文献杂志, 2001（2）：1.

［15］［晋］葛洪. 肘后备急方［M］. 北京：北京科学技术出版社, 2016：67.

［16］［唐］孙思邈著. 焦振廉等校注. 千金翼方［M］. 北京：中国医药科技出版社, 2011：327.

［17］周丹, 李桂兰, 郭义. 中国灸具发展简史［J］. 针灸临床杂志, 2008, 24（12）：37-38.

［18］金冶田、雷丰. 灸法秘传［M］. 上海：上海古籍出版社, 2005：8-9.

［19］曾添成, 费琳, 张建斌. 灸疗器具源流考［J］. 中医药文化, 2018, 13（5）：92-96.

［20］陶清. 针灸技术史论［D］. 哈尔滨：黑龙江中医药大学, 2018.

［21］［晋］葛洪. 肘后备急方［M］. 北京：北京科学技术出版社, 2016：185.

［22］严健民. 远古中国医学史［M］. 北京：中医古籍出版社, 2006：127.

［23］［明］杨继洲. 针灸大成［M］. 北京：人民卫生出版社, 1963：103.

［24］朱兵. 关于灸材和灸温的思考［J］. 针刺研究, 2018, 43（2）：63-67.

［25］王宽, 顾沐恩, 吴焕淦, 等. 灸法之灸向探略［J］. 中国针灸, 2018, 38（3）：281-283.

［26］鞠传军, 谢卫. 试论灸法补泻［J］. 南京中医药大学学报, 2003（1）：47-50.

［27］张大萍, 甄澄. 中外医学史纲要［M］. 北京：中国协和医科大学出版社, 2014：6.

［28］葛洪撰, 陶弘景增补, 杨用道再补, 尚志钧辑校. 补辑肘后方［M］. 合肥：安徽科学技术出版社, 1996：393.

［29］王怀隐. 太平圣惠方［M］. 北京：人民卫生出版社, 1958：1779.

［30］孙仁存. 仁存孙氏治病活法秘方. 见：曹洪欣. 珍版海外回归中医古籍丛书［M］. 北京：人民卫生出版社, 2008：319.

［31］危亦林编著, 王育学点校. 世医得效方［M］. 北京：中国中医药出版社, 1996：36.

［32］万全. 保命歌括［M］. 武汉：湖北科学技术出版社, 1986：193.

［33］张介宾. 景岳全书［M］. 上海：上海科学技术出版社, 1959：443.

［34］郭志邃. 痧胀玉衡［M］. 中国中医科学院图书馆藏, 清康熙十四年乙卯刻本.

［35］金德鉴. 烂喉痧辑要［M］// 顾廷龙. 续修四库全书. 上海：上海古籍出版社, 2002：568.

［36］马王堆汉墓帛书整理小组. 五十二病方［M］. 北京：文物出版社, 1979：51.

［37］［清］顾观光重编. 神农本草经［M］. 北京：人民卫生出版社, 1956：9.

［38］马王堆汉墓帛书整理小组. 五十二病方［M］. 北京：文物出版社, 1979：87.

［39］［宋］沈括, 苏轼撰. 杨俊杰, 王振国点校. 苏沈良方［M］. 上海：上海科学技术出版社, 2003：58.

［40］［明］董宿辑录, 方贤续补, 田代华、张晓杰、何永点校. 奇效良方［M］. 天津：天津科学技术出版社, 2003：1501.

［41］马王堆汉墓帛书整理小组. 五十二病方［M］. 北京：文物出版社, 1979：40.

［42］汪汝懋. 山居四要. 见：胡文焕. 养寿丛书全集［M］. 北京：中国中医药出版社, 1997：118.

［43］［宋］朱端章撰, ［宋］徐安国整理, 杨金萍点校. 卫生家宝产科备要［M］. 上海：上海科学技术出版社,

2003：66.

［44］［宋］陈自明著. 余瀛鳌等点校. 妇人大全良方［M］. 北京：人民卫生出版社，1992：468.

［45］［清］张璐著. 李静芳，建一校注. 张氏医通［M］. 北京：中国中医药出版社，1995：85.

［46］黄龙祥. 中国古典针灸学大纲［M］. 北京：人民卫生出版社，2019：94.

［47］赵京生. 针灸经典理论阐述［M］. 上海：上海中医药大学出版社，2003：62-69.

［48］黄龙祥. 中国针灸学术史大纲［M］. 北京：华夏出版社，2001：776.

［49］黄龙祥. 中国古典针灸学大纲［M］. 北京：人民卫生出版社，2019：97.

［50］黄龙祥. 中国针灸学术史大纲［M］. 北京：华夏出版社，2001：778-782.

［51］王雪苔. 唐代甄权《明堂人形图》与官修《明堂针灸图》考［J］. 中华医史杂志，2003，10（33）：214.

［52］黄龙祥. 针灸典籍考［M］. 北京：北京科学技术出版社，2017：227.

［53］黄龙祥. 针灸典籍考［M］. 北京：北京科学技术出版社，2017：535.

［54］廖育群. 繁露之下的岐黄春秋：宫廷医学与生生之政［M］. 上海：上海交通大学出版社，2012：65-69.

［55］［北宋］王钦若.《册府元龟》［M］. 北京：中华书局，1960：10206.

［56］［元］脱脱等撰. 辽史［M］. 北京：中华书局，2013：1475-1476.

［57］中国第一历史档案馆编. 康熙朝满文朱批奏折全译［M］. 北京：中国社会科学出版社，1996：331.

［58］中国第一历史档案馆编. 康熙朝起居注［M］. 台北：联经出版事业公司，2009：1136.

［59］［刘宋］范晔.《后汉书》［M］. 北京：中华书局，1965：2735.

［60］［元］徐显. 四库全书存目丛书编纂委员会编. 四库全书存目丛书·史部（第87册）［M］. 济南：齐鲁书社，1996：685.

［61］［清］魏之琇. 续名医类案［M］. 北京：人民卫生出版社，1957：405.

［62］谢观. 中国医学源流论［M］. 余永燕点校. 福州：福建科学技术出版社，2003：101.

［63］赵之谦等撰. 江西通志［M］. 台北：京华书局，1967：3600.

［64］［清］陈梦雷. 古今图书集成医部全录（点校本）·第十二册［M］. 北京：人民卫生出版社，1991：355.

［65］梁漱溟. 东方学术概观（增订本）［M］. 上海：上海人民出版社，2014：19.

# 第四章　古代针灸教育传承

中国古代针灸教育体制大致可分为民间医学教育与官方医学教育，民间医学教育有师徒相授、家族传承、自学等模式，而官方医学教育产生于魏晋南北朝时期，至唐代出现了官方针灸专科教育，后历经各朝发展，在机构设置、教材选用、教学形式、考试方面渐趋完善。民间医学教育和官办医学教育相辅相成，互为促进，培养了诸多针灸人才。

## 第一节　民间医学传承

民间医学教育主要有师徒相授、家族传承、自学等具体形式，它们之间的划分十分模糊，划分依据的是授受主体关系以及授受方法的不同，特别是前二者，均可包含于广义的师徒概念之下。根据现有的资料来看，师徒传授的形式要早于家学、自学，并且在各个历史时期，它们在医学教育史上的地位也是不同的。此外，随着各民间医学教育方式的出现以及它们之间界限的模糊，还产生了其他民间自发的医学经验交流模式，这在一定程度上也促进了传统医学知识的传播。

### 一、师徒相授

所有领域的知识传承，概莫能外皆可谓之"师徒相授"，且无论家学还是官学，具体到知识授受双方的角色时，亦未越从"师"到"徒"的规范，所不同的是官学或学校式教育中的"师徒关系"已然远远超越了血亲关系的制约。传统针灸学不仅重视理论的指导作用，还重视对经验的积累以及实际操作能力的培养，拥有高度的经验性、实践性和技巧性，而技术的传授依赖口传身授的"内在动力"，在于"医者意也"，诸多针灸技巧无法从书本文字间习得，需在临床实践中不断地观察、体会、总结，才能真正学到手。因此历代医家皆重师传，师徒传授的方式始终是知识传授与继承的主要方式，即便是在"医道"纳入"官学"之后，甚至是在院校教育已经全面普及的今天，针灸学仍然不乏靠师徒相授方式获取实用技术，并靠其谋生的现象存在。

师徒相授教育形成较早，于先秦时期已经基本成熟，如《内经》在记载师徒相授的谱系时，亦明确规定了师徒传承的规则和要求：一要严格选择医学传人，"非其人勿教，非其真勿授，是谓得道"，必须是在志向上一致，智力、毅力和能力适合之人；二是注重传承过程的神圣性，传承前要斋戒，传承时要选择良辰吉日，还要割臂歃血盟誓等，从而进入正常的传承，如《黄帝内经·灵枢》之禁服篇载："黄帝曰：'善乎哉问也！此先师之所禁，坐私传之也，割臂歃血之盟也。子若欲得之，何不斋乎？'雷公再拜而起曰：'请闻命于是也。'乃斋宿三日而请曰：'敢问今日正阳，细子愿以受盟。'黄帝乃与俱入斋室，割臂歃血。黄帝亲祝曰：'今日正阳，歃血传方，有敢背此言者，反受其殃。'雷公再拜曰：'细子受之。'黄帝乃左握其手，右授之书，曰：'慎之慎之，吾为子言之……'"由此可窥知一二。

通过这样一种近乎巫术的仪式结合而成为师徒，形成了医学团体神秘的色彩，然而，其不仅体现在拜师仪式上，对所传授的医学内容本身也加以神秘化，在当时称之为"禁方"。《史记·扁鹊仓公列传》与《史记·封禅书》均有提及，如"长桑君亦知扁鹊非常人也。出入十余年，乃呼扁鹊私坐，间与语曰'我有禁方，年老，欲传与公，公毋泄。'"这种禁方授受传统的特色即师徒之间一对一个别传授，淳于意与公孙光、阳庆之间亦是此例，但较为特殊的是一徒受于两师的情况，即仓公淳于意拜公孙光、公乘阳庆为师。公孙光在授技之后，叮嘱他"毋以教人"，淳于意应诺"得见事侍公前，悉得禁方，幸甚。意死，不敢妄传人。"而公乘阳庆则令他"尽去而方书"，然后方予传授。

而从传承的次第来看，又分为一次尽传和分次渐传，扁鹊、淳于意属于前者，然禁方传授多属分次渐传的模式。扁鹊拜长桑君为师，后"乃使弟子子阳厉针砥石，以取外三阳五会……乃使子豹为五分之熨，以八减之剂和煮之……"[1]，这时的师徒传承脉络已改变以往"一线单传"的局面，构成了"长桑君—扁鹊—子阳、子豹、子同、子游、子仪、子越、子术、子荣"的师承传授网。仓公也是择人而传不同技术，学生各得仓公之一体，收宋邑、五禹、冯信、杜信、唐安为弟子，形成了公孙光、公乘阳庆—淳于意—宋邑等人的针灸师承谱系（图1-4）。如此，说明了春秋战国时期确实存在着医家的师徒传授模式，且在传承的方式上摆脱了"一线单传"的模式，发展成为师徒传授网。

长桑君—扁鹊—子阳、子豹、子同、子游、子仪、子越、子术、子荣
公孙光、公乘阳庆—淳于意—宋邑、五禹、冯信、杜信、唐安
涪翁—程高—郭玉
华佗—樊阿、吴普、李当之
李亮、僧坦—李修
隐沙门—崔彧

**图1-4　师徒相授传承谱系图**

以后的师徒传授模式在选徒标准、拜师仪式和教学方法上都多少继承了这一时期的特点，同时也有新的发展。老师对学生的考察仍是非常严格和慎重的，如《后汉书·郭玉传》载，针灸学家涪翁将医术传授给程高，"弟子程高，寻求积年，翁乃授之"。随着师徒传授模式的发展，不但老师很注重对学生的选择，而且强调学生择师的重要性，如《晋书·葛洪》载葛洪师从郑隐，后师从南海太守上党鲍玄，其于《抱朴子》中曾强调择师的重要性，"承师问道，不得其人，委去则迟迟冀于有获，守之则终已竟无所成。虚费事妨功，后虽痛悔亦不及已"。又"前世不忘今之良鉴也，汤武染身伊吕，其兴勃然，辛癸染乎推崇，其亡忽焉，朋友师傅尤宜精简，必收寒素德行之士。以清苦自立。以不群见惮者，其经术如仲舒桓荣者，强自若龚遂王吉者。能朝夕讲论忠孝之至道。正为证存亡之轨迹，以洗灌垢涅，闲邪矫枉，宜必抑

情遵宪，法人德训者矣"。但也充分考虑到生徒的自主性，"良匠能与人规矩，不能使人必巧也，明师能授人方书，不能使人必为也"。

汉代以后，师徒相授的传承模式可分为"亲炙"与"私淑"两种。"亲炙"是指耳提面授，得为师者当面指教，其中充满神秘仪式的口耳相传主要表现在铃医群体；"私淑"则是指仰慕某人医术，以其著作为师，在学术上遥承该人衣钵。当医学书籍大量的版刻印刷后，"私淑"弟子颇为常见。

针灸作为一门传统医学学科，有其自身知识体系，且具有技艺的某些特征，而师徒相授即在此很强技艺传授性行业的发展需求下逐步形成，在薪传过程中日趋成熟。此种模式充分发挥了师徒双方的积极性，老师言传身教，因材施教，学生继承老师独特的临床经验与学术思想，学习内容明确，缩短了成才周期。如彭城的樊阿师从华佗学习针灸，"凡医咸言①背及胸藏之间不可妄针，针之不过四分，而阿针背入一二寸，巨阙胸藏针下五六寸，而病辄皆瘳。"一般的医生都说背部和胸部脏腑之间不可以乱扎针，即使下针也不能超过四分深，而樊阿针刺背部穴位深到一二寸，在胸部的巨阙穴扎进去五六寸，而病都痊愈了，说明樊阿继承了华佗针派独特的临床经验。

## 二、家族传承

家族传承，其出现亦早，《礼记·曲礼》中已有"医不三世，不服其药"的记载。在一定的历史时期，于"官职世袭"的社会形态下，家族传承与官方教育的界限并不那么泾渭分明。读《周礼·考工记》，其中用"筑氏""冶氏""鬼氏"称呼百工，说明春秋战国时期个别职业已经发展成为家业了。但对于医学来讲，医为"百工之属"，大概亦是如此由某些氏族来执掌，并在家族内部传承着相应的知识、职位与权利。后虽此种社会形态逐渐瓦解，但家族传承模式仍可为具有血缘关系的继承者提供种种获得知识的便利条件，如耳濡目染、言传身教之影响、前辈藏书与心得之继承、相关知识圈的接触与关照等。

时至魏晋南北朝时期，家族传承的针灸医学传承模式非常繁盛，范行准先生称其为"门阀的医家"。如东海徐氏家族，八代业医，"熙好黄老，隐于秦望山，有道士过求饮，留瓠芦与之曰：君子孙宜以道术救世，当得两千石。熙开之，乃《扁鹊镜经》一卷，因精心学之，遂名震海内。"其传承次序大致如下（图1-5）：徐熙是徐氏医学世家的创始人，以学习《扁鹊镜经》起家；其子徐秋夫工医擅治，从大量史料记载赞誉其医术精妙"按穴针鬼"[2]；徐秋夫的儿子徐道度、徐叔向，皆能精其业，文帝称徐道度治病"无不绝验"[3]；而徐道度的儿子徐文伯，"善医且兼有学行，倜傥不屈意于公卿"[4]，其与宋后废帝出游时，为遇到的孕妇进行了针刺引产，记载了历史上最早的针刺引产术；徐叔向儿子徐嗣伯，"字叔绍，亦有孝行，善清谈，位正员郎，诸府佐，为临川王映所重"[4]。徐氏医术传至第四代徐文伯、徐謇、徐嗣伯时，其家族无论在政治地位上还是在医术水平上都有了一个新的发展。徐氏成员开始在政治上崭露头角，活跃于上层"帝王之家"，居朝官，倍受皇氏宠信。在医术上，他们凭借多年的家学和行医心得将其系统化、理论化，并著书立说，表明了徐氏医学水平的提升。但自徐之才后，徐氏家族传至第七代以后，均多无才能而渐不如父辈们。徐氏家族的衰亡，除了徐氏

---

① "咸言"应为"箴言"。

子孙个人因素外，很大一个原因是伴随着南北朝的衰亡和隋朝的建立，门阀贵族势力衰败，徐氏家族也由盛而衰，终在隋初离开了历史舞台和它的辉煌时期。

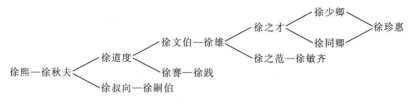

**图 1-5　徐氏家族传承谱系图**

　　魏晋南北朝时期，除徐氏家族外，还有其他针灸医学世家，如《北史》载，李亮、李修、李元孙父子三人；许道幼、许智藏祖孙；许智藏族人许奭、许澄父子等。

　　至宋代，江西席氏亦是针灸医学世家，《针灸聚英》载："按席弘，江西人，家世以针灸相传者"，刘瑾的《神应经》记载有"梓桑君针道传宗图"。席氏家族传承谱系图见图 1-6。

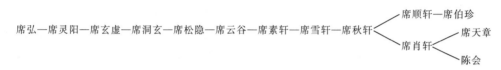

**图 1-6　席氏家族传承谱系图**

　　从席弘至第十世孙席肖轩，代代家传针灸。席肖轩除传子之外又传给门徒陈会，由家族传承改为师传，并由单人传习扩大为多人传习。陈会传徒 24 人，南昌刘瑜、刘瑾兄弟是其中的佼佼者。该时期亦有《宋史》载庞安时"幼时聪颖过人，从父习医，并研究黄帝、扁鹊脉书"。

　　针灸家族传承模式是一个以血缘关系远近来决定外向扩展的同心圆结构，此后家族传承模式已不再局限于血缘关系，出现了家族传承、师授两种方式兼备，如图 1-7 所示。

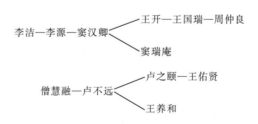

**图 1-7　家族传承、师授兼备传承谱系图**

　　综上所述，针灸家族传承医学有一定血缘优势，习医者从小就在良好的医学氛围中成长，这样会培养习医者浓厚的学习兴趣。父辈对子辈的教习也会不遗余力，能尽传家族秘方，对医疗经验的继承与发展有促进作用，但不可避免容易出现门户之见，缺少多方面阅历和尝试，视野不够宽阔。

### 三、自学

师徒传授模式和家族传承模式都是在较小的范围内展开，在各个已形成的师徒或家族传承团体之间也没有多少交流活动，古代医学教育的这一保守性遭到了历代医家的批评，如孙思邈就有切齿之论"各承家技，终使顺旧""不念思求经旨，以演其所知"。这种对师徒传授和家族传承模式的反思，都要求医学教育的模式要打破原来的壁垒，在更大范围内开展。

随着造纸术和印刷术的发明推广，官方医学的收集与整理为习医者自学提供了较为准确和丰富的文献，开启了学医之门。自学的模式产生以后，大量的著名医家都是通过研读医书、自学成才的。正如谢观所言"其中绝不知何时，然亦必当汉魏之际，故后此治医学者，若皇甫士安，若陶弘景，皆无复口说可承，而徒求之于简编也。其蒐讨掇拾之功最巨者，于隋则有巢元方，于唐则有孙思邈、王焘，此医家义疏之学也"。

自学者大多具有一定的文化素养，可以直接阅读历代医学典籍，掌握医学基本理论知识，也较容易贯通实践经验。如甄权，因母亲常年体弱多病，与其弟甄立言一道潜心学医，广泛涉猎方书，行医济世，在针术与脉理方面的造诣颇深。再如《北齐书·马嗣明》记载马嗣明"河内人。少明医术，博综经方，甲乙、素问、明堂、本草莫不咸[1]诵。针灸孔穴，常与《明堂》不同"；《宋史·王克明传》记载王克明"自读《难经》《素问》以求其法，刻意处药，其病乃愈"。各类医书所囊括的知识肯定不是单一的，包括了各个派别的观点，学习者通过对医书的学习，可以接触到各种派别之间不同的观点，比较他们之间的优缺点，从而选择较为适合自己的学习方法，这在促进医学派别之间交流的同时，也有利于学生对医学知识的掌握。

# 第二节　官办教育授受

原始社会末期，我国就有了学校的雏形，即"成均""虞庠"之学，虽不是后来专门意义上的学校，却是引领上古先民步入文明开化时代的重要途径。夏商周时期，朝廷垄断着知识和教育资源，文化典籍及礼乐器具皆存于官府中，由官吏掌管，世代相传以教贵族子弟，民间无著述文字，称之为"学在官府"。官办教育脱胎于"学在官府"的思想，加之与行政制度的高度相关性，使得官办教育在教育内容、教育方法和管理制度上都相对规范。正式的中医学官办教育则开始于南北朝时期，而明确的针灸独立分科是从唐代开始，自此针灸学科有了稳定的教育与管理组织。

## 一、针灸官方教育的萌芽（魏晋南北朝）

太医署是古代最高的医政管理及医疗机构，早在西晋时期便已设立，当时的名称是医署，太医署之名从南朝刘宋始有。刘宋时期的太医署隶属于侍中寺，设有太医令、太医丞各一人进行教学管理。元嘉二十年（公元443年），太医令秦承祖奏请朝廷设置医学校，开创了我国由官方出面组织的学校式医学教育之先河。元嘉二十四年（公元477年），北魏效法刘宋开展

---

① "咸"应为"箴"。

官方医学教育，并设太医博士和太医助教专掌医教，为以后官方医学教育的兴盛起了先导作用。一般认为南北两朝分别在这一时期出现的"医学"之设，医学博士、助教之职，代表着中国官方医学教育之滥觞。

北魏至唐代，太医署皆隶属于太常寺管辖。太常寺是中国古代掌管礼乐的最高行政机关，太常的属官有太乐、太祝、太宰、太史、太卜和太医六令丞，分别执掌音乐、祝祷、供奉、天文历法、卜筮和医疗。将太医署划归至太常寺，其实是明确了把医作为"术"的归属。隋太医署为全国最高的医学教育机关，医学教育主要由太医令负责，设有医博士、按摩博士、祝禁博士，但没有针博士，隋代的针灸由医博士教授。由此，针灸在官方已经开始教授，但仍处于萌芽阶段。

## 二、针灸官方教育的确立（唐代）

唐承隋制，但太医署规模有所增加，且更臻完备。针灸作为医、针、按摩和咒禁4个部门之一首次被专门提出，并设置针博士1人，针助教1人，针师10人，针工20人，针生20人。关于针博士、针助教、针师的官职及职责，《新唐书·百官志》载："针博士一人，从八品上；助教一人，针师十人，并从九品下；掌教针生以经脉孔穴，教如医生。"有关唐太医署各科人员数目，《唐书》《志》《大唐六典》等记载均不一致，惟针科人数几书记载相同，均为52人，说明当时针科编制较为固定，针灸教育作为专科已相对成熟。同时，针灸教育已不限于宫廷，而是遍设于全国，在各州府设有医学，类似太医署的设置。其中也包括针灸教育，其对于针灸医学在全国范围内的推广有重要作用。

唐太医署在选拔学生方面有明确规定，复原唐令第1条："诸医生、针生、按摩生、咒禁生，先取家传其业，次取庶人攻习其术者为之。"可见唐太医署择生时首选有家学渊源者，这是官方医学教育机构"服从"于医界惯例之反映，其规模、办学指向均较为狭窄。而复原唐令第9条："诸有私自学习、解医疗者，召赴太医署，试验堪者，听准医、针生例考试。"反映出唐代官方医疗机构在自己的教育体系之外，注意从社会上吸纳有私学、家学功底者，准许他们直接超越学校教育阶段，与医、针生共同参加遴选，补充医疗机构之不足。博士之选亦是如此，复原唐令第11条："诸教习《素问》《黄帝针经》《甲乙》，博士皆案文讲说，如讲五经之法。私有精达此三部者，皆送尚书省，于流内比校。"可见博士之选亦重视社会人群，尤重精于医学理论书籍者。

针科教育课程设置，不但有《黄帝针经》《针灸甲乙经》《明堂脉诀》《流注偃侧图》《赤乌神针经》及针灸经络腧穴图谱等针灸医著，还有《内经·素问》《神农本草经》《脉经》等经典医著。说明对于针科学生来说，不但要学习针灸专业课程，中医经典课程也同等重要。在具体的学习过程中也同样体现了这一点，如针生首先学习经脉孔穴，然后学习浮、沉、滑、涩等脉象和九针的补泻方法。在用针治病时，要求必须首先审查五脏的有余和不足，然后才能决定采取补或泻的方法。唐代太医署的教学已注意到医学理论与临床实际相联系。如学"明堂"时，必须检图即能认识孔穴。除理论学习外，还有临床实习。无论医师、医正、医工等为人治病时，必须记录其治疗效果，并以此作为考试的根据。

在唐代，考试制度已相当成熟。学习结束时应参加考试，内容主要出自所学医著中，考试分月试、季试、年终总试等。月试由博士出考题主考，季考由太医令、丞出题主考，年终考试由太常丞出题主考，考试不及格者，可补考，补考仍不及格者，两年内令其退学。学员人数 120~300 人，若考试成绩突出，医术已经超过现任医官者，准其毕业，且听从候补，拟予录用。所有考试及录用医生的方法完全遵照国子监的制度实行。

### 三、针灸官方教育的改革（宋代）

由于得到最高统治者的普遍关心，以及王安石变法的影响，宋代的针灸医学教育确实出现了许多的改革与进步。宋初，医学教育"考"重于"教"，为提高医学的理论水平，对医官进行考核以择优黜劣，并有新式的针灸教学与考试用具的出现。宋仁宗特诏令翰林医官王惟一主持铸造铜人两座，并撰《铜人腧穴针灸图经》以供针灸考试之用。针灸科学生在学完规定的针灸专业课程后必须进行考试，而考试的标准则以"铜人腧穴针法"为准，这样做既是统一考试标准，又是为了保证考试质量，提高可信度。

其后逐渐开始重视教育，自宋仁宗庆历四年（1044 年）开始，诏国子监于翰林医官选医师讲说《素问》《难经》，召京城习医生徒听学[5]，同时，于太常寺建太医局，培养医师，学习《素问》《难经》、脉候、修合药饵、针灸等，并明令规定：凡医师未经太医局师学，不得入翰林院。熙宁九年（1076 年），王安石改革中医教育，将太医局从太常寺中分离出去，不仅在职官中置太医局设太医院，更建立了大规模的针灸医学教育机构，全国各州、县都仿效太医局开办包括针灸在内的各级医学教育机构，并从现任官员中选拔精通医术与文章者兼任医学教师，一切制度均仿效"三舍法"。"三舍法"是将学生按成绩排队进行升格，分"外舍""内舍"和"上舍"三档，学习成绩优良者可择优升格，先由"外舍"升入"内舍"，再由"内舍"升入"上舍"。

宋代在医学分科上较有趣，《天圣令·医疾令》原令文第 1 条提到宋代医学分科为"大小方脉、针科、灸科、眼科、风科、疮肿科、咽喉科、口齿科、产科、禁科、金镞科、伤折科"，在制度上首列"灸科"，灸疗逐渐被纳入官方医学的范围内，元代官方医学中有针灸科，明代十三科中亦有"针灸"。

宋代教学采取"三舍升试法"分级教学，学习期间参加临床实践，轮流为太学、律学、武学的学生及各营将士治病，其治疗效果要填表记录在案，年终评定成绩优劣，对于成绩优异者给予奖励。奖级分三等，上等不超过 20 人，月奖十五千钱；中等不超过 30 名，月奖十千钱；下等不超过 50 名，月奖五千钱。对于成绩很差的学生实行淘汰制，体现了优胜劣汰原则。在课程设计方面，针科开设有《素问》《难经》《诸病源候论》《龙树论》《神农本草经》《千金翼方》《针灸甲乙经》等课程。

### 四、针灸官方教育的严格化（元代）

元代太医院是独立的最高医药机关，既管教育又管医政，权力较宋太医院大，其最高行政长官为正二品官。元代各州、县设医学，命各地行政官员检察医学，并由太医院统一下发各科教学内容和考试标准。元代医学始分十三科，太医院应设 13 科，合并后只有 10 科，即大方脉杂医科（内科）、小方脉科（小儿科）、风科（神经精神病科）、产科兼妇人杂病、眼科、口齿兼咽喉科、针灸科、正骨兼金镞科、疮肿科及祝由书禁科。

元代还设有专管医学教育的医学提举司，凡属考校各路医生课义、试验太医官、校勘名医撰述的文字、辨验药材、训诲太医子弟等，都属于它的职务范围之内，并兼理各处所设医学提举和副提举。元代在各路、府、州、县设立医学校，校址即在各州县的三皇庙内。依照儒学体例，设教授、学录和学正各 1 员。上州、中州各设教授 1 员，下州设医正 1 员，各县设教谕 1 员。各科医生均应学习《素问》《难经》与《神农本草经》，针灸科还要学习《圣济总录》中 191~194 卷（即针灸门）。此外，须通四书，不通者不得行医。

元代的医学教育相当严格，堪称法制的典型。第一，对于医学生，"每月试以疑难，视其所对优劣，量加劝惩""凡随朝太医及医官子弟及路府州县学官，并须试验""其随路学校每岁出降十三科疑难题目，具呈太医院发下诸路医学，令生员依式习课医义，年终置簿解纳，送本司以定其优劣焉"。第二，"学规"甚严，纳入刑法之中。"诸各路医学大小生员，不令坐斋肄业，有名无实，及在学而训诲无法、课讲鲁莽、苟应故事者，教授、正录、提调官罚奉有差。诸医人于十三科内，不能精通一科者不得行医。太医院不精加考试，辄以私妄举充随朝太医及内外郡县医官；内外郡县医学，不依法考试，辄纵人行医者，并从检察御史廉访司察之。"大德九年（1305 年），针对当时的"各路虽有医师，学亦系有名无实"状况制定了"医学官罚俸例"。如此严格的医学管理制度，可考查医生的本领，革除假冒医生的流弊。

## 五、针灸官方教育的普及（明代）

明承袭元制，设立专门的教育与管理机构，中央有太医院，各府、州、县设置医学，促进了针灸医学教育及医政管理的发展。明代设立的太医院是国家级的医药教育机构，据《明史·职官志》载："太医院掌医疗之法。凡医术十三科，医官、医生、医士专科肄业。曰大方脉、曰小方脉、曰妇人、曰疮疡、曰针灸、曰眼、曰口齿、曰接骨、曰伤寒、曰咽喉、曰金镞、曰按摩、曰祝由。凡医家子弟，择师而教之，三年五年一试再试三试乃黜陟之。"上述史料表明，明代太医院设 13 科，针灸仍为其中 1 科。

明代规定学习的教科书为《素问》《难经》《脉诀》和各科紧要方书，医学生必须熟读详解。但这些书不易读懂，因此刘纯于洪武二十一年（1388 年）著有《医经小学》，其中包括本草、脉诀、经络、病机、治法和运气共 6 卷，将医学知识撮要编成韵语，便于初学。万历四年（1576 年）李梴编《医学入门》，仿《医经小学》编成韵语，并且在下面加以注解。首先是释方，其次为历代医学姓氏、诊断、针灸、本草、内科、女科、小儿科和外科。虽然《医经小学》和《医学入门》并非作为太医院学习的教科书，但当时一般医生都将它作为入门的教本。

明代医生的教育主要是家传世业，凡属医家子弟选入太医院学习，推选堪任教师的 2 人或 3 人，教习医术。明代并无医学入学考试制度，学生的来源是从医家子弟中挑选，但每隔 3~5 年要举行考试，三试不及第者即淘汰之。明代各府、州、县均设置医学，执掌地方医学教育，针灸学也列入其中。但对于地方医学教育，明代不如元代重视，只设考官主持考试。明代无论中央和地方设立的教育机构，都以考试来选拔医官，并作为量材取用的标准。如《明史·凌云传》就有"孝宗闻云名，召至京，命太医官出铜人，蔽以衣而试之，所刺无不中，乃授御医"的记载。

## 六、针灸官方教育的衰落（清代）

受清政府废止针灸科及西学传入的影响，针灸教育受到严重摧残，针灸教育与管理可分为两个历史时期，1644—1822 年是一个相对稳定和有所发展的时期；1822 年，清政府下令"太医院针灸一科，着永远停止"，此后，针灸医学便处于日趋衰落的境地。

前期，清太医院有教习厅负责医药教育，将其分为内教习与外教习两种，同治五年（1866 年）更名为"医学馆"。内教习为教授内监之习医学者，外教习为教授普通平民及医官子弟之习医学者。太医院开始有 11 科，包括针灸科在内，1797 年太医院将 12 科缩减为 9 科，其中仍有针灸科。清代前半期的针灸教育仍有官方教育的成分，各府、州、县设置医学，主管地方医学教育。1822 年以后，由于清政府下令太医院废止针灸科，故针灸教育之责完全流入民间。

课程设置方面，清代与明代要求大致相同，但实际上所习课目主要是《医宗金鉴》《类经》《类经图翼》及《本草纲目》，而至晚清考试则多从《医宗金鉴》出题。1742 年，吴谦等撰《医宗金鉴》，其《医宗金鉴·刺灸心法要诀》不仅继承了历代前贤针灸要旨，并且加以发扬光大，通篇歌图并茂，自乾隆十四年（1749 年）以后定为清太医院医学生必修内容。从清代的针灸文献看，也是受《医宗金鉴》《类经图翼》影响最大，许多针灸书实际上就是从此两书化裁而来。凡到太医院学习者，通常要经六品以上同乡官员推荐，满人要经该管佐领推荐，并由本院医官作保，由首领官面试，粗知医理且通晓北京话，合格者方可入学，称为医生。入院学习后，称为肄业生。一般肄业生学习 3 年期满，由礼部堂官主持考试，合格者标为医士，不合格者继续肄业，以待再考。凡肄业 1 年以上，经季考 3 次，名列一等者，遇粮生有缺，可呈报礼部递补，不再考试。

清代医学教育值得一提的是，光绪三十四年（1908 年）太医院使张仲元奏请开办太医院医学堂，以培养新型的中西医高级人才。学生分为"中学班""高等班"两班，每班各 60 人，其中中学班 5 年制，学习科目以中医传统课目为主，兼学西医基础知识；高等班为 8 年制，主要学习西医课目，兼学中医临床及中医基础，并且制定相应的《太医院开办医学堂章程》，明确提出"智育、体育、德育三者并重"。在当时的历史条件下，能够提出培养智、体、德并重的中西医学结合通才的培养模式，的确是一个创举。不过从时间上看，第一届学生都未能毕业。

鸦片战争后，随着洋务运动创办新式学堂和大批教会学校的涌现，官方医学教育形同虚设。清末壬寅学制和癸卯学制颁布之后，一场教育改革呼之欲出。光绪帝在 1903 年，接受时任太医院院使张百熙《钦定京师大学堂章程》的提议，命令张之洞负责创建京师大学堂的相关事宜，并于同年五月颁布《奏定京师大学堂章程》。大学堂共分为八科，其中第四科为医科，分为医学和药学两个门类，医学教育主要以教授西方医学、医药为主，中医学、医药的内容也有涉及，不过中医学教育的地位已经下降。1907 年，京师医学馆改为京师医学专门学堂，中医学和西医学分开教授。由于没有足够的办学经验，无法厘定中医学教育和西医学教育中的各门科目教学章程，所以政府当局将京师医学专门学堂的学生全部送往日本留学，官办的中医学教育至此终结。

针灸官方教育于魏晋南北朝时期萌芽，历经了隋、唐、宋、元、明、清等朝代的发展，形成了较为完整的体系，尤其是在教育机构的设置、教学方法与课程设置等方面，呈现出了较为清晰的发展脉络。但总体来看，针灸官方教育并没有形成大的规模，仅以满足统治阶层的需求。而民间的针灸医疗重担就落在了民间医生的身上，其医学教育主要通过师徒相传、家族传承或自学等方式完成，由于这些教育方式的分散性和个体差异性，致使民间教育缺乏系统性和规范性。民间的针灸教育模式具有很强的现实价值，能充分发挥师徒双方的积极性，有利于技术的继承。

（赵　玲　岗卫娟）

## 参考文献

［1］司马迁. 史记［M］. 北京：中华书局，2011：2437.
［2］［明］彭大翼. 山堂肆考［A］. 文津阁四库全书（324 册）［C］. 北京：商务出版社，2005：590.
［3］［唐］李廷寿. 南史［M］. 上海：中华书局出版社，1975：838.
［4］［唐］李廷寿. 南史［M］. 上海：中华书局出版社，1975：839.
［5］宋会要辑稿·第 72 册［M］. 北京：中华书局，1957：2878.

# 第五章　历史上的针灸国际交流

　　针灸在我国本土传承与发展的同时，也受到周边国家的青睐和崇尚。针灸技术对外传播早在秦代就已经开始，但其交流尚处于萌芽状态。直到汉晋时期，针灸理论与技术水平进一步提高，出现了《内经》《难经》等一批医学典籍，才正式拉开了古代针灸对外传播的序幕。随着中外文化与科技的交流，许多针灸古籍漂洋过海，为异域他国患者祛除痛苦，并入乡生根，历代流传。站在学科史的角度来看，针灸学的发展不仅仅只有中国的参与，日本、朝鲜、越南等国早先亦学习中国针灸并将之与本土医学融合，部分技术与理论也回输至中国，参与了针灸知识的演变过程。

## 一、针灸对外传播的萌芽（南北朝之前）

　　南北朝时期，随着对外经济、文化交流的发展，中国医学已开始向国外传播，如与伊朗、丹丹国、印度等进行过医学交流。但我国的针灸交流或许可能更早，公元前 3 世纪，秦始皇遣徐福等人带了 3000 名童男童女入海求仙，止于扶桑（日本），因徐福等人中有熟识医学者，或将包括针灸在内的医术传至日本；越南史书亦记载，公元前 257 年，中国医生崔伟在越南治愈了雍玄和伍修的虚弱证，所著的《公余集论》一书也流传于越南。可见，秦汉之际已有小范围的针灸对外交流。

　　公元 500 年，葛洪的《肘后备急方》一部分流传到日本，其中的针灸内容也因之传入。公元 541 年，梁武帝应百济王朝的请求，派陆翌和工匠、画师、医师赴百济传播经义、阴阳五行理论以及药物知识等，医师将传统的医疗技术传到了朝鲜。在医事制度上，百济也仿照南北朝时期的医药分工设立太医丞和药藏丞作法，设置了医博士和采药师[1]。公元 552 年，梁文帝就曾赠予日本天皇一套《针经》，此书后来赐给纪河边多兔麿[2]，为日本从中国获得的第一本中医古籍；公元 561 年，知聪携大批医书，如《神农本草经》《脉经》《明堂经》等共 164 卷赴日路经高句丽，故在该地传授医学一年余[3]，朝鲜由此接受中医学；公元 562 年，知聪至日本，是为针灸典籍传入朝鲜、日本之开端。

## 二、针灸对外交流的兴起（隋唐至宋元）

　　隋唐时期，中外文化交流频繁，针灸对外传播速度加快。宋代也是一次针灸对外交流的高潮，不仅有使节的往来，医书的赠送，还有诸多宋代太医、民间医生到异国治病、教学，从而促进了针灸医学的传播。

　　首先，接纳留学使节。公元 608 年，日本天皇派遣惠日等人前来中国学习传统医学知识，学成之后带回大量医学著作和医疗经验，包括针灸学内容。在日本原始治疗方法中，即有

"破身治病"的放血疗法，针灸著作传入日本之后，受到日本朝廷的欣赏与重视，故派遣纪河氏到新罗专门学习针术，于公元642年学成归国，成为日本最早的"针博士"[4]。其后，日本正式任命遣唐使19次，而确实到达中国的有12次[5]，其间大批医师随使节来往于中日之间，将针灸医学相关书籍与技术带回日本。公元838年，日本名医菅原梶成来中国留学，回国后被日本国命为针博士，后成为天皇侍医。高句丽、百济、新罗学生亦来我国求学。

其次，针灸书籍与医学制度的传输。新罗在唐代的帮助下统一了朝鲜，由于不断派遣子弟来中国求学，其医事制度亦仿唐代。公元693年，新罗置医学博士2人，引进《神农本草经》《针灸甲乙经》《明堂经》《脉经》《素问》《针经》《难经》等典籍教授学生[6]。公元701年，日本文武天皇颁布《大宝律令·疾医令》，其中的医事制度、医学教育、医官等设置完全采用唐制，医官中设针博士1人，针师5人，针生20人，医生、针生分科习业，医生必修《针灸甲乙经》《脉经》《小品方》《集验方》，针生必修《素问》《针经》《明堂》《脉诀》《流注经》《偃侧图》《赤乌神针经》等。公元757年，《黄帝内经太素》传至日本，该书多处论及针灸。

唐末宋初，高丽王朝继承新罗医事制度，仿唐制设置机构，授予职衔，实施教育和医科科举制度。公元930年，自西京（今平壤）始全国范围内设置医学院培养医生，为医科科举的设立奠定了基础，医学院的设立也扩大了针灸教育的影响范围。公元989年设太医监负责医学教育、医疗行政以及医科科举，参加科举考试者必须掌握《针经》《难经》《灸经》等医书内容，才能通过选拔成为宫廷医生。除医业外，医科科举另选拔呪噤师，呪噤师之概念引自隋唐，所考科目为《脉经》《刘涓子鬼遗方》《痈疽论》《明堂经》《针经》《神农本草经》，已有向外科转化的趋势。医业与呪噤业均考核《明堂经》《针经》等针灸内容，足见针灸之重要。公元997—1009年，高丽的医官制度中设医针史一人，说明当时已设立针科。

最后，向他国派遣医者。宋仁宗（1023—1063年）年间，开封人慎修及其子慎安之去高丽从医，并传授汉医学；宋熙宁三年（1070年），高丽向宋代索求精通医学、药材方面的专门人才"以救国人"，宋即遣之；1072年，宋神宗遣医官王愉等赴高丽访问；1078年，高丽王遣使入宋求医，次年宋帝即派翰林医官邢慥赴高丽；宋崇宁二年（1103年），宋朝廷应邀派医官牟介等去高丽讲授医学，1118年又派翰林医官杨宗立等前往高丽，分科讲授医学并行医。如此，针灸医学不断向高丽传播，扩大了针灸医学在高丽的影响力。

借助以上有力的对外交流的举措，针灸学在东亚各国得以传播并产生了很大影响。如公元984年，丹波康赖根据中国医籍编成《医心方》30卷，书中除丹波氏附加的按语外，基本都是摘引中国宋代以前的医学知识，卷二专论针灸，可见当时针灸学在日本医学界的重视程度。另外，随着印刷术传入朝鲜，朝鲜对收藏的针灸进行了翻刻。由于国际交流甚密，朝鲜和日本均保存有我国大量久已亡佚的针灸医书，如1092年高丽使者黄宗愨入宋献《黄帝针经》[7]；滑寿《十四经发挥》的回归，均得益于当时的交流。

值得注意的是，元代时期传入了较多的阿拉伯医学，形成了回族医药与汉医药并重的局面，其中《回回药方》是反映元代与阿拉伯医药交流的代表作，是东西方医药交流与融合的结晶。回族医学传入中国时，针灸亦在阿拉伯国家传播，尤其是在伊利汗国广为传播。1295年继位的合赞，患病时常让中国医生治疗，1304年"合赞得眼疾，中国医师在其身两处放血以疗之。[8]"13世纪末到14世纪初，伊利汗国的拉施德编译了一部波斯文的《伊儿汗的中国科学宝藏》，将针灸医学传播到这个地区。

## 三、针灸对外交流的扩散（明清时期）

明清时期，海陆丝绸之路繁荣，对外交流增加，中外针灸交流主要有三条途径：东亚各国医生来中国学习并著书立说，为针灸文化的交流和发展作出贡献；郑和下西洋，促进中国与南太平洋、印度洋沿岸各国的针灸交流；西方传教士来华，推动中西医药文化交流。因此，较之前针灸对外交流的范围扩大，已不仅仅局限于日本、朝鲜等国，与东南亚、欧美等国家和地区的交流逐渐密切。

（一）中日、中朝交流日益兴盛

1378年，日本竹田昌庆收集诸多医学秘本和针灸铜人、针具等回国，其后日本僧医月湖、田代喜、金持重弘均在中国学习针灸多年，收集针灸资料。另有民间师承谱系延续至日本形成流派，一派以师承明人吴林达的江赖明为代表，另一派以师承明人琢周的吉田意体为主，均以针术闻名于日本。

中日针灸医家的相互交流推进了日本本土针灸医家对两国针灸学术与临床的融合，例如直濑道三编撰的《针灸集要》《指南针灸集》，为日本编撰针灸专著的开端。进而，冈本一抱的《针灸拔萃大成》汇集了中日针灸之精华，对针灸的日本化作出了巨大贡献；御园氏后代本乡正丰以手册的形式记载针灸要点，编著了《针灸重宝记》；营沼周桂著《针灸则》简化了针灸的临床治疗，其出现使日本针灸更加简便实用。同时，日本还在针法上进行了创新，形成了杉山和一的管针法与吉田派的捻针法、御园流的打针法并称的日本针灸三大针法，时至今日，管针法在日本仍广泛应用于临床治疗[9]。

1409年，朝鲜济生院教授仓库宫司选拔侍女、童女学习诊脉及针灸，派往各地协助医官为妇女诊病，催生了朝鲜时代独特的医女制度；1418年，朝鲜使者吴直携太医院彩绘针灸铜人图二轴回国，刊行全国。其后，朝鲜在针灸医事制度上公布了诸多政令。1430年，规定了针灸专业习用书目为《素问》《难经》《针灸经》《补注铜人经》等，医学生考试用《铜人腧穴针灸图经》《资生经》《十四经发挥》等；1475年，在医科科举中已另行选拔针灸专门医，诸多政令改革，对针灸人才的选拔与考核严格化有利于针灸的本土发展。

另外，还对中朝针灸进行了官方整理。1413年，李朝命俞孝通等人编撰《乡药集成》，命金礼蒙等撰《医方类聚》，均为中朝两国集大成之作。《乡药集成》载针灸内容1479条，附针灸治疗方法；《医方类聚》虽无专篇阐述针灸，但具体疾病之下必有针灸疗法。1449年，内医院官金循义与司直共同编撰《针灸择日编集》；1610年，许浚的《东医宝鉴·针灸篇》问世，包含了中朝两国的针灸临床治疗经验；1644年，太医许任著《针灸经验方》，它是朝鲜自编的第一部针灸专著，后又相继传入日本和中国[10]。由此，在中朝两国不断交流之下，朝鲜逐渐建立了虽源于中国传统针灸学但具有朝鲜特色的针灸学，实为针灸海外传播的一大硕果。

（二）针灸国际交流的扩大

古代针灸对外传播早期以日本、朝鲜等周边国家为主，与东南亚、欧洲、阿拉伯等国家和地区虽有交流但一直以中药、香药流通为主，甚少涉及针灸。随着海陆交通的便捷，针灸交流范围日渐扩大。

东南亚国家中，以越南最为活跃。14世纪，邹庚使用针灸为陈朝诸侯治病[11]，于1341

年封为御医，后又以针灸之术治愈皇子的半身不遂症、裕宗皇帝的阳痿症等，备受皇帝信任，针灸疗法自此传入越南。明清时期，《内经》《脉经》《医学入门》《本草纲目》《锦囊秘录》等医籍传入，逐渐丰富了越南医学内容，由此，越南开始出现专精针灸的医家，一些针灸专书陆续问世，如阮大能撰写的《针灸歌赋》。

中国针灸传入欧洲主要是通过来华传教士、传教医生和使馆医生等人的介绍。1643年，波兰传教士卜弥格来到中国，在华期间，留意中国医学，选择部分中医理论、脉学与药物学知识编撰成书，在欧洲陆续出版。其有关中医脉学、经络、脏腑等论文被荷兰医生克莱尔整理编成《中国医法举例》于1682年出版，附有经络和脏腑图68幅。1675年，荷兰东印度公司驻巴达维亚（今雅加达）牧师赫曼·巴斯考夫（H.Busschof）的《论痛风》在阿姆斯特丹出版，艾灸疗法第一次作为疾病的治疗方法被介绍到欧洲。翌年，荷兰人布绍夫著的《痛风论集》和德国人吉尔弗西斯著的《灸术》同时出版。1680年，时任英国驻荷兰大使威廉·坦普尔（William Temple）的散文集《杂记》在伦敦出版，其中收录了一篇关于他接受艾灸疗法治疗痛风的文章。因其地位显赫，艾灸疗法迅速引起热议。1676年，巴斯考夫的《论痛风》被译成英文在伦敦出版；坦普尔的《杂记》也于1693年和1694年分别被译成法文和荷兰文相继出版。1683年，德国人哥荷马（J.A.Gehema）出版了《用中国灸术治疗痛风》一书，认为灸法是治疗痛风最迅速、最安全的疗法。1686年，德国医生迈克·伯纳德·瓦伦蒂尼（Michael Bernhard Valentini）著的《艾灸的历史》，介绍了新的艾灸知识，并推荐使用艾灸治疗痛风。荷兰东印度公司船医威廉·登·赖恩（William Ten Rhyne）医生在其1683年出版的《论关节炎》中有一节题为"论针刺疗法"。英国的外科医生约翰·丘吉尔（John Churchill）于1821年报道了关于针灸治疗风湿和中耳炎的方法[12]。

据统计，从18世纪到鸦片战争期间，欧洲国家研究和出版关于中医药的书籍逐渐增多，有60余种，而针灸47种。但在18世纪以后，欧洲人研究和介绍中医学的重点在针灸方面。仅法国，在1808—1821年就出版论述针灸书籍8种，并把灸术从痛风等扩展到内科、外科、骨科、皮肤科、眼科以及其他慢性病的治疗中，英国、俄国的医生则将针刺术应用于某些疼痛性疾病，如风湿病、腰痛、坐骨神经痛等[13]。

美国在19世纪初约有600人到巴黎学医，看到欧洲医生用针灸术治病，从而认识了针灸，其后美国虽有杂志选载有关针刺的论文，并译有《针刺术研究报告》一书，但美国医界并未予以特别注意。俄国此期也有医家研究针灸，1828年，外科学教授查尔考夫斯基（Charkovsky）曾撰文介绍针灸疗法及其本人针治经验；1845年，俄国中医学专家塔塔里诺夫（A.A.Tatarinov）也曾撰文介绍针灸。19世纪后期，法国的达布理（Dabry, P.）、意大利医生达·卡民（Da Camin）、英国的辛普森（Simpson, J.Y）、美国的德里特（Dritt, R.）等先后在一些著作和杂志中介绍针灸知识，还进行过一些临床研究和实验研究，诸如针灸治疗运动神经系统疾病等，反映出清代后期针灸学在欧美已经具有一定的影响。

综上所述，针灸国际交流于秦汉之际已有萌芽，主要与日本、朝鲜等周边国家交往密切；于隋唐、宋代、金元时期日益繁荣，政府通过送医送书、异国派遣学生等举措加强针灸的交流学习，他国将中国针灸视为本土针灸的典范，学习古代中国针灸理论，模仿当时的医政制度，并保存有中国散佚之针灸古籍，如《针经》《十四经发挥》等。时至明清时期，日朝两国在原先学习交流模仿的基础上，逐步加深与本土针灸医学的融合、创新与发展，推动了针灸知识与临床的回输式交流。另外，借由欧美传教士的来华，荷兰与德国开始学习并重视针灸，继而间接地传入英、美、俄等国，使针灸国际交流范围扩大。

（马铁明）

# 参考文献

［1］金斗钟. 韩国医学史［M］. 探求堂, 1966：48.

［2］藤井尚久. 医学文化年表［M］. 日新書院, 1942：14.

［3］坂本太郎等校注. 日本古典文学大系·日本书记［M］. 岩波书店, 1965：126.

［4］藤井尚久. 医学文化年表［M］. 日新書院, 1942：17.

［5］日本学士院编. 日本医学史·第五卷［M］. 日本学术振兴会, 1956：494.

［6］刘广洲. 中朝医学史上的友好关系［J］. 东北卫生, 1952（10）：669.

［7］［元］脱脱. 宋史［M］. 北京：中华书局, 1985：14048.

［8］［瑞典］多桑. 多桑蒙古史［M］. 冯承钧, 译. 北京：中华书局, 1962：326.

［9］肖永芝, 刘玉玮, 张丽君, 等. 日本"针圣"杉山和一生平事迹述评［J］. 中医文献杂志, 2011, 29（5）：45-47.

［10］柳谋雅. 韩国针灸学家许任及其学术思想研究［D］. 北京：北京中医药大学, 2019.

［11］王华, 杜元灏. 针灸学［M］. 北京：中国中医药出版社, 2010：6.

［12］白兴华. 针灸对外传播的分期及各时期的特点［J］. 中国针灸, 2014, 34（11）：1141-1143.

［13］廖育群, 傅芳, 郑金生. 中国科学技术史：医学卷［M］. 北京：科学出版社, 1998：491.

中篇　近代针灸学科的构建

# 第一章　民国时期针灸学科的构建背景

民国时期，东西方的思潮在当时知识界的各个领域都汹涌激荡。在医学领域，19世纪后期到20世纪初，西方近代医学在中国进入了快速成长的时期，解剖学、生理学、生物化学、病理学、微生物学等基础研究，内科、外科、骨科、妇产科、皮肤科等临床各科以及护理学、药学、公共卫生等学科均有了长足的进展；西医教育、期刊著作出版、学术团体等也在此时期建立与发展。这一时期，西医与中医在知识本身与学科建制两个层面充满着论争磨砺，也在互相渗透与影响。

针灸学在清末以来的发展一直处于低谷，在民国时期中西医论争的背景下，由于其技术特性，接受西方医学较中医方脉医学相对较为容易，一方面延续着明清以来的学术理论与实践技艺，另一方面快速吸收着西学的知识与制度，完成了从知识体系到组织建制的蜕变。日本由于近代化过程较早，在明治时期（1868—1912年）日本针灸就已经表现出明显的西学特征。民国时期，日本的针灸医籍传入中国，借助彼时中国的科学化思潮对中国的针灸理论与实践产生了很大的影响。同时，由于学校教育模式的引入，针灸学校也迅速兴起。民国针灸医家借鉴接纳与吸收了西学制度与知识，对针灸学术在体制与学术理论两方面都作了开创性的工作，从而开始了针灸学科的构建历程。

## 第一节　学术组织的初步建制

针灸是中国最为传统的医疗技艺之一，从古至今，其传承形式、执业方式、从业人群以及理论形态与内涵都在不断地演变，而且每一个时代都有其独有的特点，但是民国时期的变革之剧是前所未有的，民国的针灸从组织形式上发生了根本的变革。

### 一、组织与传承

古代的针灸传承方式以师徒授受为主，虽说官方也组织针灸教学与考试，但并非主流。而且，历代文人以儒学为正统，目医为小道或者学问之余绪，所谓"不为良相，便为良医"只是举业失利之后的无奈之辞。师徒授受的传承方式较适合小农经济的业态，其结果是虽然医者各有家技，但是很难有统一的学术认同。这一适用于田园牧歌式生活的学术传承方式一直持续到19世纪中期，彼时的中国国门已经打开，1862年开办的京师同文馆已经有了新式的医学教育。1885年，浙江瑞安利济医学堂成立，中医也开始仿效西式教育。目前能够查考到的最早的针灸学校教育开始于1908年的上海的针灸传习所。1914年开学的黄墙朱氏私立中国医药学校则为中医函授教育的开端。1912年，北洋政府以"中西医致难兼采"而将中医排斥在医学教育之外，此即"教育系统漏列中医"，此举反而激起了中医界的办学热情，此后，中医药学校兴起，针灸教育亦在其中。据初步考查，民国时期含针灸教育学校45所，针灸专门学校48所[1]。

学校教育大大扩大了针灸医者的数量。传统的师徒授受的方式培养人才的效率很低，而且在中国传统的师生礼仪中，为师者选择学生往往极为严格，即常说的非其人不传，导致民国之前的针灸医者数量极少。学校教育打破了学生人数的限制，而且其教学形式规范，教育内容也相对统一，让针灸学习者无论在数量，还是在水平上都有了极大的提升。有了相当数量的从业者才能建立学术圈，也才能有学术交流的可能。传统的各逞家技式的医者圈十分封闭，不要说得不到充分的交流，即使让他们坐在一起，也没有共同语言。学校教育是产生共同语言的基本途径，也为民国时期的针灸学术变革准备了条件。

学校教育的同时，民国时期出现了另一个与之紧密相关的组织形式，即学术团体。学术团体是伴随着教育一起发生的，代表着传统学问的交流与组织形式向现代方式转型。资料显示，1921年，《医学杂志》即成立了中医改进研究会附设针灸讨论会。民国时期影响最大的针灸学术团体为承淡安于1930年组建的中国针灸学研究社，经过该社的组织，全国乃至东南亚地区的针灸师得以互通有无，针灸也作为一门专门的技术与学问渐被人们所熟知。另外，河北杨医亚组建的中国针灸学社、浙江宁波张俊义等创办的东方针灸学研究社也有较大影响。

针灸专门医院在该时期也有了雏形。中国针灸学研究社1936年附设了针灸疗养院，该院设门诊部与住院部，开业不久"院中各病房已有人满之患，每日诊疗之人，恒在百余号以上。实习学生，规定每日上午为门诊实习，下午为病院实习。治疗经过之成绩极佳，故闻风而来求治者，争先恐后，唯恐越过时间而致向隅"[2]。后因无锡沦陷而致停业。

## 二、著作与杂志

民国时期的出版业很繁荣，不少有良好教育基础的针灸医家喜欢著书。据初步统计，民国时期出版的针灸著作有180余种[3]。民国针灸医籍中相当一部分是教材，教材是学校教育的副产品，民国时期针灸学校教育的兴起，刺激了针灸学教材的编纂与出版，同时，也由于此，针灸学员遍布海内外，针灸医籍才有市场，两者互为辅助。部分针灸教材影响极大，如中国针灸学研究社承淡安编纂的《中国针灸治疗学》，宁波东方针灸学研究社翻译的日本延命山针灸学院教材《高等针灸学讲义》系列，此类教材内容被广泛引用与重编。除教材外，重编经典医籍与吸收西方医学内容的著作以及医家的医案整理性著作亦大量出版。

此外，该时期对日本针灸医籍的译介在中医界与出版界都是一个值得书写的现象。初步考查民国时期汉译的日本针灸医籍有13种[4]，有理论性著作，亦有临床医籍，对于彼时中国的精英针灸医者影响很大，在承淡安、曾天治、杨医亚、赵尔康、鲁之俊等人著作中均有所体现。

除著作外，民国时期还出版了3种针灸专业期刊，一是《针灸杂志》，由承淡安创办；二是《中国针灸学》季刊，创刊人为杨医亚；三是东方针灸学社发行的《温灸医报》。期刊是学术交流的重要媒介，与学术共同体组织互为襄助。期刊的发行对民国针灸由传统业态转向现代形态起到了重要作用。

## 第二节 知识体系的继承与鼎新

学术组织的初步建制是与知识体系的更新相辅相成的。民国时期的针灸医学在主动接纳西学，建学校、办刊物的同时，针灸本身的知识内容也在变革，而且通过出版与教学呈现出渐趋一致的走向。

### 一、科学化

民国时期，与针灸学传承模式改变、学术团体与临床机构建立、教材新著持续出版相伴随的是针灸学术本身的变化。该时期针灸学术总的变化趋势是科学化。科学化是民国时期主流的社会变革方向，影响到各个领域。而针灸的科学化主要表现为在针灸理论中加入了解剖与生理学的叙述，其中几个最为亮眼的改变是：其一，在腧穴的描述中加入了局部解剖内容；其二，引入神经学说，将针灸效应机制解释为神经的功能；其三，对于针灸的主治病症采用了西医的病名。

民国时期西学东渐，文化维新，这是针灸科学化变革的一个主要的背景原因。另一个比较隐晦的原因与1929年民国政府废止中医案有关。1929年，民国南京政府卫生部召开了第一届中央卫生委员会议，会议提出了《规定旧医登记案原则》，规定旧医登记截至民国十九年（1930年）年底，同时禁止旧医学校，取缔新闻杂志等非科学医之宣传品及登报介绍旧医等。该案经报道后，引发全国中医界的强烈反对，后经中医界人士的集会、请愿等活动，政府撤销了以上提案。中央国医馆1931年在南京成立，其目的是"以科学的方法整理中医学术及中药之研究"。此后，报刊上关于针灸科学化的文章与相关的著作明显增多，如日本《高等针灸学讲义》系列教材即是这一时期译入。可以说，民国时期废止中医事件是针灸科学化进程的催化剂，其情形与1912年北洋政府"教育系统漏列中医"事件之后针灸学校兴起十分相似。

中医科学化过程中的西学资源一方面延续了晚清时传教士医生译介的西学著作，如合信的《全体新论》，中医教育家张山雷甚至出版了专门的《全体新论疏证》。但是20世纪以后，中医科学化主要的西学资源则来自日本，尤其是针灸领域，日本明治时期带有西学色彩的针灸著作被译介过来，这一直接的引入，较之只是生理解剖术语的移用要方便得多。较早译入（1915年）的日本针灸医籍《最新实习西法针灸》，其主要内容与思想被国内的针灸医籍辗转引用，改变了针灸著作的书写方式，尤其是对腧穴解剖内容的加入，为中国传统针灸书所无，经由民国医家吸收入教材，很大地影响了民国针灸乃至现代针灸理论。民国中医汲取西学取道日本，是民国中医界的一种便利的选择，如医史学家陈邦贤所说："中国自西洋医学传入以后，一般学医者渐知趋重于新理新法的一途；惜译本很少，仅有合信氏、傅兰雅、赵静涵等译述的二十余种；非浅显，即陈旧；编译医书，已有迫切需要的趋势。吾师丁福保先生有鉴于此，因念日本与我国同种，自古东洋诸国，如朝鲜、日本等向奉汉医为圭臬，特以革新较早，进步较快，所以明治维新以后，医学为之一变，现已有登峰造极之势；我们中国要改良医学，设假道于日本，当较欧美为便利。"[5]

## 二、务实用

民国时期针灸学术的另一个特点就是务实用。李素云敏锐地注意到了这个变化，并认为民国针灸"重术"，是"西学影响下的一种学术调适"[6]。重术，就是求实用，对理论搁置不论，这的确是一种聪明的方法。所以在西学影响下（确切地说是在西学的冲击下），针灸医家选择了一种简便的科学化路径，重视穴位，淡化经络；刺法中少言补泻迎随等传统理论，采用日本医书的神经刺激学说等。这一实用的改革实际上也是科学化思想的产物。民国时期针灸医家教育背景多为传统中医，即使想全面接受西医学理论，也由于学术背景的原因无法真正成为"科学医"的一员，同时，针灸作为传承千年的技艺，其理论惯性很强，也无法在短时期内被全部科学化，所以从实用出发，简单地吸收实用理论与技术，是民国医家规避自身学术不足，也是淡化针灸技术理论中东西冲突的一种选择。

民国时期边远地区缺医少药的社会环境也是针灸技术追求实用的一个背景。民国时期社会动荡，战争多发，农村物质贫瘠，药物十分稀缺。如此状况下，针灸反而显示出了其优势，但是在这样的社会情态下，理论化过强的针灸显然是不合时宜的。据目前有限的资料看，20世纪40年代，朱琏、鲁之俊在陕甘宁边区开始学习针灸，此后，朱琏开始用针灸施治病患，并致力于针灸的培训，同时，作为妇产医生出身的朱琏，较快地吸收到现代医学的技术，创立"新针灸"理念，对传统针灸理论避而不谈，务求实用，在边远山区竟然把针灸临床与教育发展得颇有声色。

综上所述，民国时期的针灸，无论是组织与传承方式的改变还是学术理论本身的革新，都是西学东渐的结果。两者相辅相成，给传统的、处于低谷（1822年清道光帝下禁针诏，针灸在太医院被禁用，针灸的传承与应用彻底转向民间，而民间医师的水平良莠不齐，同时，针灸在中医的学术体系中也受到歧视，所以彼时习针灸者人数较少，而且整体水平较低）的中国针灸带来复兴的可能。该时期的精英针灸医者适逢其会，建学校，办杂志，翻译著作，广泛联系针灸同好，同时主动接纳西学知识，重新书写与建构了带有科学化色彩的针灸学术体系，并革新了针灸的技术操作。在这一系列的努力下，令针灸重新焕发朝气，俨然成为一个独立的具有现代学科特征的新医学学科。

不过，也应该看到，民国时期针灸科学化的道路并不平坦，其理论革新亦不彻底。针灸学校的兴起与科学化思想渐成主流，与当时"教育系统漏列中医"与"废止中医案"引发的反弹不无关系。尤其是在学术理论的革新方面，最明显的改变是移植了日本针灸医著中的解剖内容，但是民国医家在实际应用中并不能娴熟地运用这一成果。虽然将解剖内容抄录在著作中，但是他们并没有条件去做真正的穴位解剖工作，也缺乏相应的知识背景。事实上，穴位解剖成果在临床上的应用直到20世纪70年代穴位断面解剖研究基本完成之后，部分研究者才有了初步的认识。其他如将神经理论引入针灸理论也与之相似，真正在临床上的实际应用很少。这一方面与民国针灸医家教育背景有关，多数针灸医家是中医出身，没有接受比较完整的近现代医学教育；另一方面，相关学科如局部解剖学与神经生理学的成果能够应用于针灸学本身就需要一个较长的时期，需要数代医学家的不懈努力。另外，民国针灸的体制改革与学术变化是在针灸业态较为低迷的状态下发生的，在某种程度上，针灸走上科学化的道路也是形势所逼，代表了民国针灸医家向主流文化妥协的心态。在以上诸多原因的影响下，民国时期针灸科学化其实是比较表层的，新知识与旧理论往往同时出现于一本书中，也同时被某一位医家所秉持，但缺乏水乳交融的深度融合。如果时境变异，传统思维可能会再次占据医家的思想，比如 20 世纪 50 年代，曾经在民国时期颇具科学化思维的承淡安又撰文说："针灸界应该首先学习研究经络学说"[7]。

　　无论针灸科学化的进程与程度如何，民国都是针灸由传统知识系统向现代知识系统转型的重要时期。经过民国时期针灸学校教育，著作与教材的译介、编撰与传播，传统的、带有民间色彩的、零散的针灸知识在该时期转化为较为系统的、有共同标准的、有一定现代性的知识体系。这一过程是在中国社会近代化的过程中完成的，科学化社会思潮、中西医论争等背景都是针灸知识转型的无形推动力。其间，精英针灸医家多数主动接纳了针灸科学化思想，表现为理论上吸纳了西医学解剖与生理学知识，在技术层面比较重视实用，虽然这一过程并不彻底，但是在针灸知识史上却是一次革命性的突破。如今，我们讨论针灸知识时，民国时期近代化的知识内容已经内化为当下针灸知识谱系的一部分，而且，以此为基础，新的知识被不断地吸纳进来，共同构成了现代针灸知识系统。

（张树剑）

# 参考文献

[1] 赵璟，张树剑. 民国时期针灸学校述要 [J]. 中国针灸，2017，37（4）：441–447.

[2] 疗养院病人住满 [J]. 针灸杂志，1936，3（11）：35.

[3] 张建兰，张树剑. 民国时期针灸医籍分类及内容特点 [J]. 中国针灸，2015，35（7）：731–736.

[4] 刘科辰，张树剑. 近现代汉译日本针灸医籍述要 [J]. 中国针灸，2017，37（5）：555–560.

[5] 陈邦贤. 中国医学史 [M]. 北京：团结出版社，2006：189.

[6] 李素云，赵京生. 民国针灸学讲义"重术"特点与原因探讨 [J]. 中国针灸，2016，36（11）：1213–1216.

[7] 承淡安. 关于针灸界应该首先学习研究经络学说的意见 [J]. 中医杂志，1957（1）：24–25.

# 第二章　近代针灸理论变革

针灸学科受西方科学思想与文化观念、西医知识体系的冲击与渗透，传统针灸学术稳态开始发生变化，针灸医家从最初对西学的抵拒到接纳，并参照西医知识对自身理论体系进行反观并重新认知，继而进行一定调适，促使针灸学科理论体系由传统形态向近现代转型。

## 第一节　西学知识进入

中国医学在历史上有三变：一为五朝（晋、宋、齐、梁、陈）之变，二为金元之变，三为清季之变。清季医学一变以前守旧复古之医学而成融合中西之医学，其变之因以有外来医学也[1]。"外来医学"指西医学。西方医学著作的译介、西医学刊物的创办以及西医教育的兴起，使根植于中国传统文化土壤的中医学不再以固有的传统形式稳定地传承，开始悄然改变，针灸理论也由此发生变革。

### 一、医学新变局

明末清初西洋医学的传入始于明代隆庆三年（1569 年），西方传教士陆续来华。根据梁启超的统计，从 16 世纪中叶到 18 世纪中叶的 200 年间，来华并留下著述的耶稣会士有 60 多人，利玛窦、熊三拔、艾儒略、南怀仁、汤若望等是著名者[2]。这些传教士翻译的一些西方著作中包含大量人体构造、解剖学方面的知识，涉及人体神经、血液循环、感觉器官和内脏功能等内容。但早期传教士主要以传教为目的，传播的西医知识较少，并且由于清政府的禁教政策，他们的活动只能局限于澳门和广州以及华人聚居地南洋一带[3]。1840 年鸦片战争爆发后，基督教的医药传教事业在我国的活动范围开始扩大，西医东渐再一次掀起了高潮，由此带来的大量西医解剖生理学方面的知识对此后针灸理论的研究产生了深远影响。

（一）西医著作的引入

早期比较系统叙述人体解剖生理的著作，要数传教士邓玉函（Jean Terrenz，1576—1630 年）翻译、毕拱辰（？—1644）校订的《泰西人身说概》和罗雅谷（Diego Rho，1590—1638 年）译述、龙华民（Nicholas Longobardi，1559—1654 年）和邓玉函校阅的《人身图说》两书，这是传入我国最早的生理解剖学著作。两书在内容上互补，内容合起来构成一部完整的西方解剖学译著，体现了维萨里解剖学新进展，基本反映了 16 世纪西方解剖学的概貌。因此，欧洲文艺复兴时期最重要的解剖学家维萨里以前的西方主要人体解剖学知识在明末已经传入中国[4]。

除了上述《泰西人身说概》和《人身图说》外，明末清初传教士翻译的西医学专著还有两部:《钦定格体全录》和《本草补》。《钦定格体全录》是康熙时用满文译成的又一部西方解剖学专著,该书由法国传教士白晋与巴多明合译而成。因该书以满文译成,且康熙对此书严加看管,所以影响很小。《本草补》是由墨西哥传教士石铎球译述的西方药物学著作,医史学家范行准先生称之为"西洋传入药物学之嚆矢","但从内容来看,该书不过是当时传教士据其见闻转述的一种以西洋药物为主的书籍,远不能反映当时西洋药物的实际水平,更无法体现西洋'药物学'的构架"[5]。

沿至 19 世纪,合信(Benjamin Hobson,1816—1873 年)在华期间先后译述了五种西医书,分别是《全体新论》(1851 年)、《博物新编》(1855 年)、《西医略论》(1857 年)、《内科新说》(1858 年)、《妇婴新说》(1858 年)。这是近代以来最早介绍西医知识的一批译著,包括解剖生理学、内外科理论及妇婴卫生等内容[6]。英国伦敦教会传教医师德贞(John Dudgeon,1837—1901 年)1871 年被聘为京师同文馆第一任生理学与医学教席,在华期间翻译介绍了大量西医著作,如《解剖学图谱》《全体通考》。此外,从事医学著作译著的还有傅兰雅、柯为良、洪士提反、梅藤更等人。梁启超在论晚清译书时说:"西人教会所译者,医学类为多,由教士多业医也"[7]。

清末民初,我国学者开始独立翻译西医著作,最早进行翻译西医文献的国内医生是尹端模(文楷)。随后,我国陆续成立了一些专门的译书机构,翻译了大量西医著作,对西医知识在我国的传播与普及起到了重要推动作用。

(二)西医刊物的创办

晚清至辛亥革命以前,我国西医药期刊处于萌芽时期,大多期刊仅出版数期即不能继续,其中历时较久且介绍西医知识较多的有《博医会报》和《中西医学报》两种。

1868 年,博济医院院长、美国医师嘉约翰在广州创刊和主编中文刊物《广州新报》,主要介绍西医西药知识,1880 年更名为《西医新报》,是在我国编辑出版的最早的西医刊物,历时两年出刊 8 期。1886 年,尹端模在广州创办《医学报》,这是我国人自办的最早西医杂志,可惜仅出 2 期。《博医会报》创刊于 1887 年,后于 1915 年 11 月由中华医学会主办,是今天中文版《中华医学杂志》及其英文版的前身,也是我国历史悠久、影响深远的医学刊物,至今仍由中华医学会总会编辑出版。丁福保于 1910 年发起组织中西医学研究会,在上海创办《中西医学报》,这是晚清介绍西医最突出的代表刊物。此外,这一时期的其他报刊,如《中西闻见录》《格致汇编》《教会新报》《万国公报》等也经常有医学传教士介绍西医的文章[8]。

(三)西医教育的兴起

1866 年,美国传教士、医师嘉约翰在广州创办博济医院的附属学校——"博济医校"(1903 年正式改名为南华医学堂,1912 年停办),是我国历史上第一所西医学校,培养了我国近代第一批西医人才,如孙中山、陈梦南、康广仁、郑士良、张竹君等。1887 年,何启在香港创办更为正规的香港西医书院。在教会医学教育的不断刺激下,我国出现了官方西医教育,其始于 1871 年北京同文馆(成立于 1862 年)设置生理学和医学讲座,聘德贞为第一位生理学教席,1881 年,我国第一所正规医学校——天津医学馆设立,1893 年改名为北洋医学堂,1906 年,北京协和医学院成立[8]。我国医学教育体制的逐步建立,促使西医在我国的发展进入一个新阶段。

从明末清初至清末长达 200 多年的时间里,西医在我国的传播经历了较为曲折的过程,总体来看得到了不断发展，在我国的地位逐渐上升，人们对它的接纳和认同也不断增加，越来越多的人开始试用西医治疗手段，西医理论在学术界受重视的程度也日渐提高，对中医理论的渗透效应开始初步显现。

## 二、对西学的反应

早期西医学的传入对我国社会影响不大，仅少数中医在其著作中对西医知识有少量记述。认为西医有助于格物致知，对西方生理、解剖知识给予了一定程度上的回应与接纳。此外，还有一些学者或医家接受了西医知识，如金声（1598—1645年）接纳了西方"脑主记忆"之说，载于其同乡汪昂（1615—1694年）的《本草备要》中；王肯堂的《证治准绳》接受了西方骨学知识，赵学敏在《本草纲目拾遗》中收入了一些外来药物，并接受了西方药物学知识。总体上看，明清中医医家对西医知识的吸收和接纳很零散，一般表现在中医著作中对少量生理解剖、药物学知识的穿插叙述，对中医理论体系及学术思想基本不构成影响。

晚清民国时期，一方面民众对西医的接受程度提高，又由于大量西学著作的译入，尤其是对日本针灸医籍的引进，同时，接受西学教育的中国医生也逐渐增多，西学对中医的影响与日俱增。中医感到学术与生存两方面的压力，对西医产生了抵制态度，另一方面又在吸纳西学，改造与"科学化"自身，揭开了百年以来中西医论争的帷幕。

# 第二节　针灸理论变化

当西方血管、神经与中医"脉""经脉"，西方血液循环与经脉营卫气血循行，西方局部解剖与针灸腧穴等碰撞，直观、形象而实证的西医知识成为重新认知针灸理论极富吸引力的参考。人们将它们进行对照时，产生了许多有别于传统的认知。

## 一、西学与经络理论体系

### （一）经络形质

《灵枢·经脉》以十二经脉首尾相贯，脉中气血循环注的完美形式而成为经脉理论的核心内容，后世医家基本均遵崇于此。在受西医影响的背景下，明清与近代医家对针灸理论的认识具有共同的特点，都希望从解剖角度揭示经络的实质以最终解释针灸临床疗效的生物学基础。但两个时期又各有特点，明清时期重视用血管比附经络，近代医家则用神经、淋巴管等多种结构参合经络。

#### 1.经络与血管

最早在明清传教士所译著的性理学著作中，血管、神经等知识均已传入我国，但在对经络理论的解读时，最先关注的是血管。在明末第一位入华传教士利玛窦译著的《西国记法》中，已经把西方神经生理知识带入我国。其后《性学觕述》《人身图说》《人身说概》，直至合信《全体新论》等西方译著，均详细论述了神经解剖生理学知识。但明清医家并没有采用神经生理阐释经络本质及其功能，而专注于从血管、血络的角度来解释经络，且借助西方血液循环、呼吸换气等知识，理解和阐释经络营卫气血运行。经考察，这的确是清代以来中西合参解读针灸理论的最常见内容，进行这方面尝试的中医医家也最多，如清初的王宏翰，清代的王清任、陈定泰、唐宗海、朱沛文等，民国时期的张山雷、余云岫、章太炎等。

王宏翰是明末清初较早接触西医的中医医家，也是我国历史上第一位进行中西参合的医家。受西医影响，他对针灸理论的认识变化主要体现在用动静脉血管对应经脉形质以及将西方红液（即血液）与经脉中的循行物质进行联系。他所著《医学原始》一书用"血络"与"脉经"区分动静脉，并从动脉、静脉的循行分布特点来说明"脉之可见与不可见"，将西医脉经（动脉）视为中医经脉，血络（静脉）视为络脉，血管中运行血液（西方称红液），经脉循环流注则顺理成章对应为西医理论中的血液循环。

王清任著《医林改错》，根据动静脉血管的实际分布对照经络循行以确定经络的组成，认为经络是人体一组行气的管道，即气管，实际上是尸体上已经无血的动脉管。他还详细叙述了经络系统由卫总管、气管、阳络、丝络等组成及其联络、运行规律。1855 年刊行的《重庆堂随笔》中附有李志锐、徐石然《医林改错》读后感，李志锐将督、任、冲三脉分别对应于"总气管""总血管""总精管"："督脉贴脊，是一身之总气管；冲脉在中，又贴督脉，是一身之总血管；任脉近腹，是一身之总精管"，很可能是受王清任经络是气管观点的影响而有所发挥。

唐宗海是清代受西医影响较大的医家之一，在《中西汇通医经精义》中他对经络理论进行了重新认识和解读，将血管与经脉进行互参，认为有些经脉，如任脉可对应为血管。他论述"心之合脉"时，还专门引用了血液循环知识，并采用脉之跳动应心现象说明王清任"脉为气管"的错误。在将中医脉等同为血管的基础上，进一步指出中医经脉中的"任脉"主血，可对应为西医"总脉管"。

朱沛文在《华洋藏象约纂》"十二经脉、奇经八脉、十六大络、孙络"一节，叙述完十二经脉、奇经八脉走行、脉度、络脉、孙络等内容后，按语中表达了"经脉者，大约如洋之血脉管；络脉者，大约如洋之回血管；孙络者，大约如洋之微丝血管。"接着，在"血脉管、回血管、微丝血管"一节，他对血脉管、回血管的解剖形态、生理功能进行了一番细致的描述，并附"周身血脉总管图"。文中明确了"经脉为里"，是西洋"脉管深居肉内者"，回血管显现于外是络脉，即"脉之见者皆络脉"，由此，将中医的经脉大约等同现代医学中的动脉，络脉为静脉，孙络为毛细血管。然而，其对于用血管解读经络也陷于纠结中，一方面认为经络大约相当于血管，包括血脉管（即动脉）、回血管（即静脉）和微丝血管（即毛细血管）；另一方面又认为经络运行需要"生气鼓舞"，如果"呼吸一绝"则经络也随即看不见，西洋"剖验死人"看到的只是有形血管。经络究竟是有形，还是无形，难下论断。刘钟衡在《中西汇参铜人图说》所附"周身血脉总管图"与朱沛文《华洋藏象约纂》图完全相同，只是多了注文。此注文与朱沛文观点大致相同，都说明西洋医学中的血脉管为运行赤血之管，回血管为入心之管，即"动脉"与"静脉"，"微丝血管与血脉管、回血管两尾相通"，即毛细血管。

杨如侯在《灵素生理新论》一书中将经络系统与血液循环系统联系、比较，将经脉、络脉、孙络分别对应动脉、静脉、微丝血管。此外，他还将冲脉、带脉分别对应大动脉干和腰动脉，这多半是杨氏从两者所在位置的相似性推导而来。冲脉位于人体正中区域，与肾经并行，此处正好有大动脉干分布；带脉循腰一周，腰动脉也沿各腰椎体外走，两者循行区域相似。

张山雷所著《经脉俞穴新考正》一书也采用血管解释经脉形质，肯定"中医之所谓经脉，质而言之，即是血管""诸经脉俞穴，多有脉动应手者，皆其发血管之浅在皮里者耳。"却否定了十二经脉循行为真实的血液循环，用"合乎脏腑气化"的说法来解释这种中西之间的不符，并进一步指出古书中的经脉理论虽然不可废弃，但也不能过分拘泥。

2. 神经与经络实质

单纯参合血管、血液循环并不能很好地解读经络理论。近代，人们的视野变得更为宽泛，开始借助一切可能的组织形态阐释经络实质，许多医家注重从神经的角度阐释经络本质及其功能，从而开始参合神经对经络进行解读，代表医家有张锡纯、杨如侯、承淡安等。

1909年，张锡纯已将神经与经络联系在一起论述。他对经络理论与神经的联系很重视，在《医学衷中参西录》一书中有相关论述。他将"神经""细筋""脑气筋"诸词并用以指神经，如"医方·升陷汤"中有："其神昏健忘者，大气因下陷，不能上达于脑，而脑髓神经无所凭借也。""医方·羊肝猪胆丸"中有："目系神经，即脑气筋之连于目者"；"医论·论肝病治法"有："西人所谓脑气筋病者，皆与肝经有涉。盖人之脑气筋发源于肾，而分派于督脉，系淡灰色之细筋。"等。在督、任二脉循行路线附近，张锡纯认为他自己找到了它们的实体，任脉为喉管分支、心系、肝系，督脉则为脊髓袋。此外，在书中其他章节他还将督脉与神经参合论述，如在"论脑贫血痿废治法"一节中有："督脉者又脑髓神经之根也"。这是目前笔者所考察到的最早将西医神经与经络联系在一起的论述。

近代译入我国的日本针灸医书亦如此，来自日本"经络本质是神经"的观点在我国开始流行，并直接影响了我国针灸教材的编写。杨如侯所著《灵素生理新论》中直接引录日本著作《最新实习西法针灸》中的内容，仿效日本做法，也采用神经解剖来阐述十二经脉实质，论述了中医经筋、经脉与脑筋、植物性神经系、动物性神经系间的多种联系。他认为我国古代虽然没有脑气筋之说，但通过经筋、经脉等理论已将脑气筋的内容进行了系统阐发，如文中有："太阳经即脑气筋主表之经线、阳明经即脑气筋主里之经线、少阳经即脑气筋主半表半里之经线。"还明确将督脉、任脉与动物性神经、植物性神经进行比附，并援引西医脊髓神经图、交感神经图等以示验证，表达了他的学术观点：督脉为神经中枢，任脉为交感神经节、交感神经丛，"故十二经脉，不得专以血管言，其中有与脑气筋相会者"，综合可知，杨如侯认为经筋、经脉的组成既包括血管，又包括人体周身分布的神经。

承淡安在早年也有"经络即是神经"的观点，结合当时最新的西医医理对针灸理论有深入研究和阐述，并撰著了多部针灸学专著。《增订中国针灸治疗学》（1933年第4版）一书结合神经生理对经络实质及作用进行阐释，认为"十二经、奇经八脉，就研究观察所得，其为血管、淋巴管、神经等所构成。[9]"同时，该书"针刺治效之研究"一节中，他将十二经脉运行气血的生理作用与十二对脑神经、三十一对脊椎神经和内脏神经的生理功能进行对照，认为十二经脉气血之说实质上所表述的是西医神经生理功能[9]。他对经络理论进行整体归纳，并认为十二经络学理之谜底已被揭开，曰："经脉者，包括人身之神经、血管、淋巴管三种重要器官也……我四千年久守不变之十二经络之学理，不难立得其真义而破其谜矣。[9]"该书正值民国时期"科学化"思潮盛行，又加上《最新实习西法针灸》《高等针灸学讲义》等日本针灸译著在我国的出版，对承淡安的学术思想触动很大，他积极从西医解剖生理角度对经穴结构、针刺作用原理、经络实质等内容进行探索，神经是重点关注的内容。

（二）奇经八脉实体结构

在中西参合过程中，对奇经八脉实质结构的研究成为有别于清代的特点之一。章太炎、刘野樵等医家对此有深入而专门的研究，特别是刘野樵曾为此撰写专著《奇经直指》，对奇经八脉各自对应的实质结构有细致、翔实的剖析和论述。

《章太炎医论》一书中"论旧说经脉过误"一篇将奇经八脉与西医学解剖结构进行比较、对照，认为体内的大动脉和大静脉即中医所说的冲脉，这种看法和中医学"冲为血海"暗合，奇经中的督脉即脊髓神经，任脉在男子为输精管，在女子为输卵管，阳跷、阴跷、阳维、阴维皆足膝之筋健，唯独对带脉的实质他认为不详[10]。

承淡安在《增订中国针灸治疗学》中对奇经八脉的实质组成也有专门研究和论述，在"奇经八脉之研究"[9]一篇中从神经与血管在结构分布上相伴相绕，解剖生理上相辅相承的特点，提出"十二经者，固不但属神经，亦包括一部分之血管于内也。"这对上文"针刺治效之研究"中完全从神经来阐释十二经脉生理有所补充，并为其后论述奇经八脉的相应实质埋下伏笔。接着，承淡安从奇经八脉的走行路线、病候特点两方面入手，将督脉、任脉、冲脉、带脉等与脊髓神经、大静脉、淋巴干等结构与功能比对，得出"督脉为脊髓神经""任脉为大静脉与淋巴干""冲脉为下大静脉也""带脉为腰动脉与腰淋巴管干""阳跷、阴跷、阳维、阴维……其为一部分之神经"的看法。

刘野樵《奇经直指》一书所有内容均采用西医理论解读奇经实质，在该书"绪言"与"发刊感言"中，他总体论述了经尸体解剖观察后对奇经实质的认识，提出：冲脉、任脉、督脉、带脉为人身四大系统，冲脉贯穿五脏六腑十二经及七大奇经，为淋巴系统，任脉为血脉系统，督脉为神经系统，带脉为脂液，二跷二维为内分泌系统[11]。以上认识是他在亲自解剖观察的基础上，将神经、血管、淋巴管等西医生理病理知识对照古代文献的奇经生理病理记载，比照两套理论系统中的相似内容而主观推断出来的。

综上所述，对奇经八脉之督脉为脑脊髓神经系统这一点，许多医家持相同观点，认识上无分歧，但对冲脉、任脉、带脉、跷脉、维脉相应实质的理解却各不相同，这说明当时学术界对冲脉、任脉、带脉、跷脉、维脉的实质还处于探索中，还没有形成统一认识，但对"督脉为脑脊髓神经系统"这一观点得到了大家的普遍认同。

（三）经脉营卫交会

传世经典的经络理论强调十二经脉中人体气血的循环流注，并将中医"五十营"理论中呼吸、脉动两个生命体征纳入其中。《灵枢·营卫生会》曰："营在脉中，卫在脉外，营周不休，五十而复大会。阴阳相贯，如环无端。卫气行于阴二十五度，行于阳二十五度，分为昼夜。"《灵枢·五十营》曰："人一呼，脉再动，气行三寸，一吸，脉亦再动，气行三寸，呼吸定息，气行六寸。"可见，营卫交会是古代经典所记载的经脉循环模式中气血运行的主要形式。西方血液循环、呼吸生理传入我国后，一些医家觉得它对于人体气血运行中的微观变化观察得更为清晰而透彻，所以借助这些知识来对营卫交会的具体过程进行细致分解与论证，代表性医家有王宏翰、唐宗海、朱沛文等人。

王宏翰《医学原始》"脉经之血由心炼"专门论述了源自西方的血液循环知识，其内容参考了赖蒙笃《形神实义》的"论心""论周身大血络""论脉络"等篇[12]，认为心热作用是推动血液循环的动力，属于早期盖伦血液循环模型的一部分。其认为经络为血脉，脉管运行物质为血液,将属于西医血液循环理论中一部分"脉经之血由心炼"内容引入"经脉营卫循环"就是顺理成章的事情,可知王宏翰以为"心"是血脉循行的起源。他简单地将中医营卫循行与西方心血运动论等知识糅合、堆砌在一起,以示汇通。实际上,西方心血运动论与十二经脉循环流注不同,中医经典并没有认识到心脏跳动是推动血液循环的动力,而一贯认为十二经脉循环流注,开始于手太阴肺经,始于中焦,王宏翰对此并没有作任何深层鉴别、分析与对比,而是只浮于语词文字上的沟通,丝毫达不到对中医理论的更深理解和认识。或许正由于两种循环理论具有不一致的起点和流注形式,所以在后两卷经络、腧穴专篇,他一改前人按十二经脉流注次序编排腧穴的习惯,转而按照脏腑高下次序进行编排。

唐宗海认为,西医所言血液循环就是传统医学中的"脉气流经",营卫交会的实迹即血液与呼吸气体交换。中医经络理论中有"大络散众络,众络散孙络"之说,他认为其"言其出而不言其复",与"流经"二字不确切,为了更清楚地对其具体过程进行说证、阐发,他将西医血液循环(即现代医学的体循环与肺循环知识)、肺换气过程详细引录以说明"脉气流经"实际过程。他还借助西医心血运动解释中医营卫循环交会,认为"营卫"即"气血",营为血,卫为气,"营周不休",即血由脉管运行周身复回至心中,卫气运行则上输于肺。营血周行五十周后与卫气大会,是"于肺与卫气大会",也就是西医所说的"回血色紫,返心过肺管,呼气出则吹去紫色"。实际上,中医认为"卫行脉外"是随营血同行的,营卫相会指的是营卫二气始从中焦出发,运行周身五十周之后,又全部回到手太阴肺经之中焦起始处,并不是指营卫二气两者之间的相会,卫气也并不指肺中呼吸之气,营卫也不是在肺部交会。如《灵枢·营卫生会》有:"营在脉中,卫在脉外,营周不休,五十而复大会""(卫)常与营俱行于阳二十五度,行于阴亦二十五度一周也,故五十度而复大会于手太阴矣。"此处唐宗海认为"卫气上输于肺",并采用西医心血运动、静脉回血在肺中交换氧气和二氧化碳气之说,附会解释中医营卫交会之说,认为此为《内经》营周不休五十度而复大会之实迹也""此即《内经》营卫交会于手太阴肺及心主血脉之说也",显然是对中西医理论进行牵强附会的沟通而得出的错误结论,最终结果是汇而不通。

《华洋藏象约纂·呼吸之气》中,朱沛文详细叙述了肺主呼吸气体交换的全过程——炭气(即二氧化碳)吐出,生气(即氧气)吸入。文中朱沛文用按语的形式补充说明了营、卫、命门与生气、炭气结合与分离之后的不同生理变化,在此基础上,他借助西医呼吸生气、炭气交换的生理学知识,进一步阐发了经脉营卫运行。其试图直接采用循环、呼吸等西医知识解释中医营卫运行,但是对于营卫具体循行所经道路,实际也并未能阐释清楚。然后,朱沛文认为"洋言脉管运行……无异华之营气",即西医剖验所见之血脉运行,等同于中医之营气,而中医卫气,西洋医学则没有述及,因西洋"剖验死人",呼吸已绝,所以"洋医详于论血而略于言气",可见,朱沛文也与唐宗海一样,直接将西医的血液、呼吸之气与中医所说的营、卫两种概念混淆互释。

## 二、西学与腧穴理论体系

### (一)腧穴定位与分布

腧穴定位是针灸理论必不可少的内容,也是人们针灸理论认识的一个典型表现。明清时期针灸著作中的腧穴定位仍多宗于《针灸甲乙经》《铜人腧穴针灸图经》等古典文献,采用传统定位。即使是明显参合西学，与针灸腧穴理论关系较大的著作，如晚清刘钟衡所撰《中西汇参铜人图说》、王有忠所撰《中西汇参医学图说》等，对腧穴定位也依旧沿用古说，尚未引入肌肉、血管、神经等内容，这种状态一直延续到民国初期。民国医家开始在经穴定位中增加解剖内容，并认为经穴具有实质、有形的物质基础，分布于神经枝干、血管循行之处，周围分布有神经、血管、肌肉等多种组织，由此构建了立体而有机的腧穴概念。这多半是受日本针灸著作的影响，日本学者认为前人对经穴记忆的只是假定人身表面之某某穴名，实质解剖内容必须重视，由此日本译著《最新实习西法针灸》《高等针灸学讲义》都在腧穴定位中引入了解剖学内容。我国医家杨如侯、承淡安等著作均采纳了这种做法。此后的针灸腧穴定位开始增加肌肉、神经、血管等解剖知识，并有层次越分越细、定位越来越精确的趋势。

1923年杨如侯所著《灵素生理新论》中的十四经脉腧穴位置、解剖、十四经穴图等均与《最新实习西法针灸》一书基本相同，是我国最早出现腧穴解剖内容的著作。《最新实习西法针灸》中"筋"与"神经"含义不同，筋指肌肉，神经则与肌肉伴随而行，支配肌肉的运动。杨如侯沿此用法，经脉示意图中有"筋"旁加括号所注为支配该肌肉的神经，如浅屈指筋（正中神经）、内尺骨筋（外膊皮下神经）、大胸筋（前胸廓神经）、僧帽筋（副神经），等等。《灵素生理新论》腧穴定位的编写体例与《最新实习西法针灸》有所不同，它将后者"部位""解剖"两项合为一体，内容包括动脉、静脉、神经等解剖知识。

承淡安的《中国针灸治疗学》及其增订本中，都增列了人体骨骼图、人体肌肉图、人体血管分布图、人体神经分布图，并按照解剖部位标记各腧穴所处位置，使读者一目了然。现代学者项平、夏有兵曾对承淡安的学术思想开展专门研究，并得出结论："承淡安对腧穴理论的这一革新，赋予腧穴概念以实质性的内容，既方便了腧穴准确定位，又使各腧穴的组织生理内涵清晰明了，开创了腧穴理论发展史上重要篇章。自此以后，腧穴部位的局部解剖情况已成为叙述各个腧穴时的必备内容。"[13]另外，《增订中国针灸治疗学》引入了近代生理学、解剖学知识以说明经穴定位的同时，提出"前人所注穴道，大都不详，穴道内容，更无记载，本书用科学方法整理之，每穴必注明解剖，可知穴道之内容，籍知经穴之构成。人身寸寸是穴，试观之解剖，实属神经枝干。虽亦有动脉，然动脉之外，仍属神经缠绕，前人按穴。虽就动脉处针刺，仍是针刺该部之神经，并不刺破动脉"[9]；"就今日解剖学上观察，所谓手足三阳三阴经络者，乃人身之动物性神经与植物性神经之干支，所谓孔穴者，乃神经之末梢部分，或适在神经之干支部分……用科学观察来整理人身之十二经络，已知为神经之干支，夫脑神经有十二对，脊椎神经有三十二对，人身十二经络，实已包括此四十四对神经中。"[14]可见，承淡安认为经络为神经，经穴则分布于神经末梢或神经干支部分，总之为神经循行之组成部分。

曾天治参考了多种针灸和西医书籍，并按照临床验证的结果对腧穴进行了重新考订。他将腧穴按部位分类，每个穴位的内容包括名称、数量、位置、解剖、主治和疗法几个部分。他参照神经分布和解剖结构，修改了一些腧穴的定位，他认为在改动后的部位刺激，针感更强，疗效更好。再有，他结合临床，重新考证了腧穴的主治与功效，使腧穴主治功效与临床更加贴近，更加具有指导意义。值得注意的是，曾天治对腧穴的局部解剖非常重视，并认为这是学习腧穴的基础，是传统医学与现代西医学相结合的交点，是解释针灸机制的途径。

王逸桥推崇承淡安的观点谓："现世纪科学发明，专重于实质解剖，以气无所见，极为西人所诟病，其实承师已研究及此，谓人身之经穴均为神经枝干所构成。"卫坦发表"从科学谈起转论到经脉腧穴"一文，谈及日本医家对经穴组成的研究结论："日本医学解剖家，曾殚精竭虑，求其真相，结果所得。惟证明各经孔穴，有神经血管分布其下。"王聚璠发表"经穴之研究"一文中也谈及："经穴者，即十二经络之穴道也。十二经络据今解剖家言，并无此物，惟其穴处有神经血管之分布耳。然则，谓经穴即神经血管可乎？曰：'单指神经则可，牵言血管则不可。'"彭祖寿提出："只以刺入经穴，觉针下麻胀痠痛言之得气，乃神经所发之一种无形新生活力，神经活动力强，则针下得气亦强；神经活动力弱，则针下得气亦弱。兹拟经穴作神经，得气拟作经气，其联系作用如此"。郭心翔于"经穴之研究"一文曰："盖所谓经脉者，实即神经血管所组织……故经脉为神经血管所组织，则经穴为神经分枝之关节无疑。因分枝处之神经丛较密，则感应力较强，而即成为经穴也。"

上述内容反映了民国时期从西医视角下对经穴的认识，大体上存在两派学术观点：一是承淡安、郭心翔等认为经穴分布于神经枝干循行处；一是卫坦、王聚璠、彭祖寿等认为经穴分布于神经、血管处，两种观点都包括神经，足见当时针灸学者们在经穴解剖结构研究中对神经组织的重视。

（二）经穴实质

承淡安在撰写《中国针灸治疗学》时认为经穴均可由神经解释，但他对经穴实质的探索与思考一直没有停止过。20世纪40年代，他撰写《中国针灸学讲义》一书时观点已经有所改变，这因为他发现从客观循行路径上看，经络与神经很少能够相互吻合："自欧风东渐，科学昌明，以生理解剖学之眼光观察，实无如《内经》所谓之十二经络与孔穴也，有谓经即神经，络即血络，穴为神经之支节处，其说颇近似，淡安亦作如是观。但以《内经》所云之循行路径考之，绝少得相符也，则此说亦似是而实非矣。[15]"于是，承淡安不再将经穴与神经解剖直接对等，而是注重从功能现象上进行阐释："然则经穴究为何物，必须得一彻底之解释，方足以尽吾辈研究者之资。顾此事非易，非一人一时可得而解决者，必经数十百人，经若干年月，相互推测，实验考证，方得一定论也，兹就管见释之。穴者，为调整或预防脏腑百骸各种组织，发生变态时之刺激点耳。经者，刺激点之反射线耳。以刺激点与反射线，暂为经穴之解释。[16]""刺激点"与"反射线"的提法更注重人体的生理功能反应，不是特定、静止的某种客观结构，即"反射线如声如光，一过即灭，原无实质可求[15]"，较之先前《中国针灸治疗学》中用神经支节、动脉等纯粹解剖结构机械、生硬地比附经穴、经络循行内容的提法更为恰当。这样的理解较好地把握了针灸理论概念的本质特征，已有较大进步。

## 三、西学与针刺理论体系

如前所述，近代医家仿效日本针灸科学研究的做法，开始注重从神经解剖的角度对经络、经穴实质进行研究。同样，在刺灸法理论方面，他们也注重从神经反射与感传、血管扩张或收缩、血液变化并引起内脏生理变化、实验研究得到的各种数据来细致还原针刺与灸疗所引起的人体生理病理变化实质，从而说明针灸作用原理。

（一）针刺作用

1.刺激神经与针刺得气

承淡安在《增订中国针灸治疗学》中着重以神经生理、病理来阐述针刺得气与效应。针刺得气与否是针刺疗效的重要判定因素之一，承淡安从针刺入后神经反射性痉挛的角度对针刺后得气原理进行细致的分析，认为神经发生痉挛故觉沉紧、瘦重之感，神经反应快则预后好，神经反应慢则预后差。此外，承淡安还对邪气旺、正气足等不同状态下针刺后的神经反应有阐述，以此说明神经在针刺中所起的重要作用。但是在《中国针灸学讲义》中他更注重针感的远端传导现象，并用神经兴奋刺激的向远处扩散感传来说明这种远端麻痹感、如酸如痛感的传导现象。

孙晏如则认为经络为人体电气流行的场所，针为金属，针刺的作用为神经纤维引电气到达病灶："同志孙君晏如……常讨论针刺之原理，谓人身有电气，四肢经络百骸，悉为电气流行之场所，针为金属，最易引电，连针捻拨，能引电气达于病灶，以去其所苦……孙君谓针能引电，窃意针刺经穴中，即行捻拨手术，夫捻拨即系针与筋肉行摩擦法，发生轻微之电，藉神经之纤维传达病灶，使该部之神经兴奋或安静。[16]"

萧雷认为针灸治病是通过感觉神经原①、运动神经原两种神经原的化学作用传达刺激："神经原有两种：一种传达感觉，称为'感觉神经原'；一种管理运动，称为运动神经原。这两种神经原的树状纤维互相接触，大致成为一个弧形，称为'感觉运动弧'。人有这两种神经原，可由神经而传导刺激，由刺激而发生气化作用。针灸疗病，实附这两个神经原生理气化的缘故……神经原怎么会传达刺激呢，数十年前，学术不甚发达，有些学者以为神经传达刺激，是电气的作用使然。现在学术发达，神经生理的研究也很进步。知道神经传达刺激，是身体特有的化学作用使然。其传播，一秒间以六十密达为其速度。其作用此响彼应，好比打电话一般。故针灸术治病速效，便是神经原传导气化快速的表现。[15]"

2. 针刺治效机制

承淡安在《增订中国针灸治疗学》"针刺治效之研究"一节中将针刺作用机制总结为"神经 – 血液 – 内脏"反应模式，这一针刺反应模式被民国许多医家接受。在《中国针灸学讲义》"针科学讲义"中，亦从神经、血管等变化阐发针刺作用机制，并仿照日本《高等针灸学讲义》一书将刺激方法分为兴奋、抑制、诱导三类。

曾天治结合西方医学观点和当时的研究成果，从针灸后内分泌、激素等人体生理、生化改变入手，力求阐释针灸的治病机制。《科学针灸治疗学》有专门章节深入比较西方医学与传统针灸医术的异同，如"针灸治疗与中西医术之比较研究""中国针术与内分泌""针之生理作用""从荷尔蒙②学说观察灸治之本态""灸之生理的作用"等。曾天治的这些认识，受当时生理卫生教材的影响很深。"中国针术与内分泌"一章引用宋国宾博士论文以说明针刺作用相当于内分泌对神经的刺激调整作用，即通过刺激交感、副交感两种神经而起兴奋、抑制两种相反作用，并对内分泌如何促使体内神经、血管的具体变化有细致说明[17]。

1934年，中国针灸学社社员曾益群发表的"针灸术之价值"[18]和"由神经生理说明针灸治疗万病之理"两文中均引用并有所发挥承淡安从神经、血管变化阐发针刺作用分为兴奋、抑制和诱导的观点。1935年，赵尔康在《针灸杂志》第二卷第一期发表的"学针灸之我见"[19]一文中，明确表示赞同，并详细援引了承淡安上述针刺作用的论述。莫集贤1935年在《针灸

---

① "神经原"应为"神经元"，下同。

② "荷尔蒙"现称"激素"。

杂志》上发表的"疾病基于神经官能之障碍而发生及针灸治病之功能说"、黄慧慈1935年发表的"金针何以能统治百病论"、郭心翔1935年发表的"由中西病理说到针灸治病之关系"，均直接引用了承淡安《增订中国针灸治疗学》中的上述观点，从神经、血液、内分泌等方面对针刺作用原理进行了论述。同时，罗兆琚也提出他的论点，认为西方所谓的神经物理疗法是针灸术的科学名词[20]。

此外，民国还有许多医家，如刘振邦、祝春波、李简青、袁介亭等人在分析针灸验案时，对针刺对特定疾病的作用机制进行了阐述，针灸治愈"产妇无乳""痛症""卒倒""中风""发汗"等都是通过刺激神经末梢、促进或抑制神经兴奋，觉醒神经中枢、疏导血液、促进血液循环等种种作用而产生的，均万变不离其宗。

综上可见，民国时期医家不论对针刺得气、作用机制，还是针刺治愈特定病症的原理等内容的论述都离不开"神经"，由刺激神经引发神经兴奋、抑制、诱导等各种变化，并引起血管、血液、内脏功能等调整，从而对疾病产生补虚、泻实、平补平泻等不同治疗作用。

（二）艾灸机制

1934年，承淡安《增订中国针灸治疗学》"总论·艾灸治效之研究"中阐述艾灸治疗原理，"艾灸之功用……以新学理方式解释之。其性温热，有鼓舞神经之功能；宣理气血即促进血液之循环，利阴气温中逐冷，暖子宫，有补助体温之伟效，除湿开郁乃增加白血球，杀灭细菌及促进淋巴，发挥新陈代谢之功用，生肌安胎为增进荣养之机能，灸百病，通十二经气血回垂绝之元阳，无一非活动人身诸关节及促进各组织之细胞生活力也。[21]"此后，在1940年出版的《中国针灸学讲义》"灸科学讲义"中，认为灸法的作用关键不在其温热性，而在芳香气味刺激神经，使神经兴奋，活力增加，血液循环加速而产生，按照施灸的目的可分为直接灸、诱导灸和反射灸。承淡安不但通过神经、血管等西医知识直接阐释和剖析灸法作用机制，还译介了日本博士樫田、原田、青地、时枝、原博士及逸智博士关于灸法的科学研究进展，以进一步说明和印证。这些资料都是他游学日本获取并翻译的日本近代实验研究资料，如樫田、原田关于灸治之艾炷大小，各种艾炷之皮下深达作用，灸关于白细胞成分、血压、肠蠕动，疲劳曲线、皮肤组织学影响的研究，他们发现施灸具有使血压上升、肠蠕动增快、疲劳曲线迅速回复等诸多作用。此外，逸智真逸氏关于灸对肾脏利尿以及对吞噬作用、补体、免疫体、血液凝固时间、血糖等影响的研究，原博士通过施灸后皮肤组织，灸痕状态的观察认为灸法为一种蛋白体作用，等等。

罗兆琚在《中国针灸学薪传》《针灸杂志》等资料中对针灸作用机制有许多论述，他与承淡安的态度和观点很相似，并采用实验研究结果说明、验证其疗效的科学机制，试图为针灸学术的发展开辟一条改良道路。曾天治在《科学针灸治疗学》"灸治总讲"一章中，系统叙述了灸条的制作、灸法的种类、施灸的适应证、禁忌以及灸后处理等，并摘录了日本某研究所关于艾叶的化学分析，据此阐释灸疗的作用机制。在叙述中注重运用灸治的实验研究结果来进一步验证灸治疗效的确切性，是民国时期继承淡安、罗兆琚之后，注重针灸实验研究进展的第三位代表医家。该书还引用了日本京都医科大学教授医学博士越智真逸的一篇文章："从荷尔蒙学说观察灸治之本态——针灸治疗原理总论之一"，越智真逸的研究使用家兔做实验，观察了艾灸对于家兔的血液、血管、脉搏、血压、呼吸、肠道蠕动、胆汁分泌、肌肉及疲劳、肾脏等的影响，这些实验研究的设计中所采纳的均为西医生理、生化项目和指标，测定艾灸使以上指标发生的变化，并分析其作用因素为异种蛋白体的刺激、自律神经的刺激、促进激素的产生、血液白细胞、红细胞增加、血液凝固时间的短缩及血糖增加、与 Head 氏带有关系，等等。其后，该书又立一篇"灸之生理作用"，全文摘录《高等针灸学讲义·灸治学》一书内容，其中详细叙述了"灸之及于血液与影响""灸之及于血管与影响""灸之血压及其作用""灸之肠蠕动及其影响""灸之吸收作用之促进""灸之神经系统及其作用""灸之精神的及其作用""灸与蛋白体疗法"，文中亦仿针刺作用三分法，将灸的刺激作用分为"诱导刺激法""直接刺激法""反射刺激法（一名介达刺激法）"三种，分别阐述其作用机制、使用方法等内容。

由上述资料得知，与承淡安的学术观点类似，曾天治也注重从西医实证、动物实验研究的角度去验证、说明灸法的作用机制，推崇日本进行的"科学化"研究，阐述内容援引了日本实验研究的相关结论。

## 四、西学与疾病认知

西方医学体系运用解剖学、生理学、生化学、病理学等一套系统知识，对各种疾病的病因病机、临床表现、脏腑内在病变等描述全面而细致，且有理有据、逻辑清晰，易被人们理解和接受。

研究发现，日本早在明治中期就已在针灸著作中对治疗疾病采用西医病名与分类方式。如明治 21 年（1888 年），木村东阳纂辑《新纂针治必携》一书主要论述针刺治疗十几种疾病，全书按西医疾病体系分为神经系病、传染病、呼吸器病、消化器病、泌尿器病等，神经系病有脑出血、脑髓及脑膜充血、三叉神经痛等。1892 年，大久保适斋著《针治新书治疗篇》亦按照西医分类体系，将疾病分为呼吸器诸病、血液循环器诸病、消食器诸病、泌尿器诸病等。上述两书是较早采用西医病名与分类体系的针灸著作。受日本做法的影响，以曾天治为代表的一些民国医家，在对针灸治疗疾病进行论述时，均参合了大量西医生理病理知识，出现了明显受西医影响的表现与特征。

以上从经络、腧穴、针刺、疾病认知的角度较全面而系统地回顾与呈现了中西交汇背景下，身处中医学术系统内部的一些学者、医家对针灸理论的认识变化。这些认识均是在外来医学观念、知识的影响下，对针灸理论不同于以往传统形态的新式解读，针灸理论由此被重新解构与重组。

近代西医学科和体制的植入，打破了数千年以来中医学独立存在的局面，我国出现了中西医两种不同医学模式并存的格局。而针灸学科作为中医学体系中的重要一环裹挟其中。针灸理论在近代转型的过程中吸纳了大量的西医学知识，形成了事实上以科学化为旨归的理论体系，较古典针灸学面貌发生了显著而深刻的变化。异质的西方医学对针灸造成的冲击与渗透使针灸学科轨迹产生转变，在西学渗透下，为应对西医的强势冲击与挑战，学界内部自觉开展了对中西医学的比较、沟通，进而对针灸理论重新调适与提高。

（李素云）

# 参考文献

［1］范行准．明季西洋传入之医学［M］．中华医史学会钧石出版基金委员会刊，1943：1.

［2］张济洲．明清之际"西学东渐"及其对中国文化教育的影响［J］．河北师范大学学报，2007，9（2）：57.

［3］何小莲．西医东渐与文化调适［M］．上海：上海古籍出版社，2006：74.

［4］牛亚华．《泰西人身说概》与《人身图说》研究［J］．自然科学史研究，2006，25（1）：54-55，58，63-64.

［5］甄雪燕，郑金生．石振铎《本草补》研究［J］．中华医史杂志，2002，32（4）：206.

［6］何小莲．西医东渐与文化调适［M］．上海：上海古籍出版社，2006：242.

［7］梁启超．西学书目表［Z］．"序例"时务报馆代印本，转引自李传斌之近代来华新教医学传教士的西医译著［J］．中华文化论坛，2005（1）：118.

［8］邓铁涛，程之范．中国医学通史（近代卷）［M］．北京：人民卫生出版社，2000.

［9］承淡安．增订中国针灸治疗学（第4版）［M］．无锡：中国针灸学研究社，1933.

［10］章太炎．章太炎医论［M］．北京：人民卫生出版社，2006：2-7.

［11］刘野樵．奇经直指［M］．宜昌：宜昌国医针灸学社，1937：3，5.

［12］董少新．形神之间——早期西洋医学入华史稿［M］．上海：上海古籍出版社，2008：292.

［13］项平，夏有兵．承淡安针灸经验集［M］．上海科学技术出版社，2004：31.

［14］承淡安．针灸医话·杂著［J］．针灸杂志，1933，1（1）：5-11.

［15］萧雷．论神经系的组织和针灸的关系［J］．针灸杂志，1934，1（3）：37-38.

［16］承淡安．中国针灸学讲义［M］．无锡：中国针灸学研究社，1940：51.

［17］曾天治．科学针灸治疗学［M］．香港：科学针灸医学院，1944：5-6.

［18］曾益群．针灸术之价值［J］．针灸杂志，1934，1（4）：52-53.

［19］赵尔康．学针灸之我见［J］．针灸杂志，1935，2（1）：78-79.

［20］罗兆琚．新著中国针灸外科治疗学［M］．无锡：中国针灸学研究社，1936：45.

［21］承淡安．增订中国针灸治疗学［M］．无锡：中国针灸学研究社，1934.

# 第三章 近代针灸临床发展

## 第一节 针法

在民国时期欧风东渐的时代背景下，中国传统医疗体系受到冲击，针灸医家亦难免受影响，尤以经络、腧穴的解剖定位以及作用机制研究和讨论居多。一些学者开始用西学，特别是"神经"来探讨针刺的原理，并提出独特见解；将西学引入腧穴定位、使用西医病名和以西医系统划分各种疾病也较为常见；传统的消毒、针刺手法虽然广为习用，但部分医家已出现无菌观念，也创建了新的针刺手法，传统技术与新创技术参合运用。同时，针具在这一时期也更加精细。在西学的影响下，针刺方法，如针刺补泻、得气与气至、针灸刺激量等出现了新解释，针灸临床在此时期呈现出中西交融的局面，新理念、新工具、新方法的出现都对现代针灸产生了影响。

### 一、针刺理念的改变

民国时期因西学的传入对针灸学影响至深，对针刺原理的解释、疾病的认识较此前出现了较为明显的变化，呈现了"科学化"的特点。

（一）对针刺原理的探讨

民国时期，一些学者开始用西方近代医学和科学技术来探讨针灸的原理，并提出一些较为新颖的见解。曾益群[1]在《针灸术之价值》一文中，认为针灸疗法的生理作用主要是：兴奋、抑制和诱导。兴奋包括兴奋神经、血管和新陈代谢；抑制则包括麻痹神经、抑制内脏功能亢进；诱导则是活泼内脏功能、解除肌肉的紧张力。罗兆琚的《针灸之生理作用说》着重探讨了针灸作用的生理机制："通过诱导使血管扩张、循环旺盛，增加蛋白在血液的浓度以产生抵抗力；通过直接的局部刺激促进机体的吸收力，增加抗毒素，兴奋精神，提高神经系统的敏感性；通过反射作用，增加血中白细胞、促进胃肠蠕动、升高血压"。尽管这些探讨都很不完善，甚至不乏推想，失于实验论证，但却能体现针灸原理的研究与西方医学接轨之趋势。

周伯勤[2]著《中国针灸科学》在序言部分阐述针灸机制时载："针灸之原理不外刺激神经，增加血行，仅一种简而不繁之物力疗法，以恢复生理组织而已。盖中国针灸之所言十二经络三百六十俞穴之部位，似无形迹可求，但核其实际，如神庭穴有前头筋颜面神经与三叉神经之分枝①，又当内颈动脉之分枝，囟会穴有三叉神经与颜面神经又当内颈动脉则可知俞穴

---

① "分枝"应为"分支"，下同。

之下，皆为神经与血管也"，不只此书有此类论述，在民国时期，医家多以解剖学、生理学、物理学、化学等西学知识来对针刺的原理和起效机制作解释。

张俊义[3]认为："近二十年来，欧美日本研求探讨，悉认为刺激穴道确合于神经反射作用之治病原理，而对于灸之治疗作用及艾之化学作用，亦各有论文发表……针之治愈疾病，其作用有三：曰兴奋，曰制止（镇静或镇痛作用），曰诱导。"李文宪[4]认为："我们不论用针或灸来治病，主要是调整身体内的神经系统调节和管制的功能。"曾天治[5]引用日本学者的观点，认为"因针之金属与身体内之某不明物质之间发生电气，以此电流刺激于身体之神经系或组织，以奏效于疾病"。民国时期针灸文献中，此类提法不胜枚举。

徐益年[6]提出针灸治病的原理："皆激刺骨骼肌肉神经系之作用……若末梢神经受外物之激刺，感触现象立传于脊髓脑髓，觉其痛苦之感应，安然之感应，人病时该局部之淋巴腺发炎，或气血栓塞凝结，压迫该部神经，感觉其痛苦，实施针刺肌肉中之纤维末梢神经验穴，令该部神经立起感应，气血凝结遂引出之……运用神经感应，就是针灸疗疾之本原也"。祝敬铭[7]提出针灸学家应与解剖专家及生理专家合作研究，认为针刺作用原理是针能刺激神经使其兴奋或安静，但针刺绝非"刺着神经"，而是"求经穴"，认为经穴即"骨空、肉空与筋肉之缝隙"。

董华农和赵培厚[8]在《现代针灸治疗浅说》一文阐述针灸疗病的原理时，以神经生理来解释经穴的作用，认为针刺是通过对相对应位置的神经起兴奋、镇静、诱导作用。卢觉非提出阐明针灸的作用原理需注重科学，以"解剖、生理、组织，生物诸学为基础"。其著《中国针灸科学论》所引参考文献，"多是东西洋学者的报告或名著，甚少翻引到本国的古籍"，因为作者认为"针灸是物理的疗法"，而"我国古籍，无适当的科学基础"。

（二）病名和疾病的再定义

对于疾病的认识已经主要体现在使用西医病名和以西医系统划分各种疾病两个方面，这在民国时期的部分著作中都有记载。

张世镳《温灸学讲义》是参考日本相关资料著作而成，呈现出显著的西学特点。在第六编治疗学介绍临床各科疾病时，对病名的描述使用西医病名，如在呼吸器病中有喉头加达尔、百日咳、加达尔性肺炎、慢性气管枝炎，急性气管枝炎等。《科学针灸治疗学》则更为系统，各篇目以西医系统分类，将疾病分为十九编，分别为呼吸系统病、传染病、循环器病、神经系统病、妇科病、儿科疾患、维他命缺乏病、外科疾患、消化器疾患、泌尿器疾患、生殖器疾患、花柳病、运动器病、眼疾患、耳疾患、皮肤病、内分泌病、产科病、新陈代谢病。该书对于病名的阐述也完全西化，如呼吸系统病中鼻的病变有急性鼻黏膜炎、慢性肥厚性鼻炎、萎缩性慢性鼻炎、鼻衄和黏液性息肉等。

赵尔康[9]在《针灸秘笈纲要》中将疾病分为急性传染病、新陈代谢病、呼吸器病、消化器病等10个大类，看似在套用西医的分类法，然而在急性传染病中将"湿温""温病"与"鼠疫""麻疹"并列，新陈代谢病中列有"消渴"，消化器病中列有"肝气""肝风"，血液及脾病中列有"痰饮"，泌尿生殖器病中列有"癃闭"，这些比较典型地反映了当时针灸医家在疾病分类和命名上中西杂糅的情况。

杨医亚[10]在《近世针灸医学全书》中采用西医的疾病分类体系，但每每同时列出与之对应的中医病名，如将"脑贫血"与"晕厥、失神、类中"等古病名对应，将古病名"脏躁"

标注为"歇斯底里、癔病"。方慎庵[11]在一则医案中指出："凡手足微麻……引起他症以至不救者甚多，如脑充血、脑裂、心脏病等，在中医医理上追本穷源，皆中风一症之分门别类也。"这些都是中西病名混用的例证。

（三）针刺消毒观念出现

西学知识（生理学、解剖学等）的传入所造成的影响，并非仅限于疾病认知和机制阐释层面，对民国时期的针灸临床观念也产生了一定的影响，突出表现为在施术前准备中，医者逐渐产生无菌观念、自创新穴位及将解剖学运用于腧穴定位、新的针刺手法产生等方面。此时并未将西学全盘引入，许多医家仍较为遵崇传统，传统技术与新创技术的参合运用是这一时期针灸临床较明显的特点。

针灸施术过程的改进由于受到西医知识和西医医院的影响，针灸的施术过程开始注重消毒措施。承淡安在此方面有突出贡献。他最早将西方消毒观念引入针灸施术过程中[12]，降低了感染风险，使针灸疗法更安全。除了自己在施术过程中注重消毒外，他还积极宣传普及消毒知识，他曾在《针灸杂志》的多个栏目中介绍西医消毒知识，如消毒之目的何在、病原菌怎样死灭、细菌死灭的要件是什么、消毒，灭菌和无菌的区别何在、消毒法有几种、理学消毒法与化学消毒法的优点和缺点、试说明光线消毒等。

民国其他医家对针刺消毒也各有看法。徐益年[13]提出：无论是制针、保存针具、针前针后穴位清洁等，要注意消毒卫生，且以洁布摩擦温针法取代传统的口纳温针法，既是对患者负责，也保护医生的安全，避免疾病相互传染。赵尔康[14]主张严格消毒，认为："自显微镜下发见病菌后，消毒之学，日渐注意。……针灸之学，亦复如是，原无消毒之方，是以为新学界不敢尝试。际此东西各国，针灸之盛行，已驾汉医而上，其进展之速，一日千里，而于消毒方面，最为注重者也。"方慎庵则推崇隔衣下针的古老技艺，认为："吾师黄石屏先生为人治病，亦隔衣下针，无须留意揣量穴道，而自然百无一误……故鄙人平生治病亦遵吾师之法，隔衣下针，并非故为所难，亦由习之既久，反较脱衣为易。此等处可以意会，而不可以言传"。

## 二、针具的改进与创制

在西学传入我国后，针灸技术与针灸器具都在不断地创新发展，针灸医家对毫针的外形、选材、规格、制作工艺及质量都进行了积极的探索，制定出新标准，并继承传统，借鉴西学，研制出新的针灸器具如"电针""梅花针"等，以利于临床。

（一）毫针的精细化

承淡安在《中国针灸治疗学》中，对针具选材及制作进行了简要介绍。在东渡扶桑期间，观察到日本毫针，其细如发，针治时病者无甚痛苦，但疗效也微，在《中国针灸学讲义》中，承淡安细化了针具的介绍，增加"针之长短大小与应用""针尖顶之形状"两节，初步奠定了毫针制作标准的基础。后承淡安与华二房（苏州医疗用品厂前身）合作，以不锈钢为材质试制毫针，并从规格、工艺、质量等方面确定了产品标准，形成了我国毫针制作的规范[15]。

（二）电针发展和电针仪问世

金属毫针的问世，为电针发展打下了基础，由于毫针刺入后需要施以刺激手法，以使针刺作用持久，因此寻找一种可以代替传统手法的方法成为许多人努力的方向[16]。自从电学问世以来，国外就有人试图将针刺与电相结合，1810年法国医生 Corus Berlioz 提出在针上加电的想法，1925年 Sarlandiere 首次试用电针治疗某些疾病，相继有几位医生尝试用针加电的方法治疗一些疾病获得成功，但当时电针疗法处于摸索阶段，未受到足够重视，因而未被推广[17]。

1933年，龚志贤、唐世丞、曾义宇等在中国科学院重庆社支会上发起成立了重庆科学针灸研究所，将针改细，首先在针刺的同时加注电流，用通电代替手捻针，称为电针。首次开展了电针研究和高频电的电灸实验。自1934年，唐世丞先后发表了《电针手术及学理》《电针学之研究》等数篇有关电针学的论著，以实验研究为依据，介绍了电针的发明及电流对人体皮肤、神经、血管、感觉器官等不同组织的不同作用结果，认为电针的治疗原理在于刺激作用、镇静作用、变质作用和流集作用。虽然很不完备，但唐世丞创造性的研究设计及其研究成果的发表，对当时电针疗法的传播和发展与电针原理的进一步探讨都有很好的推动作用。他的论著是我国针灸史上有关电针疗法的首批论著，为临床应用电针起到了开创性的作用。唐世丞最早将电子管产生的脉冲电针应用于临床上，研制出了第一批电针仪。之后，重庆国医药馆、国医馆在诸科中应用电针疗法取得良效。唐世丞因此被称为电针疗法的创始人。

电针疗法对后世影响很大，但真正在临床上推广使用的电针仪是1953年陕西的朱龙玉所兴起[18]，他在总结前人经验和自己临床研究的基础上，提出以人体神经分布与经络相结合的"电针疗法"，并著书《中国电针学》，系统阐释了电针原理、方法和临床治疗。此后，许多学者在临床应用电针，扩大了电针的临床应用范围，同时作了大量的临床研究与实验研究，使电针疗法得到肯定和推广。

（三）刺激神经疗法和梅花针的发明

"刺激神经疗法"由民国医家孙惠卿发明。1919年，孙惠卿受"刮痧""柳条抽打患疟疾患者"治病启发，认为这两种治疗方法都是"用物刺激人体的皮肤所产生的疼痛的作用来治病的"，于是开始研究"用刺激产生瞬时疼痛的方法来治疗疾病"，设计了一种新的治疗工具——保健针[19]。该针是用钢针7枚，扎成圆柱形，固定在一枝具有弹性的竹棍（或具有弹性的、较轻的其他物质做成的棍子）的一端上，用以弹刺叩击体表治病而颇验。这种疗法被称作"刺激神经疗法"。"刺激神经疗法"是依照诊查结果用刺激工具对各类疾病给予机体不同部位、强度和频度的弹刺。孙惠卿认为刺激后还可使高级神经部位的兴奋与抑制活动相互转换，形成了有关刺激手法强度等学说。其刺激部位与手法强度等无不与神经反射息息相关。即通过刺激皮肤产生的能量，以生物电的形式传入中枢神经系统以自身调节力量修复患病部位[20]。

20世纪30年代，民国医家方慎庵也根据《灵枢·官针》毛刺、扬刺、半刺等刺法，"浅内针""正内一、旁内四"之义，设计出一种类似于梅花针的针具。针具呈莲房状，直径约1厘米，下端并列5支针，针为金质，莲房上端装置一根弹簧，均置于一铜质管状物，管长5~6厘米。

保健针和神经刺激疗法发展为后世的梅花针、七星针、皮肤针等疗法，影响深远，并作为学科分支之一，丰富和发展了针灸学说，至今仍在临床上广泛应用[21]。

梅花针由保健针和刺激神经疗法发展而来。古人把五根细针捆成一束用来针刺治病，因其针形及针刺后皮肤泛起的红晕都酷似梅花，故而得名"梅花针"。该疗法的创始人孙惠卿通过多年的临床观察认为七根针捆成一束，其皮肤接触时间可以更短，患者疼痛小，乐于接受，而且疗效更高，因而用七根针一束来取代五根针，因此梅花针曾被称为"七星针"。孙惠卿的后人认为，孙惠卿发明的这一疗法与古代梅花针有千丝万缕的联系，无论从针形上还是针刺后皮肤泛起的红晕形状上仍都颇似梅花，故主张仍沿用"梅花针"这一名称，最终被普遍采用，孙惠卿由此被称作近代梅花针法的奠基人。

### 三、针刺方法的新发展

民国时期，西学的传入推动了针灸"科学化"的步伐，但在此时，传统针灸尤其是《内经》《难经》针灸学理论得到了进一步继承和发展。如孙秉彝在《针灸传真》一书中阐述关于针刺理论的渊源时，将《素问》《灵枢》中有关刺法的列于后，并有简短注释。同时，他考证穴法，将十二经脉、奇经八脉的经脉、腧穴及主治一一列出，附有图谱[22]。方慎庵《金针秘传》对《内经》《难经》等医经理论也颇为重视，将医经中有关审病方面的内容列为首篇；此载周身骨度分寸，经脉孔穴起止，周身孔穴总图，十二正经孔穴图，奇经八脉孔穴图及十四经歌诀；末附《标幽赋》注解，经穴主治病症及《针验摘录》[23]。

虽然民国时期部分医家著作依然遵崇传统，但受经络腧穴学发展的影响，该时期的针刺方法不可避免地发生了很大的演变。如对于补泻手法的认识融汇了神经生理学思想，对得气与气至概念的理解、对针灸刺激量作了更为明确的探索，总之，较之传统刺灸法，更加重视解剖、实证和客观量化的研究。

（一）针刺补泻的新认识

近代尤其是民国时期普遍要求"科学化"，所以追求用西医学理来解释针灸理论成为风尚，对于针刺的补泻也同样逃离不了"科学化"的解释。以承淡安为代表的民国针灸医家，用神经学说的抑制与兴奋来指导针刺补泻，形成以强弱刺激分补泻的方法。而赵京生[24]的文献研究发现《内经》中也有类似的操作。可见民国针灸医家师古而不泥古，在探求针刺补泻方法上勇于创新，为针刺手法的量化和客观化开辟了道路。民国时期，出现了从神经生理的角度认识针刺补泻，最具代表性的是承淡安及其弟子。虽用神经生理学来认识补泻，然而在实际运用中，承淡安对于古法之提插、捻转、迎随、疾徐、开阖等补泻手法仍有所继承，试图从中总结规律，发展出一套便于操作的标准化程式。如在《中国针灸学讲义》中，承淡安全面介绍了《灵枢·九针十二原》针法，而在《针灸薪传集》中，将针刺补泻总结为："运用补泻之法，亦多端矣。综其要，不外针刺激之强弱，与提插之迟数，或从近治，或从远取，胥视其病症之虚实而适应之，虚者刺激宜乎强，宜乎提，复宜乎远取。不易别其虚实者，则平刺之。"[25]具体操作为："凡捻转针体回旋角度超过360度，提插深度超过五分者，为强刺激，亦称泻激，亦称平补平泻法；凡捻转针体回旋角度不超过90度，提插不超过分许者，为轻刺激、弱刺激，也称为补法。"可见，将补泻手法总结为强、中、弱三种刺激，归结出非常量化具体的操作范式，便于临床使用。

对于针刺补泻手法，民国时期针灸学家勇于创新，为针刺手法的进一步量化和客观化开辟了道路。在"经络即是神经""腧穴是神经支干""针下刺着神经"这一系列思想的指导下，民国针灸学家进行了补泻手法的革新。强弱刺激的观念最初来源于日本，日本现代派没有补泻之说，完全用弱刺激兴奋神经、强刺激抑制神经的观点来指导针刺治疗。民国时期针灸学家了解到这种观念后，经历了较长时间的思考，将强弱刺激与补泻结合起来，发展了强弱刺激分补泻的针刺方法，即"一般属于神经兴奋之症状，如痛、痉挛、炎症，其初起者，每用强刺激以抑制之；久病或体气已衰者，则用中刺激作持久之捻运，或用留针法以解散之；功能衰弱、麻痹、萎缩，则用轻刺激又调整之，以常法也"。在受刺的部位方面，使用刺激的强弱亦有区分，"凡内脏病症、五官病症，在身半以上者，如须用强刺激，只可减为中刺激，须用中刺激者，只可减少捻运。在身半以下之肢末，其刺激程度，须较上半身为强，此为编者临床应用之法则，提供参考"。

目前还没有足够的资料能证实神经就是经络，因此，完全用轻重刺激来代替补泻手法还需进一步商榷。不管民国先哲们应用西医原理妥当与否，毕竟向前迈了一大步，这一步对于针刺手法操作和量化手法刺激量都是有意义的尝试。

（二）得气与气至的新理解

对于得气和气至，虽然历代医家都有不同的解释，但二者始终是含义不同的两个概念。到了近代，尤其是民国时期，对"得气"概念研究深入，但"气至"则少被提及了。如承淡安在《增订中国针灸治疗学》中先解释"气至针下沉紧"的机制，之后直接说"此即针下得气之原理也"。一方面，他从西医学角度出发，认为"气至"针下沉紧是由于刺着神经，神经起反射性的痉挛收缩，导致肌肉挛缩吸引针具，所以有如鱼吞钩饵之象。这种解释，不再使用传统的种种"气"来说理，让人更容易理解。另一方面，他还注意到医生感觉到手下有气至的感觉时，患者也有"针下酸重"的感觉。也就是说，他将"得气"概念发展为医生和患者两方面感觉的描述，丰富了前代"得气"概念。但同时对"气至"概念的丢失也是不能弥补的遗憾。这"一得一失"对现代的针灸理论和临床都产生了直接的影响[26]。

一直以来对手法操作的重视是针灸学家们更关注的核心内容，这是因为操作得当与否直接关系得气与否、气至与否，也就直接关系到针灸疗效的优劣。由此，由古至今尽管手法种类繁多，不胜枚举，但手法操作带来的效应，即"得气""气至"确属问题的核心。

民国时期的针灸学家用西医神经的观点对针刺手法进行考量，由于历史的原因，历代对《内经》中的"气至"概念发生了理解上的偏差，普遍将"气至"与"得气"等同，民国时期的医家们延续了这种偏差，并对"得气"进行了西医学理论的解释，赋予"得气"新的内涵。但是，由于"得气"并没有包含"气至"的所有内容，导致了"气至"概念功能的丢失，表现在判断针刺后的预后上没有标准，在出针时机和留针时间上缺乏标准。可是，民国时期"得气"的概念增加了"患者的针感"，为医生判断是否"得气"增加了一条依据。

（三）提出针灸刺激量的概念

传统针灸理论虽然没有明确提出针灸刺激量的概念，却一向强调根据患者体质、病情性质及轻重程度等，通过调整针刺深浅及留针时间长短等来实现，但停留在表述相对模糊的程度。承淡安进一步发展了传统针灸理论，注重用更加量化的方式确定针刺刺激强度。如采用"针入几分，留捻几分钟"的格式，逐一精确规定针治过程中每穴的刺激量。在针刺间隔时间方面，承淡安首次进行了较为系统的梳理和阐释，对新病之人、久病之人、体衰者，对针灸反应比较敏感的患者以及体质虚弱且治疗后卓有疗效者均作了非常具体量化的刺激量标准。承淡安弟子杨长森继承了承淡安的探索，在针刺刺激量的研究中取得了瞩目成就。以承淡安为代表的针灸学家，在继续传统刺灸法的基础上，对针刺补泻及针灸的刺激量，开创性地作出了许多细致、可操作的量化的规定，为后人奠定了进一步探索针灸量效关系的思想基础，可谓影响深远[27]。

（四）针刺手法的丰富

各种传统手法依旧广为传习和应用。徐益年接受针灸的效应是刺激神经的观点，但在针刺补泻手法上，并不采用当时较流行的强弱刺激学说，仍沿用传统补泻手法。徐氏重视押手配合，以提插补泻复式手法为主，补法三进三退，出针紧闭其孔，泻法一进三退，出针不闭针孔。如补虚法，左手重而多按，欲令气散，随咳入针至天部；次随病者呼，旋插入人部，微弹振针；再随病者呼，持针左转，旋插入地部；次随病者一吸，缓缓退针，出地部；再吸，退出人部，三吸，退出天部，急以示指按住针尾，速闭穴门，此为随济补母之法。徐氏补泻之法，是以提插补泻为基础，结合弹振、开合、呼吸的复式补泻手法。

一些针灸医家受西学知识影响而创用新的手法，如《高等针灸学讲义：针治学》[28]介绍的手法："间歇术：针刺入或在中途间即行拔出，逾相当时间，又复刺入，此方法于血管扩张，筋肉弛缓之目的应用之。回旋术：针刺入时，向左右回旋刺进，拔出时，向发对方回旋拔出，此法在稍稍与以缓刺激时应用之。细振术：针刺中，将针行极微之振动，此法在收缩血管筋肉时应用之。"

此时期出现了指针疗法，即用手指代针，在一定穴位或部位上，运用一定手法施加按压，达到治疗疾病之目的一种传统的简便疗法。这种疗法，主要是用大拇指及中指指尖点刺，故又称"指尖点刺法"[29]。早在1923年，《针灸传真》中就提出了"指针"疗法。孙秉彝认为，指针与金属针有相似之处："金针补泻不外上下迎随，指针补泻不外上下迎随。金针之进退补泻法则为指针之进退补泻法。不过金针之刺入也深，指针之按下也浅"。具体操作时，应"以指代针，指头按穴之浅深，如二分三分，用指亦轻按其穴而推陷之。手法不一，指头有向上向下之别，左右推掐之异，起落紧慢之势。知用针之诀，即知用指之诀"。指针亦分浅深，"以金针刺穴之浅深为标准，以金针刺应浅者，如二分三分，用指者亦轻按其穴而推揭之，金针刺穴应深者，如七分一寸，用指针亦重按其穴而陷下之，手法不一"[30]。指针疗法的提出，丰富了针刺方法的种类，并得以向后世广泛传播。

综上所述，近代针灸临床理念的理论、针刺方法、技术与工具都因为西学的传入而呈丰富之势。在该时期出现的部分技术和方法，现在临床中依然广为传用，可见近代针灸临床影响之深。有人说"针灸学可以说是近代最为成熟的又一个学科"[31]，近代针灸临床的发展也为针灸学科的构建起了不可磨灭的推动作用。

（张建兰）

# 第二节 灸法

清代末年，道光帝禁针灸诏一案给针灸界乃至中医界带来了巨大的冲击，认为"针刺火灸，究非寿君之所宜"使得太医院的针灸科完全废止，令官方层面上的针灸传承几近断绝，灸法面临颓丧之势。至近代，西方技术传入后，灸法在灸材、灸器以及灸法的操作方法等方面有一定的改进。

## 一、灸材、灸器的改进

近代时期，虽然灸材种类丰富，以艾作为主要灸材、其他灸材辅助的形式已经基本稳定下来。

在灸器方面，温灸术的产生带来了温灸器的创制，东方针灸学研究社所编的《温灸学讲义补编》，记载了东方式甲种新型温灸器、东方式乙种温灸器。甲种特长为治病安全、效力伟大、施用便利、调节自由、扫除容易、体裁优美、物质耐久；而乙种各种药品皆得附加，不如他器之只限其一种药品，构造巧妙式样玲珑，无论坐卧施用，绝无烟灰顷出之弊，且价值低廉，坚固耐用，出诊携带甚为便利（乙种：先以乳硫或其他药品与艾绒混合，装满于圆筒，载于皿之中央，然后用煤条燃火数处，殆艾绒表面熏成黑色，将盖覆上，其艾即能自燃，温度渐次升腾。其器底之温约八分，即可施于患部，患部宜以绒布敷之，置器于上，大抵使用至三四十分时间）。

《中国针灸学讲义》《针灸秘笈纲要》称为"温筒灸"；香港针灸专科学院所用温灸器之种类则形式甚多，"一为方形斗……二为三用斗……三为圆桶形温灸器……四为喷烟器……以上诸灸器，均按患处之不同而适宜使用之，而其适应证，均为病灶只须有适度之温暖，已可使病痊愈或见效时，可使用之。……"曾天治言"用温灸器，以铜作温灸器，如熨斗形，旁面与底，穿十数小孔，内置焚着之艾绒，加上盖，使热力压下，然后在经穴上，垫以薄布，手持温灸器之柄，置温灸器于上，热力艾力直透皮肤上。如不灸至剧痛，则不致起水泡，不致有灸痕。"

而方慎庵在针灸器具方面，除继承了师门金制针具的传统，发明了类似于梅花针的针具外，又发明了可以装入艾绒和药物的温灸器，从而在继承师门药灸的同时简化临床操作。其所创之"温灸器"为熏灸结合药物，用以治疗虚证和痹证，至今尚保存实物，此为铜质制成的双层桶状器具，外层上下两截直径9厘米，高8厘米，下置红木底座，中有一3厘米直径的圆孔。内层上端装有4根齿状环物，环形排列，直径3厘米，中间放置一段粗艾卷，下端有一容器，放置药物。外层上下两截互套，可以进退转动，四周均排列小空洞，外层有盖，用铰链开合，下用红木底座，中有一大空洞，直径约3厘米。使用时，将温灸器下端的空洞对准近选之穴位。点燃艾卷，艾火温热使药物直透穴位。可以转动外层上截，以调整空洞位置从而调节温热量。

另有上海秦氏改良温针灸，仿"太乙针灸""雷火针灸"和"隔姜灸"，创造了"艾火针衬垫灸"，同时改良"套管进针法"；广西黄氏壮医针灸则以火针、针挑、竹筒灸等为主。承淡安仿传统药艾条加以改进成念盈艾条等多种新式灸具、艾条[32]。

周楣声重视"改革灸具，创新灸法"，认为灸效之不彰，主要在于灸法之原始，因此改进灸具与灸法乃是发扬与振兴灸法的一项必要措施，先后研制了喷灸仪、灸架、点灸笔等10余项灸具。典型的灸器创新有灸架。周楣声认为，灸时间必须长久，作用才能发挥。而当时所研制的手持或系带温灸器，目的均是为了克服直接灸的烧灼痛与手持的劳累而创用的，均未能达到定型与满意的要求。周楣声经过多年的研究与实践，设计出一种灸架以施灸[33]。

## 二、操作方法的革新

灸法理论创新引领着灸法操作的创新，其中周楣声以传统经典中医理论为基础，提出"热证贵灸"的理论，也发明了吹灸疗法。吹灸又称喷灸，使用时，将药饼放入药汽发生器内，通电加温待器内热度升高至一定程度时，打开风泵向器内送风加压，待喷头处的热气流的温度适宜时，即可用于治疗。通过特制的喷头，既可作常规部位治疗，又可作特殊部位施治，如耳灸、肛灸、阴道灸。四种不同配方的药饼适应四类病症。周氏在古代雷火神针、阳燧锭等法的基础上发明了万应点灸笔，即选用多种中药与浸膏等压缩成笔状外形，再点燃使用。为了增加药效，保护皮肤，配有专门药纸。同时将药纸平铺在穴位上，将点灸笔隔纸对穴位进行点灼[34]。脐腹灸是指使用脐腹灸盒，治以任脉神阙穴为中心的脐腹部用以治疗胃肠道以及泌尿生殖系统疾病的一种温灸器灸。在以阴交穴为中心腹部进行治疗具有从阴引阳治疗阳证、肢体疾病以及预防疾病的作用。

承淡安对艾灸的刺激量、灸法效力以及施灸部位有一定见解。承淡安临床以艾炷灸为多，并根据不同刺激强度量化评估疾病与灸量，善于远部取穴运用艾灸，并重视灸后皮肤反应，崇尚发泡。承淡安东渡到日本以后发现日本民间运用灸法很多，治疗疾病和保健的效果亦很不错。灸法在日本的普及，使他受到一定影响。承淡安将灸法的作用概括为活跃脏腑功能，促进新陈代谢，对人体各系统的功能有明显的调节作用。他也认为"灸法的效力比针强"，理由是：①艾灸刺激的感受器范围大，而且皆是神经末梢，所以感传力大；②破坏力大而广，起泡的变性蛋白与血清必含有大量的补体与抗体的作用，还认为"不起泡不治"为至理；③火伤毒素有强心和兴奋作用，或另有某种刺激作用。在对患灸部位的选择上，承淡安根据《内经》"病在上取之下，病在下取之上，病在中旁取之"之说，以及《医学入门》中"吴人多行灸法，当病痛之处取穴，名曰阿是穴而灸之，即都快"，认为选择施灸部位的办法有三种：①患部灸：即直接在病变疼痛部位施灸，促进局部血管扩张，血流畅行，加速机体对渗出物的吸收，从而治愈水肿、痉挛、疼痛等病症；②诱导灸：对于患部充血或瘀血引起的炎症、疼痛等，从与患部相关的远隔部位施灸，疏通经脉，调节气血，从而达到治疗目的；③反射灸：当病在内脏诸器官时，可通过循经取穴间接施灸，利用人体的生理反射功能，收到治疗之功效[35]。

陆瘦燕对灸法亦有独特的见解，他对灸穴的顺序有严格的要求，也非常重视患者的体位姿势和施灸点穴；对施灸治疗时的壮数及艾炷大小加之辨证为原则，对于患者年龄和患病部位区别对待，善于针法和灸法的结合运用，大大提高了治疗的效果。周楣声在实按灸的应用中，又根据操作部位以及面积的不同，创制了点灸、线灸和面灸、滚筒灸盒、推灸盒、足底按摩器等器具，压灸器是在太乙神针、雷火神针的临床应用的基础上设计的一类艾灸器械，艾灸治疗加入了按压类手法，被称作压灸，是艾灸与按摩手法中按压类手法的结合[36]。

在对灸法补泻的认识方面，近代灸法补泻基本沿用古代的观点，以强刺激为泻法，以若刺激为补发，民国时期众医家灸法补泻的内容有所增补[37]。陆善仲主张，对于慢性虚弱性患者，由于其不耐灼热疼痛，应施以小粒艾炷，任其自燃自灭，加艾再灸，陆氏认为这种一着一熄的灸法，火力文静，患者感觉温热、舒适，"确有一种兴奋生理功能，抗病补体的作用，这可以叫作补法"。对于一些急性实证患者，能耐灼痛，应施以大粒艾炷，连续添艾，不令熄灭，延长灸的时间，陆氏认为这种连续灼热的灸法火力强大，"确有一种抑制亢进，缓解痉挛疼痛的作用，这可以叫作泻法。"承淡安与陆氏观点相似，承氏认为"实证、急性病，炷宜大而壮宜多；虚证、慢性病，炷宜小而壮宜少。"他们皆将艾火刺激强弱对机体功能的兴奋、抑制与补泻联系起来，认为弱刺激可兴奋机体为补，强刺激可抑制机体为泻。司徒铃、陈俊军亦有相同看法。孙震寰则认为："以艾火补者，用隔姜片或附子末饼及豆豉饼灸之，毋吹其火须待自灭，火力缓为补；以火泻之者，将艾炷直接置于穴上，速吹其火，火力急能开穴气为泻。"孙氏将隔物灸、直接灸与《灵枢》灸法补泻操作相融汇而应用于临床，认为可收佳效[38]。

（刘兰英）

# 第三节　其他疗法

晚清时期，包括拔罐、刮痧、穴位贴敷在内的针灸疗法以其简、便、廉、验等优点缓慢发展。这个时期，值得一提的是"外治之宗"吴师机和他的代表作《理瀹骈文》。该书打破了以往医生偏于药饵轻于外治的惯例，大力推崇外治疗法，并总结出敷、熨、熏、浸、洗、擦、坐、嚏、缚、刮痧、火罐、推拿、按摩等近二十种外治方法，成为一部经典的外治法专著。

在外贴膏药的运用方面，吴师机认为内服药与之有"殊途同归"之处，外治用药通过经络而达于体内，根据不同的病理变化辨证施治，他说："外治之理，即内治之理，外治之药，即内治之药"。书中每病治疗都以膏药敷贴为主，选择性地配以点、敷、熨、洗、搐、擦等多种外治法，涉及病种广泛，把穴位贴敷疗法治疗疾病的范围推及内科、外科、妇科、儿科、皮肤科、五官科等，指出"膏药能治病，无殊汤药，用之得法，其响立应"，提出了"以膏统治百病"，并依据中医基本理论对内病外治的作用机制、制方遣药、具体运用等方面作了较详细的论述，提出外治部位"当分十二经"，药物当置于"经络穴……与针灸之取穴同一理"的论点。

另外，在刮痧、拔罐的临床运用方面，吴师机也给予了充分肯定。如治疗伤寒发斑："发斑用铜钱于胸背四肢刮透，即于伤处用蛋滚擦。"治疗阴痧、阳痧："阴痧腹痛、手足冷，灯火爆身上红点。阳痧腹痛、手足暖，以针刺十指尖、臂上肥弯、紫筋出血；或用盐擦手足心，莫妙以瓷调羹蘸香油刮背。盖五脏之系咸在背，刮之则邪气随降，病自松解。"拔罐被用于治疗黄疸、风痛、破伤瘀血等病症，并可分别选药罐、火罐、瓶吸等不同罐法。

刮痧疗法方面，清代医家总结了痧疗的经验与理论，将痧疗从民间小技演变为一门专科技术，临床应用和流传更加广泛。医家夏云作出了重要贡献，他在《疫喉浅论》中列出人体正面、背面刮穴图各一帧，并在其后分别标明30个刮刺的穴位，对刮刺工具、材料、操作、即时疗效等作了说明。书中载"或患者畏用针刺，可取熟开水一碗，倾豆油些许于水面，着一人取古铜钱一枚，蘸豆油向患者项外肿处刮之，如痧疗一般，刮至皮肤红晕斑起为度，亦能泄热消肿"。书中特别提到刮穴顺序，在"论疫喉痹至危证宜先用刺刮吐三法"篇中记载先刮风府，再依次刮两侧颅息、臂臑、曲池、间使、大陵、太渊、肺俞、膏肓、心俞、肝俞、胃俞、大肠俞、膀胱俞穴。重视刮痧顺序在现今仍有很高的临床应用价值。晚清暨阳陈氏秘本《痧症要诀》绘有44种痧症图及取穴与操作方法，其中有20余种采用刺血"放痧"法。

（沈　峰）

# 第四节　针灸诊法

针灸的临床实践素以"诊疗一体"为特点，在西学传入的过程中，针灸医家所提倡和使用的诊断方法也日渐产生变化，更出现多种有别于传统诊法的特色"针灸诊法"。民国时期的针灸医家所提倡的诊法有传统四诊法（以脉诊为主）、五体诊和经络诊。

## 一、四诊法

民国时期，针灸医家对传统四诊法的继承和发展主要体现在"望诊""切诊"两类。其中，望诊以"察色"和"望舌"为主。"察色"综各家之学说，有察面色、目色、唇色、舌色苔色、发色、爪甲色、二便色、皮色、络色等，虽形式上未有创新，然诊察内容乃综历代学说合诸家之言，较之以察明堂五色、面色、舌及苔色为主的多数针灸医籍更为丰富和细化。代表医家及著作如罗兆琚的《中国针灸术诊疗纲要》。"望舌"即传统的察舌辨苔之法，如赵彩蓝《针灸传真精义》详述察舌色。此外，部分针灸医家结合经络循行及络脉主治的理论，延伸出"望舌络""察苔色"以辨病在何经的诊断方法，代表医家及著作有张赞臣的《中国诊断学纲要》等。切诊以"诊脉"之继承为主，但非现存常用的独取寸口脉法，而是宗中医典籍之脉诊法，提倡传统脉法，如廖平诊断学系列所论之"人寸诊""三部九候脉诊"；张赞臣《中国诊断学纲要》之"三部九候脉法"；罗哲初《脉纬》所举之"三部九候法""阴阳脉法""四时脉法""五脏脉法""岁运脉法"；恽铁樵《十二经穴病候撮要》所涉"诊人迎""诊跌阳""三部九候脉法"。除仅持四诊法者，部分医家在此基础上融入西医诊法，如朱志杰、黎桂廷的《温灸术函授讲义》以中医诊法合西医诊断论症状。

## 二、五体诊

此类代表医家及著作主要为廖平的《诊皮篇补证》《诊筋篇补证》《诊骨篇补证》，兼部分脉学之作如《仲景三部九候诊法》，将其归于"五体诊"实则略有牵强，以其虽阐述诊皮法、诊筋法、诊骨法，然而其对"皮"的定义与古法不同，且五体包括了"皮、脉、肉、筋、骨"，廖平的诊法丛书除上述所著外，未有专设"诊肉"之节，此部分内容有归于《诊皮篇》与《诊络篇》之中者，如将"肌肉跳动"归于"络动"。然而结合上述著作，不难发现，其由表及里由浅至深的分层合乎古代解剖学的思想，暗合五体之意，故以"五体诊"名之。此外，另有部分医籍虽未专论"诊骨法"，然而论经络腧穴及治疗前，以"骨度"为要，除上文提及之《针灸传真》外，还有《金针秘传》"骨度尺寸图说"[39]、《绘图针灸简易》"正面骨度尺寸图""后身骨度尺寸图"[40]等。

### 三、经络诊

民国时期，除以诊脉法辨病在何经外，有专论诊络法者，如廖平的《诊络篇补证》。另有通过疾病的部位所合经络之循行以辨病在何经者，如李文宪的《针灸精粹》。此外，涉及经络辨证的还有《针灸传真》《新著中国针灸外科治疗学》《针灸秘笈纲要》，虽未详细论述诊经诊络之法，但于疾病之分类、病因之所及、病症之所属等部分皆融入经络辨证的诊疗思想。

据此，民国时期国内医籍反映出该时期的"针灸诊法"继承了四诊法、经络诊、五体诊，且部分诊法（如诊皮法）有所丰富和创新。此外，部分针灸医家引入西学诊断方法，涉及体格检查、实验室检查、物理检查。这些针灸诊法常相参为用，如脉诊和经络诊、诊皮法和诊络法等。这种联合诊法古已有之，就脉诊和经络诊而言，诊体表脉动以诊经脉之气的理论依据可追溯至《内经》。其对于"脉"的含义可指包括血管组织、肌束、筋膜、部分神经组织在内的多种组织。因此，广义的诊脉也不仅仅指寸口脉诊法，所诊之部位含义也不仅是动脉在体表的搏动，还可以是体表血络、舌下络脉等多种指代意义。再者，具有针灸特色的诊法所察结果往往直接影响针具和刺法的选择，如五体诊与九针的选用。而所诊察的部位有异常之处，如血络，则亦是针灸医家针刺灸疗的取穴所在，如黄华岳的《针灸医案》，其所诊之腧穴异常者即其针刺治疗点。此类诊法与治疗相承的临床思路体现了针灸临床"诊—治"结合的特色。

（费　琳）

## 第五节　近代针灸规范

民国时期，西医在中国得到长足发展，中医（包括针灸）却遭遇了"漏列中医案"及"废止中医案"，从而由官方走向民间。近代以来，在抗争求存及科学化的背景下，针灸的发展有赖于一些医家自发编印书刊、成立针灸学社（校）、开展函授教育等，其规范亦是相伴而生。

从针灸教育来看，办学形式及课程设置等逐步规范[37]。虽然学历教育、函授与短期培训等多种形式并存，但总体而言，逐步由传统的家传师授转变为学校教育，学校名称也由针灸实习班、针灸讲习所、针灸传习所、针灸学社、针灸医馆、针灸研究社逐步改为针灸学校，并逐渐附设针灸医院供学员临床实习。针灸办学形式由最初自发开设针灸实习班到针灸讲习所，很大程度上参考借鉴日本经验[41]。民国时期针灸学校在课程设置上有较大突破，初步构建了近代生理、解剖、诊断、消毒，以及针科学、灸科学、经穴学、治疗学两个板块的教学体系框架，部分学校尚设置传统中医课程板块。这种办学方式及课程设置模式可以说是当今针灸院校教育的肇始。1928年和1929年两次组织召开中医教材编辑会议，对于教材编写、学期、学科、实习时间、科目设置及分量等进行讨论；1930年，成立中央国医馆，颁布了《中央国医馆整理国医国药学术标准大纲》，并尝试统一病名。虽然这些工作不幸夭折，但对于近代中医药规范化起到了推动作用。

　　从针灸理论及治疗层面来看，民国时期较重视腧穴、刺灸方法及疾病名称的统一与规范。对每个腧穴的描述逐渐固化为解剖、部位、主治、手术（即刺灸方法）与摘要（历代医籍中相关内容）[42]等方面，这种描述形式沿用至今（当代《针灸学》[43]教材对于腧穴的描述依然是定位、解剖、主治和操作）。中期教材中"刺灸术"内容对针具或灸具进行了全面阐述，从针刺预备、消毒、进针到针刺方向、补泻手法、出针以及折针、晕针处理等也逐层渐进叙述，紧紧围绕"针灸操作流程"，简明易懂，实用性强[37]。其中，以消毒为例，罗兆琚曾详细论述针刺消毒的原因及其操作规范"针灸术既为皮肤创伤之技术，不论何时，均可蒙病菌之侵入。故当施术时，凡医师之手指，及治疗器具等，均须绝对行严重之消毒，以防菌毒之媒介……最适用、最经济之药品，其惟酒精一物而已。考酒精一品，有纯酒精、药局法酒精、稀酒精。三种之别，纯酒精宜于燃烧之用，法酒精宜于配合药品之用，惟稀酒精之发挥度，及与皮肤冷感之度最低，且收缩皮肤组织之力亦少。以此为消毒药品中之最适宜者，因其能密着消毒部，发散性迟缓，并能少夺菌毒之水分，可制止微菌之发育，有充分之杀菌力。惟当未施行手术之前，宜先将针具，用酒精洗净，医师之手指，及病者应针之穴上皮肤，俱须充分洗净。医师施手术既毕，仍须洗手。针宜多备，每治一症，即用一针或数针，用后便将其投入酒精中浸之。如另治他症，亦须另取别针，用毕亦然。迨至夜分，乃取出用一小器皿，内贮清水，燃火将日中用过之针煮之（如能置一火酒精灯，制一铁架，制一白针盒，放灯上煮之，尤为便利），煮毕，用干药棉拭净收藏。以备次日再用。[44]"其后，罗氏编写了《中国针灸学讲习所消毒学讲义》，详述细菌的发现、研究、正规形态、传染的原则、细菌传染的方法、消毒的种类、酒精的性质与效用等，"针灸消毒之旨，尽于斯矣"。《针灸医学》[45]、《针灸学编》[46]等针灸教材中列有消毒相关章节。其时，政府出台的医师从业规定中有专门针对消毒的规则，如早在1924年5月15日，胶澳商埠警察厅即发布布告《胶澳商埠警察厅按摩术针灸术营业取缔规则》，要求"针灸术营业者施术时，其使用之针，施术之部分及手指等均须严行消毒"，同时将"消毒法大意"作为按摩术与针灸术营业者取得合法执照的必考内容[47]。1930年前后，天津[48]、青岛、昆明[48]、北平[50]等地分别出台了卫生部门管理针灸术的执业规则，均要求针灸施术时所用之针及施术之部分并术者之手指等均须严行消毒，并将"消毒法大意"作为执业考核内容。昆明市还对针具消毒方法作了明确规定，"所用器械应于治疗前以酒精或石炭酸水依法消毒，疗后亦同"[49]。

　　从针灸执业管理来看，民国时期开始效仿西方建立医事管理制度，其中专门出台了针灸管理法规。如1930年卫生部主办的《卫生公报》上先后登载了《天津特别市卫生局管理针灸术暂行规则》《云南昆明市管理针灸术暂行规则》《青岛市管理按摩针灸术营业章程》，广州有《管理针灸术营业章程》，北京也于1930年通过了《北平特别市管理针灸、按摩、正骨术营业章程》。在这些章程中，要求营业者按章办证，对其资格有一定要求。如北京的章程规定应具有以下3种资格之一："一、曾修习按摩术、针灸术、正骨术得有毕业凭证，经公安局查核认可者；二、在本章程施行前营业满三年以上有确实证明者；三、经公安局试验合格领有凭证者。[50]"按照有关规定，除有毕业凭证及以往针灸行医有年者外，要取得执业资格需经由各地卫生局或公安局考试。针灸考试在有的地方作为中医考试中的一科随中医考试进行；有的地方则单独进行考试。关于举行针灸考试方面，各有关规则都列有相应的考试范围。如北京的规则有4项内容："一、人体之构造及主要器官之功能；二、施术方法；三、消毒法大意；

四、按摩术、针灸术、正骨术之实施。"天津关于针灸的要求更具体，包括："一、人体之构造及主要器官之功能，并经络与神经脉管之关系；二、身体各部之针刺法、灸点法及经穴禁穴；三、消毒法大意；四、针灸术实验（指针灸操作考核）"。通过针灸考试后，卫生局或公安局方给予办理证书，取得正式营业资格。这些规则中，常将针灸与中医分开而设，且规定针灸医生不得处方及中医生不得针灸。

民国时期的医事制度将针灸医生纳入管理，进行针灸执业考试，开展针灸执业注册，逐步规范了针灸医生的营业。有关考试对针灸医生提出掌握解剖知识和卫生消毒的规定，反映了社会发展的要求，体现了时代的进步。但对中医执业资格与针灸执业资格过于严格地区分，针灸从业者不能处方，中医从业者不能针灸，为其明显不合理之处。新中国的立法完全摒弃了这种思维，针灸医生执业需考取中医执业资格，执业中医均可进行针灸治疗。这有利于针灸医生提高中医理论水平，也有利于中医临床综合应用各种治疗方法，从而推动了针灸和中医的发展[51]。

（岗卫娟）

# 第六节　针灸医疗机构

传统针灸诊病称为"坐堂"，即开设私人诊所，或依附于某些药店。次之的则有"游方医"，行走乡村之间开方售药。至近代，受西式医院的影响，在原先诊疗形式的基础上，针灸始进入医院。由此，此时的针灸医疗机构大致可分为个体诊所、教育机构附设疗养院及施诊所、医院附设针灸门诊。个体诊所由针灸医师个人承担诊设，地点不限；疗养院及施诊所在社会名流、知名医师的资助下得以成型，亦可依附于针灸教育机构；新兴的医院分科具体，在使用传统诊疗手段的同时，逐步采用西医的先进技术，针灸仅为其中一科。

## 一、个体诊所

近代针灸医生个体开业人数较多，个体针灸诊所形式大体有 3 种：一为医寓，即医生在自家接待就诊患者，无专门诊疗室，只有简易的针灸诊疗用具；二为诊所，具有专门的诊疗室和简单的医疗设备，带有一两名助手或学徒；三为坐堂行医，即在中药铺内行医。

部分诊所以纯中医治疗，针灸师未习得西方医学，坚持采用传统的行医诊疗方式或家传针灸方法治疗疾病。如海宁张三省医士[52]、上海中医学会会员针灸世医张东山[53]、武进世医许戈仙[54]、宁波南门柳亭庵谛融老和尚门下之陈全吉[55]，针灸医家胡道民、侯再思、党波静亦设个人诊所。又有，陈全吉在申设立针灸诊疗所，凡患疯不语、半身不遂、口眼歪斜等疯诊，贫民前往诊疗者，概免费送药[56]；苏州针灸疯科专家张迪甫，专治手足麻木、筋骨酸痛、半身不遂、左瘫右痪、鹤膝风、紫云疯、大麻风等症；顾文俊创立疯病专门医院于牯岭路，用祖传中药、针灸治疗精神病患者。而林惠民、黄玉英所创办的惠民针灸医院[57]，虽以医院为名，其类型实为私人门诊的形式。亦有以中医为主，兼用西医的诊所，针灸师吸收采纳了西方医学诊疗疾病的优势，改良针灸器具并在其诊所中加以运用，如周浦针灸疯科杨永璇创絮刺火罐法、陆瘦燕及其夫人朱汝功之"伏针""伏灸"等。

## 二、针灸疗养院及施诊所

针灸疗养院及施诊所是由一些知名人士倡导或出资兴办，有多名医生的慈善性医疗机构，部分亦依附于针灸教育机构。疗养院的设立始于西方，1854 年德国人赫尔曼·布雷默在西里西亚山区的 Goerbersdorf 为治疗肺结核而创办了世界上第一家疗养院，至此为近代疗养院兴起的开端[58]。后来"随着国人健康意识与主权意识的觉醒"[59]，亦开始自主创办疗养院。同时，随着贝尔纳实验生理学的诞生，医院的教学功能分离，形成专门的医学院，医院的医疗作用更为凸显，并逐步呈现出医学院统摄医院的局面，即以学兴院。这种格局的形成直接影响着近代针灸医学的体制化，由此较大规模的针灸学校逐步附设专门的针灸疗养院，亦借此承担着教学功能。

较为突出的是中国针灸学研究社附设的针灸疗养院。该院 1936 年成立，由无锡总工会农会公安局特约本院担任治疗工作，院长由中国针灸学研究社社长承淡安兼任之，医师及职员由院长聘任。病房清洁，分头二三等，地址幽静，疗养适宜，设备精到，饮食卫生，收费低廉[60]。除门诊外，尚设有针灸病房，且有详细的病房规则[61]。开幕数月，院中各病房人满为患，每日诊疗之人，恒在百余号以上，实习学生，规定每日上午为门诊实习，下午为病院实习。治疗经过之成绩极佳，故闻风而来求治者，争先恐后，惟恐越过时间而致向隅[62]。同时期，与马星孚、朱子溪等创办淮阴国医速成学社的戴拱北[63]，在浦创办"淮阴针灸治疗所"，曾派刘衡如、卜问严、侯东晟三人，携带针艾，往邻县宿迁富贵街，设立"淮阴针灸治疗所驻宿分所"，上午门诊贫寒一概施送，施惠贫民[64]，此带有明显的类似于施诊所的公益性质。从文献资料上看，近代针灸疗养院和施诊所的资料较少，有的只是留下了名字而没有具体记录，如由金针科医师李靖方主诊的南京针灸疗养院[65]，记载较详细的多是当时比较成功的疗养院。

## 三、医院附设针灸科室

医院制度是近代医学的产物，医院作为新式医疗空间，改变了传统的医患关系。在中国社会的近代化进程中，传统针灸也进入了医院，与独立的针灸个人门诊不同，医院附设的针灸门诊科室依附于医院的门诊、病房、收费制度等，与西医科室并存且相互辅助。

如 1917 年沪上名医丁甘仁、陈甘棠等于谈家渡（今叶家宅路西长寿路第一小学）创办广益中医院，这是上海最早兴办的中医院。医院内设有门诊、病房和药房，门诊设内、外、妇、儿、针灸等科，病房不分科，根据条件分为甲、乙、丙三等病床。1945 年 4 月，延安白求恩国际和平医院开设针灸门诊。鲁之俊原先为外科医生，后向一位从东北到延安开业的老中医任玉亭学习了针灸，并且首先在医院中开展了针灸治疗[66]。法界八仙桥德顺里西弄口一四九号惠仁医院内亦设有针灸科[67]。

可见，近代针灸临床行医模式发生了很大改变。针灸医疗机构有个体诊所、疗养院及施诊所到综合医院附设针灸门诊等多种形式。早期的针灸个体诊所依然维持了中医传统的风格，如张山东、许戈仙、陈泉吉等其治疗病种涉及内外科，治疗理法也较为传统，各具特色。后来的中国科学针灸义务诊所亦提倡科学针灸统治内外儿科病。之后，针灸科作为单独科室成为医院的结构组成，由此针灸科逐渐融入西医医院的医院构建之中。针灸临床模式由个体门诊逐步成为医院的科室之一，这种转变具有较为特殊的意义。针灸医生不仅要具备针灸知识，还要具备生理、卫生、药物、诊断、治疗、内科、外科等西医知识，重视针刺消毒，西医的内容已经成为针灸临床的组成部分，对针灸的知识内涵产生了影响。

（赵 璟）

# 参考文献

［1］曾益群. 针灸术之价值［J］. 针灸杂志，1934，1（4）：52–53.

［2］周伯勤. 中国针灸科学［M］. 上海：上海中医书局，1933：序.

［3］张俊义. 针灸医学大纲［M］. 上海：东方医学书局，1939：18.

［4］李文宪. 新编实用针灸学［M］. 上海：千顷堂书局，1953：5.

［5］曾天治. 科学针灸治疗学［M］. 重庆：科学针灸医学院，1944：9.

［6］徐益年. 实用针灸学［M］. 广州：顺天印务局，1933：1.

［7］祝敬铭. 针灸疗法之检讨［J］. 中华医药，1937（4）：25–34.

［8］董华农，赵培厚. 现代针灸治疗浅说［J］. 现代医药杂志，1948，3（31–32）：14–16.

［9］赵尔康. 针灸秘笈纲要：第四编［M］. 上海：上海书店，1948：4–6.

［10］杨医亚. 近世针灸医学全书［M］. 上海：千顷堂书局，1954.

［11］方慎庵. 金针秘传［M］// 陆拯. 近代中医珍本集成：针灸按摩分册. 杭州：浙江科学技术出版社，1994.

［12］盛亦如，吴云波. 中医教育思想史［M］. 北京：中国中医药出版社，2005：328–334.

［13］徐益年. 实用针灸学［M］. 广州：广州顺天印务局，1933.

［14］赵尔康. 针灸秘笈纲要：第一编［M］. 上海：上海书店，1948：19.

［15］夏有兵，张建斌，王红云，等. 浅析澄江针灸学派的学术源流［J］. 中国针灸，2012，32（8）：759–764.

［16］林海波. 电针疗法［M］. 北京：中国医药科技出版社，2012：2.

［17］温木生. 电针疗法治百病［M］. 北京：人民军医出版社，2005：5.

［18］甘笃. 现代针灸器材与特种疗法［M］. 北京：中医古籍出版社，2004：17.

［19］孙惠卿. 刺激神经疗法［M］. 武汉：湖北人民出版社，1959：5.

［20］魏稼，高希言. 各家针灸学说［M］. 北京：中国中医药出版社，2007：182.

［21］施杞. 上海历代名医方技集成［M］. 上海：学林出版社，1994：384.

［22］孙秉彝，赵熙，王秉礼. 针灸传真［M］. 太原：山西中医改进研究会，1933：1–106.

［23］方慎安. 金针秘传［M］. 北京：人民卫生出版社，2008：1–255.

［24］赵京生. 论《内经》补泻针法的立意及其演变［J］. 南京中医药大学学报，1994，10（6）：35–36.

［25］承淡安. 针灸薪传集［M］. 福州：福建科学技术出版社，2008：2.

［26］谭源生. 民国时期针灸学之演变［D］. 北京：中国中医科学院硕士论文，2003：37–39.

［27］朱建平. 百年中医史［M］. 上海：上海科学技术出版社，2016：267.

［28］缪召予. 高等针灸学讲义：针治学［M］. 宁波：东方针灸书局，1931：28.

［29］赵振国. 指针疗法［M］. 哈尔滨：黑龙江人民出版社，1981：1.

［30］孙秉彝，赵熙，王秉礼. 针灸传真［M］. 太原：山西中医改进促进会，1933：4.

［31］中国科学技术协会主编；中华中医药学会编著. 中国中药学学科史［M］. 北京：中国科学技术出版社，2014：185.

［32］陶清. 针灸技术史论［D］. 哈尔滨：黑龙江中医药大学，2018.

［33］吴子建，吴焕淦，胡玲，等. 周楣声先生之《灸绳》对灸法学的贡献［J］. 中国针灸，2018，38（5）：

549-552，554.

［34］ 周楣声. 灸绳［M］. 青岛：青岛出版社，1998：280.

［35］ 王玲玲. 麦粒灸传薪集［M］. 北京：人民卫生出版社，2012：33-34.

［36］ 刘瑾，覃亮. 民国时期针灸医家的学术思想研究的概况和展望［J］. 医学研究与教育，2012，29（4）：59-63.

［37］ 赵璟. 民国时期针灸教育研究［D］. 南京：南京中医药大学，2017.

［38］ 王娅玲，关新军. 灸法补泻刍议［J］. 中国中医急症，2012，21（6）：938-939.

［39］ 方慎庵. 金针秘传［M］. 上海：医学迥澜社，1939.

［40］ 温主卿. 中国简明针灸治疗学·卷一·绘图针灸简易［M］. 上海：国医书馆，1934.

［41］ 张树剑. 针刺消毒史：近代以来的曲折遭遇与社会反应［J］. 自然科学史研究，2018，37（3）：303-314.

［42］ 承淡安. 增订中国针灸治疗学［M］. 中国针灸学研究社，1933.

［43］ 石学敏. 针灸学（7版）［M］. 北京：中国中医药出版社，2002.

［44］ 罗兆琚. 针灸消毒法说［J］. 针灸杂志，1935，2（4）：228-229.

［45］ 曾天治. 针灸医学（第1集）［M］. 出版者不详，1936.

［46］ 王春园. 针灸学编［M］. 北平：中华印书局，1934：23-24.

［47］ 胶澳商埠警察厅布告（第二九号）：胶澳商埠警察厅按摩术针灸术营业取缔规则［J］. 胶澳公报，1924（129）：12-15.

［48］ 佚名. 天津特别市卫生局管理针灸术暂行规则［J］. 卫生公报，1930（5）：228-229.

［49］ 佚名. 云南昆明市管理针灸术暂行规则［J］. 卫生公报，1930（5）：233-235.

［50］ 佚名. 北平特别市管理针灸、按摩、正骨术营业章程［J］. 北平市市政公报，1930（49）：2-3.

［51］ 郑洪. 民国时期针灸医生执业管理的实施及其影响［J］. 中国针灸，2012，32（8）：756-758.

［52］ 针灸家悬壶应诊［N］. 新闻报，1922-10-3：0010版.

［53］ 针灸专家在沪设诊［N］. 新闻报，1929-7-12：0016版.

［54］ 武进世医许戈仙［N］. 小日报，1930-5-10：0002版.

［55］ 陈全吉针灸疯科在沪设诊［N］. 新闻报，1932-9-29：0013版.

［56］ 医界短讯［N］. 民报，1935-4-28：0008版.

［57］ 医药界近讯：惠民针灸医院求治日众院址新迁［J］. 医药之声，1940（7）：51.

［58］ 何玲. 西医传入中国：结核病案例研究（1900-1967）［D］. 上海：上海交通大学，2011.

［59］ 郑威，李永宸. 近代莫干山肺病疗养院研究［J］. 中华医史杂志，2017，47（5）：286.

［60］ 社讯新闻：重要消息：本社附设之针灸疗养院行将开幕［J］. 针灸杂志，1936，3（9）：65.

［61］ 针灸疗养院章程［J］. 针灸杂志，1936，3（11）：17.

［62］ 社讯新闻：疗养院病人住满［J］. 针灸杂志，1936，3（11）：72.

［63］ 淮阴国医速成学社成立开始招生［J］. 光华医药杂志，1935，2（5）：50.

［64］ 淮阴针灸治疗所派员驻宿迁施诊［J］. 卫生教育，1936，1（2）：49.

［65］ 南京针灸疗养院［N］. 总汇报，1940-4-2：0004版.

［66］ 黄树则. 延安白求恩国际和平医院概况，抗日战争时期解放区科学技术发展史资料，第四辑［M］. 北京：中国学术出版社，1985：357-366.

［67］ 李芝光针灸医生送打立止胸痛针［N］. 新闻报本埠附刊，1927-6-16：0002版.

# 第四章 近代针灸教育

清季以来，伴随着西方医学的传入，中医学的主导地位逐渐丧失，中医学界意识到中西医学的差距不仅表现在医学知识上，还涉及两者的教育体制。于是，部分有识之士抛却汇通中西医理的纯理论探讨，将目光转向近代中医体制革新的尝试，在此期间一度为争取学校教育的合法化与当局辛苦斡旋与艰难斗争。针灸界亦是如此，借鉴西医教育本土化的示例，主动创办针灸学校，编写教材，实施多种形式的教学，涌现了一大批兼具中西医学思想的近代针灸教育家，推动了针灸教育的近代转型。从学科建设的角度而言，近代针灸教育的创办与兴起对针灸的知识传播与人才培养起了重要作用。

## 第一节 针灸教育的近代转型

古代中医学教育，有官方教育和以师徒传承为主的民间教育两种重要方式。所谓官方教育，以行政制度与教育制度合一为主要特征，受政府管制、与政治制度结合，在教育内容、教育方法和管理制度上都相对规范，但是古代的官方中医药教育规模较小，而且其主要功用是为官方擢选医官，所以未能成为主流。而师徒传承方式贯穿于中医学发展的始终，有着广泛的民间基础，在中医传承方面发挥了不可或缺的作用，较官方教育更早、影响更广，成为旧式医学教育的主要形式。及至近代，随着西方新型教育制度传入中国，中医教育的新模式被打开。

### 一、新式教育的兴起

近代最早的西医教育诞生于伯驾的广州眼科医局中，因接诊患者量众多，医局招收了关韬及其他两名中国学徒进行西医学知识的培训，以培养成自己的助手辅助进行手术，这是早期西医师带徒的雏形。后为满足医院诊疗需求，在眼科医局的基础上创办了博济医院。美国传教士、医师嘉约翰是伯驾的继任者，待博济医院步入正轨后，开办了一个小型的医学班，"与新的医院相结合，开办了一所医科学校，给两家医院（金利埠和博济）的学生以及少数其他学院进行系统的培训。我们希望这是一所医科学校的胚芽，在未来岁月中将它的学生送到这个帝国的各个地方……将会与治病救人的技术本身一样受欢迎。[1]"该医学班起先招收12人，学制3年，设解剖学、内科学和外科学三门基础且实用的课程，并安排有专业知识课、临床跟诊及外科见习课。随着教学设施的完善和质量的提升，学制、招生要求、教师、课程内容等逐渐正规化，渐渐具有了一所正规医科学校的性质，而后博济医校的正式成立，是"中国近代西医教育从师徒制向学院制过渡的标志性事件"[2]。这种新型教育体制很快被众多教会医院效仿，成为中国近代西医教育的典范。据统计，1915 年，教会联合创办的医学校已达 23 所[3]。

西医学校的创办，打破了旧有教育模式的范式，其教学内容、教学方法、教学管理等方面与传统医学教育有很大差异。19 世纪中末期，洋务派建立了京师同文馆和北洋医学堂，是早期新式医学教育的开端。京师同文馆是近代史上第一所官办新式学堂，是近代教育改革的嚆矢。设立京师同文馆的初衷仅是为了造就翻译人才方便对外交涉，后不断扩充门类，增加许多实用科学的课程，又于上海、广州开设分馆[4]，使其逐渐从一个翻译学校转变成一个教授实用科学的学校。当时的同文馆未设置中医学科，仅涉及西方生理解剖学，由德贞讲授医学与生理学[5]，后丁韪良建议将其扩建为医学堂，构建课程体系，从而为建立中国第一所近代意义的学院或大学做准备。北洋医学堂最初是李鸿章在天津总医院内附设的西医学堂，又称天津医学堂，其课程设置按照西方医学校标准，设置生理学等多门课程，且重视临床实践[6]。洋务派创办的新式学堂注重学习西方科学知识，引进西方的教育体制，为社会培养各类人才，性质已不同于旧的学堂书院，是对传统教育的一大革命，由此古代传统的学校教育（官方教育）逐渐向西方式的现代学校教育体系过渡，趋向正规化和体制化方向发展，且很快被应用于中医教育中。

## 二、中医教育纳入学系

近代西医教育体制在中国生根发芽，加之政府支持，快速实现本土化。先进的学校教育吸引了来自中医界的目光，1885 年，浙江瑞安利济医学堂成立，中医界开始仿效西式教育。利济医学堂的建立是以西医学校为模本的，陈虬制定的《利济医院习医章程》共十六条内容，明确涉及了学生的入学资格、课程安排、考试以及毕业后的开业行医等方面内容，有一套严格的管理制度，具有极强的系统性。此时中医界的大胆探索，使得中医教育体制发生了改变，由传统的师徒教育向学校教育转变。

可好景不长，"漏列中医案"的当头一棒，使中医教育开始被边缘化。1912 年 9 月，教育部仿照日本学系体例制定《壬子癸丑学制》，医药学教育规程分两批颁布，均未纳入中医药学课程，这就是著名的教育系统"漏列中医案"。10 月，北洋政府颁布《大学令》，中医学校因无法"讲授专门科学，须以最新学说为衡"，未能加入学系。为使中医教育能够重新被纳入学校系统，中医界被迫转向争取中医办学的立案权，虽联合抗争（即"医药救亡请愿"）失败，但迫使政府当局允许民间中医学校自行筹建。面对这短暂的胜利，中医界不遗余力地展开了发展中医教育的各种尝试，中医学校不断涌现，并且有的还取得了在内务部立案的权利。与此同时，统一教材编辑被提上了日程。1926 年年底，李平书、夏应堂组织建立了中医课本编辑馆，草成基本医学编辑大纲[7]，企图改进并统一全国教材，因各校分散最终不了了之。在 1928 年召开的第一次全国中医学校教材编辑委员会上，对教材编辑思想有很大的分歧[8]，尽管编辑教材迫在眉睫却未果。

时至南京国民政府时期，中医界寄希望于新政府能扶植中医教育（"国医界吞忍气，处于北庭教部之下久矣，而其最大之端，厥为屏国医于学校系统之外"）[9]，然 1929 年"废止中医案"，国民政府公开压制中医教育，又私下拟"请明令废止旧医学校案"予教部[10]。4 月 29 日，教育部就中医教育问题颁布第八号公告，令中医学校改称传习所[11]。8 月 23 日，教育部第

949号部令，严令取缔中医学校，禁止各校招生。教育部的规定引发了新一轮争取中医教育合法性的抗争运动。较之北洋政府半妥协的态度，国民政府则是正面打压、严厉管控，依旧将其排除在学制之外；中医界不得不把问题的焦点转向自身学科建设上，欲建立完善的教育体系以获得政府的认可。"废止中医案"无疑是中医教育快速发展的催化剂，1929年7月中医界召开第二次中医教材编辑会议，并通函强调了会议的必要性"我中医界处此存亡绝续之秋，自以整理学说广植人才为当务之急，而中医学校实为整理学说广植人才之府，……而中医学校程度参差，教材庞杂，亦为不能加入学系原因之一。良以教部虽欲准我立案，如无统一之学程兼采，一苦无标准以资准驳也。[12]"较之第一次全国中医教材编辑委员会的争执不休，此次会议却达成了众多共识，在统一学校教材编辑以及学程的设置上取得了很多成果。

1931年中央国医馆成立，结束了中医药无管理机构的尴尬局面，开始了全国范围的中医药学术的整理研究工作。1932年，中央国医馆整理国医国药学术标准大纲，采用近世科学方式，分基础学科、应用学科两大类，初步确立了下属学科中各学科的内涵和外延[13]。教育专门委员会因审查《中央国医馆整理国医药学术标准大纲》而对中医学校教育有所改观，同意只要中医学校执行该标准，就可向教育部备案[14]，间接承认了中医学校教育的合法性。直到1939年5月，南京国民政府教育部终于承认中医设校的合法性并订立了《中医专科学校暂行课目时数分配表》，要求各省教育厅审查该省的中医学校，符合课目要求的准予立案[15]。1940年，在教育部医学教育委员会内还成立了一个中医教育专门委员会，负责制订中医教育的有关计划和方案。看似政府当局对中医教育予以与西医同等重视的规程的颁布，但事实上，由于抗战爆发，政府自顾不暇，这些方案大多仍停留在一纸空文，政府未开办过一所中医学校[16]。1946年，抗战虽已取得胜利，但中医教育并未迎来转机。教育部以中医学校师资、设备、经费不合《修正私立学校规程》为由，命令上海市教育局取缔上海中医学院、新中国医学院和上海中国医学院等私立医学院[17]。

与此同时，1945年3月边区中西医药研究总会在延安成立，由李富春副主席主持，林伯渠主席致辞强调："为了更好地为边区人民服务，必须集中中西医及医务各方面力量……中西医合作之后，可以交流经验，使中医的经验与西医的科学方法相结合，而能创造新的医理和医术"。参加该会的中外和中西医专家有毕光斗、傅莱、米勒、何穆、鲁之俊、黄树则、任作田、魏一斋、山田等，会议通过《中西医药研究会组织简章》，打破了此前"边区国医研究会"和"边区医药学会"两个组织、两套人马之间的隔阂。4月，延安白求恩国际和平医院首先设立针灸科。在边区根据地从事针灸的主要针灸医生有任作田、鲁之俊、朱琏等，同时他们创办了针灸班，编写了相关针灸教材[18]。

（赵　璟）

# 第二节　学校教育形式的多样化

古代医学教育模式多样，有家传、师承、官办医学、自学等，且相互并存、互补兼容。师承教育模式是古代医学教育的主要模式，仓公师承于公乘阳庆，后有宋邑、高期等弟子，为早期师承教育的记载。相比之下，起步较晚的官办医学依靠官方办学的性质，弥补了师承的不足。但其招收学生限制出身门槛，学生来源范围窄，临床实践机会相对较少，医学传承渠道固守难以突破，尽管包含师承教育的因素，却一直未能成为医学教育的主要形式。

时至近代，在针灸受到当政者和上层阶级轻视质疑之时，为了能让更多人有机会接触、学习针灸，针灸界有识之士意识到创办针灸学校、发展学校教育的重要性。由此，多种形式的针灸教育得以开展，如创办针灸专门学校，在中医学校中设立针灸课程，开办函授班、短期进修班等。就学科构建而言，多种教育形式并存，无疑是近代针灸教育的一大亮点。

## 一、学历教育

近代大多数学校办学均采用学历教育，较之函授班、短期班，其办学时间较长，学制、课程设置相对较为完善。

（一）学制学历

各校根据自身具体情况自由选择设立学历等级，如设预科班、普通班、本科班、研究班等，再将学生按照其文化程度、入学考试成绩等分别选入不同班次，接受相应学历教育。

部分学校设"预科正科制"，如浙江兰溪中医学校设预科、正科各两年，预科以基础理论、知识为主；正科以临床科为主，每天上午临证，下午上课[19]；上海中医学院分预、正两科，预科授医学上之普通知识，以宏造就；正科授医学上之专门知识，以期大成[20]。部分学校设"预科本科制"，如浙江中医专门学校分预科二年、本科三年[19]；湖北国医专科学校设预科二年，本科三年[21]；广东保元中医专科学校设预科一年、本科三年[22]；私立福州中医专门学校设本科班五年、预科班二年[23]；厦门国医专门学校第一期设预科一年、本科四年[24]，仅第二期加收插班生[25]。各校预科与本科仅是学制年限有差异。

此外，部分学校学历设置较为庞杂。如早期余伯陶筹办神州医学传习所，设普通科、专门科两种，针灸属专门科；1917年神州医药专门学校，内分预、正、研究、药学四科[26]；北平国医学院设研究班（速成班）二年、医科班（本科班）四年、预科班（专修班）四年，研究班学生医学功底、文化水平较预科班好，预科班次之[27]；南京国医传习所开设"医学正科""补习班"[28]；中国针灸学研究社1937年设训练班三个月、研究班一学期、本科二年[29]；广东梅县新中医学社设正科四年、研究科二年，其中研究科学生由本社正科毕业升入，或由他处医药团体择要选送，具有国医药学之根底[30]。

纵观各校的学历划分，基本可知学历层次随预科、正科（本科）、研究科逐层递增，且各层次招生及掌握针灸理论与实践能力的要求均有不同。但不管选用何种学历，各校的学制均较函授班和短期班长。

（二）课程设置

中医学校不断涌现，逐渐形成和完善学历教育，同时开始设置针灸课程，但名称各异，诸如针灸科、针灸科学、针灸学、针科学、针灸推拿科等。显然，初期针灸课程并无统一规范，或名称不一。后中央国医馆整理国医国药学术标准大纲，列入针灸学科，将其分属于应用学科一类[13]。纳入针灸课程的中医学校才逐渐增多，但所体现的针灸课程地位却各不等同。

中医学校中，部分学校将针灸课程设为选修课。如上海中医学院，其针科由学生自择，然习针者须天资明敏，且在原有学制基础上加学一年，同时学生满10人方可开班[20]。与之相似，南京国医传习所[31]、武进国医讲习所[32]、湖北国医专科学校[21]、津市国医学社[33]等校均设针灸为选修科。部分学校后期增设针灸课程，如1935年苏州国医学社鉴于《内经》一书多以经络刺法为主旨，而国内专研经穴学理者甚少，方决定加针灸一科，聘承淡安为针灸专门讲师[34]。部分学校因改组，针灸课程缩减而未将其置入正常教学之中。如汉兴国医学校1947年改组为"汉兴高级中医职业学校"，课程精减为25门，其中8门或于课外讲授，或于假期讲授，针灸即属其中[35]。无论是选修还是后期加入，抑或是处于缩减课程之列，无不体现出针灸课程在中医教学中并不突出。

究其中医学校针灸课程不受重视之由，认为与当时学校课程按照西医院校模式改制有关。其在学科教学上引入西方医学的知识系统规范，划分出基础学科和临床学科，基础学科又分为生理、病理、诊断、解剖等，临床学科除传统的内、外、伤、妇、儿等科外，又增加了若干新的学科。1916年包识生为使神州医药专门学校立案，拟定的医科课程与西医学校课程相差无几。"如此之课程，外表之科目咸备①，内心之工夫尚少，中医西洋化，守旧者有微辞焉"，后方得"暂予留部备查"[26]。中医学校效仿西校分科体制，是中医界为使中医加入学校系统的不得已之举，故课程设置中西医课程占据较大比重，而中医课程自身又庞杂，针灸在此类学校中何以受到重视？除此之因，针灸课程作为临床操作性较强的学科，本身对教师及学生的要求极高，故预科班不予教授[36]，或视情况而定设为选修科。

（三）教学内容

近代针灸学历教育在教学内容上也全面接受了西医学模式，其"顺乎科学潮流，适应社会需要"，使针灸在强大压力下不被淘汰。一些学校除在课程设置上开设了解剖、生理等课外，还在授课过程中掺揉了西医学的内容和见解，使教学内容逐渐发生转变。

首先，学历教育对针灸教学内容及进度有明确规划。如本科针灸课程内容以《内经》针灸为主，兼采后世学说，并实习手术取穴用针[37]；广东光汉中医学校针灸学两学期教完，第一学期讲第一编绪论及第二编经穴，第二学期讲第三编针灸治术、第四编讲灸治术及第五编讲证治[38]；广西省立南宁高级职业学校，教学内容主要分经穴、治疗、手术三篇，针灸教授分四学期，经穴篇两学期，治疗篇一学期，手术篇一学期[39]。

其次，针灸学历教育的教学内容与该校中西医课程的融合度有着密切联系，融合度高的学校，针灸教学内容中西汇通更明显。如山西传习所，课程中西兼授，但分中医专修班[40]及后来开设的西医专门班[41]，中西医课程相对独立，针灸作为应用专科，采用赵熙等所著之《针灸传真》为教材，仅简单传授传统的经脉循行、经穴定位、治疗歌赋等内容[42]。而中国针灸学研究社、宁波东方针灸学社作为针灸学校，引入西方课程，纳入针灸教材体例，教学内容上将西医解剖知识引入针灸经穴定位、疾病划分采用西医疾病分类方式、应用西医神经生理学阐释针灸机制等。

最后，学历教育的教学内容呈现出不断更新完善、渐趋实用与科学化的特点。以曾天治为例，曾氏参与多所学校针灸教学，所用教材从《针灸医学大纲》《实用针灸医学》到《科学针灸治疗学》，教学注重经穴、治疗技术、疾病研究三方面。教学内容从原先单纯汲取前人针灸经验，转变至删减临床少用穴，引用现代医学原理进行疾病分类、认识研究，阐释针灸治

---

① "咸备"应为"兼备"。

疗原理；再至大幅增加针灸治疗有效病种，丰富治疗学内容。部分学校直接采用针灸医案作为针灸教学内容，如昌江国医学校、沧县针药学校，贴近针灸临床，全面更快掌握针灸技术。

总之，学历教育对针灸教学内容有明确的规划；教学内容的汇通性与学科间的交融度相关，且随着理论的更新完善和时代需求，不断科学化和实用化。

（四）临证实习

到 20 世纪 30 年代，学历教育设最后一年为临证实习的教学体制已经基本确立。多数学校注重理论与临床结合，安排学生在学校附设的疗养院、医院或诊所进行临证学习，并设有临床实习考核。如浙江中医专门学校设送诊局（施医局）供学生实习，并依据学生平时表现加以评定计分[43]；上海中医学院，要求正科学生必须临证实习，或在本校医院，或派至各名医处，均由总理与校长派定[20]。苏州国医学社章程规定，高级学生除在校内诊疗所及本埠名医医室实习外，须组织旅行见习团，每学期赴外埠见习一次。其中 1937 年旅行地点为南京，于 4 月 21 日由副校长王慎轩及各教授率领前往[44]；新中国医学院设针灸科学，分为理论、门诊及临床实习[45]；中国针灸学研究社附设针灸疗养院供学生临床实习。

实习医院、疗养院的建立，为中医学校学生临床实践能力的培养提供了良好的平台。临证实习点的设立，体现了中医教育逐渐走上正轨，把课堂教学与实践教学紧密结合。

## 二、函授班

在兴办中医学校的过程中，为迅速传播针灸，弥补针灸师资力量不足，以邮寄针灸教材并通过书信进行指导而逐渐发展起来的针灸函授班应运而生。且各校函授班创办目的也颇为相似，如上海国医药研究所，为有志研究国医药而困于环境不能来所者，附设通函研究科[46]；河南国医讲习所，"敝校早已开课又恐习中医者或年龄已过或有他业不能到校"，故特开函授一班[47]；科学化针灸医学讲习所加设收函授班，以便为职业所限之远方人士等[48]。显然，针灸函授教育可以更好地扩大生源，让更多的学生能够学习针灸。

曾有医生有这样的质疑"请问函授针灸怎能成功？入函授班与罗致针灸书报自修有何区别"。较之针灸函授教育的成功，曾天治曾予以详细的回答。他认为其加设函授班，"根据七年的教学经验，以病症为经，将面授之讲法，用文字记录之，另加插图新编一种教本"，实则与面授同等了[49]，并通过列举函授班临床治疗成功之案例加以验证[50]。以曾天治主持的学校为例，其创办的科学化针灸讲习所、华佗针灸讲习所、科学针灸医学院均招收函授生，在教学内容方面，函授班与面授班使用的教材均相同。而中国针灸学社，学历教育课程分科较为完善多样，包含西医多种课程，但函授班并未完全涉猎。

函授班自身办学形式上的差异性，注定针灸学科在学制、临床实习及考核方面也有所不同。如科学针灸医学院，面授生研究时间暂定为 5 个月，课余参观院长治疗，或到附设之赠医处实习，如能治愈疾病，又考验及格，发给毕业证书；而函授生研究教本完毕，如能解答卷末试题及格，又能治愈疾病，亦发给毕业证书[51]。

较之学历教育或短期班，函授班无须面授，但所用教材（即教学内容）与前者相似。学生不受学历限制，所学相同；亦不受时间地域限制，均可得到名师的答疑解难。此办学形式扩大了招生规模，推进了针灸学术的传播，培养出了众多针灸名家，成为针灸教育新的生力军。然此种办学形式学制短，毕业考核简易；未能有名师耳提面命，亲自指导临床；且完全依靠自修，总归过于局限，某些知识、操作未能完全理解与掌握，全凭个人领悟，势必显得不够"正统"。

### 三、短期班

针灸教育除采用学历教育、函授班的办学形式外，还出现了短期班的形式。该类型办学形式包括专修班、日夜班、暑假班、讲习班、训练班等。

专修班、讲习班的出现，很大程度上是为了针灸学习的速成。曾天治曾描述道，"在汉兴、光汉两医校上课不久，便有学生以学校每星期只上针灸课两小时，要两年时间方讲授毕，时间拖延太久，要求我（曾天治）在家开设针灸专修班以求速成"[52]。抗战后，曾氏于1947年迁往苏州，在旧学前书院设诊办学，举办了针灸传授暑期讲习班，招收函授面授生[53]。与之相似，抗战期间承淡安先后在桃源、重庆、成都、德阳开设针灸学习指导班、针灸讲习班[54]。罗兆琚也在抗战爆发后，避乱返乡，在桂林、柳州、鹿寨、德胜等地共办针灸学习班10多个[55]。显然，专修班、短期班使学生能够在短时间内更快更便捷地学成针灸技能，同时也为在特殊的战争年代通过"简易"的办学形式继续传承针灸学术。

而延安时期，陕甘宁边区则开办了中医训练班，晋察冀军区于1944年到1945年帮助地方政府举办国医训练班，专门针对中医进行培训[56]。如1941年春，任作田老中医在延安创办了延安针灸疗病所，后于1944年收下了许多在职高级西医学徒，又举办多次针灸快速训练班[57]。朱琏从1946年起举办了3期针灸训练班，为根据地培养了大量针灸人才，后成立了华北卫生学校，设立的四个训练班中就有一个针灸训练班[58]；1947年7月鲁之俊率晋冀鲁豫军区辖属医疗卫生人员，随刘邓大军渡过黄河，挺进大别山，开辟中原解放区。为解决药品匮乏的困难，他亲自为纵队卫生领导干部传授针灸治疗技术，再由他们逐级负责对旅、团卫生干部直至连队卫生员进行培训，使针灸治疗常见病、时令病的技术迅速普及。解放战争中，三野、四野的卫生部门将鲁之俊编写的《针灸讲义》翻印下发，举办针灸训练班，推广这一医疗技术[59]。

战争时期，因医务人员短缺，地区缺医少药，西药及其匮乏，针灸作为简廉的治疗手段受到重视，并通过短期班形式得到推广，实为当时条件下的应急措施。此类短期班流动性大，显然学制及课程设置不完善。

综上所述，近代针灸教育的形式不同，特点各异，但都对针灸学科的发展作出了重要贡献，同时对现代院校针灸教育也奠定了基础。学历教育、函授班、短期班三种办学形式各有优劣，却相互补充与完善。

（赵　璟）

## 第三节　针灸专科学校的独立

近代针灸发展斗折蛇行，学历教育、函授教育、短期培训多种形式并存，为针灸学术的传承、针灸人才的培养发挥了重要作用。作为专科性较强的针灸学校，其办学形式也兼具学历教育、函授、短期等方式，在教学模式、课程设置、教学内容方面，既有共通性，又具专科性。

## 一、办学模式

针灸学校主要由民间社会团体及私人创办。究其缘由，主要是民国时期政府崇尚西学。如前所述，在争取中医教育纳入学系的过程中，政府政策不断变化，而针灸学校名称亦随之不断发生变化，出现了诸如针灸学社、针灸传习所、针灸讲习所等名称；在形式上也呈现出多样性，除院校教育外，还有短期训练班、日夜班等。

不同于以往面授为主的教学模式，在20世纪30年代针灸函授教育开始兴起。目前，多数学者均认为民国时期针灸函授教育首创于承淡安创办的中国针灸学研究社，然而研究发现宁波东方针灸社创办的温灸科也采用了函授教育模式，时间基本与中国针灸学研究社同步。

中国针灸学研究社函授教育的兴起源于1931年6月承淡安的《中国针灸治疗学》的出版。当时为帮助读者理解书中内容，承淡安申明凡购书者即负责免费解答书中疑问，引起了广大读者的极大兴趣[60]。同年秋，各地学员纷纷加入通函研究课，依照指导修习，凭邮传之便，问难质疑，有升堂入室开业行医者；有略窥门径，普行方便者；有搜讨学理，研求不辍者[61]。后1933年《增订中国针灸治疗学》出版，学员要求通函研究针灸的信件不绝于途，于是该年8月开始招收通函研究社员[62]，使经济较为拮据，或事务繁忙或关山阻隔，无法参加面授的读者，均能得到承淡安传道解惑的机会，进一步拓展了中国针灸学研究社社员的范围。

与之相似，宁波东方针灸学社针灸教育也采用了函授模式。张俊义[63]在《温灸术研究法》中言："因毅然有设立针灸学社之志，爰商诸闽候蔡君鸣皋鼓掌，赞同筹备……先办温灸科并月出温灸医报一种，以为同人简练揣摩之助夫。"该序写于1931年1月，与中国针灸学研究社成立时间相仿，且该社成立之初先办温灸科。书中附《温灸科入学章程》，知该社"仿函授学校例，设立温灸科通信讲习部"。后举办的针灸讲习班，兼有面授和函授，一般以3个月为一期[64]。

以上两校在民国时期影响较大，并在创办早期均采用了函授教育模式，后很多学校效仿延用。如赵尔康创办的中华针灸学社，采用单纯的针灸函授教育[65]；曾天治创办的科学化针灸医学讲习所，1937年加设函授班[48]。针灸函授模式打破了单纯面授教育的局面，学生求学不受时间地域限制，推进了针灸学术的传播，培养出了众多针灸名家。其后他们辗转全国乃至世界各地，著书设诊，纷纷加入创办新校的行列，成为针灸教育新的生力军，如曾天治、卢觉愚、苏天佑等。

## 二、招生

学校的招生方法与该校的主办者有密切关系，政府官员参与办学的学校可以有更好的生源。如四川针灸讲习所，该所由当地政要李公度创办，学生由刘湘防区内各县选送，以县大小选送三四名不等，经费由各县负担，毕业后仍回原县工作，同时也招收自费学生[66]。而与之相似的四川针灸医学讲习所，由当地督办刘甫澄创立，其敦请名医，令戌区各县，选送学生入所肄业，以为救济院治疗所之准备[67]。两校招生方式及创办地点极其相似，有载李公度曾参与创办四川针灸医学讲习所[68]，因材料所限无法确定两者关系。

相比当地官绅参与创办的针灸学校，多数针灸医家或教育家创办的针灸学校，其招生主要依靠广告。如早期的湖南针灸讲习所，该校由针灸医生谭志光创办，并获张季恒诸先生支持得以经省政府备案[69]。为扩大生源，该校于《大公报》连续刊载招生广告，如"现因便利各县学员起见，改为半年毕业"[70]；"将讲义详明某经某穴宜针宜灸主治何病等法撰成歌诀俾易记诵"[71]；"因各处之有事人员不能按钟点上课者添设特殊学员"[72]；"有六大特色……"[73]等。谭氏为招收学生，变更学制，凸显教材特色，亦体现出民间办学的艰难。

而招生资格则在1935年实行的《国医专科学社及国医研究所立案暂行标准大纲》中首次明确规定：（甲）国医专科学社学生，须曾在公立或教育部已立案之私立高中或同等学校毕业，经入学试验及格者；（乙）国医研究所研究生须曾领有行医执照，或对于国医学术有相当研究者[74]。1939年《中医专科学校暂行通则草案》[75]规定中医专科学校招收学生以高中毕业或具有同等学力者为合格，前项同等学力之学生，最多不超过录取总额五分之一。政府虽致力于统一学校招生资格，但各个学校在招生对象及招生考试上又各有区别。

以中国针灸学研究社为例，早期通函科招生，明确入学条件"凡有志于针灸复兴伟业，并购买《增订中国针灸治疗学》书籍一册及经穴挂图者，皆可成为通函科学员，而无须交纳其他任何费用"[76]；至该社附设针灸讲习所，要求学员不论男女，文字清通，身体健全，品行端正，年龄在20～40岁，均可入学，较之通函科开始注重学生的个人素养。后招生逐渐完善，增加了学员学历及医学功底要求。如1937年限定学员需初中毕业或有同等程度，其中训练班则需有高等针灸常识，且经试验及格者方准，否则仍需按成绩之等次进入研究班或本科。此外，招考科目也发生了改变。原先速成班试验科目为国文、医学常识、口试（随到随考）；普通班仅需附论文一篇，交题目自拟自作[77]。后训练班试验科目为针灸常识、针灸治疗学、经穴学、口试（随到随考）；研究班为国文、医学常识（随到随考）；本科为报名时附论文一篇，问题自拟自作[29]。

相比之下，针灸短期训练班、日夜班、函授班招生则较为宽泛。如中国针灸学术研究所，函授班招生"不限年龄，凡文理通顺，能有阅读能力，或现在社会服务人员，欲于工餘习者，或各地外县乡村医生，对于针灸学素有研究自觉不足，欲其深造者均可加入"[78]；科学针灸医学研究所日夜班学员不论性别，凡品行端正，文字通顺者，均可加入研究[79]。

政府虽依据"同等学历""医学根底"统一招生资格，但各校仍"各行其道"以切合自身需求，其中办学时间长、影响力大的学校，招生要求明显高于其他学校。而严格的招生要求也避免了学生良莠不齐的情况。

## 三、课程设置

针灸学校在课程设置上有较大突破，初步构建了近代生理、解剖、诊断、消毒，以及针科学、灸科学、经穴学、治疗学两个板块的教学体系框架，部分学校尚设置传统中医课程板块。

以宁波东方针灸学社与中国针灸学研究社为例，两者不同程度地受日本影响，较早地在传统教学中加入西医课程。前者翻译了大量日本针灸医籍，以《高等针灸学讲义》最具代表；后者其社长曾在日本游学，大量汲取日本针灸学校办学经验。故前者在课程设置及教学上基本沿用《高等针灸学讲义》体例，分为针治学、灸治学、经穴学、孔穴学、生理学、病理学、解剖学、消毒学等科；后者承淡安归国，将原有之实习班改为针灸讲习所，定速成和普通两班[80]，速成班课程为针科学、灸科学、针灸治疗学、经穴学、生理解剖学、消毒学、实习；普通班课程为内经、病理、诊断、生理解剖、针科学、灸科学、经穴学、消毒学、实习[77]。1937 年该社增设本科班，普通班改为研究班，速成班改为训练班[81]。训练班、研究班课程未加改动，新增本科设党义、国文、体育（即国术）、日文、内经、难经、病理、诊断、卫生、生理、解剖、消毒、医论、伤寒、金匮、经穴、点穴、针科、灸科、针灸治疗（注：包括内、外、妇、儿各科）、实习[29]。

与之类似，科学针灸医学研究所依据日本著名针灸医学院课程，设解剖学、生理学、病理学、经穴学、针治学、灸治学、消毒学、诊断学和治疗学九科[79]；中国针灸学术研究所课程设为针科学、灸科学、经穴学、孔穴学、配穴概论、针灸治疗学[78]。

另外，部分针灸学校在课程设置中增设实习课程，安排学生在学校附设的疗养院、医院或诊所进行临证学习，并设有临床实习考核。如张志仁设馆，边施诊行医，边带教学生，使学生学习针灸理论的同时接触临床实践[82]；祁阳中国针灸学研究社课程安排为三个学期上课，一个学期实习[83]。

## 四、教学内容

近代针灸教学大量吸纳西学，但仍有少数学校主要教授传统针灸理论，如湖州针灸教馆、祁阳中国针灸学研究社等。湖州针灸教馆由张志仁创办，张氏在教学方法与教学指导思想方面颇有借鉴之处。首先他指导学生要树立"未习针灸（方法），先习认病"的学习方法，因而一定要读《内经》《伤寒论》等书。同时以杨继洲《针灸大成》为教本，教学方法"先浅后深，先简后繁"。除了经络歌、分寸歌等必须能背诵外，先从马丹阳天星十二诀、八脉八穴、五输穴入手，从穴法到治病配穴，进而再学灵龟八法与井荥输经合、五行子母补泻与子午流注针法[84]。祁阳中国针灸学研究社的教学内容也以传统针灸理论为主，由鲁恩锡教《针灸大成》，桂楫教《伤寒论》《金匮要略》，吴世光教《内经》《难经》，后研究班改用现代文写《针灸易学》《伤寒杂病论折中》《内难浅谈》等讲义[83]。

为适应时代认知变化的实际，多数针灸学校一面采用针灸传统理论授课；一面积极借助西方医学理论知识体系，重新诠释传统针灸理论的语义，并融入针灸教学中。而教材作为针灸教学的主要工具，内容渐趋科学化、实用化。

继科学针灸医学研究所之后，曾天治创办了科学化针灸医学讲习所，其采用的函授讲义"着手常见病症一百种，将解剖、生理、病理于一炉，分析每种疾病的原因、证候、病理、诊断、治疗技术（经穴之位置与解剖、针术、灸术）经过、预后、治疗原理、治例等项，并加以绘图"[48]。1945 年，王康寰开办了新余中国针灸学校，仅设针灸一门，由自己教授，教材采用承淡安的《中国针灸学讲义》（油印本）。该讲义在内容和形式上较多地借鉴了日本针灸教材，引入了当时实验与解剖的基础知识，有明显的融汇西学特点。由于王康寰对学生要求严格，该校毕业生均能胜任常见病的针灸治疗[85]。两校针灸教学内容融入了西学，并抓住常见病的针灸治疗，体现出了明显的实用性。

总体而言，近代新式学校教育的兴起，使针灸学科更为专科化，学科分类数目增加，课程设置增多，且效仿"西制"并引入西学，更新了针灸教学内容，由此初步形成了近代针灸教学体系。

（赵　璟）

# 第四节　针灸教材的编选

近代以来，新式中医学校及针灸学校林立，出现了正规学历教育、函授班、短期班等办学形式。在收集整理民国时期针灸学校，探析学校针灸教育办学形式的基础上，发现在不同学校、不同办学形式下针灸教材体例和内容有较大差异。针灸教材间的差异性反映出了当时中西医知识的互动情况，逐渐呈现出了教材体例的板块化，教学内容的规范化、实用化和科学化的趋势。

近代针灸教材是指在1840—1949年出版，应用于针灸教育的书籍。目前收集整理了针灸教材70种，并按照其编排体例划分成3个时期：早期（1840—1927年）、中期（1928—1939年）、晚期（1940—1949年）。该分类主要体现教材在编辑体例上的变化，即早期教材出现了"中医学理－经脉俞穴－刺灸法－刺灸诊断学"的模式；中期教材体例以"西医版块－针灸学板块"和"总论－经穴－手术（刺灸法）－治疗"两大模式为主；晚期教材体例则以"针科学－灸科学－经穴学－治疗学"为主，有"总论－经穴－刺灸术－诊断－治疗学"和"总论－孔穴学－治疗学"的体例。

## 一、早期针灸教材

该时期针灸教材共9种，均为传统类针灸医籍。早期教材除陈主平的《中医刺灸术讲义》《刺灸术讲义》形成"中医学理－经脉俞穴－刺灸法－刺灸诊断学"的基本体例外，其他针灸教材没有明显体例划分，较为局限，如《经络病理》遵循十二经脉顺序，按"经病、络病、气交、岁会、五行人特点、络脉病理"等内容进行编排，并加以按语，后附有奇经八脉病理部；张山雷的《经脉俞穴记诵编》《经脉俞穴新考正》均按照"经脉循行经文－循行歌－俞穴分寸歌－俞穴分寸考"的顺序编排；《针灸问答》采用问答方式依次分述十二经名、十二经循行部位、十二经经穴及十二经解；山西医学传习所的《针灸讲义》按十二经循行、经穴定位、针灸治疗歌赋的顺序叙述；《十二经穴病候撮要》叙述了各经经穴的定位及各经主治中医病症。另有《针灸传真》，其中前两卷《针灸传真》为作者三人历年心得经验之术的总结，《内经刺法》两卷援引《素问》《灵枢》之精华，《名医刺法》两卷采择古代名医刺法，后两卷则为《考正穴法》部分。早期针灸教材内容的特点如下。

（一）初步引入近代科学理论

早期教材在中医医理、经脉实质与经脉图方面初步引用了近代科学知识，如《中医刺灸术讲义》与《刺灸术讲义》引用空气作用、磁石、电气学说解释阴阳，以及以营卫二气为经气，血管中之血得经气鼓动之现状为经脉，阐述脉诊理论；张山雷鉴于"经脉十二以及奇经，实是吾国医学生理之精粹"，编写了《经脉俞穴记诵编》《经脉俞穴新考正》，用血管解释经络实质，融汇中西医学说，对照骨骼解剖生理知识，认识脊柱的解剖及邻近腧穴；《针灸问答》经解部融会西医说，生硬地将脏腑解剖生理套入经脉解释中；《十二经穴病候撮要》中恽铁樵按语中虽提到"心固为循环器总汇之区，然有交感神经，与肝肺等联成一个系统，而总系于交感神经节"等神经学说内容，但某种程度上认为中西医一些概念是不能相合的；《针灸传真》中的《考正穴法》部分，经脉图中涉及解剖形态，但未标注解剖术语，套用中医结构示意。

（二）教学内容侧重于经络腧穴

早期教材注重阐述经络腧穴内容，除《中医刺灸术讲义》《刺灸术讲义》《针灸传真》外，均为经络腧穴内容专著。《经络病理》摘录《内经》中《天元纪大论》《气交变大论》《终始》《本输》《阴阳二十五人》等原文，侧重阐述十二经脉、奇经八脉病理；《经脉俞穴记诵编》《经脉俞穴新考正》《针灸问答》《针灸讲义》描述十二正经及奇经八脉的经脉循行、腧穴定位，经穴部采用中医定位、中医病名；《十二经穴病候撮要》以《沈氏尊生书》为蓝本，引用《针经》《难经》对经脉循行加以解释，列举各经经穴之定位及各经主治中医病证。

综上所述，早期教材较为传统，但逐步引入近代科学理论尝试汇通中医学理。受西学传入影响，经络理论在中西互参中最受关注，在教材中也有所体现；在寻求经络实质过程中，尝试用血管比附经络，应用脏腑解剖描述经脉。尽管如此，早期教材更多保留了传统针灸理论内容，西学融入程度较小，而有关传统经脉系统的论述却局限于十二经脉，部分涉及奇经八脉和络脉，关于经筋、经别等理论并未讨论。由此可见，清末民初用血管或神经比附经络已有所发展，然教材中并未广泛引入，依旧采用传统针灸理论进行教学。

## 二、中期针灸教材

中期针灸教材共40种，不同于早期教材，其体例以"西医版块-针灸学版块"及"总论-经穴-手术（刺灸法）-治疗"两种模式为主。前者如宁波东方针灸学社早期温灸科函授讲义《温灸学讲义》，首论西医解剖学、诊察学、病理学内容，次论灸科总论、孔穴学、治疗学内容；后翻译日本的《高等针灸学讲义》作为该社针灸讲习班讲义，其西医版块包括生理学、诊断学、消毒学、解剖学等内容，针灸学版块分化为经穴学、孔穴学、针治学、灸治学、病理学（即治疗学）。另有中国针灸研究社早期实习班讲义，上篇为中医生理解剖学、中医病理学、中医诊断学，下篇为针灸治疗古义、实用针灸学；1935年承淡安从日本访问回来，成立针灸讲习所，所用教材西医版块由消毒学、诊断学、解剖生理学、消毒学构成，针灸学部分由针科学、灸科学、经穴学、治疗学、外科治疗学等构成。后者则是梁慕周的《针灸学讲义》较早采用。与之相似，1931年《中国针灸治疗学》由原先的"经穴-手术-治疗"体例至1933年《增订中国针灸治疗学》在篇首加入总论部分；周仲房的《针灸学讲义》、曾天治的《针灸医学大纲》《针灸学》《实用针灸医学》也均采用此种体例；部分针灸教材含有该体例中的四部分内容，但描述顺序并不一致，如尧天民的《中国针灸医学》及温敬修的《针灸学讲义》均先言经穴、治疗内容，后言刺灸术，另有《针灸精粹》按"总论-刺灸术-经穴-证治-经络"的顺序编排。

与早期针灸教材相似，仍有部分教材体例较为局限单一。例如《针灸科讲义》《针灸讲义》《经隧与经脉生理解剖》《针灸经穴歌赋读本》《奇经直指》侧重于经络腧穴；黄华岳的《针灸医案》、李长泰的《针灸医案》《针灸与科学》及《温灸术函授讲义》侧重于针灸临床治疗;《针灸学编》《针灸学薪传》侧重于刺灸术。但内容上较早期教材多有突破。

（一）融入病理生理解剖消毒等西学知识

日本大正年间，针灸学教育被重新纳入日本教育体制，形式上基本采纳西洋医学教育的形式，科目设置上也完全西化，设有消毒学、解剖学、病理学、生理学等[86]。国人效仿日本针灸课程设置的同时，在教材内容上也版块化地加入了西医消毒病理生理等知识。例如《高等针灸学讲义·生理学》旁参诸家学说论述物质代谢生理、势力转换及发动论等;《诊断学》论述了问诊法、望诊法、检温法、检脉法、检尿法、腹部诊断法、打诊法、听诊法与皮肤诊断法9种诊断方法;《消毒学》详述消毒学的意义、目的、毒的强弱、细菌与疾病的关系、消毒的种种方法、化学的理学的消毒法等;《解剖学》总论人体构成以及表面解剖学，后分论运动、消化、呼吸、泌尿、生殖、循环、神经、五官等;《病理学》将疾病分为呼吸器病、消化器病、泌尿器及生殖器病、血行器病及心脏病等11类，载有疾病166种，讨论了各种疾病的原因、证候、预后和主治要穴。

除针灸教材直接版块化加入西医知识外，还在针灸机制、刺灸术、经穴定位等方面汇通西学阐释针灸内容。例如《增订中国针灸治疗学》从神经、血管、生理方面阐释经络实质及针灸作用机制，认为"十二经、奇经八脉，就研究观察所得，其为血管、淋巴管、神经等所构成""十二经者，固不但属神经，亦包括一部分之血管于内也"，针刺作用原理为神经反射而引起血液、内脏的变化，同时在经穴定位中引入解剖内容，认为经穴分布于神经干支、血管循行处;周仲房的《针灸学讲义》阐述各穴解剖时涉及肌肉、关节及周围循行之神经、血管;曾天治的《针灸医学大纲》《针灸学》《实用针灸医学》在十四经经穴描述上由原来的按手三阴三阳、足三阴三阳和任督二脉顺序，逐一考证每穴位置、主治和疗法，后依据骨学分类法分列各穴并加入经穴解剖内容，删减临床少用穴，同时治疗部分引用现代医学原理进行疾病分类、认识研究，大幅增加针灸治疗有效病种;《中国针灸医学》经脉部分先述脏腑解剖内容，经穴部分采用符号标记于穴位上方以描述腧穴针灸法，但未涉及解剖内容，主治部分常见疾病描述中医病因，间述西医病理;温敬修的《针灸学讲义》认为针灸术与生理解剖学有密切关系，立为基础学识，经穴部分注重解剖，治疗部分按西医系统分类，述疾病病症及疗法;罗兆琚的《针灸学薪传》引日本实验研究结果，认为艾灸既能使白细胞繁殖增生，又能增加营养。同时指出，所谓补者即增长细胞，所谓泻者，即宣散寒邪。

经络腧穴内容在中期继续得到关注，尤对经脉生理及奇经八脉内容探究较详。例如《经隧与经脉生理解剖》描述经隧与经脉的生理解剖差异，经隧经脉与营卫根源，经隧与精气津液之分泌，厥阴筋脉与三焦经输关系，心主与血脉关系、冲脉与经脉、动脉全图等内容;《增订中国针灸治疗学》加入"奇经八脉之研究"，将督脉、任脉、冲脉、带脉等与脊髓神经、大静脉、淋巴干等结构与功能对比，认为督脉为脊髓神经、任脉为大静脉与淋巴干、冲脉为下大静脉等;《奇经直指》探求奇经八脉生理病理，其考先引《内经》《难经》《针灸甲乙经》《中诰图经》《流注孔穴图经》等诸经，次据西医解剖，将奇经八脉生理病理与西医生理病理进行比较，认为冲脉为淋巴、督脉为神经、任脉为脉管、带脉为肾上腺与腹肋膜、跷脉为脑中磁性义形器、维脉为甲状腺等系统，详考并增补奇经八脉腧穴、十二经交穴考。

近代为求中医科学化，针灸医家广泛接纳学习西医生理、病理、解剖等知识，以西医的视角重新剖析和阐发针灸理论，使人们更容易接受、理解和认同。

（二）注重临床实用性

中期教材不仅引入西医病理生理等知识升华内部知识理论体系，还不断尝试与临床实践契合，加入新式针灸器具和刺灸术内容，并通过针灸医案的形式，让学生更好更快地学习和掌握针灸知识，注重针灸临床实用性。

在新式针灸器具方面，教材中加入新式毫针的制作、新式温灸器的使用等，且针具的保存与消毒也受到重视；刺灸术方面加入多种针法及针刺手法。例如《中国针灸医学》中针具多采用金银合制，强调口温针法，灸法推崇药线及温熨灸法；《针治学》述有捻针法、打针法、管针法和小儿针法（皮肤针法），介绍了16种"押手"、7种"基本针刺手法"、5种针术；《温灸学讲义补编》突出介绍了2种温灸器（东方甲种温灸器、东方乙种温灸器）的使用方法与特长。

另外，教材内容侧重针灸临床治疗，部分直接以医案形式呈现。例如黄华岳的《针灸医案》全书分为内科、妇科、幼科、外科、五官科、花柳科、救急科、杂记八篇，论述各疾病的针灸取穴及各穴定位，部分医案详明疾病病因病状，备考个人针灸临床经验案例；李长泰的《针灸医案》，整理作者数十年内经手的50例疑难验案，后加入刺灸法内容，强调对症放血法，附各种杂病针刺法及针穴选择。《针灸与科学》及《温灸术函授讲义》虽未着眼于医案，但通篇论述针灸治病方法及针灸处方。前者详列退热、引吐、攻下、利尿、健胃、强心、止血、止咳、止汗、止吐、止痢、镇静12种疗法的作用、适应证、经穴及处穴例等内容，运用西医生理病理内容阐释疗法作用，适应证所列疾病多以西医病名为主。后者侧重于下编应用部分，分部论孔穴意义及部位，将疾病分为呼吸器病、血行器病、消化器病、全身营养病、神经系病、运动器病、生殖器病、妇科病等49种疾病，分述各病原因、症状、经过、预后、施灸等内容。《针灸精粹》也以实用学为经，详述穴性、配穴，以证候、病机论之；证治三十九，采用中医病名及中医病因解释，佐以医案。

（三）部分教材依旧沿用传统针灸理论

梁慕周的《针灸学讲义》，总论引用《内经》经文，阐述针灸原理、刺法要点、误刺、禁刺、内经刺法，以及灸法基础、寒热灸法等；经穴部分分述取穴要点、十四经经穴歌诀、奇经八脉循行及经穴歌，以及十四经经穴定位、刺灸法、主治等；针灸要录即刺灸操作、注意事项、治则等；针灸治疗内容则以歌赋形式呈现。李法陀的《针灸科讲义》经穴内容按任脉督脉、足手太阳经、足手少阳经、足手阳明经、足手太阴经、足手厥阴经、奇经八脉的顺序编排，未及经脉循行内容，直接考证每穴定位、特性、刺灸法、治证等内容；夏禹臣的《针灸讲义》先论针灸源始、人体度量标准、骨度图等，侧重论述十四经经穴图及歌诀，十四经与奇经八脉所属穴位及主治，再论经脉循行及病症；《针灸经穴歌赋读本》为传统歌赋内容的整合，卷上悉依黄竹斋先生《针灸经穴图考》撰写歌诀，首载十二经及奇经八脉循行主病经穴次序部位歌括，卷下撷取宋元以来十余种针灸书中19首歌赋，每句歌诀后附以作者释义，涉及腧穴处对其定位、针刺操作与补泻、艾灸壮数均加以注解。

中期教材无论是仿照日本教材体例，还是将针灸内容划分成经络腧穴、刺法灸法、治疗学，均大量结合西医解剖生理病理知识。在经脉理论上，经络实质方面也不再纯粹以血管比对，将经脉理论与神经系统调节功能进行比较，对于奇经八脉生理病理的研究更为翔实；经穴融入解剖知识，逐渐成为主流，其描述顺序不拘泥于固有的十四经或手足阴阳顺序，部分根据骨学形态分部描述；刺灸机制运用神经生理解释；治疗方面采用西医解剖系统分类，采用西医学理阐释疾病的发生发展。同时教材内容除理论的阐述外还注重针灸临床实用性，将针灸医案直接融入其中。虽仍有传统针灸教材，但中西医汇通教材已逐渐占据主体。

## 三、晚期针灸教材

晚期针灸教材共 18 种，以“针科学 – 灸科学 – 经穴学 – 治疗学”为主流编辑体例，或旧有的“总论 – 经穴 – 刺灸术 – 治疗学”体例中加入了“诊断”内容。两种体例看似不同，实则均将针灸学划分成了经穴、刺法灸法、治疗三个部分，成为针灸教材编写体例的模板。其中《中国灸科学》《实用针灸治疗学》出版时间在 1940 年之前，考虑其属于中国针灸学术研究所教材，而该研究所函授班招生时间在 1940 年后，故将其置于晚期教材范畴。

“针科学 – 灸科学 – 经穴学 – 治疗学”体例，最早在 1935 年中国针灸研究社教材中已有所体现，后承淡安鉴于“战争时期中，药物来源困难，针灸术可代药物疗病，有过之无不及之伟效，亦亟应将斯学公开，以利民生”，而将此讲义合编成《中国针灸学讲义》正式付印。该教材初步构建了针法、灸法、腧穴、治疗等为核心内涵的现代针灸学科体系和框架，为现代针灸学教材之楷模。同时此体例于 1940 年逐步成为主要模式，之后中国针灸学术研究所函授教材《中国灸科学》《针科学讲义》《针灸经穴学》《配穴概论》《实用针灸治疗学》，以及《针灸秘笈纲要》《修氏针灸全书》的体例基本与之相似。而焦宝堃的《实用针灸学》，虽前部分为西医解剖学、生理学、卫生学内容，其针灸学总论分为针科学、灸科学、经穴学、病理概说，针灸各论由诊断学、疗病学两部分构成。

《科学针灸治疗学》《香港针灸专科学校讲义》《针灸传真精义》则是延续“总论 – 经穴 – 刺灸术 – 治疗学”的体例，并特别强调加入了“诊断”内容；冀南军区《针灸学》、朱琏《针灸学讲义》、鲁之俊《针灸学》等教材则采用“总论 – 孔穴学 – 治疗学”的体例。

晚期教材内容延续了中期教材较多内容，并有所突破和发展。古典经脉循行理论受到质疑，经穴融入解剖内容，针灸治疗采用西医病名与疾病分类体系等受到推崇，并进一步升华。

### （一）凸显针灸科学化

多数教材除体例凸显出“科学”外，教材内容本身也呈现出科学化特点。例如承淡安的《中国针灸学讲义》中针科学部分，仿《高等针灸学讲义》认为施针刺激了神经、血管等结构进而作用于机体，并将这种作用归为兴奋、制止、诱导 3 种；灸科学摘录日本灸法科学研究进展，述灸之关于生理的种种影响，其作用在芳香气味刺激神经，使其兴奋，增加活力，加速血液循环，而将灸法分为直接灸、诱导灸、反射灸；经穴学部分，发现经络与神经很少能够吻合，而用刺激点与反射线来定义经穴、经络。曾天治的《科学针灸治疗学》援引了日本针灸实验研究内容，从针灸后内分泌、激素等人体生理、生化改变，阐释针灸的作用机制；经穴按部位分类，参照神经分布和解剖结构，修改了一些腧穴的定位，重新考证腧穴主治与功效，使其更具临床性；治疗部分，每病解剖、生理、病理悉取西说。另外还有朱琏的《新针灸学》，将针灸作用归结于激发和调整身体内部神经的调节功能和管制功能，认为经穴的分布范围大都是合乎科学的人体解剖，但其起止行度有些牵强附会，而日本医学家主张的孔穴，完全否定十四经经穴，又未免太迁就肌肉与骨骼的一般解剖，且与神经分布也有出入。

由此可见，晚期教材中针灸内容不断引用日本的针灸实验研究结果，通过实验数据验证针灸，阐明其作用机制，借以说明其科学性。同时对经络形质的比附已不是单纯的血管或机械地对应，"经络本质是神经"的观点已被打破。

（二）重穴轻脉

"重穴轻脉"之说并非空穴来风，中期部分教材内容改变传统经穴描述方式之时已初见端倪，时至后期则更为凸显。例如《香港针灸专科学校讲义》不谈经络，直接分部详述经穴的位置、主治、疗法、感应、功能及取法，附经穴学补遗、变名经穴之说明、常用穴中有动脉之经穴、有痛感之经穴、有电感之经穴等；冀南军区《针灸学》简述十四经说（列各经经穴名及经外奇穴共 400 穴），详述孔穴，分部描述经穴，禁针禁灸穴、重名穴及七十二主穴治疗作用；朱琏的《针灸学讲义》对传统经络理论持反对态度，故分部详述各孔穴的位置、解剖部位、针灸疗法及治疗；鲁之俊的《针灸学》将经穴命名为"针灸刺激点"，按照"前臂掌面桡侧刺激点""前臂正中神经刺激点""掌侧尺神经刺激点"等分类方式，论述各刺激点的部位、作用、技术及注意事项。

晚期教材仅《针灸精华》首论 360 穴，按传统十四经顺序，逐穴简要介绍其位置。余或简单论述十四经经穴，或未提及经脉，描述经穴方面多数以分部描述为主。对于经脉循行内容的删减，早在中期教材内容中已见端倪，只是在后期教材中表达得更为彻底。

（三）加入诊断学内容

此处"诊断学"的加入并非指中期教材西医版块"诊断学"的植入，而是将"诊断"归属针灸自身内容之中。例如《香港针灸专科学校讲义》诊断学首论中医望诊法、闻声法、问症法、十二地支诊断法、切脉法、陈修园四言脉诗等中医针灸内容，后论西医问诊法、望诊法、检温法、检脉法、检尿法、腹部诊断法、打诊法及皮肤诊断法内容；《针灸传真精义》诊断详论望、闻、问、切四诊内容，注重舌诊法。

较之早、中期教材，晚期教材中西医汇通程度更高。在针灸理论上，引入日本针灸实验研究成果，更科学地阐明针灸治疗原理。在经脉腧穴理论上，更多教材放弃传统十四经循行理论，重穴轻脉，将经穴视为"刺激点"，或为直接应用于临床的常见孔穴，定位上也更多参照神经分布和解剖结构。同时，针灸治疗上重视疾病的诊断。

综上所述，针灸教材由早期的多样性、传统化逐渐向统一性、中西汇通方向深入发展，暗含了针灸学科自身日趋规范化、整体性的状态，这其中凝结了诸多针灸教育不断的反复学习、模仿、思考与更新。就针灸学科的构建而言，围绕针灸学科教材编写所逐步达成的共识，表明近代针灸医家在借鉴西方医学学科体系与分类的基础上，逐步完成对针灸知识的梳理与架构。

近代针灸教育在教育形式及内容上发生了重要转型。在教育形式上由师承为主的民间教育模式向学校教育过渡，打破了固有的"门户之见"，并延伸发展至中华人民共和国成立后的高等针灸教育。其后的针灸高等院校教育基本沿袭近代正规的学历教育，而早期的进修学校（班），因学制较短、课程以西医课程为主，实质是一种速成的医学教育形式，与近代短期班相似。后期针灸系的产生是民国时期针灸学校的缩影，针灸课程分化为经络学、腧穴学、针灸学（针灸基本操作技术）、针灸治疗学、针灸医籍选、针灸各家学说等。[87]其课程及教材的分化也与当时的学校相似。中华人民共和国成立后，古代主流的师承教育也有回归与提倡，但仅是作为院校教育的补充，并非针灸教育的主流形式。

在教育内容方面，针灸教材体例在之后亦得到延续和完善。1957年的《针灸学》首次将经络、腧穴、刺灸、治疗确定为现代针灸学科的四大核心内涵，成为后来统编针灸学教材蓝本[88]。例如1961年第1版统编教材《针灸学讲义》[89]体例为"经穴学、刺灸法、治疗"，经络理论归属经穴学中；1964年第2版统编教材《针灸学讲义》[90]分经络腧穴、针灸治疗两编，刺法、灸法内容纳入了治疗部分，等等。教材体例形式上虽有些变化，但在整体框架上均未脱离"经络腧穴、刺灸法、治疗学"的范畴，基本形成以"经络腧穴、刺灸法、治疗学"为正典化的知识体系结构。在现代针灸学理论上，统编教材中保留了西医解剖生理病理消毒内容，将经穴解剖定位、西医病名等延续其中，而古代传统经脉理论知识，刺灸补泻手术等内容重新被纳入。从针灸学科角度看，近代的针灸教育对古代的官方式的学校教育进行了改良，模仿了西医教育中学制学历模式，对课程设置与教材编写进行了广泛的探讨与实践，学科分支界定清晰，课程设置增多，且有符合学科特色的临症实习，中西医内容并授，对现今针灸教育模式与知识体系提供了范本与古今互鉴的补充。

（赵　璟）

# 参考文献

［1］［美］嘉惠霖，琼斯著. 博济医院百年［M］. 沈正邦译. 广州：广东人民出版社，2009：176.

［2］刘远明. 西医东渐与中国近代医疗体制化［M］. 北京：中国医药科技出版社，2009：135.

［3］刘远明. 西医东渐与中国近代医疗体制化［M］. 北京：中国医药科技出版社，2009：138.

［4］舒新城. 中国近代教育史资料·上册［M］. 北京：人民教育出版社，1961：117–127.

［5］高晞. 德贞传：一个英国传教士与晚清医学近代化［M］. 上海：复旦大学出版社，2009：251.

［6］北洋创设西医学堂详文［N］. 申报，1894-3-6（2）.

［7］沈仲圭. 编辑中医课本之管见［J］. 医界春秋，1927（12）：9.

［8］蒋文芳. 本院教务方针及今后之改进［J］. 国医文献，1936，1（1）：174–177.

［9］本社呈国民政府文：为请扶植国医教育事［J］. 医界春秋，1927（11）：16–17.

［10］张伯熙. 卫生会议主张废止中医药之感想［J］. 医界春秋，1929（34）：11–13.

［11］教育部令中医学校改称传习所布告［J］. 广东医药月报，1929，1（5）：15.

［12］教材编辑委员会召集会议公函［J］. 全国医药团体联合会汇编，1930：58.

［13］中央国医馆整理学术标准大纲草案［J］. 国医公报，1932，1（2）.

［14］中政会教育专门委员会审查中医学校立案报告原文［J］. 吉祥医药，1937（7）：2.

［15］医讯：中医专科学校暂行课目时数分配表［J］. 苏州国医医院院刊，1939：229–231.

［16］盛亦如，吴云波. 中医教育思想史［M］. 北京：中国中医药出版社，2005：252.

［17］薛炎公. 对于上海中医学校停办感言［J］. 国医砥柱，1947，5（8）：8.

［18］李经纬. 中国革命战争时期中医工作史略［J］. 中医杂志，1986（8）：52–55.

［19］林乾良. 近代浙江的中医教育［J］. 中华医学杂志，1983，13（4）：171.

［20］《名医摇篮》编审委员会编；上海中医药大学，上海市中医文献馆编. 名医摇篮——上海中医学院（上海中医专门学校）校史［M］. 上海：上海中医药大学出版社，1998：127–140.

［21］湖北国医专科学校简章草案［J］. 湖北国医公报，1933（1）：60–63.

［22］广州保元国医学校访问记［J］. 光华医药杂志，1937，4（3）：59–61.

［23］私立福州中医专门学校招生［J］. 医铎，1936，1（3）.

［24］厦门国医专门学校简章［J］. 国医旬刊，1934，2（1）：15.

［25］厦门国医专门学校第二期招生广告［J］. 国医旬刊，1934，1（4）.

［26］陇西布衣. 上海七个中医学校教程及兴亡［J］. 医界春秋，1928（20）：绪言.

［27］马继兴. 中医学院制之实际与检讨［J］. 国医砥柱，1946，5（3）：4-7.

［28］南京国医传习所开学上课［J］. 光华医药杂志，1934，1（12）：48.

［29］中国针灸学研究社附设讲习所简章［J］. 针灸杂志，1937，4（4）：4-11.

［30］广东梅县新中医学社招生简章［J］. 新中医学报，1934（1）.

［31］首都国医传习所续招男女生，定于九月中旬开校上课［J］. 光华医药杂志，1934，1（11）：50-51.

［32］武进国医学会设立国医讲习所章程［J］. 武进国医学会第一二届会务特刊，1935：4-5.

［33］江静波. 津市中医调查录［J］. 复兴中医，1941，2（5）：19-22.

［34］苏州国医学社讯［J］. 针灸杂志，1935，2（4）：102-103.

［35］韩宇霞. 广东近代中医学校教育史研究［D］. 广州：广州中医药大学，2009：4.

［36］中医学校教材编辑会议开会情形［J］. 广东医药月报，1927，1（7）：58-62.

［37］中医学校教材编辑会议开会情形［J］. 广东医药月报，1927，1（7）：55-58.

［38］李乃奇. 岭南针灸学术源流探讨与近代学术流派整理研究［D］. 广州：广州中医药大学，2015：36.

［39］本校课程编辑述要［J］. 中医学校期刊，1946（2）：40.

［40］山西省立医学传习所内设中医专修科招生广告［J］. 医学杂志（山西），1927（36）：10-12.

［41］山西中医改进研究会访问记［J］. 医界春秋，1935（102）：43-44.

［42］针灸讲义［M］. 山西医学传习所，手抄本.

［43］林乾良. 近代浙江的中医教育［J］. 中华医学杂志，1983，13（4）：224-227.

［44］苏州国医专科学校近闻三则［J］. 针灸杂志，1937，4（9）：71.

［45］上海市新中国医学院章程［J］. 国医公报，1936，3（11）：19-38.

［46］上海国医药研究所章程［J］. 医界春秋，1933（80）：10.

［47］河南国医讲习所附设函授学校简章［J］. 现代中医，1936，3（2）.

［48］科学化针灸医学讲习所函授班招生［J］. 文医半月刊，1937，2（6）.

［49］曾天治. 救人利己妙法［M］. 重庆：出版者不详，1943：22-24.

［50］科学针灸医学院函授确能成功之铁证［J］. 复兴中医，1941，2（5）.

［51］曾天治. 救人利己妙法［M］. 重庆：出版者不详，1943：7.

［52］曾天治. 救人利己妙法［M］. 重庆：出版者不详，1943：13-14.

［53］曾天治病故苏寓诊务由及门诸子继续开幕［J］. 中国针灸学，1948（4）：13.

［54］夏有兵. 承淡安研究［M］. 南京：江苏科学技术出版社，2011：47-51.

［55］林怡，戴铭，等. 近代针灸学家罗兆琚生平著述考略［J］. 中国针灸，2010，30（3）：245-248.

［56］宫正. 新中国中医方针政策的历史考察［D］. 北京：中共中央党校，2011：36.

［57］孙忠年，敏英. 陕甘宁边区针灸学发展简史［J］. 针灸学报，1992（20）：55.

［58］辛夫. 华北卫生学校介绍［N］. 人民日报，1949-03-12.

［59］汪丝益口述，鲁崎唔整理. 鲁之俊与针灸［J］. 中国针灸，2006，11（11）.

［60］夏有兵，周俊兵. 著名针灸学家承淡安无锡办学概貌［J］. 南京中医药大学学报（社会科学版），2007（4）：207-210.

［61］紧要启事一［J］. 针灸杂志，1933，1（1）：广告页.

［62］社讯：会议录［J］. 针灸杂志，1935，2（3）：3-4.

［63］张俊义. 温灸术研究法［M］. 宁波：东方针灸学社，1930：2.

［64］杨楣良，盛燮荪. 浙江近代针灸学术经验集成［M］. 杭州：浙江科学技术出版社，2002：129-130.

［65］赵尔康. 金针治验录［M］. 江苏：中华针灸学社，1938.

［66］ 欧阳彬主编；四川省医药卫生志编纂委员会. 四川省医药卫生志［M］. 成都：四川科学技术出版社，1991：
655.

［67］ 四川针灸医学讲习所来函［M］// 张俊义. 针灸医学大纲. 上海：上海东方医学书局铅印本，1936：51.

［68］ 周川. 中国近现代高等教育人物辞典［M］. 福州：福建教育出版社，2012：222.

［69］ 易法银，阳春林，朱传湘. 湖湘历代名中医传略［M］. 长沙：湖南科学技术出版社，2009：301.

［70］ 湖南针灸讲习所续招男女学员及谭容圜医例［N］. 大公报，1923-02-22.

［71］ 湖南针灸讲习所续招男女学员［N］. 大公报，1923-10-04.

［72］ 湖南针灸讲习所添招特别学员及针师谭容圜医例广告［N］. 大公报，1923-09-06.

［73］ 湖南针灸讲习所续招男女学员［N］. 大公报，1923-10-31.

［74］ 中央国医馆新订国医专科学社及国医研究所立案暂行标准大纲［J］. 医界春秋，1935（101）：34-36.

［75］ 中医专科学校暂行通则草案［J］. 复兴中医，1940，1（1）：47-50.

［76］ 夏有兵. 承淡安研究［M］. 南京：江苏科学技术出版社，2011：22-23.

［77］ 中国针灸学研究社附设讲习所简章［J］. 针灸杂志，1935，3（4）：16.

［78］ 中国针灸学术研究所函授招生［J］. 中国针灸学季刊，1947（2）.

［79］ 针灸医学研究所招日夜班男女生简章［J］. 针灸医学（第一集），1936（1）：广告页.

［80］ 新闻社讯：讲习所正式开学上课［J］. 针灸杂志，1935，3（1）：39.

［81］ 社讯新闻：春季招生［J］. 针灸杂志，1937，4（4）：63.

［82］ 杨楣良，盛燮荪. 浙江近代针灸学术经验集成［M］. 杭州：浙江科学技术出版社，2002：135.

［83］ 中国人民政治协商会议湖南祁阳县委员会文史资料研究委员会. 祁阳文史资料 第 1 辑［M］. 1984：114-116.

［84］ 杨楣良，盛燮荪. 浙江近代针灸学术经验集成［M］. 杭州：浙江科学技术出版社，2002：135.

［85］ 陈荣华. 新余市卫生志［M］. 南昌：江西科学技术出版社，1989：157.

［86］ 李素云. 西医东传与针灸理论认识之演变［M］. 北京：学苑出版社，2012：176.

［87］ 中华人民共和国卫生部. 中医工作文件汇编1949-1983年［M］. 1985，7：442-449.

［88］ 黄龙祥. 针灸腧穴通考（上册）［M］. 北京：人民卫生出版社，2011：13.

［89］ 南京中医学院针灸研究组编. 针灸学讲义［M］. 北京：人民卫生出版社，1961.

［90］ 南京中医学院编. 针灸学讲义［M］. 上海：上海科学技术出版社，1964：绪言.

# 第五章　近代针灸学术组织

马可·贝勒塔认为："近代科学知识形态更多是以集体组织的研究为基础，而不是以个人的创造性和主动性为基础。伦敦皇家学会、巴黎皇家科学院的历史重要性，他们对科学家集体形象的影响都充分说明，科学组织对科学和文化的影响比单个科学家的贡献大"[1]。从 17世纪后期起，西欧相继出现柏林皇家医学会、爱丁堡和伦敦医学会等一系列具有学术研究性质的医学会，其定期举办医学会议、编辑发行医学杂志，极大地推动了当时欧洲医学的发展。同样，对于近代中国的针灸学术而言，学术组织的建立是知识更新与传递的重要助力。

## 第一节　针灸学术组织的建立

学术组织是近代中国社会变迁的产物，在此之前，中国长久以来维持着官、民医学二分格局，官府之外，除了以血缘姓氏为纽带的世医家族，基本上不存在合法的医学组织结构，也难以形成跨区域的联合组织。进入近代，针灸界不仅吸收了西学的知识内容，还引入了西方学术组织的形式，20 世纪初开始出现有组织的结社与报刊，进而有意识地推动了针灸学科的交流与进步。

### 一、社团意识的觉醒

中国古代传统的医疗活动始终以走方医、僧道医、世医相承等个体状态为主。值得一提的是，明隆庆二年（1568 年），北京出现仿效儒家"文会"形式和办法组织的"一体堂宅仁医会"，是较早的医学学术团体[2]，但其组织结构与管理制度较松懈，未形成医学研究与交流的有效机制，也未能产生持续影响。清末政府准备实行立宪时，初步开放了结社、集会和办报的权利，民国成立后，《临时约法》宣布"人民有言论、著作、刊行及集会、结社之自由"，各种社团、刊物大量涌现，针灸社团与刊物也应运而生。

社团的出现，一个直接刺激因素就是与西医竞争。中国近代医学社团制度是从西方移植过来的，由传教士将西方医学的组织形式带到了中国。1886 年，西医在上海成立了"中国教会医学联合会"，即博医会，是中国近代最早的也最为规范的科学（医学）组织，在相当长的时间内主导西医在中国的传播与发展，并为本土医学组织所模仿。西医惯于以团体的方式开展活动，交流学术，发表见解。在 19 世纪末中西医问题日益引起社会关注的情况下，若中医仍无组织，各自为战，显然不利于争取社会的支持。因此，20 世纪初期中国社会已基本认同西方医学社团制度，有识之士纷纷求新思变，相继创办了中医药学术组织，如 1902 年创办的

"上海医会"，1906 年"上海医务总会"的成立，1907 年创办"中国医学会"等。根据《中国医学通史·近代卷》记载，1912—1947 年，全国各地方创办的学会、研究会、医药改进会及中医公会等组织大约有 240 多个。

针灸学术组织正是在这样的背景下，由针灸学界借鉴西医学、中医学社团体制模式，秉承着"人不可不学，学不可无会；不学则孤陋寡闻，无会则团体涣散"的信念，试图将分散的针灸力量集中起来以改变针灸学的颓势。

## 二、针灸学术组织陆续出现

针灸学术组织是针灸实践活动由个体形态转向群体形态的产物，其主要初衷是促进针灸知识与临床的研究与交流，并具备相应的组织结构、行为规范以及定期的学术会议、学术刊物等交流平台。

（一）中医改进研究会附设针灸征集讨论会

中医改进研究会于 1919 年 4 月在山西太原正式成立，以"改进中医及药学，使能成一高等有系统之学术"为宗旨，注重以科学的方法阐扬中医精髓。1921 年编辑出版《医学杂志》，在中医药界享有盛誉。

1931 年，中医改进研究会附设针灸征集讨论会，"以征集针灸家之秘传、确有把握之针，汇辑成编，公之于众，以期普及，定名为针灸征集讨论会，专以研究针灸，以期切于实用，日有进步"为宗旨。本会聘陈公泽、沈祖约、胡则学、杨星垣等为名誉理事，设主任一人，专管征集针灸一切事宜，并审查所征得之稿件，以定去取。主任审察后认为合格之针灸方法者，除开会时详细讲演外，并汇辑成书，另行出版。研究时如遇有病者来会，其病症适为该医生所能疗治者，可请该医生即时针灸，以观其效；其在外边之患者，适为该医生所能专治者，本会亦可介绍之[3]。有《针术得气之研究》[4]、《针道难补易泻之研究》[5]、《难经东方实西方虚泻南方补北之研究》[6]、《证明五脏五腧以应五时及针砭补泻之研究》[7]等文选入其中。另收录有针灸临床医案文章，如《针愈邪祟之经验》[8]、《针治一切喉症》[9]、《针灸水肿蛊症之经验》[10]、《针刺赤眼肿痛之经验》[11]等。从已出版发表的文章中可窥见，该团体着重讨论了针灸针法及临床疾病的针灸经验性治疗，欲以普及针灸的"实用性"知识来彰显针灸临床价值，从而宣传针灸。

（二）中国针灸学研究社

中国针灸学研究社是由承淡安发起创办。承氏曾设诊于望亭，为研究发扬针灸学术，联合苏州望亭中医同仁王惕仁、王有仁、陈景文、曹仲康、王世林等，于 1930 年创办了中国针灸学研究社，后迁址于无锡。1933 年 8 月开始招收通函研究社员，逐渐形成针灸研究学术团体。1934 年 10 月经中央国医馆核准备案，内政部准予注册。

中国针灸学研究社以"提倡医学、阐扬针灸"为主旨，凡有志于研究针灸学术、年龄在 20 岁以上、文字精通者，不论男女均可入社。社长承淡安，下设研究、治疗、编辑、收发、总务各股，推选王静庵、杨克容为研究股主任和助理，主持研究针灸学理和病理，负责解答社员疑难问题，以及指导社员进行研究事务。该社 1933 年编辑出版《针灸杂志》，1935 年 9 月建立讲习所，1936 年 7 月附设针灸疗养院，设病房和门诊治疗室，为学员提供见习和实习基地。后讲习所扩展为中国针灸医学专门学校，于 1937 年 2 月正式开课，不久因抗日战争爆发中国针灸医学专门学校被夷为平地而办学中断。

（三）东方针灸学研究社

东方针灸学研究社是 1930 年由张俊义、张鸥波等创建，设址于浙江宁波，以"最新科学的方法，改善我国固有之旧疗法，俾蔚成东方之独特医学；以最简便之治疗方法授予国人，俾期最短期间造成无数温灸专家"为创办宗旨。该社 1930 年编辑出版《温灸医报》，并仿函授学校例，设立温灸科通信讲习部，目的在于一般有志温灸术而苦不得门径者用通信讲习法，以最短期间养成温灸术专门医师。

（四）重庆科学针灸研究所

1933 年重庆科学针灸研究所成立，以"采用科学方法改进针灸学术，整理五千年来之奇效经验，以开辟医学之新途，发扬国粹普济平民"为宗旨。该所由治疗部和研究部构成，治疗部通过以科学方法治疗病症、详审主治病症穴道、用针消毒等方式来规范针灸临床，研究部则运用针灸实验方法及实验器械（如用显微镜、血压表、脉搏器等）来探究针刺治疗效应、解释穴位之特性等，后期该所进一步设立针灸医院、生理解剖理化及病菌试验室、针灸医学图书博物馆及设针灸医师传习班等 [12]。1933 年，重庆科学针灸研究所对传统针灸疗法和经络原理进行研究，有所改进和创新，并首先在针刺的同时通电代替手捻针，唐世丞、曾义发表了《电针学之研究》《电针手术及学理》等论文。同年 7 月 18 日，曾义发现解剖学之皮下神经又与穴道不谋而合，并提交论文于中国科学社第十九届庐山年会。

（五）国医砥柱社附设中国针灸学研究所

国医砥柱社是 20 世纪 30 年代成立于北平地区的中医社团组织，该社由杨医亚发起，出版发行《国医砥柱》月刊，并在全国多个地区发展分社，广泛吸收会员。国医砥柱社为传播针灸基础知识，还附设了中国针灸学术研究所和中国针灸学社。

近代针灸学术组织是在西学东渐，针灸学受到西学冲击的大背景下诞生和发展的，其建立之初大都是为了针灸学的合法地位，增进针灸学的影响和传播为宗旨。其成为针灸界进行学术研究、理论探讨与临床交流的重要舞台的同时，也开展了教育培训、筹备诊疗所、文献出版等活动，体现了近代学术组织工作的基本特征。

（赵　璟　刘科辰）

# 第二节　针灸文献出版的兴起

针灸学术组织成立的主要目的是学术交流和探讨，因此，近代一些较具规模的学术组织都有各自创办的期刊，一众针灸医家可以在上面发表自己的学术观点及临床经验，也可以了解其他医家的真知灼见。显然，期刊文献的出版依附于学术组织，形成了"有学必有会、有会必有刊"的近代科学学术组织运作范型。徐相任曾经提出过"医团之八大义务"[13]，流通医籍位列其中。

## 一、针灸专业期刊的创办

期刊是根据特定的编辑方针，将众多作者的作品汇集成册，定期或不定期的连续出版物。民国时期的针灸期刊是民国中医出版活动的组成部分，与学术社团具有一定的相关性。段逸山的《中国近代中医药期刊汇编》选编清末至1949年出版的重要中医药期刊47种，是近年中医药期刊整理的一大成果，收录了中国针灸学研究社创办的《针灸杂志》[14]；《中国针灸文献提要》对近代针灸期刊和刊载过针灸文章的中医药期刊进行了概述性总结，认为针灸专刊有《针灸杂志》《针灸闲谈》和《中国针灸学》三种，针灸相关期刊41种[15]。经考察针灸专刊发轫于1930年的《温灸医报》，后有1933年出版的《针灸杂志》，然而1937年停刊后未见针灸专刊发行，仅有部分类似于针灸广告的小册子出现，直至1945年，杨医亚创办了《中国针灸学》。针灸文献的出版与发行，是一种重要的学术交流方式，对针灸学术的发展和学科的分化与成熟发挥了重要作用。

（一）张鸥波的《温灸医报》

《温灸医报》1930年创刊于浙江宁波，由张鸥波、张俊义、魏其光创办，宁波江东东方针灸学研究社出版发行，每月发行一期，全年共十二期，1936年停刊。张俊义在《温灸术研究法》中言："因毅然有设立针灸学社之志，爰商诸闽候蔡君鸣皋鼓掌，赞同筹备……先办温灸科并月出温灸医报一种，以为同人简练揣摩之助夫。[16]"第一卷分论文、同人谈话、高桥式中枢施术点之公开、针灸治验医案、温灸学讲义简释及温灸学讲义答问六类。论文及同人谈话载有针灸学说；高桥式中枢施术点由本社（东方针灸学研究社）觅得，译录刊载，可知温灸疗法与中枢施术治疗点之异同；温灸治疗医案为本社学员治病之验案，录有七十四则；温灸学讲义答问，系学员讨论学理之作。温灸医报第二卷起，除上列各类删去论文、同人谈话会外，增入一般疗法应用手技、针灸医学术语简释、诊断须知及各种歌诀等。该刊旨在昌明温灸治疗术，盛赞此疗法之"效力卓越""绝对无害""施术方便""费用经济"，远远优之于其他疗法，并以西医学理阐述温灸疗法。

（二）承淡安的《针灸杂志》

《针灸杂志》由承淡安1933年创刊于江苏无锡，由中国针灸学研究社出版发行，以"介绍针灸术的真理和阐扬其学术，直接是谋针灸复兴，间接是解除民众疾苦"为办刊宗旨[17]，是我国最早的针灸学专业杂志。该杂志在民国时期发行了4卷共35期，最初为一年六期双月刊，由承淡安独自承担编辑工作。随着中国针灸研究社经济状况的好转，加之承淡安萌生了东渡扶桑考察日本针灸发展情况的念头，自第二卷第一期起，《针灸杂志》的编辑工作移交谢建明负责，后从第三卷第一期起改为月刊，直至1937年8月因日军侵华战争爆发而停刊。1951年，再次由承淡安在苏州复刊，复刊的《针灸杂志》更名为《针灸医学》，直至1954年承淡安赴南京出任江苏省中医进修学校（南京中医药大学前身）校长而最终停刊。

《针灸杂志》设论文、专载、杂著、社友成绩栏（医案）、问答、医讯（后改为"社讯新闻"）、讲义与试卷成绩录、书讯与期刊广告、文艺等栏目。其中"论文"栏登载关于针灸的言论，如承淡安的《告各科同志书》[18]、罗兆琚的《国人亟宜拥护国粹——针灸术》[19]等以宣扬针灸之优势，推广发扬针灸术；"专载"栏收录前人针灸遗著或近人针灸新作，往往篇幅较长，如连载承淡安的《中国针灸治疗学》、罗兆琚的《针灸便览表》等；"杂著"栏短篇列入针灸论文或针灸临床新发现；因中国针灸学研究社设有函授班，故借"问答"栏以回答学员关于针灸的各种疑问，同时还答复病家有关治疗方法的咨询；各地研究社成员提供针灸验案报道，以及发表个人经验与学习心得，则归入"社友成绩"栏；"医讯"栏载录各地医界新闻，特别是关于中医界或研究社本身的新闻。该刊第三卷第四期为中国针灸学讲习所第一届毕业纪念特刊，"讲义"栏目中收录该讲习所各教授所编撰之讲义共八种，并简要介绍讲义内容，包括针科学、灸科学、经穴学、针灸治疗学、解剖生理学、内经、诊断学、针灸消毒学等讲义。另外，该期"毕业学员考试成绩简录"中刊登各科试卷。创刊之初，文稿以社友成绩栏所占比例最大，自第二卷第一期起，逐步增加了论著专载及医学研究的内容，提高了杂志的医学理论水平。

《针灸杂志》作为中国针灸学研究社的刊物对针灸函授教育发挥了巨大作用。作为较早具有函授教育的机构，其借助期刊发布招生广告、针灸学习资料，并与各地读者、社友交流临床及学习经验，较好地宣扬与推广了针灸。

（三）杨医亚的《中国针灸学》

《中国针灸学》由杨医亚创刊于北平，是面向全国发行的一份针灸专业杂志。其创刊之缘起正如发刊导言中所述："……复承一般针灸同志们屡次来函云：'认我国针灸术为物理之惟一疗法，而皆神秘其技，不能广推风传，以致岐黄绝学湮没而不彰，殊深可惜。'医亚亦不忍古道之日趋沦亡，特在业余之一部分时间，毫不计个人之学识与能力，简陋与绵薄，凭着勇敢来负责发扬针灸工作，以尽个人之天职，故除编辑针灸书籍外，特发行《中国针灸学》广为宣传，以便神效万能针灸术得以早日复兴。[20]"此外，国医砥柱社为其提供印刷等方面的硬件条件，加之时任《国医砥柱》总主编的钱今阳和主理汪浩权、王治华等人的帮助，使《中国针灸学》的创办得到了较好的保障。

该刊于1945年1月创刊至1948年8月停刊，计划出版周期为季刊，断续发行5期，由位于北平宣武门外米市胡同四十五号的中国针灸学季刊社出版，由国医砥柱社印刷部印刷，中国针灸学社发行部为其总发行所。其在栏目的编排方面没有固定形式，创刊号和复刊号均未分栏目；第二期和第四期标明了栏目，第二期设有"专论""验案""译文""史料""每期论坛""信箱""读者来论"，第四期栏目依次为"专著""史料""治疗""译文""验案""读者来论""针灸新闻""信箱""编后话"。第三期的栏目只有"信箱"和"编后话"，其他文章均以篇名列于目录。

该刊所设"专论"栏目，旨在广泛而深入地探讨针灸学术，激励读者思考，如马继兴的《针灸学走向何处去》提出"经验时代的针灸要演变到科学领域"的3个步骤[21]；"专著"栏目旨在刊登针灸医家的著作或译作，如《针灸秘开》（日·玉森贞助著，杨医亚译）；"验案"栏目刊载医案、医话，数量方面呈逐期增多趋势，如焦勉斋《针灸验案选录》，医案分"病者""症象""诊断""治疗""效果""助治处方""经过"等条分缕析，涉及"腿膝剧痛""呕泻腹痛""胸闷烦乱""目疾""温热证"等疾病[22, 23]；"史料"栏目丰富了期刊内容，平添了趣味性，如《隔腹针胎之传说》介绍了8则相关故事，摘录《齐东野语》中屠光远治番易酒官之妻不能分娩案、《江宁府志》中丁德刚针治即将下葬的一位孕妇案等[24]；"信箱"一栏内容广泛，涉及"批评""建意""摘疑"等；"每期论坛"和"读者来论"栏目则极大地增强了读者、社员之间及其与编辑者的互动性，为各地社员、读者提供了较好的信息和学术交流平台；

"针灸新闻"一栏介绍了针灸界的相关新闻，增强了期刊的时效性。

（四）其他期刊

近代除出版周期较长、名气较大的针灸期刊外，尚有现存期数较少、个人编辑的既似期刊又似广告宣传的小册子，如曾天治的《（科学化）针灸医学》。

《（科学化）针灸医学》现存两集，基本收录了曾天治在各杂志发表的相关论文及临床经验，以及办学简章及情况。第一集首列针灸医学研究所招日夜班男女生简章；收录了曾氏《中西名医之于针灸》《新医与针灸》《中医与针灸》等论文，以及对红白痢、不眠症、食道狭窄、初生儿破伤风、脑贫血等的临床治疗经验；另收录了达人的《失业者与针灸》、王静的《灸疗法的功用》、杨医亚的《针灸琐谈》、倪高风的《法国人的针灸热》《各界之实行研究针灸者》等文，旨在推崇学习针灸的重要性，针灸效力卓群，以及各行各业兴起的针灸热；最后刊登曾天治主办针灸专修科第一、第二、第三届学生名单。第二集首刊《针灸医学研究所招生简章》，附曾天治发表的《针灸治疗与中西医术的比较研究》《遗精病的针灸疗法》《气管枝喘息的针灸疗法》《牙齿痛的针灸疗法》，另引宋国宾的《中国针术与内分泌》，尚附各地针灸学习热衷者来函。

## 二、针灸医籍出版机构的成立

自晚清以来，西方近代印刷技术的涌入，以雕版刻印为主要技术手段的传统出版业逐渐走向衰落，石印、铅印、胶印等技术的蓬勃兴起，改变了过去刻本书籍一统天下的状况，使书籍大批量刊印成为可能，印数与过去相比成倍增长。很多机构、个人都参与了中医书籍的出版，如综合性书局、报社、医师个人、中医药社团、学校等。岗卫娟以全国权威性中医书目《中国中医古籍总目》为基础，参考了《中国针灸荟萃·现存针灸医籍》《中国针灸文献提要》及《民国时期总书目·自然科学·医药卫生》等相关书目工具书，并借鉴民国国家医籍相关研究论文，对民国时期针灸医籍数量进行了详细的梳理考证，认为民国时期中国针灸医籍数量为 201 种[25]；刘芳挖掘整理了民国时期广东针灸医学专著，简要介绍了周仲房、梁湘岩、曾天治等著名针灸医家的生平及其代表性针灸著作的内容特点[26]；赖洪燕等收集、整理了近代广西地区的中医针灸著作，对《针灸便览表》《实用针灸指南》《中国针灸学薪传》等17 本著作进行了考证[27]；张建兰等研究认为民国时期针灸著作实际现存 180 余种，分为理论性著作、绘图考订经穴类著作、翻译类著作、教材医案 4 大类，并对每一类医籍的特点进行了论述[28]。在众多中医药社团和独立的针灸学社中，中国针灸学研究社、东方针灸学研究社等在针灸医籍出版方面表现突出（表 2-1 到表 2-3）。

（一）中国针灸学研究社

中国针灸学研究社是由承淡安发起、联合苏州望亭中医同仁于 1930 年创办的一个针灸学术组织，1932 年研究社迁址无锡，并创办专业学术刊物《针灸杂志》。

（二）东方针灸学研究社

东方针灸学研究社是 1930 年由张俊义、张鸥波等创建，设址于浙江宁波，出版了多种汉译日本针灸医籍。温灸学讲义为宁波东方针灸学社讲义，参考日本东京长坂本贡氏、福冈市安多继观、本多区显二氏温灸学讲义录等编写而成。

该社还编译了《高等针灸学讲义》，主要以日本延命山针灸学院讲义为蓝本，分为《生理学》《病理学》《解剖学》《诊断学》《消毒学》《针治学》《灸治学》《经穴学》《孔穴学》9 种。其中《诊断学消毒学》《针治学灸治学》《经穴学孔穴学》为合订本，故共为 6 本。

（三）国医砥柱社

国医砥柱社由杨医亚等联络北平和全国知名中医药人士为发展中医学术而创建，出版了《国医砥柱》，在全国发展了多个分社。国医砥柱社出版了三十余种中医药书籍，内容涉及诊断、儿科、针灸等，同时为造就针灸人才，还附设了中国针灸学术研究所，因此出版书籍中包含部分针灸讲义。国医砥柱社出版或发行的针灸类书籍基本由杨医亚编写，诸如《针科学讲义》《中国灸科学》《针灸秘开》《针灸处方集》等，其中《针科学讲义》《中国灸科学》《实用针灸治疗学》等为北平中国针灸学术研究所教材。

（四）小众出版机构

千顷堂书局一度致力于中医文化书籍的出版，战后出版工作也日见困难。千顷堂书局1924 年出版廖平的《诊断学汇编》，其中包括《十二经动脉表》《诊骨篇补正》《诊筋篇补正》《诊络篇补正》《诊皮篇补正》，另有 1913 年六译馆医学丛书版本；1925 年发行恽铁樵《十二经穴病候撮要》。上海道德书局 1932 年分别出版《备急灸法》《太乙神针》《针灸择日编集》等。

媒介是通过知识进入人们视野的，意味着报刊可以起到新知的作用，更甚其本身就是一种"新知"，传教士以报刊传送西洋知识的同时为中国人引介了现代报刊[29]。新式报刊的长处，或将导致新文明的产生，它能"加速""促进"或"推动"知识传播的社会进程[30]。针灸学术组织形成之后，通过杂志反复刊登学会理事和会员发展章程，广邀海内中医名流，聘为名誉理事、理事，并在杂志上公布。亦为针灸学社广招天下学子，同时，对积极投稿和学术水平高者，视情况发展为名誉会员或者会员，日趋获得业界认可，也增强了学科的认同感。

近代针灸学术组织的出现是针灸学面对西学冲击而抗争、调整、求存的产物，其建立使得近代针灸的求存不再是个人和自发行为，而是运用和发挥学术团体的优势广泛开展起来。学术组织建立以后办校、建院、办研究所等诸项实践活动，为针灸学科走向成熟奠定了基础。

表 2-1　中国针灸学研究社出版的医籍

| 书名 | 作者 | 种数 | 版本 |
|---|---|---|---|
| 中国针灸治疗学 | 承淡安 | 1 | 1932 年、1933 年、1934 年、1936 年、1937 年中国针灸学研究社铅印本 |
| 经络要穴歌诀 | 承淡安 | 1 | 1933 年中国针灸学研究社铅印本 |
| 针灸治疗实验集 | 承淡安 | 1 | 1933 年、1936 年、1937 年无锡中国针灸学研究社铅印本 |
| 经穴摘要歌诀百症赋笺注合编 | 承淡安 | 1 | 1934 年、1937 年中国针灸学研究社铅印本 |
| 铜人经穴图考 | 承淡安 | 1 | 1936 年中国针灸学研究社铅印本 |
| 十四经发挥 | 滑寿 | 1 | 1936 年无锡中国针灸学研究社铅印本 |
| 新著中国针灸外科治疗学 | 罗兆琚 | 1 | 1936 年无锡中国针灸学研究社铅印本 |
| 针灸薪传集 | 承淡安 | 1 | 1937 年无锡中国针灸学研究社铅印本 |
| 中国针灸学讲义 | 承淡安 | 1 | 1938 年、1941 年、1946 年无锡中国针灸学研究社铅印本 |

续表

| 书名 | 作者 | 种数 | 版本 |
|---|---|---|---|
| 中医病理学大要 | 张恭文 | 1 | 民国针灸学研究社 |
| 历代名医诊断录要 | 承淡安 | 1 | 1940 年中国针灸学研究社铅印本 |
| 经穴学讲义 | 承淡安 | 1 | 民国中国针灸学研究社铅印本 |
| 人体经穴图 | 承淡安 | 1 | 苏州中国针灸学研究社影印本 |
| 运针不痛心法 | 紫云上人口述，金仲才次注 | 1 | 1936 年无锡中国针灸学研究社铅印本 |

表 2-2　东方针灸学研究社出版的医籍

| 书名 | 作者 | 种数 | 版本 |
|---|---|---|---|
| 针灸秘授全书 | 周复初 | 1 | 1930 年、1933 年、1934 年宁波东方针灸学社铅印本 |
| 温灸术研究法 | 张鸥波 | 1 | 1931 年、1933 年、1935 年、1936 年宁波东方针灸学社铅印本 |
| 温灸学讲义 | 张俊义 | 1 | 1930 年、1935 年宁波东方针灸学社铅印本；1938 年上海东方医学书局铅印本 |
| 高等针灸学讲义 | 缪召予、张俊义译 | 6 | 1931 年、1932 年、1933 年、1936 年宁波东方针灸学社铅印本；1937 年、1941 年上海东方医学书局铅印本 |
| 中风预防名灸 | 〔日〕吉原昭道撰，陈景岐译 | 1 | 1932 年宁波东方针灸学社铅印本 |
| 百法针术 | 〔日〕杉山和一撰，缪召予译 | 1 | 1932 年宁波东方针灸学社铅印本 |
| 实用针灸学 | 陈光昌 | 1 | 1932 年宁波东方针灸学社铅印本 |
| 金针百日通 | 王可贤 | 1 | 1934 年宁波东方针灸学社铅印本 |
| 温灸学讲义补编 | 张俊义 | 1 | 1934 年上海东方医学书局铅印本 |
| 人体写真十四经穴图谱 | 〔日〕玉森贞助 | 1 | 1935 年宁波东方针灸学社影印本 |
| 针灸医学大纲 | 张俊义 | 1 | 上海东方医学书局铅印本 |
| 选针三要集 | 〔日〕杉山和一撰 | 1 | 1937 年宁波东方针灸学社铅印本 |

表 2-3　国医砥柱社出版的医籍

| 书名 | 作者 | 种数 | 版本 |
|---|---|---|---|
| 考正周身穴法歌 | 廖润鸿 | 1 | 1939 年北平国医砥柱总社铅印本 |
| 针灸经穴便览 | 杨医亚 | 1 | 1947 年国医砥柱社铅印本 |
| 近世针灸学全书（实用针灸治疗学） | 杨医亚 | 1 | 1947 年、1948 年北平国医砥柱月刊社铅印本 |
| 针灸秘开 | 杨医亚 | 1 | 1948 年北平国医砥柱月刊铅印本 |
| 针灸处方集 | 杨医亚 | 1 | 1949 年北平国医砥柱月刊铅印本 |

（赵　璟　刘科辰）

# 参考文献

［1］米歇尔·布莱尔. 科学的欧洲［M］. 北京：中国人民大学出版社，2007：166.

［2］徐春甫. 古今医统大全［M］. 合肥：安徽科学技术出版社，1995：1183-1201.

［3］医务纪要门：中医改进研究会附设针灸征集讨论会简章［J］. 医学杂志，1921（4）：4-9.

［4］针灸讨论会治法选刊：针术得气之研究［J］. 医学杂志，1922（9）：134-137.

［5］针灸讨论会治法选刊：针灸难补易泻之研究［J］. 医学杂志，1923（13）：120-121.

［6］针灸讨论会治法选刊：难经东方实西方虚泻南方补北之研究［J］. 医学杂志，1927（37）：122.

［7］针灸讨论会治法选刊：证明五脏五腧以应五时及针砭补泻之研究［J］. 医学杂志，1927（35）：96-97.

［8］针灸讨论会治法选刊：针灸邪祟之经验［J］. 医学杂志，1927（3）：106-107.

［9］针灸讨论会治法选刊：针治一切喉症［J］. 医学杂志，1923（11）：106-107.

［10］针灸讨论会治法选刊：针灸水肿蛊症之经验［J］. 医学杂志，1924（18）：106-107.

［11］针灸讨论会治法选刊：针刺赤眼肿痛之经验［J］. 医学杂志，1925（23）：116-117.

［12］科学针灸研究所工作进行大纲，针灸研究所概况［M］. 重庆：针灸研究所，1934：4-8.

［13］段逸山. 中国近代中医药期刊汇编第四辑（第15册）［M］. 上海：上海辞书出版社，2011：472.

［14］段逸山. 中国近代中医药期刊汇编［M］. 上海：上海辞书出版社，2011.

［15］王德深. 中国针灸文献提要［M］. 北京：人民卫生出版社，1996：487-488.

［16］张俊义. 温灸术研究法［M］. 宁波：东方针灸学社，1930：2.

［17］承淡安. 发刊词［J］. 针灸杂志，1933，1（1）：3.

［18］承淡安. 告各科同志书［J］. 针灸杂志，1933，1（1）：3-5.

［19］罗兆琚. 国人亟宜拥护国粹——针灸术［J］. 针灸杂志，1933，1（1）：5-7.

［20］杨医亚. 发刊导言［J］. 中国针灸学，1945（1）：1.

［21］马继兴. 针灸学走向何处去［J］. 中国针灸学，1947（2）：2.

［22］焦勉斋. 针灸验案选录［J］. 中国针灸学，1946（复刊号）：13-14.

［23］焦勉斋. 针灸验案选录［J］. 中国针灸学，1947（2）：3-4.

［24］学习生. 隔腹针胎之传说［J］. 中国针灸学，1947（2）：8.

［25］岗卫娟. 民国时期中国针灸医籍数量考［J］. 中华医史杂志，2013，43（5）：303-307.

［26］刘芳. 民国广东针灸医籍考［J］. 中医研究，2011，24（6）：72-74.

［27］赖洪燕，戴铭. 广西近代中医针灸医籍考［J］. 广西中医药，2009，32（5）：44-46.

［28］张建兰，张树剑. 民国时期针灸医籍分类及内容特点［J］. 中国针灸，2015，35（7）：731-736.

［29］黄旦. 媒介就是知识 中国现代报刊思想的源起［J］. 学术月刊，2011（12）：139-148.

［30］［加］伊尼斯. 帝国与传播［M］. 北京：中国人民大学出版社，2003：146.

# 第六章　近代针灸国际交流

近代以来，一方面中国的针灸学受到西学的影响，另一方面伴随着中外交流的频繁与深入，中国的针灸疗法得以较快地传播到世界各地，介绍针灸学的文章和专著在欧美国家不断问世。

## 第一节　针灸知识的传播

### 一、中国与亚洲国家针灸知识交流

天正十九年（1591年），丰臣秀吉统一日本后，以荷兰医生为代表的西方医学开始进入日本本土地区。明治维新开始后，日本不再推崇中医文化转而开始建立西方医学体系。政府废止汉医，针灸也急剧衰落。日本传统医学人士开始为汉医生存而抗争。最初，人们想以折中之法，以求荷兰医生和汉医之间进行解释与互通。然而"汉兰结合"并未挽救汉医于水火，反倒加速了荷兰医生的传播。政府宣布废止汉医教育，仅保留针灸作为盲人的职业培训课程[1]。

多次抗争无果后，一些学者开始结合现代医学理论谋求针灸的科学化，日本针灸开始进入革新期。明治二十一年（1888年），木村东阳撰写的《新纂针治必携》阐述了针刺的作用是对筋、神经的刺激作用的观点[2]。木村东阳认为筋在遇到刺激时会缩短，他将这一现象称为兴奋，把这种性质称为筋的兴奋性。他还认为筋不仅具有兴奋性，同时也是神经末梢的停止点，所以用针刺激筋的同时，也刺激了神经。同年佐藤利信著《针学新论》，这是较早引入西医解剖知识及图谱的针灸学著作，阐述了经络与人体血管相关联的观点[3]。在现代医学占据主导地位的情况下，发展既符合传统医学，又能以现代医学解释的科学的针灸成为主流，研究者大多是先学西医然后再用西医解释中医。大久保适斋在与美国医师互相学习的过程中，意识到针灸的重要性，开始尝试针灸的科学研究。明治二十七年（1894年），大久保适斋出版的《针治新书》指出针刺是一种神经刺激[4]，并将针刺作用分述为诱导法、局所疗法、交感神经疗法三种疗法。明治三十五年（1902年），医学博士三浦谨之助发表的《针治的科学研究》与京都帝国大学教授青地正德发表的《灸治的本体》系统介绍了针灸疗法的治疗作用，在当时引起了医学界的震动[5]。

受此启发，日本医学界相继出现新的研究成果，如大正元年至二年（1912—1913年），原田重雄氏、樫田十次郎发研究记录艾炷的大小、重量、治疗时的燃烧温度，不同艾炷的皮下深达作用，以及灸法治疗对血液、血管、血压、肠蠕动及疲劳曲线的影响以及灸痕之组织的关系等并发表研究结果[6]；据《灸法医学研究》载，大正七年（1919年），越智真逸发表

《灸治及于肾脏功能如利尿的影响》阐述其研究结论[7]；昭和四年（1929年），藤井秀二研究
小儿针（又称皮肤针），通过针刺家兔不同部位观察血管收缩或扩张现象等[8]，记录于《针术
的近代研究》一书。

　　然而，日本医家针灸科学化的理想最终没能更进一步，现代医学的理论无法解释针灸的
本质。主张传统经络理论的学者意识到针灸的科学研究道路影响了传统医学理论的传承，他
们重回原点，开始回顾中医针灸古籍，温故知新。泽田健以柔术的"急所"与针灸腧穴相符
为灵感，潜心钻研"十四经脉"，创立了"太极疗法"。他的弟子代田文志将自己跟随泽田先
生行医的见闻整理成书，出版了《针灸临床治疗学》（1941年）和《针灸真髓——泽田派见闻
录》（1942年）两部著作，大力推广了泽田派针灸，扩大了针灸疗法的影响力[9]。

　　日本针灸医籍以译作的形式传入中国，民国时期汉译日本针灸医籍吸纳了大量的西医内
容，书中述有解剖、生理、病理等西医知识，多从神经、血液、内分泌等角度阐释针灸原理，
而较少讨论传统中医"阴阳""气血"等理论。这部分医籍对于彼时欲借助西医医理重新诠释
针灸理论的学者们而言具有重要的参考价值，其内容屡次被民国与建国早期针灸著作引用或
效仿，使得许多著作中经络、腧穴等理论的解读均有了西医的痕迹，一定程度上促进了我国
近代针灸理论与西学的汇通[10]。

　　再看朝鲜。1894年李济马著《东医寿世保元》创立四象体质学说[11]，将人依据体质特征
分为少阳之人（阳中之阴）、太阳之人（阳中之阳）、少阴之人（阴中之阳）、太阴之人（阴中
之阴），并提出"因象施治"之法。他在书中对中国古典医书给予了高度评价，取其精髓完成
了四象体质学说。他的学术观点重视阴阳学说，但与中医学的基础理论又有所不同。中医认
为五脏对应五行，相生相克，以"实则泻之，虚则补之"为基本治疗原则，而四象体质学说
提出"四焦"的概念，将心单独提出象征精神，肺（上焦）、脾（中上焦）、肝（中下焦）、肾
（下焦）象征机体。上焦与哀，中上焦与怒，中下焦、下焦与喜乐相应。认为治理人的精神要
素是治疗疾病的关键。四象体质学说在朝鲜迅速流传开来，并在20世纪初传入我国延边地区，
形成了"四象医学派"。不论是古代发展起来的东医学，还是近代兴起的四象医学，都是在中
医学不断输入中，朝鲜人民结合本民族乡土医药经验总结、创造而成，是朝鲜医学文化和中
国医学交流融合而成的硕果。

　　越南在近代处于法国殖民统治时期，传统医学受到了统治阶级的抵制。但生活在农村和
乡下的越南人民由于贫困，治病仍以针灸和草药为主，针灸仍在民间流传。1906年，吴平复
著《医书略述》一书，里面介绍了针灸的方法[12]。在法国殖民统治时期，一些法国人以行
医、著书以及办学等方式将在越南学习掌握的针灸学知识带回法国。

　　新加坡的针灸医学发展与华人的移居有直接关系。1860年，在新加坡8万人口中，华人
占据绝大多数。1867年，闽粤侨商何道生、梁炯堂在新加坡建"同济医社"，聘请数位中医师
挂牌施诊。《新加坡医学报》（周刊）创刊于1901年，是新加坡最早的中医药刊物，其刊登内
容包括中医理论探讨、医案医话、临床报道等[13]。1936年，由方展纶、陈志群合创"辉华针
灸医社"，这是现在已知的新加坡第一所针灸学院兼针灸医院[14]。1937年，何敬慈创立针灸
治疗院，1938年萧憬我创办中国针灸总院。同年，刘致中著《最新针灸经穴图考》，这是新加
坡第一部针灸专著[15]。

## 二、中国与欧美国家针灸知识交流

近代西方人注意针灸者，似以法国为先。自 18 世纪末起，中医文献先后被译成法文。其中，法国驻中国领事达布理（P.Dabry）于 1863 年出版的《中国医学大全》节译了中国明代医家杨继洲所著《针灸大成》的部分内容，但偏重理论，缺乏实际操作，且有错误介绍的情况[16]。1927 年，在中国担任外交官的乔治·苏理耶·德·莫朗（Geoge Soulie de Morant）回到法国，才改善了法国针灸界的情况。他担任外交官期间，亲见中国医生如何利用针灸治疗霍乱，并仔细钻研习得针灸，回到法国后便开始利用自己工作的闲暇为人治病，不久便辞去官职专心研究针灸，同时投身治疗和教学事业。1934 年和 1939 年先后出版《真正的中国针灸》《中国的针术》，对中医理论体系和针灸正确的理解使得法国对于针灸的认知到了一个崭新的时期，理论上回归到了中医学的范畴，因而苏理耶被誉为"法国针灸之父"。此后，法国针灸界的另一位有影响的人士是德拉·富耶（Dela Fuye），他原是顺势疗法专家，1913 年在日本学习针灸，回法后又跟随苏理耶学习。1936 年，富耶通过将顺势疗法与针刺学说结合，提出了"中国式顺势疗法"，特点是用顺势疗法的药物注射在穴位上，或在穴位上打电针，从而自成一派。此后，他组建了法国针灸学会、法国针灸研究所，并多次举办国际性针灸学术会议[17]。富耶著有《针刺术专论》两卷，此期法国尚有其他几种针灸书籍，如包瑞（Borrey）的《中国针刺术指南》等，在这些人士的传播下，针刺术在法国发展迅速。

在英国，17 世纪即有专门介绍灸术治疗痛风、针刺治关节炎等著作问世。最初对针灸进行报道的是外科医生约翰·丘吉尔（John Churchill），分别于 1821 年和 1828 年出版了两本关于怎样使用针灸的书，另一位医学教授埃利厄茨（John Elliotson），于 1827 年发表了针灸方面的论文。但他们并非真正运用传统的针灸理论指导治病，而只是把针灸作为一种治疗肌肉骨骼痛的手段，运用简单的针刺敏感点来达到止痛的目的，并不能清楚解释针灸的机制。19 世纪末，一些医生开始运用针灸治疗肌肉疼痛。其中最有影响力的是威廉·奥斯勒（William Osler），他在蒙特尔麦吉尔大学（McGill University）任内科医生时曾兼职教授针灸。20 世纪初，奥斯勒任牛津大学医学教授时曾推荐用女士的帽针刺激腰部的敏感部位以减缓腰痛[18]。

意大利在 1848—1851 年有都灵大学临床外科主任里伯利（Alexandro Riberi）在临床上使用针灸止痛 ，及威尼斯医生卡米诺（Da Camino）用针刺治颜面神经痛，并写有《针术操作法》。此后 70 年间，意大利几乎无人注意针灸。1945 年以后从事针灸研究的医生增多，罗马的涅格罗（Negro）创办了意大利第一所针灸研究所，都灵的郭里亚森塔（Quaglia Senta）在玛丽亚·维多利亚医院开设了针灸临床治疗，针灸术进入了意大利医院治疗系统[19]。

19 世纪初至 20 世纪 40 年代末，针灸在欧洲的流行同样也激发了俄罗斯人的研究热情。1828 年，俄国外科学教授查尔考夫斯基（Charkovsky）曾撰文介绍针灸疗法及其本人针治经验。1845 年，长期居住在我国的俄国中医学专家塔塔里诺夫（A.A.Tatarinov）也曾著文介绍针灸。1946 年，苏联生理学家福尔伯尔特和波德希亚德撰文谈针灸穴位与皮肤的生物活动点的关系，从生理学、解剖学角度作了大量研究，认为针灸穴位的实质是生物活动点，自此将针灸学中的穴位称为生物活性点，并沿用至今[20]。苏联时期医史学家弗亚兹门斯在 1945—1947 年对针灸发展史进行了研究，在 1948 年出版的《中国医学》中详细介绍了中国针灸疗法[21]。

德国虽早在 1718 年有著名外科学家赫斯特（Lorenz Heister，1683—1758）在其所著的《外科学》中讨论过针灸，以及其他医生报告过针灸治疗面神经痛、风湿等，不过总的来说影响不大。但 19 世纪末之后，受法国影响，针灸术在德国亦蓬勃发展，并先后成立 50 多个针灸学会，针灸从业人员约千人。

19 世纪初的美国，约有 600 名美国人到巴黎学医，见到了欧洲医生应用针灸术治病，开始认识针灸。其后在美国也有杂志选载欧洲针刺经验及学术报告，译有关于针刺术的著作，但总的来说并没有特别予以注意。19 世纪中期后，德里特（R.Dritt）和比德尔（Biddle，J.B.）、奥斯勒（William Osler）等在著作中肯定了针刺对神经痛、风湿病等的效果，但亦有如布瑞德绍（Bradshaw，H.V.）认为针灸的理论根据是"内脏紊乱"，及杰弗里（Jefferys，H.V.）与马克斯韦尔（Maxwell，J.L）合写的《华人病症篇》中称针刺是医疗职业上的折磨等，造成消极影响，其影响直到 20 世纪 50 年代才有所改观。美国医生富兰克林·贝奇（Franklin Bache）于 1825 年翻译出版了法文针灸书《莫朗针灸回忆录》，成为在美国出版英文版针灸书的第一人。次年，他在《北美内科与外科杂志》上发表了针灸临床病例报告[22]，但受限于东西方文化差异，美国早期的针灸仅局限于亚裔人群，未被美国大众所了解和接受，亦未取得合法地位，故在 19 世纪及 20 世纪早期，针灸在美国社会和医学界并未产生显著影响[23]。

# 第二节　医事制度的影响

朝鲜王朝末期的高宗王时期（1864—1919 年）是朝鲜半岛历史上的重要时期，这个时期西方文化被大量引入。传统文化与西方文化的交争，不可避免对东医学产生了重要的影响，逐步形成了目前东医学和西医学并存的二元医疗体制。韩国学者认为此时期是"韩国东西医学的交换期"[24]。在被日本殖民统治时期（1910—1945 年），朝鲜半岛施行以西医为主的日本医疗政策。1913 年，政府创立"医生制度"，韩医从业者从医师降级为医生，而后又相继确立了按摩士、针士、灸士和接骨士的许可制度，由于日本针灸医家在朝鲜半岛的数量逐渐增加，以及各项医疗政策的限制下，本土针灸医师数量逐渐减少[25]。

日本明治维新时期（1868—1911 年），西方医学的不断涌入对日本针灸学发展造成了很大冲击，日本针灸学的发展一度陷入低谷。1874 年公布医制 76 条，规定开业医生必须通过西医学考试，以针灸为业者非接到内外科医师之指示，不可施术。1884 年的《医师许可规则》和 1906 年的《医师法》规定，汉医必须经 3 年以上系统的西医教育，再通过西医科目考试，方可获得开业行医资格[26]。由于医疗制度的变化，使传统医学的教育逐渐衰退。但是，在东京、京都的训盲院，还是将按摩、针灸作为盲人的职业以官立的方式进行教授。这样在传统医学中，草药疗法虽然衰退，但针灸、按摩却由于盲人学校这种特殊的教育机构而延续下来。特别是在 1885 年，若申请从事针灸医疗（开业），即可得到批准，这可以说是对盲人的特殊照顾[27]。

自明治中期起，为应对西医的强大挑战，为针灸学的生存、发展寻求新的道路，传统针灸学开始结合当时的西方医学知识和研究方法。针灸著作中吸纳了一些东传的西医医理，从事针灸、按摩的中医师努力掌握西医生理解剖等相关内容，一些学者则开展了关于针灸作用机制的实验研究，日本针灸学得以逐渐复苏。到日本大正年间（1912—1924年），针灸学被重新纳入日本教育体系，但基本上采用了欧美院校西医教育的模式，在教学科目设置上也逐渐西化，设有消毒学、解剖学、病理学、生理学等[28]。

经过明治、大正、昭和时代，针灸学所处的环境不断变化，但"盲人与针灸"这种国家保护政策始终没变，致使针灸没有从日本消失。为了振兴针灸，柳谷素灵等以经络治疗为目标，开始创办教授盲人以外的可进行针灸学术研究的私立学校。1947年，根据《按摩指压师、针灸师的法律》招收正常健康人的针灸学校也得到政府的认可，衰退的针灸医学重见光明[27]。

如上所述，近代针灸医学发展在亚洲地区遭遇前所未有的挑战，在日本一度只能以"盲人针灸"形式存续。明治维新以来，融合了西方医学理论的针灸教材和院校教育思想的日本医学改革决定了后世针灸学生的思维方法和具体知识，这对针灸学科发展的影响是十分关键而深远的[28]，同时代的中国针灸学者亦从中获得启示。近代欧洲针灸医学发展以法国为中心，由于地理、文化及政治原因造成的东西隔离，使得法国在相当长的时期内成为欧洲及美国接触、了解、学习针灸及中医的重要乃至唯一地区。

（马铁明）

# 参考文献

[1] 王坤丽. 针灸向日本跨文化传播的历史和策略研究. [D]. 合肥：安徽中医药大学，2016：15.
[2] [日] 木村东阳. 新纂针治必携 [M]. 东京：东京金港堂，1888：1-2.
[3] [日] 佐藤利信. 针学新论 [M]. 东京：东京明琳舍藏版，1888：1.
[4] [日] 大久保适斋. 针治新书 [M]. 东京：东京株式会社，1894.
[5] 何崇. 日本针灸医学的回顾与评价 [J]. 南京中医药大学学报（社会科学版），2000，1（3）：133.
[6] 张俊义. 针灸医学纲 [M]. 上海：东方医学书局，1936：10.
[7] [日] 原志免太郎. 灸法医学研究 [M]. 周子叙，译. 上海：上海中华书局，1933：224-225.
[8] [日] 间中喜雄，H. 许米特. 针术的近代研究 [M]. 萧友山，钱稻孙，译. 北京：人民卫生出版社，1958：17.
[9] [日] 代田文志. 针灸真髓——泽田派见闻录 [M]. 承淡安，承为奋，译. 南京：江苏人民出版社，1958：7-8.
[10] 刘科辰，张树剑. 民国时期汉译日本针灸医籍对我国针灸学的影响 [J]. 针刺研究，2017，42（6）：542-546.
[11] 金明玉. 试论李济马的四象体质观 [J]. 中国民族医药杂志，2008（4）：7.
[12] 段光辉. 越南传统医学历史、现状及中医药的比较研究 [D]. 天津：天津中医药大学，2004.
[13] 王平. 新加坡现存最早中医药刊物——新加坡医学报 [J]. 新加坡中医学报，1985，12（2）：封内页.
[14] 李松. 新加坡中医刊物出版目录 [J]. 新加坡中医学报，1986，7（4）：49.
[15] 李经纬，郑怀林. 中国与东南亚医药交流史略 [J]. 中医杂志，1991（4）：52-54.
[16] 刘玉英，靳全友. 中医药在法国发展概述 [J]. 环球中医药，2009，2（3）：237.
[17] 顾怿丰，宋欣阳. 法国中医针灸学术流派发展历史 [J]. 中国中西医结合杂志，2019，39（7）：874-877.
[18] Peter Baldry，翁小刚. 英国医学针灸学会概况 [J]. 国际中医中药杂志，2006（2）：87-90.
[19] 李经纬. 中外医学交流史 [M]. 长沙：湖南教育出版社，1998.
[20] 杨宇洋，张文彭，朱建平，等. 俄罗斯及前苏联针灸发展历史与现状 [J]. 中国针灸，2012，32（10）：

928-932.

[21] 陈岩波. 针灸传入苏联的简史及其发展现状 [J]. 针灸临床杂志, 1991 (3): 54.

[22] Bache F. Cases illustrative of the remial effects of acupuncture [J]. North American Medical and Surgical Journal. 1826 (1): 311-321.

[23] 王本显, 马文礼. 中医药及针灸在美国的历史、现状与展望 [J]. 中国针灸, 1999 (8): 56-59.

[24] 申舜植. 韩国韩医学史再定立 (下) [M]. 韩国韩医学研究所, 1995: 84.

[25] 朴辰东. 韩国针灸现状研究 [D]. 昆明: 云南中医学院, 2014.

[26] 何崇. 日本针灸医学的回顾与评价 [J]. 南京中医药大学学报 (社会科学版), 2000 (3): 132-134.

[27] 陈泽林, 郭义, 小野泰生, 等. 中日两国针灸教育历史比较分析 [J]. 国外医学 (中医中药分册), 2005 (3): 138-143, 148.

[28] 李素云. 西医东传后的日本针灸学近代转型 [J]. 中国针灸, 2014, 34 (4): 392-394.

下篇　当代针灸学科的发展

# 第一章　当代针灸学科的发展背景

针灸学科历经《内经》《针灸甲乙经》《铜人腧穴针灸图经》等经典医籍的文本化过程，同时，针灸的临床与理论互相砥砺，形成了一个比较稳固的知识体系。这一体系在民国时期由于东西学术碰撞发生了变革，其中针灸教育方式的变化起到了至关重要的作用，针灸也因此由一种医学技艺转向近代学科。沿至当代，在国家政策支持下，针灸学科的建制渐趋于完备。

当代针灸学科发展的主要特征表现在三个方面。其一，针灸知识体系形成官方标准；其二，针灸流派的兴起，在对标准化的针灸知识体系补充的同时，也在挑战传统的知识内容与框架；其三，成熟与运行高效的国内与国际学术共同体形成。这诸多发展与变化与国家的卫生政策及针灸在全球范围内的广泛需求有密切关系，该时期一些重要的社会事件也在其中起到重要作用。

## 第一节　针灸知识体系的规范形成

1949 年中华人民共和国成立之初，医疗卫生条件非常落后，中央政府提出了"团结中西医"的方针。同时，中央卫生部医政处提出了《普设中医进修学校实现中医科学化案》，要求"各大行政区卫生机关，先在各大行政区大城市，以后逐步在各省、市有计划地设立中医进修学校、训练班、业余学校……以达到在二三年内使全国中医大批地获得初步科学训练。[1]"到1951 年年底，已建立中医进修学校 17 所，不同名称的中医进修班 101 处，但是这些学校与进修班的规模不一，课程标准也不统一，所以卫生部于 1951 年 12 月 27 日颁布了《关于组织中医进修学校及进修班的规定》，就组织编制、课程标准、教学方法等作了比较明确的指示[2]。1951 年 5 月颁布的《中医药师暂行条件》中规定了中医师的执业条件[3]。

中医进修的举措虽然提升了中医人员的水平，但由于考试通过率较低，部分中医面临无法合法执业的窘境，影响了中医从业者的积极性，中医药的发展遇到困难。随即，政府纠正了"中医进修"政策，转向"西医学习中医"。1954 年 2 月，第三届全国卫生行政会议决议指出"……必须采取下列措施，以加强中医工作，充分发挥中医力量；……（三）保证中医的正常开业。中央卫生部原已公布的《中医师考试暂行办法》和《中医师暂行条例》要求过高，不切实际，应行修改。[4]"1954 年 10 月 20 日，《人民日报》发表了题为《贯彻对待中医的正确政策》的社论，指出"积极号召和组织西医学习研究中医学，这是当前解决问题的关键所在"[5]。次日，《人民日报》发表时任卫生部副部长、中华医学会理事长傅连暲的署名文章

《关键问题在于西医学习中医》中指出："过去我们曾经提倡中医进修，学习西医。这固然是必要的，然而还不是最重要的。党中央毛主席指示我们说，现在的关键问题是西医学习中医。如果单纯强调中医学习西医，其结果是使中医完全变为西医，也就是丢掉中医，只要西医。唯有不仅中医学习西医而且特别强调西医学习中医，才能真正做到中医西医的互相贯通，最后发展为一个医学。这一个医学就是具有现代自然科学基础、吸收了古今中外一切医学成果的中国的新医学。[6]"

政策转向伴随着一系列的措施，包括组织西医学习中医，开展中医师带徒工作，组建中医研究院，吸收中医进入医院工作，组建中医学院等。中央文化工作委员会党组关于改进中医工作问题给中央的报告（1954年11月23日）中建议吸收中医参加大医院工作。1955年1月7日，《健康报》发表社论《目前中医工作的主要任务》中提出："吸收中医参加医院治疗工作。中医和西医合作，互相学习，是提高医院的医疗效能的重要条件。"中医进入医院工作逐渐得以落实，医院中有了中医科。1956年4月16日，卫生部发布了《关于开展中医带徒弟工作的指示》："现在，要求卫生部门各级领导机关，必须把中医带徒弟工作，作为本部门的一项重要任务，从实践中吸取经验，并克服工作过程中可能遇到的一些困难，采取师徒双方自愿结合的原则，发扬尊师爱徒，保教保学的精神，大力开展这一工作。[7]"1956年5月27日，《人民日报》社论《积极培养中医，壮大卫生工作队伍》指出："培养新的中医，是我们这一代人的任务。"

相应的中医研究机构与学校也随即建立。1954年6月，毛泽东指示："即时成立中医研究机构，罗致好的中医进行研究，派好的西医学习中医，共同参加研究工作。[8]"此后，经过一年多的筹备，1955年12月19日中医研究院成立。其基本任务是：继承和发扬祖国医学遗产，由中西医团结合作，以科学观点和方法，有步骤有计划有系统地对中医中药知识和临床经验进行研究和整理，并且培养医学院校讲授中医课程的师资和中医药研究人才[9]。与此同时，中医进修也得以改进，1954年10月26日，中央文化工作委员会党组在《关于改进中医工作给中央的报告》中强调："中医进修学校，要真的担负起提高中医业务水平的任务，应以中医各科课程为主，再加一些必要的生理卫生、传染病、流行病学等基础学科知识课程和适当分量的政治课。中央卫生部应本此方针，及早制定中医进修学校的教学计划和教学大纲，并逐步编印统一的教材。[10]"

1956年6月8日，《健康报》发表社论《迎接中医学院的诞生》指出："现在，中华人民共和国卫生部同高等教育部，决定在北京、上海、广州、成都四地由国家筹备成立4所中医学院，这是我国医学教育上的重大发展。"在此情势下，中医正规的学历教育也积极筹措，1956年，北京、上海、广州、成都4所中医学院成立，1958年南京中医学院成立。从此，中医高等教育真正起步，到1962年，全国有22个省、市、自治区设立了中医学院（系），其中有19所高等中医院校，还有3所西医学院的中医系在校学生9000余人[11]。中医高等院校成立的同时，中医各科教材的编撰也趋向统一。统编教材发行之前，江苏省中医学校编撰的一套中医学教材发挥了重要作用。其中，1957年该校针灸学科教研组编写的《针灸学》被认为是"全国高等院校中医专业统编教材《针灸学》的蓝本"与"新中国针灸学科的奠基之作"[12]，这本讲义的大纲基本上按照清代针灸学理论体系构建，"一改过去的做法，从肯定中医传统理论入手，将日本的经验只作参考"[13]。这一变化对现代针灸知识体系的影响巨大。从这本教材开始，针灸学的知识体系基本上界定为4个知识板块：经络、腧穴、刺法灸法、治疗。

由此，在官方的大力推动下，中医学院成立，中医药有史以来第一次进入了规范的高等教育序列，这是针灸学科发展史上最为重要的一步。与此同时，以 1957 年江苏省中医学校针灸学科教研组编写的深具"传统"色彩的针灸知识体系也成为针灸学科的知识标准。1961 年，全国中医院校教材开始统编，历版教材的知识体系均是以此为基本蓝本。1960 年，上海中医学院率先设立了针灸专业，从此针灸有了专门的高等教育机构，该校《针灸学》教材分化为经络、腧穴、刺灸法与治疗学 4 部分，也是沿用的上述传统的针灸专业知识体系，此后，以官方教材为基础的针灸"标准"知识体系一直占据着高等针灸教育的主流地位。

（张树剑）

## 第二节　针灸知识的多元繁盛

官方的针灸知识体系以教材的形式固定下来。与正统针灸知识体系（经络、腧穴、刺灸法、治疗学）相应的中医方法论、生理、病理与诊断知识则直接移植了传统中医的知识体系，包括阴阳五行学说、藏象学说、气血津液学说、六淫七情致病学说、辨证论治学说等。这一系列知识在进入教材之后，又通过临床应用、学术传播、医学考试等渠道进一步固定下来。

然而，教科书知识体系之外，作为一项实践技术，针灸在临床应用过程中会不断地发展出新的工具与操作方法，同时，相关学科的成果也在不断地被汲取与应用到针灸临床或者用以解释针灸的机制。所以，尽管教科书对针灸的知识作了统一，但是在实际的临床与研究中，新知识的不断进入正在蚕食传统教科书的知识体系。其中部分新知识与新技术也被吸收到教材体系中来，但针灸知识体系的 4 大板块的地位却一直没有被撼动。这一方面是教材知识的惯性所致，另一方面是在中医政策的不断加持下形成的结果。

新的技术与知识的部分内容逐渐进入官学体系而内化成为官方知识，部分知识则以流派的形式表现出来。回顾 20 世纪 50 年代至今，主要的针灸新知识与流派主要表现在临床涌现的新技法与新工具，由此引发的新理论以及对针灸机制的解释假说。

20 世纪 50 年代初期，巴甫洛夫的高级神经学说成为受到推崇的新学，这一学说被朱琏的《新针灸学》吸收，"巴甫洛夫的高级神经活动的学说对我们针灸疗法研究提供了很多启发"[14]，得益于《新针灸学》的广泛传播以及当时"针灸科学化"的思想潮流，用神经学说作为针灸机制的解释成为当时针灸研究的重要思想，所以业界或将这一针灸流派称为针灸"神经学派"。但因其依据的知识基础是神经解剖学，所以笔者认为可以将之视为涵括更广的针灸"解剖学派"。作为一项以微小的针具刺入人体的临床技术，通过局部解剖来理解机制是最简单可靠的途径，这一路径虽然不符合传统中医学理论的思维逻辑，但是却被临床医生所推崇。继神经学派之后，以解剖理路来理解针灸的还有以软组织外科为基础的新的临床流派，如针刀、松筋针、刃针以及长员针等，此类针法大同小异，均以治疗肌肉骨伤疾病为主，所用针具较之传统针具有所改革。

20 世纪 70 年代，由于中美关系的改善，针灸通过媒体被介绍到美国，美国社会渐渐接受了针灸疗法，一度发生了针灸热。之后，除了中国的针灸医生漂洋过海去美国开设诊所，开展针灸教育外，当地的理疗师也在学习针灸。近年来，发展出来一种名为"干针"的针法，实际上也是基于解剖学基础的一种针灸方法，其针具沿用的是针灸针，不过为了规避某些地方法规，将这一针灸方法称为"干针"。另外，符仲华博士在腕踝针的基础上发展出了"浮针疗法"，基本治疗区域局限于皮下筋膜层，也可为认为是解剖针法。

解剖学派之外，另一个具有理论发展意义的学派可称为"微针学派"。这一学派基本思想是刺激某一身体局部以诊断与治疗全身的疾病。比如耳针疗法，想象耳郭内分布着与全身各个器官相对应的部位，如同一个倒置的胎儿藏于耳内，刺激耳内相应的器官部位（如心穴、肺穴等）可以治疗相应部位的疾病。顺着这一思路，国内的针灸学者逐渐发现在身体的多个部位均存在着类似的规律，发展出了头皮针、面针、足针、腹针、眼针、第二掌骨侧针等多种针法。微针学派并非是因为所用针具小，而且因为其治疗部位局限于一个相对微小的区域，"在微小的区域内施针"。这一学派的多种针法虽然在解释机制时表达有所不同，但其必然有一个相似的机制，不过，目前对此机制尚需进一步研究。

无论是基于神经的针灸研究，基于软组织外科的临床刺法，还是微针学派的理论认识，都在冲击着正统针灸知识的唯一合法性。由于医生与学术团体的努力，新的认识、理论与技法也不间断地被教材收入，进入官方的知识系统。从历版的针灸教材中可以看出，在针灸专业的刺灸法教材中，头皮针、耳针、腕踝针等较早地被吸纳进来，近年来关于针刀、浮针等解剖学派的刺法也被收入。不过在治疗学的教材中，此类针法一般是作为其他疗法对待，无法与毫针补泻刺法、灸法取得相同的地位。另外，当新流派无法得到传统知识接纳时，一般会有"自立门户"的可能，如针刀医学，这一在软组织外科学基础上建立起的新的针法，其实与《内经》时代的古典针法颇为契合，但是由于与教材的知识理路不完全符合，所以在学术知识框架上有独立设立针刀医学的可能。又如西方比较流行的"干针"疗法，也是基于神经与运动系统解剖原理的针法，但是由于知识体系与传统的中医针灸不同，被部分美国理疗师宣称不属于针灸。

虽然解剖学派与微针学派所承载的针灸理论是与教科书中的针灸理论内容不同，但随着知识的沟通、融合与冲突，必然会对现有针灸的知识体系发生重要影响。事实上，不同流派的技术与理论与官方的标准化知识一样，共同构成了针灸学科的现代知识体系。

（张树剑）

# 第三节　针灸学术组织的快速发展

20世纪60—70年代，由于"文化大革命"的影响，中医药事业曾一度衰落。"文化大革命"结束后，中央全面拨乱反正，中国发生了深刻的变化，中医药的发展也步入新的轨道。1978年8月25日，卫生部党组向中央报送了《认真贯彻党的中医政策，解决中医队伍后继乏人问题的报告》[15]，说明当时中医发展形势的严峻，报告提出了8条建议：纠正对中医中药人员的错误态度，保证中医药人员的工作；办好中医院校，扩大招生规模，培养新生力量；

整顿和办好中医医院；加强中医药研究机构的建设；继续组织西医学习中医；申请劳动指标，吸收中医进入全民所有制机构工作；为中医机构安排基建计划，优先分配经费；加强行政领导，设置必要的机构或者分管中医工作。该年9月，中共中央以〔1978〕56号文件转发了该报告，并在报告上作了批语："在社会主义革命和社会主义建设新的发展时期，在发展西医队伍的同时，必须大力加快发展中医中药事业，特别是要为中医创造良好的发展与提高的物质条件，抓紧解决中医队伍后继乏人的问题。要培养一支精通中医理论和有丰富临床实践经验的高水平的中医队伍，造就一支热心于中西医结合工作的西医学习中医的骨干队伍。[16]"文件转发后，卫生部紧接着发了《关于认真学习、宣传、贯彻中共中央中发〔1978〕56号文件的通知》，《人民日报》《光明日报》等官方媒体均发表社论呼应，该年12月，卫生部、国家劳动局发布通知，"为贯彻中共中央〔1978〕56号文件，认真落实党的中医政策，解决中医队伍后继乏人的问题，决定一九七九年从集体所有制和散在城乡的民间中医中，选拔一万名具有真才实学的中医药人员，转为全民所有制人员，以充实加强中医药教学、科研和医疗机构"[17]。可以说，中共中央〔1978〕56号文件是国家在新时期为发展中医而颁发的一个纲领性文件，对后来中医药工作的推进产生了重大效果和深远影响[18]。1982年7月8日，时任卫生部部长崔月犁在《人民日报》撰文《我们要在中医事业上有所作为》[19]，说"关于解决中医后继乏人、乏术问题，应当积极发展中医教育，切实办好中医学院、中医药学校、针灸学校、中医护校，重视中医专科医生的培养。"

在如此有力的政策支持下，针灸学科焕发出了前所未有的活力。1982年9月，卫生部、教育部联合发出《印发关于加强针灸教育培养针灸人才的意见的通知》[20]，指出"我国作为针灸的发源地，一所专门的针灸学校也没有，现在只有五所中医学院建立了针灸专业，每年招生总数不过一百余名"，提出意见："有条件的中医学院，经省、市、自治区人民政府同意，报教育部门批准，可以建立针灸学专业，或者办针灸学院"，"在现有的中医学校、卫生学校中增设针灸专业或改为针灸学校"，"逐步扩大招收研究生""在普通中学试办职业针灸班或职业针灸中学"。在此背景下，经过3年多的筹备，1986年，北京针灸学院（翌年更名为北京针灸骨伤学院）成立。

这一时期，代表中国针灸界最广泛同仁的官方学术共同体组织——中国针灸学会也于1979年5月16日成立了，当时为中华全国中医学会的二级学会，1985年3月5日经国家经济体制改革委员会批准，升为国家一级学会。目前已有32个二级专业委员会（分会、委员会），6个工作委员会，个人会员28935人，单位会员19个。主办3种核心期刊。

20世纪70—80年代，针灸在世界范围内受到越来越多的关注。同时，世界范围内对针灸的学习与应用日益增多，各国独立的针灸组织已经不能满足针灸在世界发展的需求。1982年，世界卫生组织西太区于马尼拉召开的第一次针灸穴名标准化会议上，日本代表提出建立一个"世界针灸学术联合会"的动议，后来经过一段时间的筹备，1987年11月22日，来自28个国家和地区的代表在北京集会，成立了世界针灸学会联合会，标志着一个代表全球针灸从业者共同利益的跨地区组织走上历史舞台[21]。如今，世界针灸学会联合会已经拥有团体会员201个，代表着55个国家和地区的40余万名针灸工作者。

现代针灸学科的建设与发展是与中国中医政策息息相关的。中华人民共和国成立初期，对中医的主要方略是科学化，自20世纪50年代中期以后，强调"西医学习中医"，中医本身的价值被不断强调。经由多部门发文，官方媒体的推动，政策对中医重视与支持力度空前。

在此背景下，针灸在临床、科学研究与学术出版等方面均颇有进展。就其知识体系而言，最有影响的就是江苏省中医学校1957年编撰的《针灸学》，该著作奠定了官方针灸学知识体系的内容标准。中医药高等教育也是在中医政策的支持下发生的，教育的制度化成为针灸学科发展的最重要因素。中医学院的产生令规范的知识有了官方的传授渠道，而且不仅仅是规范与输出知识，更是输出具有相同规范知识的学习者。高等学校的毕业生具备共同知识背景，才会进一步产生学术交流，进而形成学术组织，所以，在现代学科的所有要素之中最为核心的就是教育。随后的若干年中，面对不同对象的多层次的教育机构不断产生，成为现代针灸学科发展的核心动力。

以高等中医药院校教材作为规范的针灸官方知识体系形成了当代针灸学科的基础。但是民间的针灸技术进展在不断地突破教材规范的知识体系，其中部分被作为"其他疗法"补充到教材中，如穴位注射（或称水针）、头皮针、针刀、浮针等，部分尚作为"流派"被对待，以至今天的针灸流派众多。此外，西方针灸师在现代医学的学术框架下构建了以"干针"为名的针刺方法。多种流派发展出的治疗方法承载着新的针灸学知识，与"正统"的中医针灸知识在不断地发生冲突与融合。如此，针灸学科的知识体系未来将会面临更多的发展空间。

得益于政策因素，中共中央〔1978〕56号文件之后，中医迎来了全新的发展机会，随之北京针灸学院与中国针灸学会成立。同时，由于世界范围内的针灸从业者越来越多，世界针灸学会联合会也于1987年成立。到此，针灸学科的发展可谓走上坦途。另外，值得一提的是，2010年11月16日，联合国教科文组织在肯尼亚内罗毕召开保护非物质文化遗产政府间委员会会议，"中医针灸"通过审议，被列入人类非物质文化遗产代表作名录。这一事件对于针灸学科的发展而言均具有里程碑式的意义，必将产生深远的影响。

（张树剑）

# 参考文献

［1］李德全：中央卫生部李德全部长关于全国卫生会议的报告［J］. 北京中医，1951（1）：7.

［2］朱建平. 百年中医史［M］. 上海：上海科学技术出版社，2016：360.

［3］中华人民共和国卫生部中医司. 中医工作文件汇编（1949—1983）［M］. 内部发行，1985：5-9.

［4］中央人民政府卫生部. 第三届全国卫生行政会议决议［J］. 北京中医，1954（9）：1-6.

［5］人民日报社. 贯彻对待中医的正确政策［N］. 人民日报，1954-10-20（1）.

［6］傅连暲：关键问题在于西医学习中医［N］. 人民日报，1954-10-21（3）.

［7］中华人民共和国卫生部中医司. 中医工作文件汇编（1949—1983）［M］. 内部发行，1985：82-83.

［8］华钟甫，梁峻. 中国中医研究院院史（1955—1995）［M］. 北京：中医古籍出版社. 1995：4.

［9］新华社讯. 中医研究院成立典礼在北京举行［J］. 中医杂志，1956（1）：4.

［10］中华人民共和国卫生部中医司. 中医工作文件汇编（1949—1983）［M］，内部发行，1985：50.

［11］中华人民共和国卫生部中医司. 中医工作文件汇编（1949—1983）［M］，内部发行，1985：196.

［12］黄龙祥. 针灸腧穴通考·上册［M］. 北京：人民卫生出版社，2011：13.

［13］李鼎. 针道金陵五十年——记1957年南京《针灸学》出书前后［J］. 中医药文化，2007（6）：30-32.

［14］朱琏. 再版序 // 新针灸学（第2版）［M］，北京：人民卫生出版社，1954：24.

［15］中华人民共和国卫生部中医司. 中医工作文件汇编（1949—1983）［M］. 内部发行，1985：275-281.

［16］中华人民共和国卫生部中医司. 中医工作文件汇编（1949—1983）［M］. 内部发行，1985：274-275.

［17］中华人民共和国卫生部中医司. 中医工作文件汇编（1949—1983）［M］. 内部发行，1985：291.

［18］朱建平. 百年中医史［M］. 上海：上海科学技术出版社，2016：611.

［19］人民日报社. 我们要在中医事业上有所作为［N］. 人民日报. 1982-7-8.

［20］中华人民共和国卫生部中医司. 中医工作文件汇编（1949—1983）［M］. 内部发行，1985：424-426.

［21］刘保延，王宏才. 世界针灸学会联合会 30 年图史［M］. 北京：中医古籍出版社，2017：7-13.

# 第二章 当代针灸理论体系的发展

针灸理论反映了针灸疗法的本质特征，而针灸器具与技术的变革，理论化之后又会影响、补充甚至改写针灸理论。针灸理论奠基于《内经》《针灸甲乙经》将其初步系统化。近现代以来，在东西方文化的交融渗透、西方科学思想及医学知识的影响下，针灸理论的变革也悄然发生。尤其是中华人民共和国成立后，我国逐步形成以院校教育为主的当代针灸高等教育模式，针灸统编教材成为知识传承的主要阵地，其中的知识体系构成了当代针灸理论体系的重要内容。针灸新技术的不断涌现及对人体解剖结构和生理功能的深化认识，促使学者对针灸理论不断探索、反思，并修正对经典针灸理论体系的认知，为针灸的临床、实验研究提供依据，推动针灸学科的发展。

## 第一节 当代针灸理论的规范化进程

中华人民共和国成立后针灸理论的规范化进程有两个阶段：一是自民国时期延续下来的针灸科学化历程；二是高等针灸教育确立之后，通过教材规范的针灸知识与理论。二者均有其特定的历史背景，有着鲜明的官方引导的特点。在党和政府"用科学的方法研究中医、改造中医"政策的加持下，针灸工作者纷纷投身到"针灸科学化"的工作中，用现代解剖学、生理学等知识解释经脉、腧穴、刺灸机制等内容，这个时期的主要著作均有体现。1956 年中医院校成立之后，为适应规模化培养针灸人才而编写的教材，其内容的取舍既体现了向经典知识的回归，也表现为经典理论被现代医学影响之后的不断调适。在这个过程中，官方推动下的针灸知识体系逐步规范化，并以高等院校教材作为载体不断传承。

### 一、针灸科学化的尝试

"针灸科学化"始于晚清民国中医所面临的危机，甲午战争失败后，维新变法思潮盛行，破旧立新的思想下，中国医学首先受到质疑和批评。来自思想文化领域的不信任和歧视，影响了整个社会甚至是政府当局对中医的态度。北洋政府的"漏列中医案"和南京政府的"废止旧医案"对当时的中医学界无异于迎头一击，也让学界人士空前团结以寻求出路。再加上一部分有识之士在新文化运动科学主义思潮的影响下开始反思中医自身的问题，中医科学化的口号或主动或被动的提出来。而在中共民主革命时期，由于战斗环境的残酷，医药物资的匮乏，医疗卫生工作对于保障实力至关重要。而此时，中医发挥了巨大的作用。毛泽东指出，要"聘请中医师，成立中医科……用中西两法治疗伤病员"，对中医工作认识全面而深刻，

1941 年又提出要"加强对中医中药的研究，使中医中药的优良部分逐渐科学化"，这是文件中较早的有关中医科学化的表述。1944 年，李富春正式提出了"中医科学化"的口号。

但应当指出的是，此时由于紧张的战争形势和落后的经济条件，"科学化"工作还没有机会充分采取现代科学的方法对中医理论和经验进行研究。但也有针灸工作者的尝试为以后的针灸科学化探索打下了基础。值得一提的是朱琏先生，西医出身的她，亲眼见证了针灸的临床疗效之后，开始潜心学习和研究针灸。1949 年，华北卫生学校成立，朱琏任校长。学校设立针灸训练班，在培训、教学、临床的同时，朱琏开始进行针灸科学化实践，力图从西医学的角度来研究中医针灸技术。她认为针灸对交感神经和副交感神经拮抗作用的调节是针灸能有效治疗肠胃慢性病、习惯性便秘以及神经衰弱等的根本原因；针灸还能调节脑脊神经和感觉神经、运动神经的传递，能够增加体内的红细胞、白细胞的数量，进而起到提高免疫力的作用，并通过物理和化学方法获得了验证。朱琏的这些认识，也使得她后来在《新针灸学》中对经络理论闭口不提，而以神经功能代替。

1950 年召开的第一届全国卫生大会上正式确立了"中医科学化"的政策，并提出其形式主要是通过中医进修学校和中医中药研究所两种形式开展科学化实践。贺诚在这次座谈会的总结中提到要成立中医研究所，并考虑成立正规的中医学校。但是，虽然这次会议确定了中医科学化的政策，由于彼时绝大多数人都将科学标准简单地等同于西医标准，而未能看到中医学有其自身完整的学术体系，决策者未能看到中医自身学术的科学性，未能充分尊重中医自身的经验和理论，为后来政策的偏差埋下了隐患[1]。

1950 年 3 月，全国第一所中医进修学校——北京中医进修学校成立，其后，各地"普设中医进修学校以实现中医科学化"。1951 年，中央卫生院中医研究所成立，下设针灸研究室的主要任务，就是针灸科学化实践。1951 年 3 月 7 日，中央卫生部专门召开针灸座谈会，朱琏等人参加会议，进一步确认了针灸科学化的实践步伐，与会代表认为，针灸科学"以旧经验结合新学理才能发展""用现代的科学道理去解释针灸"，朱琏认为"应在实践中找出真理的依据"，通过人体治疗找出"针灸对生理解剖病理都有什么作用"。

在中央卫生部的重视下，针灸科学化实践发展迅速。越来越多的针灸工作者接受现代医学的观念，并尝试用现代医学的知识阐释针灸的基本原理，试图将其科学化。代表者如承淡安、鲁之俊、朱琏、曾天治、邱茂良、马继兴等。他们将自己针灸科学化实践的成果写入培训教材中，又影响了更大规模的针灸工作者，为后来的针灸高等教育打下了基础。

## 二、官方推动下的针灸理论转向

西学东渐之前，针灸学理的一般依据是中医传统的理论。民国知识分子对中医科学化的倡导声不绝于耳，针灸工作者纷纷进行针灸科学化实践，近代医学教育与学术体系被迅速推广开来。针灸理论也在此时发生了重大变化。在"科学化"的大背景下，以承淡安为代表的青年针灸医生对西医学愿意接纳，同时，西方医学当时作为科学的化身，自然备受推崇。具有西医背景的朱琏在针灸的科学化问题上更为彻底地将针灸医学直接定位于"新针灸学"。"新针灸学"并非立异标新，而是着意将针灸学术引向科学之途。除朱琏、承淡安外，曾天治的《科学针灸治疗学》、邱茂良的《针灸与科学》、鲁之俊的《新编针灸学》和马继兴的《简要针灸学》等著作均存在着明显的科学化印记。

前辈针灸学者的科学化实践之路从民国发轫，一直延续到新中国成立早期。20 世纪 50 年代初，在政府的倡导下，中医进修活动在各地迅速开展，其时，"中医科学化"亦是当时的中医医政与进修活动的主要方向[2]，而且，朱琏的《新针灸学》一度作为官方推荐的针灸教材。1951 年 12 月 27 日，《中央卫生部关于组织中医进修学校及进修班的规定》颁布，规定："针灸研究专科班，以《新针灸学》为讲授中心，并讲授简要基础医学（包括解剖、生理、病理、细菌、消毒法）"。又据当时湖南省衡阳市卫生科林方梅的文章："我们认为朱琏同志所著的《新针灸学》是富有科学内容的，所以决定择作教材"[3]，可见当时中医进修的运动中，朱琏的《新针灸学》是主要的教学材料。而且，在 1956 年苏联保健部派 3 名医学专家来北京中国中医研究院针灸研究所学习针灸，也由朱琏授课[4]，这是当时中国医疗界的一件大事。江苏方面，中国针灸学研究社 1951 年复社，继续针灸教育，1954 年中国针灸学研究社停办，承淡安随即履职江苏省中医进修学校校长，从建校伊始的江苏省中医进修学校的教学计划看，针灸教学的内容为"主要介绍针灸发展史、针科学、灸科学、经穴学及治疗学等"[5]，内容实际上延续的是承淡安《中国针灸学讲义》的体例与内容。所以，中华人民共和国成立后朱琏与承淡安继续进行的针灸教育，虽然教材不同，但是将针灸向科学化引进的方向却是一致的。如果一直沿承着这样的科学化精神走到如今，则针灸理论或许会呈现另一种形态。然而在 20 世纪 50 年代中期，由于社会思潮的进一步变化，针灸学理却经历了波折与转向。

20 世纪 50 年代中期，"中医科学化"的语境向"西医学习中医"、中医院校应该以中医教育为主的论点转变。"西医学习中医"在较短的时间内成为一种社会运动，1955 年在全国铺开，1956 年形成全国热潮[6]。在这一背景下，以现代科学原理解释针灸学理的思路受到了冷落。据朱琏的学生，原中国中医研究院针灸研究所副所长白国云回忆"1956 年在院总支会上有人批评针灸所基础理论研究工作有'民族虚无主义'，似乎我们的做法就不是研究中医"[7]。

1956 年 2 月，卫生部向中央作出《关于改进中医工作的报告》，报告中针对西医学习中医运动过程中的教学内容问题，提出坚持系统学习的原则，要求学员重视经典，从《内经》《神农本草经》《伤寒论》《金匮要略》等经典著作学起，从知识框架上来说，要求学员首先掌握中医基本理论，才能为以后的分科学习和临床实践打下基础。而在随后中宣部等部门联合对"西医学习中医"工作情况调研之后发现，学员已经认识到并承认中医具有独特的理论体系和丰富的临床经验，继承祖国医学遗产具有重要意义。"西医学习中医"时期，中医理论的学习得到空前重视，卫生部委托江苏省中医学院专门为"西医学习中医"学员编写《中医学概论》《中药学概论》等教材，朱琏《新针灸学》是推荐的主要针灸教材。

继 1956 年北京、上海、广州、成都 4 所中医学院成立之后，各地纷纷建立中医学院，针灸高等教育逐渐开展。然而，经过几年的教学实践，学生基本功薄弱，古籍阅读能力较差，对中医基本理论的深入认识有障碍等问题凸显。鉴于此，卫生部于 1962 年 9 月召集北京、上海、广州、成都、南京等 9 所中医学院和中医研究院的领导及部分老中医共同商讨中医学院的教学问题。

对针灸临床实践的重视，也是针灸科学化实践转向的催化剂。这一点在承淡安身上体现得最为明显。承氏重视从临床实践中总结规律，体悟针灸学理。在《中国针灸学》中，承淡安指出，"现在针灸之学理，正在整理改进途中，尚未建立完整之理论系统"[8]。《针灸学术讲稿》则更为直白地指出"受了新医解剖生理知识和日本新派针灸理论的影响，一度转变为采用新的一套理论方法。采用之初，未尝不感到轻便时新，可是较诸以往用老法施治的效果，总觉不如。碰到一些比较曲折为难的疾病，往往无计可施，仍要借重古法以谋求解决。于是方悟古法之可贵，而复走回经络学说的老路"[9]。这是承淡安对中西医理论进行了深层次的思考和汇通之后，向针灸经典理论回归的体现[10]。江苏中医学校针灸学科教研组编写的《针灸学》讲义对经络内容进行了完整的阐述，并将经络、腧穴、刺灸及治疗作为该讲义的四大核心部分，该教材影响巨大，被有的学者称之为"成为全国高等院校中医专业统编教材《针灸学》的蓝本"与"新中国针灸学科的奠基之作"[11]。这部教材与《新针灸学》《中国针灸学讲义》明显不同的是，除保留了穴位解剖等内容外，其余的大纲完全按照经典针灸学理论体系构建，"一改过去的做法，从肯定中医传统理论入手，将日本的经验只作参考"[12]。1959年和1961年，上海中医学院、南京中医学院在此基础上编写了《针灸学讲义》，尤其是南京中医学院编写的《针灸学讲义》（一般称为第二版教材），被业界奉为经典之作。其后《针灸学》教材虽又经历多次重新编写、改版，但基本的概念术语体系、四大核心内容、治疗应用理论并无革命性改变。

自民国时期针灸科学化的尝试，到50年代针灸学理的转向，近现代针灸理论在社会各种力量的裹挟下完成了规范化发展的进程。针灸科学化实践促使针灸工作者借助现代科技手段研究针灸，用客观实证的西医知识探求中医理论的本质，在这条道路上，依旧任重而道远。

（王　丽　张树剑　孙海舒）

# 第二节　教材模式下的当代针灸理论体系

当代针灸理论体系主要以在高等院校针灸教材为载体所构建的针灸理论体系框架之下，以经络、腧穴、刺灸法及治疗的基本理论为核心内容。随着研究深度、广度的不断扩展，针灸的许多临床应用方法与现代医学、现代科学相结合，其机制、原理得到不同程度的揭示，这些从不同角度对传统针灸理论的阐释，反映在每一次教材的重新编写、修订中，而教材中的知识又在影响针灸专业人才之后不断地被临床检验、修正，不断推动针灸学科的发展。教材理论的结构精细程度较高，涵盖了基础理论和应用性理论等方面，而应用性理论受临床、科研、国家针灸标准化、国际针灸形式及现代医学的影响较大，亦能体现在教材知识体系的变化之中。

## 一、多因素影响下针灸学理的构建

### （一）理论框架确立

江苏省中医学校针灸教研组编写的《针灸学》是各版教材的基础，不同于晚清民国时期应用神经、血液等的生理病理解释经络，甚至去经络化的倾向，本书的编写者重回经典，对中医针灸的经典文献系统考察和全面分析之后，肯定了经络循行、腧穴所在、主治病症等之间的关系，从而奠定了经络理论在针灸基础理论中的核心地位。

由于课程设置的限制，教材中的知识体系去掉了中医基础知识、脏腑、气血等内容。其设置基本围绕四大核心内容进行知识布局。教材中的经络理论体系承袭《灵枢·经脉》十二经脉首尾相接的循环流注模式，涵盖了经络的生理功能、病理变化及其与脏腑的相互关系。1985 年，邱茂良主编的第五版《针灸学》教材引入经络的标本根结与气街四海概念，并且与经脉、络脉并列为同一层级，将标本根结理论作为经气流注的补充说明。经络系统包含十二经脉、奇经八脉、十五络、十二经别、十二经筋、十二皮部，并从各个角度探讨经络的功能：沟通脏腑和体表，联系组织器官，借以行气血，营阴阳，使人体各部的功能活动得以保持协调和相对的平衡状态。腧穴部分则包含了腧穴基本理论、部位取法、功用主治、操作方法等。解剖纳入教材知识体系，在 1957 年版甚至更早期的针灸教材或专著中已有探索，正式纳入教科书知识体系则始于第五版教材。从 1985 年版《针灸学》开始，腧穴知识的组织形式主要在于局部调整。刺灸部分包括各种刺灸方法的基本知识和操作技能，同时纳入电针、耳针、头针等疗法，并对针刺麻醉进行专门论述。治疗部分，则包括脏腑、经络辨证和针灸治疗原则、配穴处方、特定穴的应用，以及内、外、妇、儿、五官等各科常见病的治疗。

（二）针灸国际化、标准化的影响

针灸标准化、规范化对教材理论体系的影响主要体现在腧穴理论中[13]，正是在走向国际的过程中，针灸产生了标准化需求，为了使世界各地不同的操作者在针刺取穴时定取的是同一个部位，需要制定腧穴名称与定位标准；为了统一对针灸概念的认识，需要制定针灸通用术语标准[14]。20 世纪 80 年代，在以我国针灸专家为主的工作下，世界卫生组织相继推出了《经穴名称标准》《针灸基本技术术语标准》《头皮针穴名标准》等多个国际标准。1990 年 6 月 7 日，国家标准《经穴部位》（GB 12346-90）发布。2006 年重新修订后更名为《腧穴名称与定位》（GB/T 12346-2006）并于 12 月 1 日正式实施[15]，将印堂穴确定为经穴，归入督脉，经穴总数达到 362 个，教材也体现了这个变化。从第五版教材开始，对腧穴的定位描述采用了统一的解剖术语，并增加了每个穴位的解剖；第六版教材对各个腧穴的名称同时进行中文、拼音和英文标注，并增加了十四经名称的英文翻译、缩写代码和汉语拼音对照，腧穴部分增加了国际通用的以"经脉名称缩写 + 穴位排序"形式表述的代码标注；第七版教材增加了相关针灸概念的英文翻译；第九版教材参照国家标准《腧穴名称与定位》（GB/T 12346-2006）和《针灸技术操作规范》（GB/T 21709-2008）统一了腧穴名称、代码、定位的表述。

随着针灸相关标准的不断出台，针灸术语的表达趋于统一、规范，这在很大程度上促进了针灸学的传播，尤其是对外交流，但同时也造成了某些概念的固化。

（三）现代针灸科研方法的驱策

应用现代科技方法及西医实证知识阐释经典针灸理论是针灸科研工作者孜孜不懈的探索和持之以恒的追求。在现代科学研究的驱动下，如何提高实践实验能力，培养针灸人才的科研思维与创新能力，一定程度上推动了实验针灸学这一全新分支学科的出现。实验针灸学创立于 20 世纪 80 年代，是以现代科技手段及语言全面研究针灸作用机制和应用技术的新学科。1983 年，汤德安教授编写了首部非正式出版教材《实验针灸学》，正式应用于天津中医学院针灸专业本科生教学中。1986 年，《实验针灸学入门》以专著形式出版，随后各院校相继开设实验针灸学课程，开创了中医实验教学新纪元。1989 年，"实验针灸学新学科的创立与建设"荣获国家级教学成果特等奖，国家教务正式承认实验针灸学的学科地位[16]。"十五"期间，《实验针灸学》首次作为国家规划教材出版，实验针灸学正式进入针灸教材知识体系。

实验针灸学主要包括针灸基本理论、针灸作用规律和针灸作用原理 3 个方面的内容。针灸基本理论方面，主要包括从不同角度对经络和腧穴所作的大量的科学研究工作，针灸理论的现代研究和现代科学基础，从细胞、分子水平及离子通道等角度探讨穴位的结构等；针灸作用规律方面，主要包括对针灸调整作用的特点、时效特点及针灸影响因素等，从功能状态、穴位特异性、手法参数、个体差异、心理因素、时间及针具等方面来论述其与针灸的关系。针灸作用原理方面，主要包括从对针刺麻醉、针刺镇痛等方面的研究，针灸的其他作用原理如针灸效应原理和针灸技术原理的研究也在陆续开展当中[17]。

实验针灸学实现了传统针灸与现代科技的结合，是针灸学科的重大发展。对于针灸作用机制与治疗规律的深入研究，既提高了临床疗效，又培养了一大批具有现代科学知识和科研技能的针灸人才。

（四）经络实质研究的启发

自 1950 年日本长滨善夫报道"针响"[18]引起国内外学者的强烈反响以来[19]，经络实质的研究日益增多。学者从不同角度对经络实质进行了探究，提出了多种假说。这些研究从各个学科领域验证了经络活动的存在，加深了对经络的认识和理解，拓宽了科研思路和视野。

20 世纪七八十年代主要以"经络敏感人"和循经感传现象为研究目标，主要围绕如何运用电、声、光、热、磁、核等技术手段寻求体表经脉循行线的检测指标或方法开展[20]。1990 年，"经络研究"项目被列入国家"八五"攀登计划，旨在对经络现象、十四经脉和人体功能调节中的各种循经规律的机制及其相应的物质基础进行深入研究，辨别经络系统与神经体液调节系统的关系与区别。随后的"九五"攀登计划主要围绕"经络是什么"的问题，从已经确定的经络现象入手进行机制性研究，初步阐明循经感传的循经性、效应性的实质和结构基础，对经脉与脏腑相互联系的通路和物质基础进行了深层次的研究[21]。2005 年以来，在国家的大力支持下，设立中医基础理论研究专项，分别在络病理论、经穴效应特异性、经脉 – 脏腑相关、经脉体表特异性联系等方面对经络进行了更深入的研究，近几年的重点又集中在从已经发现并被肯定的经络穴位临床效应入手，开展经络现象的生物学基础研究[22]。

对于经络实质及作用机制的研究，是在现代医学方法指导下的科学研究，其研究结果引导学者用现代医学的语言说明经络的效应规律和治疗原理。而针灸本身以体表物理刺激为治疗手段的方法特征，使学者更易于与基于人体形质认识的西方医学相关联。这一关联的直接结果即是对经络理论的认识具有明显的科学化趋势，如各版教材中对经络的功能均是从生理、病理、诊断、治疗 4 个方面进行阐述。

## 二、规范化的教材针灸理论体系确立

高等针灸教育的教材经过了十多版的修订，其间经历了自编教材 – 统编教材 – 统编规划教材等阶段，根据授课对象不同，又有针灸学教材和针灸分化教材的差异。无论教材的版本如何变化，其基本理论体系保持不变，仅根据最新学术研究动态适当调整或增减部分内容。

（一）经络理论

1. 确立基本概念术语

明确经络理论中的基本概念术语及层级关系，包括经络系统的组成，经脉、络脉、十二经脉、奇经八脉、十二经别、十二经筋、十二皮部、十五络脉、浮络、孙络的概念、命名、分布及作用等。还有经络的标本、根结、气街、四海的概念、部位、内容、功能等。

2. 明晰经络联系

确定十二经脉的联系、属络关系，包括首尾相接的十二经脉气血运行顺序，内外相贯的经络 – 脏腑联系，表里相合的阴经阳经相合关系及经络、经别、络脉的脏腑、经络相合关系，手足六阳经顺逆流注、上下相贯的气血运行模式以及十二经脉皆与头面联系的呼应关系。此外，还有气街、四海、根结、标本的部位对应、气的散布、经络的高下、经气的流注关系、气血的来源、分化、汇聚通路及汇聚之处等。

3. 经络功能及与其他物质的关系

包括经络运行血气精神；联系脏腑，沟通内外；运行气血，营养全身以及抗御病邪、保卫机体的作用；并用以说明病理变化、指导辨证归经及针灸治疗。

4. 经络分布与病候

包括十二经脉、奇经八脉、十二经别、十二经筋、十二皮部、十五络脉等的分布规律、循行路线、经脉病候及主治概要等。

（二）腧穴理论

1. 确定基本概念术语

明确腧穴理论中的基本概念术语包括腧穴的命名、特定穴的内容、五输穴的名称及内容、原穴、络穴、郄穴、背俞穴、募穴、下合穴、八会穴、八脉交会穴及交会穴的名称及内容。

2. 统一腧穴定位标准

规定三种腧穴定位标准：一是骨度分寸定位法，主要以骨节等标志为标准，将两节之间的长度折量为一定的分寸，用以定位腧穴。常用骨度分寸包括头面、胸腹、腰背、四肢约19个骨度分寸。二是体表解剖标志定位法，主要以人体解剖学的各种体表标志为依据来确定腧穴的位置，如骨节、肌肉所形成的隆起、凹陷、发际、乳头、指甲、肚脐等，或者关节、肌肉活动之后出现的凹陷、褶皱、空隙等。三是手指同身寸定位法，主要以患者本人的手指为依据，分别以中指节、拇指、四横指等作为尺寸折量标准。另外，个别腧穴还有简便取穴法作为辅助取穴方法。

3. 厘定腧穴

腧穴的排列顺序上，采用以经统穴的方式，按照十二经脉循环流注的次序，详列十四经穴，由手太阴肺经的中府穴始，至任脉的承浆穴止。除任脉和督脉之外的奇经八脉，则只列出交会穴，没有本经腧穴。

腧穴数目上，十四经穴共计361个，2006年《腧穴名称与部位》（GB/T 12346-2006）将印堂穴确定为经穴，归入督脉后，教材也将印堂穴由经外奇穴修改为经穴，经穴数目总计362个。经外奇穴的数目各版教材不尽相同，1960年版经外奇穴计32个，到1974年三版教材增加至47个，其后又有增减，2012年九版针灸学中又减至39个。

腧穴命名，包括腧穴名称的中文标注、拼音标注及国家标准《腧穴名称与定位》（GB/T 12346-2006）中规定的腧穴代码，如果腧穴为特定穴，也在腧穴名称中一一标注。

腧穴定位包括腧穴的体表定位及穴区的局部解剖。

腧穴主治病症以中医症状和病名为主，也有部分西医病名。

（三）刺灸理论

教材知识体系中，对于刺灸法的着墨相对较少。《内经》总结了上古以来的许多针刺方法，如九刺、十二刺和五刺等，论述颇为精辟和全面，而后世对其应用沿袭较多，发扬较少。现代教材知识体系中对于刺法几无阐发，而现代临床的应用多以某种刺法的临床应用为主，对于刺法理论探讨、机制及应用规律的研究较为少见。刺灸法内容设置上，针刺补泻手法占了较大比重，即便如此，无论是技法还是操作要求，与古代纷繁复杂的补泻手法相比，都简化了许多。

1. 明确基本概念术语

明确刺灸理论中的基本概念术语，包括刺法、消毒、进针法、行针法、补泻法、留针法、出针法、得气法、灸法、拔罐法、耳针法、头皮针法、腕踝针法、皮肤针法、三棱针法等。

2. 规范毫针基本操作技术

（1）针具：包括针具的名称、规格、构成等。《内经》中记载的针刺工具有九种，即镵针、圆针、鍉针、锋针、铍针、圆利针、毫针、长针、大针。而现代临床常用毫针、长针（芒针）、大针、三棱针等。

（2）针法：包括针刺前准备、进针、行针、得气、补泻、留针、出针、调护等内容。针刺前准备包括患者的体位、腧穴的揣定和针刺前的消毒。

针刺时，一手持针，一手揣穴。持针法有两指持针、三指持针、四指持针、两手持针等。揣穴法可以指按，可以掌按。

进针之法，可以单手，可以双手，也可以管针进针。进针速度有快有慢，针刺角度主要有直刺、斜刺和平刺三类，可根据患者病症和腧穴部位的不同灵活选用。针刺的深浅与刺法、病症、体质、穴位、季节等多种因素有关。一般而言，阴证、寒证、实证、里证、脉实、久病痼疾、秋冬之季、肌肉丰厚处腧穴、正气旺盛者宜深刺；反之，阳证、热证、虚证、表证、脉虚、新病、春夏之季、肌肉瘠薄处的腧穴、正气虚弱、老人及婴儿宜浅刺。因病、因人、因时的不同，对某一腧穴的针刺深度不尽相同，但总是以得气为度，不可误认为针刺得越深效果越好。临床应用要因人、因病、因穴、因时而异。针刺是否留针以及留针时间的长短取决于病症、患者的体质、所取的腧穴等因素。

（3）补泻：补泻之法，分为单式补泻手法和复式补泻手法。常用者如徐疾补泻，即徐入疾出为补，反之为泻。捻转补泻法是针刺补泻法中经常使用的主要手法之一，多与提插补泻法配合使用。以右利手为例，得气后拇指向前左转时用力重，指力沉重向下，拇指向后还原时用力轻为补法，反之为泻法。提插补泻法为得气后小幅度上下提插，重插轻提为补，反之为泻。迎随补泻法多与其他补泻法合用，一般多主张顺经脉走向进针为随，是补法，逆经脉走向进针为迎，是泻法。呼吸补泻即针刺补泻配合呼吸，一般认为吸气时进针、呼气时退针为泻，呼气时进针、吸气时退针为补。开阖补泻以出针时是否按压针孔作为依据，出针时疾按针孔为补，不按或迟按针孔为泻。复式补泻手法是将多种单式补泻手法配合应用，临床常用的有烧山火、透天凉及飞经走气四法等。此外，还有平补平泻法。

（4）刺法：根据腧穴解剖特点和病症治疗需要，可以采取不同的刺法。透穴刺法以针刺角度方向的不同，一针透达两个或多个穴位；在病变局部或腧穴处，用多支毫针刺入的方法称局部多针刺法；依病变部位的深浅而实施的深浅不同的刺法，称为病位深浅刺法。

（5）刺激量：根据刺激强度来规定手法操作，一般分为强刺激、弱刺激和中等刺激。针刺刺激量的大小，必须根据患者当时的机体反应状态来决定。从兴奋或抑制的反应状态来说，机体处于抑制状态时，应给予具有一定兴奋作用的手法刺激；机体处于过度兴奋状态时，则应给予具有一定抑制作用的手法刺激。恰当的手法刺激，只有作用于应取的经络腧穴部位，才能使兴奋或抑制反应加强和持久，才能促使有关反应更快地发生。因此，机体反应状态的内在因素应该是选择不同刺激方式、方法，掌握针刺刺激量的先决条件。

3. 统一灸法操作技术

包括艾炷的规格、艾条的分类等。施灸之时，可用艾炷直接灸，也可用艾炷间接灸，化脓之直接灸为化脓灸，又称瘢痕灸，今已不常用；不化脓之直接灸，可以灸至皮肤微微发红，或者以患者耐受为度。间接灸法中，可在艾炷与皮肤之间间隔姜、蒜、盐、附子饼、药物饼等。艾条灸法中，有悬起灸，有实按灸。悬起灸指点燃的艾条靠近皮肤患处，但不接触皮肤，进行熏灸，以皮肤发红为度。实按灸主要应用药艾条，如太乙神针、雷火神针、百发神针等。此外，还有针刺后施灸的温针灸，以及使用灸具施灸。

施灸时，须遵循一定的顺序，一般为先上后下，先背部后腹部，先头部后四肢，先灸阳经后灸阴经。

灸之补泻现代临床应用较少，以不吹其火，待其徐徐燃尽自灭为补；猛吹其火，快燃快灭为泻法。

灸量多少与施灸方法、患者的体质和年龄、施灸部位、病情等有关。一般慢性病灸量大、疗程长，急性疾病灸量小、疗程短。

4. 其他疗法

其他疗法中，主要对拔罐法、耳针、头皮针、腕踝针、三棱针等刺激方法的应用进行了介绍，本部分内容在不同版本的教材中略有增减，与当时社会的学术、科研动态有关。

（四）证治理论

主要包括针灸临床应用的理论，如针灸的治疗原则，针灸治疗的作用，针灸证治特点，针灸处方、特定穴的临床应用及疾病治疗的应用理论等方面。

针灸的治疗原则主要包括补虚泻实、清热温寒、治病求本、三因制宜等方面。针灸临床治疗疾病时，除辨证论治和辨病论治外，还有其独特的辨经论治方法，依据经络辨证，对疾病进行诊断治疗。

针灸处方原则包括穴位选择原则、配穴方法和刺灸法选择原则。选穴一般遵循病变局部或距离比较接近的范围取穴，病变部位所属和相关的经络上，距离病位较远的部位选穴，以及根据病症的特点，分析病因病机而辨证选穴等方法。治疗疾病时，应根据选穴原则，针对疾病的病位、病因病机等，选取主治作用相同或相近，或对于治疗疾病具有协同作用的腧穴配伍应用。选择刺灸法时，则要针对患者的病情和具体情况确定治疗手段，选择补泻操作、针刺的深度、方向以及刺激量等。

以教材为载体的现代针灸理论体系，是针灸工作者经过大量的临床实践及经验总结之后，对古代针灸医籍、文献中的内容进行严格的筛选，并经过多次考量、共同取舍之后的成果，为现代以院校教育为主的规范化人才培养模式提供了知识保障。教材的不断更新保证了其中的理论与最新学术动态、科研成果的一致性。然而，由于教材自身的局限性，大量的非共识性知识及医家个人的经验等内容无法收录并传承下去，这就导致在官方教材体系之外，还有多元化的、临床价值较高的针灸知识的存在，值得针灸工作者挖掘。

（王　丽）

# 第三节　技术创新中的针灸知识多元化

从古代针灸经典著作，到现代针灸统编教材，经络腧穴理论一直是针灸医学的核心内容。随着针灸的国际化、多学科交融，现代科学研究的深入，针灸新技术不断涌现，经典技术充分发扬，甚至建立了不同于经典针灸理论体系的解释体系[23]。自 1973 年马王堆汉墓出土帛书之后，其中有关经脉文献的记载就引发学者对经典针灸理论尤其是经脉理论的质疑。1983年湖北张家山汉墓简书中有关经脉文献的记载和 2012 年四川成都老官山出土的文献，也提供了或多或少的线索，让我们能够逐渐揭开古代经脉学说的面纱，一窥其真相。从人体科学角度出发，对人体解剖结构和生理功能的理解为经络、腧穴、气血的理解提供了另一种选择。而当代针灸学者对人体的理解在组织结构、生理功能的基本层次上更为深化，也在探索从不同角度对经典针灸理论进行阐释。解说的更新和技术方法的创新，共同催生了新的针灸技法，同时也丰富了现代针灸知识体系。

## 一、对经典针灸理论的创新性认识

（一）创新灸法理论

周楣声著《灸绳》，发灸法理论创新之端。《灸绳》一书独辟蹊径，在灸法理论和临床等方面提出了许多创新性的见解，为灸法的传承与创新作出了卓越贡献。

1. 首倡"热证贵灸"

由于艾灸疗法主要是通过燃艾过程中产生的"热"发挥作用，因此在治疗"热证"时，是否可以用灸就成为历史上争论的重要问题之一。一般认为"虚寒宜灸，实热宜针"。《灸绳》通过对热证禁灸的根源进行剖析，对热证可灸进行理论探析，对热证用灸的临床实践创新性地提出了"热证贵灸"。对诸多发热病症均可用灸法取得速效与伟效，正所谓"寒凝气陷，灸之所擅；热升火郁，灸更有功"。

2. 系统总结灸感规律

在针灸治疗体系中，"感传"是被认为针灸取效的关键，"气至而有效"为历代针灸从业者所重视。在灸疗过程中，同样存在感传现象，灸感感传往往存在感传先兆、自觉征候、速度、宽度、深度以及感传走向等各种征候，可供观察和记录。根据灸感感传的征候，《灸绳》创新性地提出了"灸感三相"的概念，认为在灸感感传过程中存在三个基本时相：第一相（定向传导期），即灸感感传线离开灸处向患处移行，这种方向性的传导可以转弯抹角地沿着特有的途径（经络）朝着患病的区域前进，而远离患处的另一侧仅能前进少许或是连一寸也不能前进；第二相（作用发挥期），即当灸感传导到患处以后，感应并不停止，而是由患处边缘到达患处中心，再逐渐向四周扩散，最后及于整个患处，但仍以中心为强烈；第三相（下降中止与循经再传期），感传至第三相时出现不同情况，即下降终止或循经再传，而后者还会出现先后、往返、轮流与全身再传的不同。既为中医基本理论提供依据，又可以为临床诊断和治疗提供指导[24]。

3. 革新灸具，扩大灸法临床应用

周楣声氏认为，振兴灸法，革新灸疗器具是关键。直接灸容易造成创伤与疼痛，温和灸产生的烟尘是不容忽视的问题，而以光电为替代热源的灸法与灸具，其疗效有限，因此振兴灸法应当对现有的灸疗工具进行改革。在其影响下，逐步形成周氏梅花针灸学派[25]，并创新性地发明了诸多灸疗器具和灸疗方法，如吹灸疗法、按摩灸、脐腹灸、点灸笔灸、灸架熏灸、管灸、温阳通脉灸等梅花二十四灸[26]。

（二）重构经脉系统

对于《内经》中明显存在的几种不同的经脉循行模式，教材选择了十二经脉与任督二脉首尾相接的完美环形流注形式，但这种循环模式并不能形成理论自洽，无论是十二经脉系统，还是十四经脉，都难以兼顾理论和应用的统一。对此现象，学界早有关注并撰文[27]、撰著进行阐发[28]。

经脉系统由各类经脉组成，不同组成经脉之间的关系形成一定的结构。符合经脉科学内涵的系统结构要能反映经脉的本质特性和逻辑关系。与这个系统结构相应的经脉循行形式是向心型。这样，经脉系统结构的整体就更为科学；在形式上体现经脉之间、经脉循行全程的意义并非同一；凸显四肢与头身之间的远隔作用联系这一独特的针灸治疗规律。传统的经脉系统结构以十二经脉为构建基准，虽然这部分具有内在的科学性，但系统整体未能充分反映经脉的不同性质与意义。重构的经脉系统，基于经脉的共同特性，分为四肢脉和躯干脉，两个子系统具有统一的内在逻辑关系，整体的科学性得以提高。经脉系统，无论十二脉与奇经八脉，还是四肢脉与躯干脉，都是二元结构，十四经则是其简化形式。经脉系统包括的20条经脉（正经和奇经），其中有专属腧穴的，四肢脉只有三阴三阳脉，躯干脉只有任督脉，从实用角度看，十四经（四肢脉和躯干脉）属实用结构，而20条经脉的系统则是理论结构。重构的经脉系统二元结构，实用结构嵌在理论结构中，是以临床实践为基础的理论形式。在针灸发展史上，作为这种结构内涵的反映，《针灸甲乙经》主要是腧穴形式，《十四经发挥》是经脉形式，重构的经脉系统在相当程度上是对《针灸甲乙经》所代表的经脉腧穴认识的回归，由此亦可见二书的实践价值与学术意义。重构的经脉系统二元结构，以部位分类经脉，形式上突显四肢与头身的区别与联系，引导关注四肢肘膝以下腧穴特异性远隔作用联系，有助于理解针灸学对人体认识的独特贡献。

## 二、对经络腧穴理论的现代阐发

在经典穴位或经外奇穴之外，反应点、映射点、激痛点、压痛点、敏化点的发现或命名使得针灸施治处（穴位）的数目急剧增加。身体表面的任何部位都可能是局部反应点。一些重要经穴的邻边出现了许多新的反应点，这些反应点甚至以整个区域的形式出现。许多穴位的敏感程度会依赖于机体状态并随着病情变化而变化。穴位的移动和变化性质开始受到注意。从人体科学的角度出发，对人体解剖结构和生理功能的理解也为对人体经络、穴位、气血的理解提供了另外一种选择。

（一）穴位敏化学说

　　系统针灸学试图从生物本能角度阐述生物进化所禀的特殊结构与体表刺激所赋效应之间的必然联系[29]。体表医学认为，皮肤与中枢神经系统共源于神经外胚层构成了包括针灸在内的体表刺激与"皮－脑轴"关联的发生学基础。在人类生存进化的过程中，体表抗痛结构形成了，也选择了体表内脏的特定联系。人类体表的不同穴位正是生物进化过程中这些要素的表现。穴位疗法可能是从动物本能的体表刺激"自疗"进化而来的假说。"穴位敏化"学说认为体表的敏感点（穴位点）是由于内脏的病变，通过神经通路，引起体表神经末端炎症改变。腧穴的本质是一种敏化态，这样敏化点也是针灸治疗的刺激点。这一学说可以用来解释为什么体表特定穴位或敏感点能反映和治疗内脏疾病的机制。针灸的主要作用是非特异广谱调控效应，穴位就是能与靶器官发生交流的体表区域。

（二）肌筋膜学说

　　近年来，肌筋膜理论引起了针灸界的极大关注。美国托马斯·迈耶斯的著作《解剖列车》是代表著作。一些针灸学者认为《解剖列车》一书里的功能解剖结构会成为以筋膜纤维网状结构为基础的针灸医学的基础。整个筋膜纤维网状结构遍布全身，连为一体，筋膜内包含着紧密规则排列的胶原纤维，胶原纤维的方向是顺着拉力的方向，所以筋膜具有很强的单向抗拉性能。筋膜纤维网状结构的中心就是人体的力学重心。

　　在筋膜纤维网状结构中传导的就是力。筋膜是力学传导的载体，也被认为是传导机械张力的结构。筋膜的独立收缩功能影响肌肉的力学性能。力使人体维持生命活动的平衡状态，让人体的组织器官功能正常运行。打破这种力的相对平衡就会带来软组织损伤，组织器官的功能失调，发生病变。不良的生活习惯、工作引起的劳损、外伤遭遇、或外淫入侵都会导致筋肉的硬块组织或条索状，这是筋膜的病理现象。这种病理现象是从肌肉富有正常弹力和张力遇见病因，会导致肌膜乳酸产物的堆积，因此神经受到压迫，之后组织局部缺血、缺氧、神经萎缩、纤维骨化，直至出现硬块。

　　在肌筋膜张力和离子通道的基础上，有人提出筋膜局部张力异常增高是末梢神经张力性疼痛的临床普遍现象（结节、条索样包块、压痛等），外周感觉神经密集分布在筋膜组织，受筋膜张力的影响，感觉神经末梢的张力敏感性通道能直接感应筋膜张力而将其转换为跨膜电位并将信号上传中枢，离子通道信号具有快速传递的特点，针刺降低筋膜张力而缓解疼痛的作用应体现为瞬时显效的临床效果。针灸局部刺激能够降低筋膜张力，从而改变通道活性，产生即时缓解疼痛的效果。

（三）中枢－躯体－内脏反射区学说

　　中枢－躯体－内脏反射区学说是反应点针灸的核心。反射区或经络是在动物的长期进化中形成的。身体中存在可改变神经网络阈值的学习机制，使体表某些区域及其所连接的网络阈值提高，而另一些区域及其所连接的网络阈值降低，呈现有规律的变化。这就是反射区的形成原理。反射区通常是联系体表与身体别处的捷径。该学说认为只有反应点才能确切地表述出穴位的形成机制与受刺激时的治病机制，位于不同反射区内的反应点更为广泛地表现出体表特定部位与其所联系的内部器官或其他组织的双向反射联系。反应点携带了皮肤温度、局部软组织的外观与张力、压痛或其他压力感觉、皮肤电阻等特征。针灸刺激的治疗机制是通过刺激穴位激发的感觉性反射、穴位微创导致的神经免疫反射来完成的[30]。

### 三、对刺法原理的不同解释

经典针灸理论中，刺法是基于经络腧穴理论而开展的，随着现代科技及科学实验方法的进步，对于刺法原理有不同的阐发，比如现代神经解剖学、生物全息理论、现代医学的闭合手术理论、软组织损伤原理等与传统中医理论结合而发明的微针疗法、针刀疗法等新兴技法为针灸知识体系带来了新的面貌。

（一）微针疗法

自 20 世纪 50 年代以来，通过现代针灸实践，发现在人体的某些特定部位（如耳郭、头皮等）分布有与全身各部位对应的穴位系统，在临床上可以选取相应的穴位或反应点进行治疗，因此，在传统针灸疗法的基础上，涌现了多种针灸疗法，如头针、耳针、眼针、腹针、脐针等。这类微针疗法的理论基础，有的是传统针灸理论的发扬，有的是日本或西方传入的理论解释，或二者兼而有之。

头针疗法起源于 20 世纪 50 年代，是传统脏腑、经络腧穴理论、现代神经解剖学大脑皮质功能定位理论及生物全息理论相结合的产物，在治疗中风、头痛、痴呆、癫痫、失眠、抑郁等脑源性疾病方面疗效显著[31]。手足六阳经皆上于头面。六阴经中手少阴心经与足厥阴肝经直接行于头面部，所有阴经的经别与其相表里的阳经经脉相合后上达于头面。人体的经气通过经脉、经别、皮部等联系集中于头面部。头部在经络理论中占有十分重要的地位，头皮针的 14 条治疗线均隶属于经络线，所以针头皮针治疗线，不仅可以流通气血，调理阴阳，治疗经脉病，同时也可以治疗脏腑病症，说明头皮针是以经络腧穴理论为基础的。头皮针治疗疾病的机制自 70 年代开始至今，研究不断深入，目前归纳为两种学说：一是大脑皮层的功能定位在头皮部的投影区，可直接调节大脑皮层的功能；二是机体功能和调节作用，即刺激头穴，通过调节气血运行、流通经络而达到防治疾病的目的。

耳针疗法源于法国，1958 年传入中国后，学者将其与中医藏象理论相结合，并将其在临床进行广泛实践。1992 年 10 月 16 日，《中华人民共和国国家标准·耳穴名称与部位》发布，耳针的临床应用进一步扩展，对急性疼痛等近 100 种病症疗效较好[32]。从历史文献中可以看到，耳与经脉是有着密切关系的，在十二经脉循行中，有的经脉直接入耳中，有的分布在耳郭周围。例如手太阳小肠经、手少阳三焦经、足少阳胆经等经脉、经筋分别入耳中，或循耳之前、后；足阳明胃经、足太阳经则分别上耳前，至耳上角；手阳明大肠经之别络入耳合于宗脉。六条阴经虽不直接入耳或分布于耳郭周围，但均通过经别与阳经相合。因此，十二经脉均直接或间接上达于耳。从耳郭神经分布看出，耳郭与全身有密切联系。从耳郭神经分布的显微观察，更可以看出耳郭和神经系统有密切联系。神经进入耳郭后，从表皮至软骨膜中会有各种神经感受器游离丛状感觉神经末梢、毛囊神经感觉末梢及环层小体；耳肌腱上和耳肌中存在有单纯型和复杂型丛状感觉神经末梢、高尔基型腱器官、露菲尼样末梢及肌梭。由于耳郭含有浅层和深层感受器，在耳穴治疗中如手法行针、耳穴按压、电脉冲、激光、磁力线等不同刺激方法出现的"得气"，可能是兴奋了多种感觉器尤其是痛觉感觉器，接受和传递各种感觉冲动汇集到三叉神经脊束核。然后，由该核传递冲动至脑干的网状结构，从而对各种内脏活动和各种感觉功能的调节起到重要的影响。

眼针疗法由针灸学家彭静山教授于 20 世纪 70 年代创立，以中医基础理论、脏腑理论结合八卦学说作为理论依据，广泛应用于中风偏瘫、高血压、落枕等多种疾病的治疗[33]。其独特之处在于，选穴时须察看眼睛球结膜上血管形色的微妙变化，然后辨证选穴施治。治疗机制上，对眼针穴区作解剖学研究发现，每个穴区皮下浅筋膜内均有丰富的躯体感觉神经和血管网，推测可能是眼针刺激了这些神经，传入中枢，以达调和阴阳治病之目的。

　　21世纪，伴随着针灸临床水平的提高，微针系统疗法随之大量产生，其理论依据主要有现代生物全息理论、传统脏腑经络理论和现代医学的生理、神经体液等一些假说等。中医的整体观念、辨证论治的思想也对多种微针系统疗法的产生和发展有一定的影响。然而有的微针系统作用机制尚不明确，临床疗效也没有得到确切的验证，引起了部分学者的质疑。

　　（二）针刀疗法

　　经过多年的临床应用和基础研究，针刀疗法已经形成其独具特色的知识体系，针刀是以现代医学理论为基础，包括闭合性手术理论、软组织损伤理论、骨质增生理论及脊柱相关疾病病因病理学理论等，同时结合传统针灸理论中的经筋理论、"以痛为腧"理论、阴阳理论等而成的一门新兴针灸疗法。针刀即在针刺针上多加一刀刃，将针刺之针与手术之刀融为一体。既可以像针一样刺入穴位，又可像手术刀一样在穴位里进行剥离、切开。该疗法是针刺术与手术的有机结合和发展。作为一种新的治疗工具，针刀可以看作是对古代针灸操作器具的一种改良更新，其操作方法也有沿用部分针灸传统刺法，如合谷刺、关刺、恢刺法等。针刀器具的出现是传统针灸融合现代医学理念及更方便有效治疗某种疾病所产生的。针刀疗法源于传统针灸理论，同时又增添了现代医学的色彩，不仅体现传统医学理念，对现代医学思想也有不同程度的映射[34]。

　　民国时期，受日本针灸医籍及现代西方医学的影响，我国的针灸理论西化明显，1957年《针灸学》教材的出版则成功扭转了这个局面，确立了当代针灸理论体系中经络、腧穴、刺灸、治疗四大核心内容。随着针灸国际化、标准化的发展，以高校教材为中心的当代针灸理论体系也纳入了针灸标准化的元素，如腧穴的定位、命名、经络名称的英文翻译等内容，为针灸国际化、中外针灸交流提供了便利。尤其是20世纪80年代实验针灸学科的创立，开创了针灸现代科学研究的新纪元。而针刀医学、系统针灸学、肌筋膜学说、微针系统等，既扩展了针灸疗法的临床应用，又丰富了当代针灸理论体系，推动了针灸学科的发展。

　　然而，以高等院校教材为核心的当代针灸理论体系也有一定的弊端，由于课程设置的需要，针灸教材知识体系中除去了传统中医基础理论知识的内容，割裂了中医与针灸的内在联系，对系统掌握经典理论知识带来困难。针灸教育的目的在于系统化、规范化地培养大批针灸人才，经过拣选的教材知识无疑满足了这个条件，但教材求同存异、删繁就简的特点，也造成了理论与临床的严重脱节，限制了学生中医思维、针灸思维的培养，一定程度上限制了针灸理论的创新性发展。

（王　丽）

# 参考文献

［1］宫正. 新中国中医方针政策的历史考察［D］. 北京：中共中央党校，2011.

［2］毕小丽. 中华人民共和国初期的中医进修［D］. 广州：广州中医药大学，2006：22-23.

［3］林方梅. 针灸教学工作的体验［J］. 北京中医，1953（7）：13-16.

［4］人民日报社. 苏联专家来考察研究我国针灸疗法［N］. 人民日报，1956-04-21（3）.

［5］佚名. 江苏省中医进修学校教学计划大纲草案［B］. 南京中医药大学档案馆资料，档案号：55008.

［6］黄永秋. 建国初期西医学习中医运动的研究［D］. 广州：广州中医药大学，2006：10-35.

［7］白国云口述，张高执笔. 针灸研究所初建之忆［M］// 邹乃俐，秦秋，袁君，等. 难忘的四十年. 北京：中医古籍出版社，1995：92.

［8］承淡安. 中国针灸学［M］. 北京：人民卫生出版社，1955：1.

［9］承淡安. 针灸学术讲稿［M］. 南京：江苏人民出版社，1958：15.

［10］张建斌. 现代针灸学科体系构建轨迹的探析——兼评承淡安《针灸学》三部曲［J］. 针刺研究，2013，38（3）：249-252.

［11］黄龙祥. 针灸腧穴通考·上册［M］. 北京：人民卫生出版社，2011：13.

［12］李鼎. 针道金陵五十年——记1957年南京《针灸学》出书前后［J］. 中医药文化，2007，2（6）：30-32.

［13］赵雪，郭义，姜锐，等. 中国针灸标准化现状及其一些问题的思考［J］. 针灸临床杂志，2012，28（4）：43-45.

［14］武晓冬，刘保延. 我国针灸标准化的现状及面临的挑战与对策［J］. 中国针灸，2019，39（4）：343-348.

［15］刘炜宏. 我国针灸标准及标准化的现状与思考［J］. 中国针灸，2009，29（1）：40-43.

［16］刘阳阳，赵雪，郭义，等.《实验针灸学》各版本教材的比较研究［J］. 中医教育，2016，35（6）：70-74.

［17］代飞，郭义. 试论实验针灸学学科体系［J］. 辽宁中医杂志，2014，41（11）：2445-2446.

［18］长滨善夫，丸山昌郎. 经络之研究［M］. 承淡安译. 上海：千顷堂书局，1955.

［19］殷克敬，邓春雷. 关于经络实质现代研究的反思［J］. 现代中医药，2002（3）：1-3.

［20］张维波. 经络研究近50年回顾与今后研究方向［J］. 世界科学技术，2005（5）：99-104.

［21］陈麓，金蕾，陈槐卿. 经络研究的进展与动向［J］. 生物医学工程学杂志，2008（6）：1470-1473，1478.

［22］苏田，赵爱萍. 经络研究的展望［J］. 中西医结合心血管病电子杂志，2016，4（25）：13-14.

［23］刘保延. 回归本源，基于临床，吸纳新知，完善和重构针灸理论体系的思考［J］. 中国针灸，2016，36（1）：1.

［24］吴子建，吴焕淦，胡玲，等. 周楣声先生之《灸绳》对灸法学的贡献［J］. 中国针灸，2018，38（5）：549-552，554.

［25］贺成功. 中医流派：继承是基础，创新是关键，临床疗效是生命力［J］. 中国民间疗法，2017，25（3）：9-12.

［26］贺成功，蔡圣朝，龙红慧，等. 浅议梅花二十四灸［J］. 中国针灸，2013，33（7）：622-626.

［27］赵京生. 经脉系统的重构［J］. 中国针灸，2013，33（12）：1099-1102.

［28］黄龙祥. 经脉理论还原与重构大纲［M］. 北京：人民卫生出版社，2016.

［29］朱兵. 系统针灸学［M］. 北京：人民卫生出版社. 2015：4.

［30］巩昌镇. 新的针灸核心理论模型会出现吗［N］. 中国中医药报，2017-05-26（3）.

［31］吴建丽，尹洪娜，王德龙，等. 头针疗法的起源及发展现状［J］. 广州中医药大学学报，2019，36（11）：1783-1787.

［32］陈巩荪. 中国耳针的起源和发展 // 中华人民共和国国家中医药管理局、世界卫生组织. 国际传统医药大会论文摘要汇编［C］. 中华人民共和国国家中医药管理局、世界卫生组织：中国中医科学院针灸研究所，2000：475.

［33］刘昱麟，张威，马贤德，等. 眼针沿革及眼周穴区划分中医基础理论研究［J］. 辽宁中医药大学学报，2019，21（1）：73-76.

［34］王永莉，张树剑. 针刀医学理论回顾及与传统针灸理论之关系初探［J］. 辽宁中医杂志，2017，44（4）：831-834.

# 第三章　当代针灸临床应用与进展

中华人民共和国成立以来，在"团结中西医""西医学习中医""中医科学化"等中医政策的时代背景下，伴随着中医现代化教育、医疗、管理等体制的构建，以及现代科学技术的发展，针灸医学在当代进入了以"继承、发展和创新"为特点的新发展时期。新针法层出不穷，灸法拔罐等其他疗法也飞速发展，针灸临床应用日趋广泛。由于现代科技的发展，针刺消毒、针灸操作标准化及临床疗效评价等工作也渐臻成熟。

## 第一节　针法

针法作为针灸医学中最为常用的治疗技术，其现代临床应用研究是针灸学科发展的重要组成部分。当代医家学者在继承传统针法理论的基础上，采用现代科学方法研究其操作规范、安全规范、量效关系、效应机制等；与多学科理论和现代技术紧密结合，通过大量的临床实践，创造性总结出多种新针法，呈现出百花齐放的良好态势，极大地丰富了针刺治疗适应证范围；为推动针灸标准化和国际化进程，开展针灸技术操作规范的编制，促进了针灸学科的建设与发展。

### 一、针刺消毒观念的确立

中华人民共和国成立初期，随着现代化医学教育、公共卫生安全、器械消毒意识等卫生理念及操作规范的建立，针刺消毒观念得以稳固确立，成为基本操作规范和技术，对我国社会进步与医疗环境改善均产生了积极影响。

1999 年，世界卫生组织出版了《针灸的基本培训和安全性指南》，对"针灸部位的准备"的规定为："针刺部位应清洁，并且没有伤口、皲裂或感染。用 70% 乙醇或异丙醇，从穴位中心向外周绕圈擦拭，令酒精自然干燥。[1]"2009 年 2 月 6 日，我国发布国家标准《针灸技术操作规范（第 20 部分）：毫针基本刺法》（GB/T 21709.20-2009），明确规定了针具器械、接触物品、术者手指、针刺部位、治疗室的消毒方法以及一次性针灸针的卫生要求[2]。有学者认为针刺消毒问题可以参照并接受世界卫生组织以及美国等国家的观点[3]，但在当前针灸临床实践过程中，特别是针对特定患者或在医疗机构执业中，仍需按照我国现有医疗规范严格执行[4]。

## 二、针法操作技术国家标准的编制

针灸疗法历史悠久，经过数千年的实践检验，具有适应证广、疗效显著等特点，已被越来越多的国家和人们所接受。在针灸医学不断发展以及走向国际的进程中，标准化的理念越来越为人们所重视，针灸标准化一方面可规范行业的发展，另一方面为国际交流提供了便利。

自 2005 年以来，针灸行业先后成立了多层次的专业标准化组织，包括中国针灸学会标准化工作委员会、世界针灸学会联合会标准化工作委员会、中国中医科学院针灸研究所针灸标准化研究中心。2009 年相继成立了全国针灸标准化技术委员会（SAC/TC475）和国际标准化组织中医药技术委员会（ISO/TC249），标志着我国针灸标准化迈上了专业化、组织化和规范化的发展道路。在目前制修订针灸国家标准 31 项中，与针法相关的国家标准有 22 项《针灸技术操作规范》（GB/T 21709.1–2008~GB/T 21709.22–2013），同时还制定了与之配套使用的《针灸操作技术规范编写通则》（GB/T 33416–2016）、《穴位贴敷用药规范》（GB/T 33414–2016）、《针灸异常情况处理》（GB/T 33415–2016）3 项技术标准。

此外，为进一步保证中医针灸的安全性和有效性，满足和适应针灸研究和临床发展需要，2014 年 2 月 3 日，由中国专家担任项目提案人制定的《一次性使用无菌针灸针》国际标准正式出版，成为国际标准化组织中医药技术委员会（ISO/TC249）首个发布的中医药国际标准[5]。

## 三、针具的革新与创制

### （一）针具材质的变化

近现代以来，金属针具在材质和形状上得到了很大的革新和发展。民国时期，毫针材质主要为铜、铁、金、银，受技术条件限制，针体形状较为粗大。这类毫针中的铜、铁针制造较为粗糙，直径较大，刺入人体造成创伤面较大，针刺不宜过深，质地较硬，易出现折针，且易生锈。而金针、银针价格昂贵，且质地较软，针体容易弯折。鉴于此，1953 年，在承淡安的倡导下，我国开始研制不锈钢材质的针灸针。不锈钢质针灸针较传统金属针针体更细，针身弹性、柔韧性更佳，光洁度更高，针刺时可有效减轻患者痛苦，提高患者依从性和临床疗效。

目前，不锈钢已经成为制造针具的主要材料。此外，钨及钨锰合金由于其耐高温、不退火、变形小、不易折、高温硬度强等优点而用于制造火针。

随着现代科技的发展，针具的制造与声光电等结合，研制了电针、超声针、激光针、磁针、微波针等。其中，电针已在针灸临床和科研中得到广泛的运用，20 世纪 60 年代出现了半导体脉冲电针仪，70 年代又出现了穴位电极治疗仪，采用电极刺激穴位，以替代毫针。20 世纪 80 年代以来，由于微电脑技术的兴起，相继出现了智能电针仪或电脑程控电针仪。电针仪所使用的电流也从直流电到交流电，再到现在广泛运用的脉冲电流。

### （二）针具形态的丰富

#### 1. 新九针

1983 年，师怀堂教授在继承"九针"理论基础上，与现代医学和科学技术相融合，创立了"新九针疗法"，所创制的"新九针"针具（镵针、磁圆梅针、鍉针、锋钩针、铍针、圆利

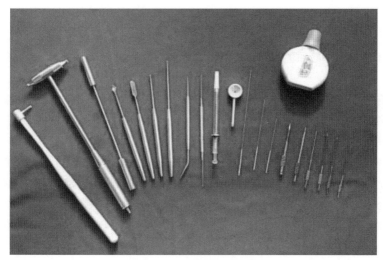

图 3-1　"新九针"针具

针、毫针、火针、梅花针，图 3-1）较"九针"（镵针、圆针、鍉针、锋针、铍针、圆利针、毫针、长针、大针）有很大的改进与提高。

其中，磁圆梅针为综合了圆针、梅花针、磁石三种治疗方法的针具，针身呈圆柱形，两端形成锥度，针头为棱形锤，锤头两端内嵌有永磁片，针头一端为球形，如黄豆大小，为磁圆针；另一端形似梅花针针头，为磁梅花针[6]。由"九针"中的"锋针"与传自民间的勾针结合而成的锋勾针则更具特色，分为单头和双头锋勾针，针头勾回，勾尖锋利，三面有刃，兼具刺络放血与割治作用[7]。火针是从"九针"中的"大针"演化而来，师怀堂教授又将其细分为单头火针、多头火针、平头火针及勾火针等，由钨钢制成火针器具[8]，方便临床使用。可以看出，"新九针"虽源于"九针"，但是在针具数量、针法操作以及临床应用上都与"九针"有很大区别。

2. 特种针具

虽然毫针是针灸临床使用最普遍的一种针具，但为了更好地运用于临床实践，人们也从未停止探索新型针具。

皮内针（揿针）：日本赤羽幸兵卫在 1950 年首创皮内针（揿针），承淡安受其启发仿制了皮内针，并在此基础上发明了更为方便的揿针[9]，又称耳穴埋针。

穴位埋线针：穴位埋线疗法出现于 20 世纪 60 年代，最初并没有专用的埋线针具，多采用手术刀、三角缝合针、穿刺针、注射器针等进行埋线操作。随着埋线疗法的推广和发展，在穿刺针的基础上，专用埋线针产生。

小针刀、水针刀、超微针刀、穴位埋线针刀：小针刀由朱汉章发明，为一平刃针，包括手持柄、针身、针刀三部分组成，兼有针的刺入、刀的切割和铲的功能，可在病变局部进行刺入、切割和疏通剥离等操作。水针刀是将针刀和水针疗法结合而形成的一种复合针具。超微针刀是在小针刀基础上发展而成的，刀口 0.4 毫米，进针深度 1 厘米，在操作的简便性、安全性方面具有一定优势。穴位埋线针刀由杨才德医师发明，是将埋线和针刀疗法融合而产生的一种新型针具，它是一种针尖尖端似针刀之刃、针体似套管针之针体的工具，此针无针芯，线体置入针的前端，借助刺入时加压分离线体，同时达到针刀和埋线双重治疗目的。

磁极针：是采用永磁材料和精细加工工艺制成的永磁性功能性针灸针，它保持了传统针灸毫针的基本结构、外形和性能，又将其功能特点与磁疗功能有机结合，达到针刺和磁疗双重治疗作用。

另外，还有符仲华受腕踝针启发而发明的浮针；兼有"长针"和"圆针"特点的长圆针；在"九针"中的"长针"和"毫针"结合的基础上发展而来的芒针；多针浅刺式针具滚针，以及为皮下留置针疗法而设的专用针具皮下留置针等。

现代针法治疗工具的革新与发展既促进了针刺理论的发展，丰富了针刺治疗方法，又扩大了针刺治疗疾病范围，也加强了针刺的安全性和科学性。为了满足临床治疗的需要，许多研究者将传统针灸与光、电、声、磁、红外线、微波等科学技术结合，创造出先进的针灸治疗仪器，在临床应用中提高针灸疗效、简化操作、减少针刺痛苦、治疗的定量化等方面取得了一定的成绩[10]。

## 四、新针法的大量涌现

中华人民共和国成立后，先后确立了"中学西""西学中""中西医结合""中医科学化"等医药卫生政策方针。1956年，毛泽东在一次谈话中号召中医工作者以西方的近代科学来研究中国的传统医学的规律，发展中国的新医学，在这一时代背景下，针灸工作者融入了西医及其他学科人才，并在科学化思潮影响下，主动与西医、现代科技相结合，探索新的针灸理论和新的针灸疗法，成为新疗法大量涌现的动因。现列举以下几类：

微针疗法：以现代生物全息理论、传统脏腑经络理论和现代医学的生理、神经体液学说等作为理论基础，采用针刺等方法刺激人体相对独立的特定部位，以诊治疾病的多种针灸疗法的总称。以耳针疗法为先导，最早出现于20世纪50年代，其后相继产生了头针、眼针、鼻针、面针、腕踝针、第二掌骨侧针法、手针、足针、颈项针、背针、腹针、脐针等。

以解剖结构为基本理论的新针法：如针刀疗法、浮针疗法、刃针疗法、松筋针疗法等。

与现代科技结合而产生的新针法：如电针、激光针疗法、磁极针疗法、内热针疗法等。

与西医药物或器具结合产生的穴位注射疗法、穴位埋线疗法等。

## 五、针法临床应用的发展

### （一）传统针法的发展

高等教育体系的确立和卫生医疗体制的建立为传统针法的学习、继承及临床应用提供了保障。传统针法的临床应用在基本技法上体现了继承性，基本沿袭了《内经》等经典医籍的方法；复式针刺补泻手法的临床运用逐渐呈现淡化趋势；在适应证方面，广泛应用于内、外、妇、儿等临床各科，并拓展到针刺麻醉、针刺戒断等方面。

针刺麻醉：1958年9月5日，上海《解放日报》报道"上海市第一人民医院耳鼻喉科和中医科合作，采用针灸代替药物麻醉，已获得成功"引起关注和轰动，针刺麻醉在全国范围内得到推广应用和研究，虽然几经起伏，但"针刺麻醉"这一原创思维至今仍保持着活力。

针刺戒断：包括针刺戒烟和针刺戒毒，针刺戒烟于20世纪60年代即应用于临床，取得了良好的效果。针刺戒毒主要是针对毒品戒断症状进行干预。

（二）微针疗法的发展

微针疗法，因其刺激部位有别于传统经穴，且偏于短针的应用而得名。与传统经穴临床应用相比，微针疗法具有穴位集中、操作简便、疗效独特等特点。

现代意义上的微针疗法，最初出现于20世纪50年代，耳针疗法为其先导。法国外科医生诺杰尔（P.Nogier）博士发现："外耳并非单纯为一弯曲软骨，它是与内脏器官存在着密切的关系，内脏发生疾患时在耳郭上有相应的反应点出现"，并提出了形如倒立胚胎式的耳穴分布图。其后，耳针疗法迅速在世界范围内流传、使用和研究。1958年，叶肖麟把诺杰尔博士的耳穴介绍到国内，很快受到国内学者的重视，广泛开展耳穴临床诊治实践，对已有耳穴从临床治疗到作用原理等方面作了验证、筛选和补充，逐渐形成了目前国内广泛使用的耳穴图谱。为适应学术交流，世界卫生组织亚太区办事处于1980年委托我国制定了《耳穴标准化方案》，并于1987年在韩国汉城举办的"国际耳穴标准化工作会议"上通过，这标志着耳穴诊疗研究又进入了一个新的时期[11]。

在不断探索和实践中，我国学者又相继发现了相对独立的面穴、鼻穴、口周穴、手穴、头皮针穴区、眼针穴区等微针穴位系统，并分别创立了相应的针刺疗法，在临床上取得了很好的效果，受到人们的重视，并相继传到国外，引起了国外学者的关注。目前，国家中医药管理局已经颁行头针[12]、耳针[13]、眼针[14]、腹针[15]、鼻针[16]、口唇针[17]、腕踝针[18]的《针灸技术操作规范》的国家标准。微针疗法经过近几十年的迅速发展，逐步形成了相对完善的理论体系，成为临床针刺治疗的重要手段之一。

临床应用方面，头针疗法临床应用病种达到102个，以内科应用频次最多，其次为外科、儿科。在各病种中，以中风及中风后遗症应用频次最多；其次为外科，其应用最多的为腰腿痛、颈椎病和伤筋；再次为儿科，其应用较多的为小儿脑瘫和小儿遗尿；最后为五官科、妇、皮肤科[19]；手针疗法在外科和内科中应用频次较高[20]；眼针疗法在内科、外科、五官科、急症、妇科、头面躯体痛证等方面应用较多[21]；腕踝针疗法在内科、外科、五官科、皮肤科、妇科、儿科、精神科7个疾病科属中应用较多，治疗疾病以疼痛、痹证较多，蛇串疮也为常见病种，精神科疾病应用腕踝针疗法较多，疾病以焦虑症、狂躁症多见[22]；腹针疗法的应用涵盖内科、外科、妇科、儿科、骨科、皮肤科各科。其中，腰椎间盘突出症、膝骨关节炎、神经根型颈椎病、椎动脉型颈椎病、中风后遗症、头痛、痛经、失眠、哮喘、抑郁症等病症研究最广[23]。

微针系统疗法经过几十年的发展，现已成为针灸学的重要组成部分，有学者指出在未来的研究中要凝练理论基础，规范命名，明确最佳适应证，促进流派间的交流及融合，并且充分利用现代系统评价及数据挖掘技术对已有成果进行提炼总结，从微针系统众多疗法之间的平行对照、每个疗法不同流派、体系间的关联和差异、每个疗法发展前后的关联和差异以及对同一病症的最佳选择方案上着手，探索其理论依据，系统评价微针系统疗法的临床应用效果，总结其特点和规律[24]。

（三）特种针法临床适应证的发展

1.三棱针法

刺络放血疗法在《内经》中已有记载，涉及治疗病种十余种。三棱针刺络放血具有通经活络、开窍泻热、消肿止痛、祛风止痒、泻火解毒等作用，最初的临床应用多用来治疗急症、实证、热证、瘀证及疼痛性疾病。20世纪80年代，三棱针刺络放血疗法多应用于外科疾患，如腱鞘囊肿、膝骨关节炎、肩周炎等。20世纪90年代以来，三棱针疗法治疗病种逐渐扩大，临床其他疾病治疗报道增加，呼吸系统疾病、神经系统疾病、皮肤科疾病的治疗均有良好的疗效。2008年4月，经中国国家质检总局、国家标准管理委员会批准，发布了11项国家标准针灸技术操作规范，并于2008年7月1日起正式实施，其中由天津中医药大学郭义教授负责起草的三棱针部分，明确了三棱针技术操作的术语和定义、操作步骤与要求、操作方法、注意事项与禁忌等内容，并在附录中列出了相应的主要适应证。近年来，对三棱针法的运用既有继承，更有创新，拓宽了治疗范围，扩大了适应证。其主治病证包括了内、外、妇、儿、五官等临床各科，且疗效卓著。

2. 皮肤针法

皮肤针也称梅花针、七星针，属丛针浅刺法。皮肤针针具是从古代九针中镵针发展而成，皮肤针刺法由《灵枢·官针》中"毛刺""扬刺""半刺"发展而来。皮肤针可以调整脏腑虚实，调和气血，疏通经络，促使机体恢复正常，从而达到防治疾病的目的。中华人民共和国成立初期到20世纪80年代，皮肤针多应用于皮肤科疾病主要是神经性皮炎、带状疱疹、银屑病等，哮喘、百日咳等呼吸系统疾病也有应用；20世纪90年代初，皮肤针的临床治疗病种增加，应用范围涉及消化系统、呼吸系统、泌尿生殖系统、循环系统、内分泌系统、神经精神系统、运动系统及皮肤科、五官科疾病。如关节炎、关节肿痛、丹毒、中风后遗症的康复治疗等，但临床应用的重点仍是皮肤科疾病，皮肤科病如湿疹、荨麻疹治疗的临床报道增多。2008年4月，经中国国家质检总局、国家标准管理委员会批准，发布了11项国家标准针灸技术操作规范，并于2008年7月1日起正式实施，其中由湖北中医药大学王华教授负责起草的皮肤针部分，明确了皮肤针技术操作的术语和定义、操作步骤与要求、操作方法、注意事项与禁忌等内容，并在附录中列出了相应的主要适应证。近年来，随着社会的进步与发展，人们的生活压力增加，皮肤针治疗慢性疲劳综合征、斑秃也取得了良好的疗效，皮肤针应用于美容也被更多人接受。治疗时除了单独应用皮肤针，也有医者创新性地采用复合疗法，如皮肤针拔罐、电皮肤针及皮肤针配合药物疗法等亦取得良好的临床疗效。

3. 皮内针疗法

皮内针疗法由日本赤羽幸兵卫1950年根据临床经验首创，在我国最早由承淡安开始推广。皮内针疗法在皮下固定留置一定的时间，给皮部以弱而长时间的刺激，起到调整经络脏腑气血的功能，从而达到防治疾病的目的。皮内针从20世纪60年代问世至今，其治疗范围已经逐步从治疗表浅虚寒之疾，发展到可以治疗临床各科疾病。皮内针对于疼痛性疾病及慢性疾病疗效明显[25]，现代临床多用于神经性头痛、偏头痛、胃病、胆绞痛、胁痛、腕踝关节扭伤等。慢性疾病治疗如神经衰弱、高血压、哮喘、月经不调、面肌痉挛、遗尿、尿频、痹证等。2008年4月，经中国国家质检总局、国家标准管理委员会批准，发布了11项国家标准针灸技术操作规范，并于2008年7月1日起正式实施，其中由成都中医药大学余曙光教授负责起草的皮内针部分，明确了皮内针技术操作的术语和定义、操作步骤与要求、操作方法、注意事项与禁忌等内容，并在附录中列出了相应的主要适应证。

4. 火针疗法

火针疗法自《内经》中首次记载，经过历代医家的研究和临床实践，得到不断发展和完善，拓宽了应用范围，提出了临床禁忌，使之成为一种独特的疾病治疗方法。火针疗法主要用于温壮阳气、除湿、祛风止痒、祛瘀排脓、生肌敛疮、散寒、散结消肿、止痛缓急、消除麻木以及清热泻火、解毒。中华人民共和国成立后至 20 世纪 80 年代，火针多用于治疗淋巴结核、乳腺增生、乳腺炎等结节脓肿疾病。国医大师贺普仁总结多年临床经验，将以火针、毫针、三棱针为主的针具针法提升为"贺氏针灸三通法"，在临床实践中使用火针治疗小儿智力发育不良、子宫肌瘤、外阴白斑、慢性小腿溃疡、下肢静脉曲张、静脉炎等多种疑难病症，取得了显著的疗效。近年来，其临床应用的范围仍在不断扩大，可治疗内科、外科、骨伤科、妇科、儿科、皮肤科、五官科等临床各科疾病已达近百种。

5. 针刀疗法

针刀疗法为针刺与手术的结合及拓展，针刀是在针刺的针尖上增加一个小的刀刃，刺入皮肤之后，用刀刃松解、疏离皮下粘连的组织。由北京中医药大学朱汉章教授发明，1987 年开始在全国推广。最初主要应用于慢性软组织损伤及骨关节病，其后扩展至皮肤科、内科、外科疾病等。

6. 芒针法

芒针源于九针中的长针，具有疏通经络、调节人体脏腑气血的作用。芒针体长，因而特别适用于可以深刺的疾病。中华人民共和国成立初期，主要用于治疗子宫脱垂、胃下垂等疾病。20 世纪 90 年代以来，芒针的适应证范围逐渐扩大，如神经系统疾病中的神经根炎、多发性神经炎、瘫痪；胃肠消化系统的疾病，如十二指肠溃疡、胃溃疡、胃炎以及运动系统、神经系统、妇科等方面的疾患。芒针既能治疗短针所治疗的病种，又能补偿短针的不足。近年来芒针治疗范围进一步扩大，除可治疗大多数慢性疾患外，对一些急性病，如中风、昏迷、休克、心绞痛、癫狂、哮喘、咯血等，以及急性疼痛，如胃痛、神经痛、头痛、经行腹痛等均有较好的治疗效果。

7. 浮针法

浮针法由符仲华博士发明，最早用于对肱骨外上髁炎的治疗，以后逐渐发展为以治疗软组织损伤和疼痛的疾病为主。近年来，浮针疗法在非疼痛性疾病的治疗中取得了一定的进展，如颈性眩晕、中风后上肢运动神经元损伤的上肢痉挛强直等，在临床应用时还发现浮针疗法对感冒、咳嗽、耳鸣、胸闷等也有很好的疗效。

## 六、针法发展的历史意义

（一）对西医临床治疗的影响

20 世纪以来，中医学尤其是针灸学进入了应用现代科学知识与技术从综合走向分析，从宏观走向微观的阶段。同时，西医学则正从分析走向综合。中西医在这种发展中不断地相互渗透、吸收对方具有优势的理论知识，随着中西医之间结合点的不断增多乃至融合，人们对疾病病因病机、诊疗原理和针灸作用机制的认识产生了质的飞跃，在此影响下，西医院设立针灸科，临床各科也将针灸作为辅助治疗的手段，取得了良好的临床治疗效果。

针灸医学要融入国际主流医学，目前面临着良好的发展机遇和严峻的挑战并存的局面。就整体而言，针灸科室治疗病种狭窄的局面仍然严重，针灸工作者长期局限治疗面瘫、颈椎病、中风后遗症等运动系统和神经系统病症的状况依然存在，针灸临床科研所拓展的病种及其有效方案尚未得到及时和有效的推广。因此，必须对针灸科室病种萎缩的危害性有足够认识，采取切实措施，拓宽临床病种，为造福人类健康、培养针灸人才、探讨针灸疗效规律和科学原理提供更广阔的舞台。

"十一五"以来针灸科通过与康复、疼痛、神经等科室的合作共建，临床治疗病种得到增加。针刺技术与康复技术结合，提高了中风后遗症的痉挛性瘫痪、假性球麻痹、肩手综合征等中风难治症状的疗效；针法与心理科合作，开展针药结合治疗抑郁症，改善了中风后抑郁症状。针刺技术还更多地介入了其他中风相关性病症，如高血压、糖尿病、高脂血症、冠心病、肥胖症等。

近年来，临床各科更主动运用此技术，不少医院的神经精神科、麻醉科、外科、急诊、肿瘤科、妇产科、五官科等将针法用于专科病症治疗，如应用于神经外科的昏迷促醒、神经内科的脑血管意外并发症、肿瘤科的减低放化疗不良反应，泌尿科的前列腺病症、肛肠科的顽固性便秘、眼科的干眼病、"蝶腭神经节针刺术"治疗鼻病、麻醉科的手术后并发症等，这些成果对促进针灸医学的发展均起到了积极作用。

（二）对针灸学科发展的意义

2010 年，中国针灸与中国京剧同时被联合国教科文组织收录到人类非物质文化遗产名录中，这标志着中国针灸对历史、文化和社会等诸多领域均有影响。针法，是针灸临床最为常用的技法之一，是针灸学科应用于临床产生疗效的基础，直接关系到针灸的治疗作用，有关针法的研究一直是针灸发展的重要内容。目前我国针灸学发展存在的问题之一是针灸多种疗法配合应用的优势趋于淡化，影响了针灸学科特色的发挥。

20 世纪 50 年代以来，我国科学技术进入迅速发展的时期，这段时期将传统针法与现代科学技术知识相结合创造出多种多样的针刺技术，如把针灸与电学技术结合的电针疗法，与骨伤科松解术相结合产生的小针刀疗法，与药物注射技术相结合产生的小剂量药物穴位注射疗法以及利用各种理化因子作为穴位刺激物而发展起来的各种无创伤性穴位疗法，如穴位磁疗法、穴位激光照射、穴位微波辐射、穴位红外线辐射、穴位药物离子导入疗法、穴位药物贴敷疗法等。这些方法极大地丰富了针法的内容，而且对规范针刺操作手法、提高针刺临床疗效具有重要的意义。

耳针、头针、眼针等在局部区域所存在的独立、完整的微针疗法，以生物全息理论为作用基础，除了治疗作用外，还具有诊断上的价值，通过对反应点所代表的部位进行分析，来推测患病的部位。微针系统疗法经过几十年的发展，临床及实验研究报道众多，相关系统性总结的著作、教材的出现及国家标准的颁行，标志着微针疗法已自成体系、影响力不断提升，现今已成为整个针灸学、刺法灸法学中的重要组成部分，对针灸教学、临床与科研有着重要的意义，推动了针灸学科的发展。

针灸技术发展日新月异，无论是特殊部位针灸治疗技术，还是特种针具针灸治疗技术等都要求取穴精准、操作规范、安全可靠。每一种针灸技术的创新都应该把标准化、规范化放在首要，这样才能保证技术的有效、安全，才能更好地推广。同时，针对每项成熟的针灸技术均应制定相应的操作标准，以保障针灸在临床应用过程中更加规范有效，在世界范围更好地发展与应用。

针法内容丰富使针灸学科也得到了前所未有的发展，同时我们也要认识到由于针灸学治疗方法多样，使针灸治病的手法和机制用现代医学的理论无法完全模拟、解释，增加了针灸学与现代科技结合的难度。针灸如何与多学科交叉结合，也是需要继续研究的问题。当代科学取得的成就建立在学科分工和合作的基础上，一方面，正是学科分工的不断细化、深化，推动了科学的发展；另一方面，在学科不断分化的同时，学科之间的交叉和融合也是推动社会科学不断发展的重要力量。学科交叉拓宽了传统学科的研究视野和研究领域，形成新的学科生长点，与其他学科的交叉可以促进针灸学科更好的发展，一些计算机软件、仪器设备在针灸领域起到了辅助治疗、评价、检测筛选等作用。

（纪　军）

# 第二节　灸法

灸法是疾病治疗的重要手段之一，从古至今应用广泛，灸法发展至今，不论是灸疗器具、灸疗技术，还是适应病症，均有巨大的改变。近现代以来，艾条灸逐渐成为灸法的主要操作。在现代科技手段的支持下，各种形式的灸具迭出，灸疗操作简便易行，被普通大众广泛接受，保健灸法得到空前发展，且逐渐商业化。

## 一、灸材、灸具的发展

（一）制绒方式产业化

艾叶作为灸法的主体材料，是历代医学家临床实践常用的选择。古人采用捣碎过筛的方式制作艾绒，但人工捣碎效率低下，逐渐不能满足现代人的需求，制绒方式也发生了较大变化。现代只有少数民间手工作坊保留着古代人工捣碎过筛的制绒方法，而工业化大量生产多使用机械粉碎过筛实现，其弊端在于机器工作时产生的高温易使部分挥发性成分散失。根据加工程度的不同，艾绒有粗细之分，制艾炷多用细者，制艾条多用粗者[26]。目前，市场上的艾绒商品规格多按照艾绒纯度和原料艾叶的贮存年份来划分等级，通常艾绒的纯度越高质量越好。按原料艾叶的贮藏时间长短不同加工成的艾绒分为新艾绒、一年陈、二年陈、三年陈等。

在现代临床研究文献中，灸疗所使用的材料十分丰富，除艾之外，材料繁杂多样。以桃枝、桑枝、药锭、药捻、灯芯草及一些芳香发泡的材料等作为灸材的药物灸法在现代临床亦有所应用。如灯芯草灸、药锭灸和药捻灸、桑枝灸、烟草灸、硫黄灸、黄蜡灸、桃枝灸、竹茹灸、麻叶灸、线香灸、火柴头灸、神灯照灸等。

（二）灸具多样化及智能化

现代科技的进步加速了灸具的发展，使传统的温筒灸、木灸盒、温灸箱、竹筒温罐、金属温罐等逐渐改良，展现出类型多样的灸具。近年来灸具研制多从温控、烟控、多功能、多方位精准、样式、施灸部位等方面出发。

（1）温控灸具：该类灸盒改善了灸具存在的控温难的问题，并且温度过高时还有报警提示，同时设置了防护网以防烫伤。

（2）烟控灸具：该类灸具使室内空气清新，患者感到舒适，同时避免了艾烟浓度过重带来的危害。

（3）多功能灸具：①针灸磁多功能灸具：简单、体积小，不仅具有灸疗的功效，还在艾灸的过程中增加了其他用途与效用，便于推广。②智能型多功能灸具：能使患者产生多种灸感，艾片药力用尽，避免了浪费，但没有通过燃烧艾条而是采用电艾片的形式使用，这是否具有同样的效用是值得研究的。③整合多种疗法的多功能灸具：除艾灸外，还可在艾灸的过程中增加刮痧、点穴、分经等。

（4）多方位精准灸具：设有多个灸头，可对多个穴位同时施灸，可任意调整方向、高度，可隔空灸。

（5）床式灸具：可移动拆卸垫板，床体相对封闭，能聚药、聚热、渗透力强、灸面广。

（6）分部位灸具：针对膝关节、手腕、前臂、腰背、耳部等部位分别研制的灸具，这类灸具可以解放双手，也可以方便患者活动[27]，如鼻灸器[28]。

（7）配合灸法而产生的灸具：如用于吹灸疗法的温灸器、热汽流喷灸仪[29]以及方便督灸操作产生的督灸盒、督灸器、督灸床、排烟器等[30]。

（8）方便动物实验的灸具：这类便捷的动物实验灸疗器，高效化，结构简单，理念新颖，操作安全，省时省力，可同时对多个穴位施灸，且价格低廉，可控性强，有效解决当前艾灸实验操作烦琐、耗时、稳定性差的问题，使实验过程中艾灸操作简单化、便捷化、高效化[31]。

随着灸具的不断普及和应用，灸法也从烧灼灸法向温和灸法的方向发展。温灸器的使用在一定程度上解放了人力，使艾灸操作更加简便，应用性更加广泛[32]。

## 二、灸法操作的革新

### （一）悬起灸的发展及盛行

灸法治疗原理是通过对皮肤的温热刺激，借助经络的传导作用，对疾病起到防治的作用。灸疗是我国最古老的温热疗法之一，但是几千年来灸法发展日新月异，操作方法层出不穷。进入20世纪后，太乙神针失去了清代及民国初期时的盛况[33]。承淡安提出"太乙神针之功效虽卓，而药方复杂，已不适于现代患者之体格"，于是在父亲承乃盈制作的药艾卷处方的基础上进行改良形成了"有太乙神针之功效而无其流弊"的念盈药条[34]。1984年，刘浩声将50年来研究太乙神针的经验汇编成了《太乙神针灸临证录》，进一步推动了"太乙神针"在现代的继续发展和应用[35]。

直接灸痛感较强烈，唐宋以后应用日趋减少，而文献记载中，直至明清时期，灸法仍以艾炷灸、实按灸为主。艾条灸在形成之初，主要作为"熏法"的工具使用，古代医家多取艾条燃烧所产生的药烟以治疗疾病。这种治疗方法散见于唐代及以后文献中。陈修园医学丛书《太乙神针》中附载的叶圭的操作方法，主张把艾卷提起，离开铺的布约一寸多高，慢慢地熏烤，使热气隔布透入皮肤[36]，即将实按灸改为悬起灸。民国时期，悬起灸并未受到重视，大部分灸疗专著仍对其少有提及。承淡安还评价悬起灸不过"使局所发生热感，血液发生变化，其效极微。然病者可以减少痛苦，近人多喜用之"[37]。至中华人民共和国成立前后，悬起灸才发展成为一个独立系统的施灸方法。

当时的学者认为灸疗能够防治疾病主要在于其对穴位产生了适当的温热刺激，通过激发和调整人体的神经系统发挥作用，而艾炷灸燃烧至炷腰段才会达到适当的温度。于是他们对传统的艾炷灸进行改良形成了一种新的灸法，定名为艾卷灸，并提出艾炷灸可以治疗的疾病均可用艾卷灸替代[38]。随后此法逐渐在全国范围内得到推广，并被作为主要的施灸方法用于多系统疾病的治疗。

（二）隔物灸的拓展

隔物灸出现于魏晋，唐宋金元时期得到了进一步发展，及至明清时期，隔物灸发展渐趋缓慢，明代杨继洲的《针灸大成》在前人基础上扩展了隔物灸所用的隔垫物的种类，如盐、药物、硫黄蒜饼、槐皮等[39]，清代中后期，隔物灸主要在民间流传，民间医家成为隔物灸发展的主力，古人对隔物灸的认识被系统地整理并有所发展，各种土方隔物灸法层出不穷。中华人民共和国成立后，隔物灸由于操作简便、安全，疗效确切，在医疗和日常生活中被积极推广，隔物灸所采用的隔衬物品种从简单到复杂，从单一药物到复合组方；隔物灸的具体操作也逐渐多样化、详尽化，从简单的纳脐中，到做成饼状、钱状，对于隔物灸的治疗病症也扩展到内、外、妇、儿多种疾患。

除了从传统雷火神针、太乙神针的实按灸的操作方式逐渐演变为现在悬灸的操作方式，也有部分操作方式相融合的方式转变，如燎灸法，其操作为使用火针（或圆利针），以75%乙醇消毒局部，用酒精灯将针尖灼烧至发红，对准施灸部位，一触即可，可连续操作，巧妙地将针与灸结合，对多种疾病治疗效果显著，又诸如为减轻灸量而产生的笔线点灸以及部分医家认为悬灸中雀啄的操作应该类似于实按但是不接触皮肤表面的操作模式等，其目的都是提高灸法的疗效。

近年来，有关灸法的报道急剧增加，灸法防治各类病症超过200种，灸治方法日益丰富，并且结合现代科技出现了光灸、冷冻灸、电热灸、铝灸等。灸法研究课题被列入国家"973"科研项目，众多中医专家经过大量细致的研究工作[40]，不仅明确了灸法的治疗作用，在一定程度上也总结和发现了灸法的临床规律，使灸法无论是在临床治疗还是在保健养生方面都得到了广泛使用。

## 三、新灸法的产生

随着灸法的发展，结合现代临床疾病特点，结合传统灸法理论及现代技术，从传统的艾炷灸、实按灸逐渐衍生出多种新型灸法，将灸法的适用范围进一步扩大的同时给研究灸法提供了新方向、新思路。

（一）热敏灸

热敏灸，即"腧穴热敏化艾灸新疗法"，是基于临床，对灸疗热敏现象进行系统研究之后发现的。热敏灸技术在传统艾灸疗法的基础上，以腧穴热敏化学术思想为理论指导，操作时选择热敏腧穴悬灸，激发透热、扩热、传热等经气传导，从而达到气至病所。热敏化腧穴是人体在疾病状态下，相关腧穴对艾灸产生的热异常敏感，产生一个非局部或非表面的热感，甚至非热感，这种现象为腧穴热敏化现象，这些已热敏化的腧穴称为热敏化腧穴。在灸治的过程中出现"透热""扩热""传热""局部不（微）热远部热""表面不（微）热深部热""产生其他非热感觉"等热敏态改变，产生"小刺激大反应"，直至所有与该病症相关的热敏腧穴消敏，达到"敏消量足"的状态。此为江西中医药大学陈日新教授团队提出[41]。

热敏灸突破性地通过艾灸温热的刺激，使穴位达到敏化状态，能够更客观地评价病理状态下穴位的特性，给针灸界研究腧穴特异性提供了帮助。而艾灸作为以温热刺激的特色疗法也给针灸研究经络、腧穴及其机制提供了新思路、新方向。热敏灸作为中医的新概念、新方法仍有很大的空间亟待研究和发展，以便在临床推广应用。

（二）大面积铺灸

近现代以来有创的瘢痕灸、实按灸逐渐退出历史舞台，艾灸的主要形式转换为隔物灸和悬灸，灸量较传统灸法明显下降，需要一种既不损伤皮肤，又有足够灸量的灸法。大面积铺灸由此应运而出，常见的如督灸。督灸根据古法"长蛇灸"结合"铺灸"操作改进而来，是一种在督脉上施以隔药或隔姜或隔蒜灸的疗法。近代以来以治之以骨、药熨疗法、隔物灸法、发泡灸法等为理论基础创新研发出主要用于治疗强直性脊柱炎的一种特色艾灸疗法。目前随着督灸的理论与临床的不断发展和创新，其适应证已逐渐拓宽到临床各个专科和领域，在预防与保健领域占有一席之地，丰富了艾灸疗法的内涵和效用。

（三）其他新灸法

按摩灸是源于实按灸，又称点按灸，系将传统的实按灸法和按摩手法巧妙结合起来的一种灸疗方法。操作方法是用增效液浸泡红布，将红布中的增效液控干，平摊于左手，然后将皱纹纸折成 10 厘米 ×10 厘米左右的方块（8 层厚），放在棉布上，用点燃的艾条直接放在皱纹纸上，迅速将红布与纸裹紧艾条，沿经络循行部位，以点、按、揉等手法施术，同时配合点穴等手法，以局部潮红为度，由河南中医学院第三附属医院王民集教授创立。对临床治疗手段的优化组合及创新发展提供了新的思路。

动力灸是在实按灸 – 太乙神针的基础上发展起来的创新灸法，有机结合了中药、艾灸、推拿 3 种中医传统特色，将浸泡了中药药液的红布和有韧性的隔垫纸包裹点燃的艾条，红布接触人体皮肤，趁热在需要治疗的部位进行点、按、揉、摩、抖、振颤等推拿手法，使热量渗透到皮肤深层。这种灸法既解决了实按灸治过程中艾条易灭，垫纸易燃，患者容易被烫伤等问题，又解决了现在临床运用悬灸导致的热量不足等问题。动力灸脱胎于传统实按灸的操作结合推拿手法与中药，虽然对操作者有较高的要求，但不失为一种将众多传统优势结合起来的特色疗法。

以上近年出现的不同灸法，分别从艾灸的特点分析研究、灸法与其他操作糅合以及灸法的传承改进创新，多种角度给现代艾灸疗法画上了浓墨重彩的一笔，也为今后艾灸甚至针灸领域的传承创新提供了方向，为针灸创新发展和现代化提供了思路。

## 四、保健灸的繁荣

古代医家对保健灸法的论述颇为丰富，积累了丰富的经验。随着现代社会亚健康状态人群越来越多，人们逐渐认识到预防保健疾病的重要性，而灸法作为一种简便易学易操作的方法，也越来越受到人们的欢迎。如承淡安所编的《针灸杂志》中记载"仙传寿灸法"；田从豁的《中国灸法集萃》中将保健灸法以穴汇集为九大类，每类中均详列灸法及适应证；靳瑞等著《保健灸法》，分列小儿、青年、中老年、妇女的保健灸法，并论述了足三里在保健灸中的作用，介绍了俞募配穴，按时施灸的方法。而医籍中也有幼儿及少年灸风门及身柱，青壮年灸足三里、三阴交，50 岁以上灸关元、气海、涌泉等的记载。

保健灸强调在疾病没有发生或转变之前进行治疗，属于中医治未病范畴。保健灸作为治未病的主要手段之一，其临床应用及实验研究越来越广泛和深入。从临床来看，保健灸治疗范围不仅仅局限于无病状态的保健，对疾病前病、潜病、早期防变等均有较为广泛的应用；常用施灸方法包括艾条温和灸、艾炷灸、隔物灸、发泡灸等；保健灸常用穴位有足三里、神阙、悬钟、关元、中脘、肾俞、命门等。艾灸在保健中的应用越来越广，大椎温和灸可清脑宁神、延年益寿；风门温和灸可预防高血压，隔姜灸预防流感；小儿温和灸身柱穴可强身保健。除中国外，保健灸在海外也得到了广泛的应用，如日本针灸医师代田文志主张人到18岁灸风门可预防肺结核；24岁灸三阴交可预防生殖系统疾病；30～40岁灸足三里使脾胃强健，防治一切疾病；足三里与曲池同时施灸，可使目明齿坚。临床实践也证明，艾灸气海、关元、中脘、足三里等穴可使肾气充济、精神健旺；艾灸涌泉、绝骨可以预防血压升高；艾灸百会穴可令血压升高，瘢痕灸可预防中风。

明末清初医家张璐在《张氏医通》中记载："冷哮灸肺俞、膏肓、天突，有应有不应，夏日三伏中用白芥子涂法，往往获效"，这是三伏灸法首次出现在文献记载中，后流传于世，应用广泛。尤其近年来，三伏灸将"冬病夏治""治未病"理论与天灸结合，在三伏天施灸，用以治疗和预防虚寒性疾病，尤其是肺系疾病。施灸时间为每年三伏天的头伏、中伏、末伏开始的第1天进行，选穴以膀胱经腧穴为主，结合辨证及辨病选穴，药物多选用白芥子、细辛、甘遂、延胡索等，在临床上得到了广泛的应用及推广。

医疗行为之外，大量的民间保健机构应运而生，艾灸养生行业迅速崛起并快速发展，成为养生市场的重要组成部分。

随着现代社会的进步，人们对自己的身心健康越来越重视，对于艾灸保健的作用机制、操作方法、选穴、临床运用等都有大量的研究总结，保健灸以其能够防治疾病的特色，独特的预防作用，在预防保健医学领域中占有重要的地位，又因其方便经济、安全性高的特点，十分符合当今人们的防病保健观念，成为预防疾病的主要措施。

## 五、临床应用的扩展

灸法自出现伊始便是以温热为主要刺激与治疗方式的疗法，多用于治疗虚寒性质的疾病，部分灸法由于其施灸特色更独特地治疗某些方面的疾病。如在雷火神针发明早期，《仁术便览》就有"治风寒湿毒留住经络，痛肿不散者"的描述，督灸改良早期更是专为治疗强直性脊柱炎而制，体现出灸法在应对各种不同病症的时候均有较好的特色灸法的选择的同时，也利于特殊灸法适应证的扩大和推广。

（1）悬起灸：临床应用广泛，灸法适应证中皆可应用此法。其中雀啄灸热感较强，适用于患处面积小的疾病；回旋灸热感较广，适用于患处面积大的疾病。

（2）实按灸：多采用药艾条施灸，太乙针、雷火针等多采用此法。由于针对病症不同，艾绒里纳入的药物处方各异，多用于顽痹、瘘证等。太乙神针现代临床应用于痛经、炎性反应、消化系统疾病及颞下颌关节功能紊乱等。雷火神针现代临床应用于多种损伤及痛证、过敏性鼻炎、糖尿病，此外还有白细胞减少症、眩晕等多系统疾病。

（3）艾炷灸：化脓灸法现代多用于一些疑难病症，如哮喘、腹泻型肠易激综合征、类风湿性关节炎、膝关节骨性关节炎等，在各个领域都有较好的临床疗效，但因皮肤遗留有瘢痕不易被患者接受。非化脓灸现代应用较多，适应证广泛，一般常见病均可应用，尤其适用于小儿急症、虚寒轻症等。因其灸时痛苦小，且灸后不化脓、不留瘢痕，易为患者所接受。隔物灸中隔姜灸主要应用于外感咳嗽、胃脘痛、面瘫等，尤适用于寒证；隔盐灸多用于治疗痛经、泄泻、小儿遗尿、前列腺增生等；隔蒜灸多用于未溃之化脓性肿块，如乳痈、疔疮、跖疣以及瘰疬、神经性皮炎等病症；隔药饼灸多用来治疗各种气虚、阳虚病症，还用于治疗过敏性鼻炎、肠易激综合征、排尿困难等。

这些灸治方法在扩展灸法领域的同时，也将其适应证扩展到临床的方方面面，目前临床验证有效且运用较多的病种有呼吸系统的哮喘、鼻炎、咳嗽等；心血管系统的高血压病、冠心病、心衰等；消化系统的顽固性呃逆、溃疡性结肠炎、慢性胃炎等；神经系统的失眠、脑卒中等；泌尿生殖系统的神经源性膀胱、不孕症；骨伤科的膝骨性关节炎、腰椎间盘突出症；外科的痈疽、疝气；妇科的痛经、多囊卵巢综合征等各类疾患，也得到了临床医师和广大患者的支持，然而大多数的治疗艾灸仍是以辅助治疗为主，仍需要加强对艾灸的推广，让更多患者了解和认识灸法。

（刘兰英）

# 第三节　其他疗法

除刺法和灸法外，针灸疗法中的其他疗法如拔罐、刮痧、穴位贴敷、砭石、针刀等疗法的操作简便、器具经济、疗效迅速、使用安全、无不良反应等优点已经吸引越来越多国内外专家和学者的关注，取得了一系列的研究进展。从治疗工具而言，现代科技因素不断融入，出现了抽气罐、结合磁等物理刺激的多功能拔罐仪器等。从临床应用而言，几种针灸疗法的疾病谱不断扩大，比如拔罐被运用于国际疾病分类中 20 大类系统 456 个病种的治疗[42]。尤其是随着研究方法和科技手段的不断进步，关于其他疗法的机制探讨、规范化标准化工作成果显著，为临床进一步的应用和推广提供了有力的科学依据。

## 一、拔罐法的推广

（一）工具革新

最早的拔罐工具是兽角，但在具体使用过程中，兽角，包括后来的陶罐、竹罐，其负压造成的吸附力均不强，也不能实现可视化，这些都不利于实时的操作观察和进一步的调整。现代材料科学的发展和制作工艺水平的提高，促进了罐具变革。玻璃罐的罐口小于罐身，更容易吸附，也实现了可视化，为临床操作带来更多空间；其缺点是掉落时易碎，而抽气罐的制作材料为塑料，很好地解决了这个问题，从而实现了罐疗的家庭化，方便自我使用，更为大众接受。

为了满足不同的治疗目的，不同材质和功用的罐体相继出现，如塑料挤压罐等，乃至电拔罐、拔罐治疗仪等现代拔罐治疗器械。而不同材质和功用的拔罐工具对临床疗效产生较显著的影响。比如一种同时具有负压和磁、热等物理刺激作用的多功能拔罐仪器应运而生，这种多功能拔罐仪利用电动机真空泵抽吸罐内空气，可准确调控罐内负压，且罐底装置有稀土发热材料，通电后可产生一定强度的磁场和温热刺激，可发挥综合性的治疗作用。

在罐具操作方面，已由古代的燃火法、煮水法发展为现代的抽气、挤压及电动等；在罐具的使用方法方面，也由单纯地静止留罐发展为走（推）罐法、闪罐法、提罐法、摇罐法、颤罐法及配合电针、红外线及各种现代化理疗设施等。值得一提的是走罐法，表明罐具不再是单一的静止吸附，实现了罐体的移动及从静到动的转变。相关最早文献报道见于 1956 年《上海中医药杂志》发表的"拔火罐"一文[43]："移罐法就是用热酒抹在火罐拔的皮肤周围，用手扶住火罐，用力缓缓向一方掉转罐身，随着酒的滑润，罐就移动了"。后来，在单向操作的基础上作了调整，"用罐吸拔后，一手握住罐体，略用力将罐沿着一定路线反复推拉，至走罐部位皮肤紫红为度"。

（二）操作规范发布

为了进一步规范临床，便于拔罐在世界范围内更好地推广和使用，我国于 2008 年颁布实施了《中华人民共和国国家标准针灸技术操作规范第 5 部分：拔罐》（GB/T 21709.5–2008），规定了拔罐的术语和定义、操作步骤与要求、注意事项与禁忌等内容，实现了拔罐疗法的标准化。

（三）临床应用的扩充

中华人民共和国成立后，随着社会的发展、科技的进步，拔罐疗法在广大医务工作者的挖掘、整理、验证、总结和提高下，不断取得丰硕进展。拔罐疗法也由最初的单纯地吸拔脓血发展为治疗众多疾病的一种疗法。尤其是 2016 年夏季奥运会期间，各国运动员普遍运用拔罐疗法祛除运动疲劳，使拔罐疗法越来越多地受到传统医学专家和主流医学界的关注，对拔罐疗法的研究起到了巨大的推动作用。拔罐疗法的临床应用也大大拓展。拔罐疗法的适宜病症广，特别是对第三横突综合征、肌筋膜炎、肩周炎、颈椎病、双侧膝骨关节炎、腰痛、神经根型颈椎病、面神经麻痹、感冒、支气管哮喘、带状疱疹、痤疮、咳嗽、落枕等有明显的治疗优势。

## 二、刮痧法的广泛使用

（一）工具及操作规范化

相对古代刮痧工具，如铜钱、匙、碗等的随手取用。现代的刮痧工具更贴近临床需要，无论种类还是材质都发生了非常大的变化，更加丰富。根据形状和适用部位的不同，刮痧板可以分为：①椭圆形刮痧板：呈椭圆形或月圆形，边缘光滑，宜用于人体脊柱双侧、腹部和四肢肌肉较丰满的部位。②方形刮痧板：一侧薄而外凸为弧形，对侧厚而内凹为直线形，呈方形，宜用于人体躯干、四肢部位。③缺口形刮痧板：边缘设置有缺口，以扩大接触面积，减轻疼痛，宜用于手指、足趾、脊柱部位。④三角形刮痧板：呈三角形，棱角处便于点穴，宜用于胸背部、肋间隙、四肢末端部位。⑤梳形刮痧板：呈梳子状，既可以流畅刮拭，又可以保护头发，宜用于头部。⑥细勺形刮痧板：状如细勺，边缘圆润，宜用于面部等。

根据材质的不同，刮痧板又可分为树脂板、硅胶板、磁石板等。①树脂刮痧板：抗摔、不易损坏，且容易塑形。同时因其化学性质稳定，没有偏性，不会产生任何化学作用，适合寒热、虚实各种病症的痧疗。②硅胶刮痧板：光滑好用、不易损坏。同时因其质地柔软，适合痛阈低者使用；也可用于拍痧，刺激量小，不易损伤皮肤。③磁石刮痧板：将磁疗技术融入痧疗，兼具疏通经络、消炎止痛等作用。

最初的痧疗介质如水、油剂等，更多的是作为润滑之用，目的是为了减少操作阻力，减轻患者疼痛。但随着痧疗技术的发展和临床治疗的需要，现代痧疗介质也出现了不同的剂型。如①中药煎剂：根据中医辨证论治思想，以及患者的不同证型，配用不同中药煎煮，取其药液作为痧疗介质。例如，风寒证选用麻黄、桂枝、羌活等；风热证选用薄荷、防风、桑叶等；血瘀证选用桃仁、红花、威灵仙等。②酒剂：用白酒（高粱酒、米酒等）或者根据患者体质而配制的药酒作为痧疗介质，具有疏通经络、温经散寒、祛除病邪的作用。③膏剂：是用中药加工而成的软膏状的痧疗介质，如活血化瘀膏等。还包括新型改良痧疗介质，如专用的痧疗油、痧疗乳、B超黏合剂等。这些不同介质的变化，不仅反映了现代赋型技术工艺的发展，更提高了痧疗的临床疗效。

刮痧工具的发展，也促进了刮痧操作方法的进一步丰富。比如细勺型刮痧板的出现，使得面部刮痧成为可能，从而为周围性面瘫等面部疾病提供了一种新的无痛的治疗手段。

2009年，经中国国家标准化管理委员会审核，《针灸技术操作规范：刮痧》（GB/T 21709.22）颁布实施。该标准吸收近年来刮痧操作技术与临床研究方面的最新成果，从内容、结构和体系等方面对刮痧的相关术语、刮痧工具和介质、刮痧的操作步骤、施术方法（刮痧手法、刮痧次序、刮痧方向、补泻方法、刮痧时间、刮痧程度）、术后处理、适应范围、注意事项和禁忌等方面进行了全面的规范。这也从一个侧面表明国家和法律层面对刮痧发展的认可。

*（二）临床应用系统化*

目前，临床上单独应用刮痧治疗的病种多集中在儿科，更多的应用是配合针刺、推拿等治疗。杨敏等[44]专门分析总结单一刮痧疗法的临床病证谱发现，单一刮痧疗法临床病症谱共包括93个病证，分布于15个病证系统，居于首位的是肌肉骨骼系统与结缔组织病症，其次为神经、呼吸系统疾病；高频病证包括颈椎病、肩周炎、感冒、落枕、腰背痛、失眠与原发性高血压。

## 三、穴位贴敷的推行

穴位贴敷作用于人体主要表现是一种综合作用，既有药物对穴位的刺激作用，又有药物本身的作用，而且在一般情况下往往是几种因素之间相互影响、相互作用和相互补充，共同发挥的整体叠加治疗作用。首先是药物的温热刺激对局部气血的调整，而温热刺激配合药物外敷必然增加了药物的功效，多具辛味的中药在温热环境中特别易于吸收，由此增强了药物的作用、药物外敷于穴位上则刺激了穴位本身，激发了经气，调动了经脉的功能，使之更好地发挥了行气血、营阴阳的整体作用。

穴位贴敷疗法现今仍广泛运用于临床。作用直接、适应证广、用药安全、简单易学、取材广泛、疗效确切、无创无痛等优势和特点，确保其不断的发展。目前穴位贴敷疗法中，应用最广泛的是"三伏贴"，又被称为"天灸"，在三伏天，于穴位上敷以辛温走散、逐痰通经之药物，尤其适用于呼吸系统病证。随着现代研究的不断深入，三伏贴也被用于呃逆等病证的治疗。

## 四、砭石疗法的复兴

砭石疗法起源于石器时代，最早见诸文字记载当属马王堆帛书和《内经》。自汉代以后，关于砭石疗法的记载较为少见。20世纪30年代，专门记载砭石疗法的《砭经》问世。1949年之后，随着考古学的发展，出土了大量的石器，其中就有古时作为医疗工具的砭石。中国中医科学院马继兴研究员发表了多篇砭石考古的论文，在砭石的考证、时代认证及形态认证等方面作出了杰出的贡献。

20世纪90年代，邓明德、耿乃光等主持的"遥感用于地震预报的基础实验研究"系列国家课题，并依靠此技术力量找到了一种古称泗滨浮石的岩石，可以称之为砭具佳石。使用泗滨浮石制作砭具对人体进行治疗时，除对人体经络、穴位、反射点有力学刺激外，还有超声刺激与远红外辐射效应[45]。耿乃光等参照出土砭具、民间石疗工具，并结合现代人的需要用泗滨浮石制作了砭块、砭砧、砭尺、砭棒、砭锥、砭球、砭轮和砭滚等多种新砭具，总结出适合现代人的新砭术16法：感、压、揉、擦、刺、划、叩、刮、扭、旋、振、拔、温、凉、闻、挝，从而使失传近2000年的中医砭石疗法得以新生，并建立起为现代人的医疗保健服务的新砭石疗法[46]。

砭石疗法在骨关节病、中风后遗症的康复、急性肌肉痉挛（经筋病）、妇科疾病（痛经、月经不调等）、慢性疲劳综合征以及头痛、头晕、感冒、近视、皮肤病、糖尿病等的治疗上有较好的疗效，在治疗某些血液病、癌症和冠心病等方面也显示出较好的前景。

## 五、蜂针疗法的兴起

蜂针疗法，是利用蜜蜂螫器官为针具，循经络皮部和穴位施行不同手法的针刺，用以防治疾病的一种自然疗法。由房柱等在民间蜂螫治病的经验和传统针灸医术的基础上，经过几十年的实践不断发展总结出来的。经国内外蜂针研究者的继承和发扬，蜂针疗法已在保健医疗事业中显示出独特的效用。蜂针既给人体以机械刺激，同时自动注入皮内的适量蜂针液，又具有独特的药理作用，而继发的局部潮红充血兼具有温效效应[47]。

蜂针由工蜂产卵器特化而成，其精细远远胜过当今毫针和穴位注射用的针头，无须消毒，用过即弃。蜂针疗法的取穴原则和适应证都与针灸类似，除了取体穴外，还可以取耳针、头针等微针疗法的穴位治疗，治疗时可以采用循经散刺法、穴位点刺法、经络全息刺法等，对于风湿性关节炎、类风湿性关节炎、坐骨神经痛等经受蜂针治疗反应轻微者，或已适应蜂针治疗过程，而病情需要强刺激的患者，还可以采取活蜂螫刺法。

## 六、穴位埋线疗法的兴盛

中医穴位埋线疗法是一种新兴的穴位刺激疗法，是在中医脏腑、气血、经络理论指导下，把羊肠线或生物蛋白线埋置在相应的腧穴或特定部位中，利用其对穴位的持续性刺激作用来治疗疾病，操作方法类似针灸，是针灸疗法的延伸。现代穴位埋线疗法是在传统留针、埋针方法的基础上不断继承发展起来的，其操作简单，疗效持久，临床应用日益广泛，技术更新发展较快，形成了各具特点的埋线方法。

20世纪60年代初，解放军医疗队在河北石家庄应用埋线疗法治疗哮喘病，开创了穴位埋线治疗的先河，当时的治疗方法是在穴位上用手术刀割开一口，放入羊肠线，然后再缝合，治疗效果十分满意。1969 年，军医陆键发明了埋线针，埋线疗法进一步简单化。20 世纪 80 年代初期，中医工作者将其引入中医临床治疗中，并与辨证取穴相结合，穴位埋线疗法的疗效大幅提高。2005 年，国家卫生部对于中医穴位埋线予以了充分肯定，并将其列为"百年百项中医适宜技术推广项目"之一。穴位埋线疗法自 20 世纪 60 年代诞生以来，大致经历了形成、发展和基本成熟 3 个阶段，临床操作先后出现了切埋法、割埋法、结扎埋法等手术式埋线法，缝合针、注射针、腰穿针等刺入式埋线法，埋线针埋线和特殊手法刺入式埋线等方法[48]。总体上埋线疗法的发展与埋线针具和线体的改进、创新直接相关，在 50 余年的临床实践中，埋线工具和线体有了质的飞跃，埋线操作方法也得到创新发展。2000 年以后，穴位埋线疗法处于基本成熟期，埋线工具和线体有了质的飞跃，埋线方法已进入了微创埋线时代，在临床应用中出现了更加微观、系统、具体的操作方法。其操作更加简单，无须麻醉，不良反应小，方便易行，患者更易接受，依从性好，安全，定向性高，临床更易于推广应用，逐渐代替了形成发展时期的埋线方法，广泛应用到临床各科如内科、外科、妇科、儿科、骨科疾病以及皮肤、美容等方面的治疗和预防。

## 七、刺络放血疗法的复兴

刺络放血疗法是一种通过针具对人体浅表小静脉、特定腧穴、病灶处或病理反应点进行针刺，并放出适量血液，用以治疗疾病的治疗方法。其起源可追溯到新旧石器时代。马王堆帛书及《内经》中多处记载刺络放血疗法，并首次提出了"宛陈则除之"的治疗原则。在后世医家不断补充下，刺络放血疗法理论得到了完善和发展。根据近 50 多年来国内有关书刊的不完全统计，现代适宜刺血治疗的疾病已经超过 150 种，遍及内科、外科、妇科、儿科、五官科、皮肤科等各科，并收到了较好的效果。此外，用现代科学技术研究刺血作用原理的工作已经得到越来越多的基础和临床工作者的重视，并在刺血疗法对血液成分、血管功能、免疫防御功能、体温调节功能、消化功能及神经 – 肌肉功能的影响等方面取得了初步成果[49]。

拔罐疗法、刮痧疗法、穴位贴敷疗法、新砭石疗法、穴位埋线疗法、蜂针疗法、刺血疗法等其他疗法已被广大普通民众所熟悉和使用。随着大众对自然疗法的关注，这些疗法将以其独特疗效、简便易用、痛苦较小等优势，有很好的发展前途。从另外一个角度看，作为针灸技法的重要组成部分，这几种疗法的研究内容、深度和广度都亟待提高。比较迫切的问题包括缺乏明确的操作规范和疗效评价标准，影响疗法有效性的客观分析和评价；临床应用更多的配合其他疗法，单一独立疗法研究薄弱，影响其深入使用；明显偏重于临床疗效观察，疗法的理论研究及学术性不足；疗法作用的基础研究薄弱，应把临床研究和机制探讨结合起来；学术专著不多，亟须相关专门科学著作的充实和完善；等等。

（沈　峰　王　丽）

# 第四节　临床诊疗

如今，针灸临床诊疗技术与现代科技相结合，多学科的交叉渗透，使其有了新的内涵，分化出许多新的诊疗手段。技术的提高大大扩充了针灸临床的适应证范围。目前针灸临床适应证已经涵盖了内科、外科、妇科、儿科等各科疾病，所采用的诊断技术，除了传统的中医四诊八纲外，还将西医学的诊断知识应用到针灸临床上来。此外，随着学科的发展，许多新的诊断和治疗手段也被纳入针灸临床诊疗体系，比如中医望诊中对皮肤、病变局部等的特殊观察方法、与声、电等技术相结合的诊疗仪器等，丰富了针灸临床诊疗体系。

## 一、诊察手段的多样化

（一）传统诊法的发展

1. 脉诊

古人"凡将用针，必先诊脉"（《灵枢·九针十二原》）。处方选穴、针刺补泻，皆依脉象而定，故为针者不可不知脉。另外，在针灸治疗中，脉象还是判定疗效的重要客观指标，因此脉诊贯穿针灸全过程。自《难经》以后，独取寸口诊脉法盛行，而早期的其他诊脉法渐渐不为人知。诊脉法从早期的分部遍诊法演变为"独取寸口法"，从形式上看似变简单了，但实质上却变复杂了，由实在变为虚玄。由于独取一处脉而诊周身之病，需要诊查的脉象变化内容必然是越来越复杂，最后变成"在心易了，指下难明"，其可操作性越来越差，现在针灸临床工作者对于脉诊的应用也越来越少。

早期的脉诊实践不但与经络学说的形成直接相关，而且对于针灸临床实践有着重要的指导作用。《内经》时代，在针灸临床上对于刺灸部位的选择，以及刺与灸、不同刺法的选择，都要根据脉象而定，这在《内经》中有大量论述。推而广之，根据针刺前后的脉象变化，还可判定针刺手法的效应，例如针刺补法，如果不能使虚弱之脉变充实，则不能称之为"补法"，也就是说，凡是能使虚脉变为充实脉之手法皆可谓"补法"。

当今的针灸医生即使诊脉也只是于针灸前切脉以证，而对于针灸治疗中及治疗之后的脉象变化多不留意，使脉诊的运用范围越来越小。

2. 望诊、问诊和切诊

由于气血变化可以反映于体表的相关部位，令其出现特殊表现，因而通过望诊能够认识和推断病情。针灸临床中，对于局部望诊应用较为广泛。尤其是微针疗法兴起之后，局部望诊的内容得到较大扩充。

耳针疗法中，将耳郭上凡是具有诊断和治疗作用的点或部位统称耳穴。临床实践和实验研究证明，当机体的组织或器官发生异常变化时，往往在耳郭的特定部位会出现色泽、形态、痛敏感及电特性等改变。这种改变通常被称为阳性反应。由于检测方法的不同又有诸如阳性反应物、压痛点、良导点、敏感点、着色点等名称。临床诊断时，常用望诊法观察病变部位的形态、色泽等变化，以判断机体的异常。例如红色多属急性病、炎症性疾病以及疾病的发作期；白色多为慢性病、器质性以及疾病的静止期；暗红、暗灰、褐色等亦多见于慢性器质性疾患及手术后；中间白色，边缘红晕者，多为慢性病急性发作。临床常见的耳穴形状改变有点状凹陷、条索状或结节状隆起等。变形多见于器质性病变。红色丘疹为急性或炎症性疾病；白色丘疹为慢性或器质性疾病。脱屑呈白色片状、似糠皮样，一般不易剥落，多见于耳甲腔、三角窝、耳轮脚周围等处，临床常见于各种皮肤病、妇科病、肿瘤、便秘以及吸收、代谢功能不良、内分泌紊乱等病症。局部反光增强多见于慢性病发作期。

眼针疗法是通过诊察眼球白睛上血管脉络形态、颜色的变化来进行辨证诊断全身疾病。将球结膜分为相等的 8 个经区进行观察：1 区为肺和大肠，2 区为肾和膀胱，3 区为上焦，4 区为肝胆，5 区为中焦，6 区为心和小肠，7 区为脾胃，8 区为下焦。通过观察球结膜（白睛）上的血管变化来推测病情。主要适用于神经系统、心血管系统、生殖泌尿系统中大多数疾病，以及胃病、胆囊炎、胆道蛔虫、肝炎、消化不良、肛门疾病、腰腿疼痛、头面五官等疾病的诊断。

此外，脊柱两侧的膀胱经循行区域也经常作为局部望诊的诊察区域，在针灸临床中广泛使用。

"疼痛"与"运动障碍"是针灸临床最常见的症状之一。疼痛的部位、性质、程度、时间、与发病的关系及以往的治疗经过等都是首先问诊的内容。根据中医学"不通则痛""通则不痛"的理论，疼痛的部位与相关的脏和经络是相联系的，这为辨证求因和审因论治提供了依据。"运动障碍"是指四肢与各关节的活动受限情况，包括运动受限程度、是否伴有疼痛、麻木等兼有症状等。

切诊中的脉诊，今天的针灸医生使用较少，更多的是应用触诊，对按、摸、叩、压的触诊检查方法尤为重视。例如触摸痛点，通过压痛的部位、范围、程度来鉴别损伤的性质种类；摸肿块可区别肿块的解剖层次、大小、形态、硬度，边界是否清楚，推之是否可以移动；触摸体表骨突变化，可以判断畸形情况；用手背测试局部皮肤的温度，可以辨识是热证或是寒证，并可了解患肢血运情况等。触诊非常重视对比，医生在触诊时，须善于将患侧与健侧作对比，正确分析通过触诊所获得的信息的临床意义。

### 3. 经络辨证

中医学治病的基本思想是"辨证施治"，强调法从证出，切中病机。用于针灸临床的诊疗手段，主要包括中医学关于疾病诊断的基本理论和方法，如四诊、八纲辨证、脏腑辨证、经络辨证等。针灸临床的特点又决定了其诊法是在脏腑辨证的基础上更加注重经络辨证。

经络是人体经气运行的通道，又是疾病发生和传变的途径。其分布周身、运行全身气血，联络脏腑肢节，沟通上下内外，使人体各部相互协调，共同完成各种生理活动。故当外邪侵入人体，经气失常，病邪会通过经络逐渐传入脏腑；反之，如果内脏发生病变，同样也循着经络反映于体表，在体表经脉循行的部位，特别是经气聚集的腧穴之处出现各种异常反应，如麻木、酸胀、疼痛，对冷热等刺激的敏感度异常，或皮肤色泽改变，或见脱屑、结节等。

十二经脉，包括手足三阴经和三阳经。它们的病理表现有三个特点：一是经脉受邪，经气不利出现的病证与其循行部位有关，如膀胱经受邪，可以是腰背、腘窝、足跟等处疼痛；二是与经脉特性和该经所属脏腑的功能失调有关，如肺经易受外邪侵袭而致气机壅塞，故见胸满、咳喘气逆等肺失宣降的症状；三是一经受邪常影响其他经脉，如脾经患病可以是胃脘疼痛、食后作呕等胃经证候。奇经八脉病证，即奇经八脉循行部位及与其相关的脏腑功能失调所表现的临床证候。奇经八脉，尤其是冲、任、督、带四脉与人体的生长发育有着密切的关系，人体脏腑经络有病可通过奇经八脉表现出来。

（二）中医辅助诊断设备的应用

现代信息技术的发展为中医诊断手段的发展带来了新的契机，随着中医传统诊断方法现代化研究的深入，脉诊仪、舌诊仪、色诊仪、闻诊仪、经络仪等已成为新兴的现代诊断技术，逐步实现了诊断技术的信息化、数字化、标准化，也逐渐突破了中医诊断方法主观性强、缺乏客观数据的瓶颈，为人工智能技术的应用奠定了坚实的数据基础。目前，国内高校和科研单位已在中医诊法技术化、仪器化研究领域进行了大量富有成效的基础性研究，利用现代科技研发适合脉象、舌象、面色诊、闻诊（包括声音、气味）等四诊信息检测的传感器和检测仪器，并开展四诊信息融合的研究，开展仪器设备的临床观察与应用[50]。已有新的诊断仪器设备进入针灸临床应用，比较有代表性的有以下几类。

1. 四诊合参辅助诊疗仪

在计算机技术的基础上，集望、闻、问、切四诊为有机结合体，并且辅以脉搏波传导分析、心电图、指端容积波分析，扩充了参与合参的信息，使得诊断更具有依据性，最后在证候 - 方药数据库的支持下，使得诊断更加客观便捷。

2. 经络检测类仪器

如经络穴位诊断仪器、经络发光特异性检测仪等。研究者通过将医学、生物学、集成电路等多学科进行汇总，利用生物电测量技术对经络进行测量。这些技术使经络客观化，有助于临床评估和治疗。研究表明，人体的穴位和体表经络的电阻和非经络部位的电阻值不同，并且当人的脏腑功能发生改变时，其所对应的体表经络电阻值也会发生改变[51]。目前有些经络检测的研究成果已经应用于临床。有学者通过检测器对人体十二条经脉和五腧穴进行标记和定量，并以此电阻值的改变作为人体生理功能变化的反应[52]。通过对 367 名糖尿病患者的体质和经络检测值进行分析，发现阳虚体质患者的肝经和心经经络值明显低于平和体质[53]，这对临床治疗具有一定的指导意义。

3. 穴位检测类仪器

在经络穴位的生物物理属性中，由于皮肤温度比较灵敏，易于观察，又能及时反映该处血管的舒缩变化。有研究者就皮肤电阻与皮肤温度的关系做过观察，发现二者具有平行性，异电量高者，皮肤温度亦高。这些研究及大量的文献资料表明，经脉或穴位部位的皮肤温度、皮肤电阻等一系列生物物理特性指标不但可以作为穴位病理性反应的客观指标，而且其中的某些技术作为客观定量指标也是可能的。基于此研制的穴位测温仪具有较高的准确性及实用性，对临床诊疗有一定的价值，为经络穴位诊断的客观化、定量化提供了一个良好的工具。

## 二、临床适应证的发展

在古代，针灸适应证主要记录于腧穴主治文献和临床文献中。据黄龙祥[54]研究，以腧穴主治文本反映的针灸适应证，包括症状和疾病计有 347 种；以临床文献反映的古代针灸适应证，仅有晋代皇甫谧的《针灸甲乙经》、唐代孙思邈的《备急千金要方》和南宋王执中的《针灸资生经》等少数医家医籍系统整理，形成可贵的临床文献。据马继兴[55]研究，以临床文献反映的适应证约有 319 种。总之，在古代，至少有 300 余种症状或疾病成为针灸临床的常见病、多发病，更多体现于急症。

在现代，针灸临床适应证表现为融合、传出和发展的特点。1957年版的《针灸学》治疗篇较好传承了古代针灸治疗学的成就，其治疗各论包括内科、妇科、儿科、五官科和外科病症，计5类78种，验方集包括内景、外形、杂病3类57种，其临床适应证合计8类135种[56]。其后历版《针灸学》袭之，只是逐渐融入部分西医疾病。第九版《针灸学》已融入西医病名24种，或以附病、或直接列入，其适应证合计8类92种[57]。近年来，极具创新意义的是针灸逐渐介入了西医手术并发症、放化疗不良反应以及药物毒副反应的治疗，形成了针灸补充治疗体系。根据杜元灏[58]的研究，1949年到2005年，按ICD-10分类，针灸临床已介入19类476种疾病。

总体而言，现代针灸适应证的特点有三：一是疾病谱系十分广泛，涵盖了临床大多数科室的疾病；二是随着临床诊断与治疗与西医的融合越来越深入，西医病名成为潮流；三是由于针灸的海外影响力的提升，针灸适应证逐渐被国际社会接受，世界卫生组织1979年推荐使用针刺疗法治疗43种疾病[59]，1996年认可64种针灸适应证[60]，2002年世界卫生组织发布针灸临床研究的回顾与分析[61]，报告针灸可治疗的疾病与功能失调有4类，共107种。其中最为重要的是临床病种的不断丰富，值得一提的是针灸对手术并发症、放化疗不良反应以及药物毒副作用的针灸补充治疗取得了很大进展。

（杜广中　王　丽）

# 第五节　诊疗机构

针灸作为中医药学的重要组成部分，具有独特的诊疗方法与特点。在我国的医疗体制中，针灸的临床诊疗主要在中医针灸诊所、中医医院及综合性医院针灸科、针灸专科医院等机构开展。针灸诊疗机构的主要形式，由中华人民共和国成立初期的个体、联合诊所及中医针灸门诊部，到中医医院针灸科和综合性医院针灸科的建立和发展，到20世纪80年代开始陆续成立了多家针灸专科医院，目前仍以中医医院针灸科和综合性医院针灸科为主。近年来，随着国家对中医药事业发展的重视，社会办中医医疗机构的发展促进了民营针灸专科医院的兴起。70年来，针灸诊疗机构的建立和发展虽历经曲折，但经过近年来的发展，已初步形成一定的规模和特色，特别是针灸专科医院的建立和发展，对促进针灸学科的发展和国际传播发挥了非常重要的积极作用。

## 一、个体、联合诊所及门诊部（1949—1954年）

中华人民共和国成立初期，针灸诊疗场所主要以民间中医个体诊所为主。中华人民共和国成立以后，党和政府在继承根据地时期中医政策的基础上，依据中华人民共和国成立初期的国际和国内形势，尤其是针对国内的医疗卫生事业现状，在中医工作方面制定并实施了"中医科学化"政策[62]。全国各地先后开办了一批中医进修学校、中医进修班和函授班，同时，开始改变传统的个体开业为主体的行医方式，努力建设现代化的医疗机构，出现了全民所有制或集体所有制的中医门诊部、针灸门诊部，号召中医师在郊区联合创办诊所，并初步在综合医院建立中医科[63]。1951 年 7 月，政务院正式批准在卫生部下建立针灸疗法实验所，下设门诊部，广泛开展针灸医疗并培训针灸人才，这是我国第一所由政府成立的针灸诊疗机构。

1951 年 5 月，北京中医进修学校成立门诊部。1952 年 5 月，北京市政府公共卫生局设立针灸门诊部。1953 年 9 月，北京市中医进修学校和中医学会预防医学专门委员会联合设立中医门诊部，下设有内、外、小儿、针灸 4 科[64]。1953 年开始，江苏、浙江、江西、广西、重庆等地部分综合性医院、中医医院相继成立了针灸科。1951 年，北京中医学会开设的针灸研究班对于促进"针灸科学化"，提高针灸从业人员的针灸技术水平、消毒规范操作观念等起到了积极作用。在中华人民共和国成立初的五年内，中医针灸医疗机构只是停留在个体中医、联合诊所、少数中医门诊部和个别医院中医科、针灸科的阶段[65]。而且，由于历史和政策原因，实行公费医疗制度也完全没有考虑中医，该时期针灸门诊量较少，对针灸事业的发展带来了消极的影响。

## 二、公立中医医院及综合性医院针灸科的建立和发展（1955—1983 年）

20 世纪 50 年代中期，随着党的中医政策的进一步落实，公立中医医院陆续成立，同时出现了综合医院建立中医科的高潮。据统计，1955 年年底，全国共有中医医院 67 个，公立的中医门诊部（所）共 1225 个，中医联合诊所和中西医联合诊所达到 28000 多个[66]。联合诊所在 1955 年之后日趋减少。1958 年大部分城区的联合诊所分别改为联合性质的街道医院，农村改为联合性的乡卫生院。1956 年国务院批准成立了多所高等中医药院校，各中医药高等院校也相继建立了附属医院。1958 年 10 月 11 日，毛泽东在《卫生部党组关于西医学中医离职班情况成绩和经验给中央的报告》上作出重要批示，指出"中国医药学是一个伟大的宝库，应当努力发掘，加以提高。"为我国中医药及中西医结合工作指明了前进方向。20 世纪 60 年代初，针灸发展处在百花齐放、颇有成就的时期。全国各级医疗单位都有了针灸人员，成立了针灸科室，几乎临床各科疾病都有运用针灸的观察报道，并引起了医学院校和科研单位对针灸开展深入研究的兴趣[67]。

"文化大革命"期间，中医药人员被"下放"，机构被解散，全国大部分中医医院被合并或撤销。个体中医针灸诊所在全国大部分地区也归于阶段性的消失。据统计，1966 年全国有中医医院 1371 所，1976 年时仅剩 129 所[68]。

党的十一届三中全会后，中医药事业得到迅速恢复和发展。1978 年，党中央（78）56 号文件转发卫生部报告，重申了党的中医政策，纠正对待中医中药人员的错误态度，强调要整顿和办好中医医院。各地中医学院相继恢复重建。1980 年，卫生部召开全国中医、中西医结合会议，作出了"要有计划、有重点地建设和加强一批中医医院"的决定，由此，全国的中医院建设工作快速展开。1982 年，第五届全国人大五次会议通过的宪法中明确规定"发展现代医药和我国传统医药"。1982 年 4 月，在衡阳召开了全国中医医院和高等中医药教育工作会议，特别强调了中医单位要保持和发扬中医特色问题，制定了《关于加强中医医院整顿和建设的意见》。据统计，1982 年年底全国中医医院逐渐恢复到 753 所。公立中医医院及综合性医院针灸科也相继恢复建立。

据 1982 年统计，全国卫生系统从事针灸的中医师仅有 4064 人，占中医师队伍的 3.7%。

中医针灸等专科设置过少，中医专科人才队伍后继乏人，引起了党中央的重视[69]。1983年9月，卫生部（83）卫中字第18号发布《关于加强中医专科建设的通知》，文件要求各级中医医院要充分发挥中医传统专科的特色，积极、有计划地建设各种专科，各地也可以根据自己的学术特长和群众的需要开办中医专科医院。这些也为针灸专科医院的成立奠定了重要的政策依据。

该时期中医药和针灸事业经历了曲折发展的过程。总体来看，针灸诊疗场所主要以公立中医医院及综合性医院针灸科为主。随着中医药事业的发展和党中央一系列中医药政策的出台，掀起了中医针灸事业发展的新高潮。

## 三、公立针灸专科医院的建立与发展（1984年至今）

20世纪80年代以后，各级中医医院都得到了快速发展，针灸从业者的数量也不断增加，但是针灸诊疗的独立机构多为针灸门诊部。自1984年安徽中医学院附属针灸医院成立开始，全国先后成立了多家公立针灸专科医院，如中国中医科学院针灸医院、山西省针灸医院和浙江省针灸推拿医院等。针灸专科医院的成立，对推动中医针灸学科的发展、促进人民健康发挥了重要作用。同时，随着对外交流与合作的不断深入，针灸逐步走向世界，被越来越多的国家接受和认可，越来越多的民众选择中医药作为医疗保健手段。针灸专科医院成为中医针灸对外交流与合作的窗口，对提高中医针灸的国际影响力起到了极大的推动作用。

（一）安徽省针灸医院

1984年10月，经安徽省政府编委批复，安徽中医学院附属针灸医院批准成立，安徽中医学院附属针灸医院和1979年成立的安徽中医学院针灸经络研究所为两块牌子一个机构。1985年2月，安徽中医学院附属针灸医院在合肥市开诊，成为全国第一所针灸专科医院[70]。周逸平任首任院长。时任卫生部部长崔月犁在贺信中指出，希望有条件的地区学习安徽的做法，积极建立针灸医疗单位，以利于人民群众就医。针灸医院成立后，安徽省针灸医、教、研"三位一体"的学科体系基本形成。

安徽中医学院附属针灸医院成立之初，床位仅有100张，编制110人，按照针灸的方法和治疗病种设立科室，在特色灸法、芒针、刺络、放血等疗法方面独具特色，在全国范围内产生了较大的影响，连续多年举办全国"灸法""芒针""刺络放血"等特色针灸讲习班或学术会议[71]。

1992年，安徽中医学院附属针灸医院增挂"安徽中医学院第二附属医院"，同时在医疗管理体制上与安徽中医学院针灸经络研究所分离，实行独立管理和运行，床位编制增加至150张。1997年为了适应医疗市场的变化和等级医院评审的需要，采用与现代医院接轨的科室设置，设立内科、外科、骨伤科、儿科、妇科、眼科、五官科、口腔科、推拿科等临床科室，并于1997年12月被安徽省卫生厅评定为二级甲等中医医院、安徽省特色中医院。2005年经安徽省发改委批准，医院床位编制扩大到300张，2005年11月被安徽省卫生厅评定为三级甲等中医专科医院。

经过30多年的发展，安徽省针灸医院（安徽中医药大学第二附属医院、安徽中医药大学第二临床医学院）已发展成为全国规模最大的集医疗、教学、科研、预防、保健、康复为一体的三级甲等针灸专科医院，是国家中医药管理局"中医药国际合作基地"、世界针灸学会联合会"临床基地"、国家中医药管理局"中医药标准化研究推广基地"、中国针灸学会"针灸标准化研究示范基地"、安徽省针灸临床国际联合研究中心，安徽省特色中医院，内设安徽省中医药科学院针灸临床研究所。目前医院占地面积 18790 平方米，建筑面积 51500 平方米，设有 25 个医疗单元，开放病区 20 个，医技科室 10 个，开放床位 1016 张。

（二）山西省针灸医院

1999 年，山西中医学院针灸系与 1984 年成立的山西省针灸研究所合并，增挂"山西中医学院第三中医院"和"中国针灸临床中心山西分中心"。在"新九针""新灸法"领域特色鲜明。2012 年通过国家中医药管理局三级甲等中医专科医院评审，成为三级甲等针灸专科医院；2013 年增名山西省针灸医院。目前医院占地面积 13800 平方米，设有针灸一科、针灸二科、针灸三科、针灸四科、针灸五科、脑病科、康复科、推拿科、骨伤科、普外科等 10 余个临床科室，影像科、检验科等 3 个医技科室，开设床位 400 张。

（三）中国中医科学院针灸医院

中国中医科学院针灸医院前身为 1951 年成立的卫生部所属针灸疗法实验所（含门诊部），创始人是著名针灸学家朱琏。1955 年 12 月中国中医研究院成立后，经中央文委批准，针灸疗法实验所改名为中国中医研究院针灸研究所[72]，设有五个针灸治疗室、X 光室、化验室以及生理、生化解剖等基础研究室。2005 年 11 月中国中医研究院更名为中国中医科学院，同时决定将针灸研究所门诊部变更为"中国中医科学院针灸医院"。

中国中医科学院针灸医院是以针灸为主的综合性医疗机构，开设了内、外、妇、儿、皮肤、五官、口腔、肿瘤、骨伤、按摩以及中医、针灸等 20 多个临床科室，共有医务人员百余名，在针灸治疗各种疼痛性疾病、冠心病心绞痛、高血压、缺血性血管病、胃下垂、良性甲状腺结节、单纯性面神经麻痹、肩周炎、颈椎病、中心性视网膜脉络膜病变以及针灸养生保健、抗疲劳、抗衰老等方面均取得了较好的效果。

（四）浙江省针灸推拿医院

2003 年，原浙江中医学院针推系与 1961 年成立的浙江中医学院门诊部"院系合一"，成立浙江中医学院附属针灸推拿医院。2005 年医院增挂浙江省针灸推拿医院院名[73]。2006 年随大学更名为浙江中医药大学附属第三医院。2008 年年底，医院与原浙江省邮电职工医院合并重组，转型为综合性中医院。2009 年，加冠浙江省中山医院。2013 年医院被国家中医药管理局评定为三级甲等中医医院，目前总建筑面积约 9 万平方米，核定床位 860 张，下设临床医技科室 45 个。

针灸专科医院的设置，改变了以往在医院中以针灸科的形式开展针灸诊疗，突破了综合性医院中针灸与方药运用频率和地位不对等的状况，能更有效地发挥针灸疗法对临床各科疾病的诊疗优势，使针灸疗法进入临床各科，被认为针灸医疗服务模式的理想方式，在很大程度上促进了针灸学科的发展。

（五）杨继洲针灸医院

2013 年，浙江衢州市在衢江区中医院基础上挂牌杨继洲针灸医院，2018 年搬迁扩建，致力于打造成一所以中医针灸为特色的专科医院。现设有石学敏院士专家工作站、张缙教授传承工作站、方剑乔专家工作站、陈华德专家工作站、薛立功经筋病专科工作室等专家工作与传承基地，设有以针灸为特色的多个临床科室，是中国（衢江）中医针灸传承创新试验区

（孵化基地），建有杨继洲针灸博物馆。

但是，目前国内独立的针灸医院仍为少数。从针灸学科特点来看，相对独立的针灸医院是未来针灸诊疗机构的发展趋势。针灸医疗服务模式仍存有进一步发展空间。关于这一问题，早有学者提出"在医院中设置针灸科来运用针灸疗法，这种方式的设计在相当程度上阻碍了针灸临床发展。在针灸科中纷纷设专病专科，不若使针灸疗法进入临床各科"[74]。而这一发展方向的理想化格局，就是针灸医院的形式。

针灸作为中医治疗手段之一，其临床工作多以综合性中医院的针灸科室形式开展，是综合性医院中少有的以疗法而非病种为划分依据设立的科室。而事实上，针灸与中医有着共同的理论体系背景，发展脉络息息相关，本是难以截然分割的整体。针灸作为疗法之一，亦与中医同样面对着不同疾病类型的患者，而作为中医院众多科室之一的角色，实给临床工作带来诸多不便与压力。而针灸疗法本身又确有中医方药治法所不具的特殊之处。因此，相对独立地专注于针灸疗法的医院，既突破了针灸与方药运用频率、地位的不对等，又助于针灸医师深钻所长，在医院范围内，进一步以病种分科，而采用统一的治疗手段，使针灸之术更能有针对性地得以发挥，可谓是针灸临床工作进行的理想方式。在未来针灸医院的建设中，应结合前人经验，充分考虑针灸疗法的自身特点与社会需求，探讨更适合针灸特点的临床服务模式，进一步促进针灸学科的快速发展[75]。

## 四、针灸重点专科的建设与发展（1986 年至今）

1982 年衡阳会议后，加强中医专科建设和中医医疗机构内涵建设的政策措施相继出台。各级中医医院通过专科建设，不仅提高了医院的影响力和知名度，也促进了中医专科特色优势的发挥。部分中医医院的针灸专科通过建设不断发展壮大。

1986 年年初，国务院根据宪法和中医学的发展需要正式批准成立"国家中医管理局"，全面管理中医、中西医结合事业，中医走上相对独立的发展道路。1988 年 5 月，国务院决定将国家医药管理局管理的中药职能移交国家中医管理局管理，原国家中医管理局改为国家中医药管理局。国家中医药管理局的成立对推动中医药事业的发展具有极其重要的意义，后期对重点专科的建设也促进了针灸学科和诊疗机构的发展。

国家中医药管理局"十五"重点专科项目建设工作于 2002 年 8 月全面实施，30 个省、市、自治区的 160 个专科被列入其中。首都医科大学附属北京中医医院针灸科、天津中医药大学第一附属医院针灸科、安徽中医学院附属针灸医院针灸科、江西中医学院附属医院针灸科、广西中医学院第一附属医院针灸科、重庆市中医医院针灸科、陕西省中医医院针灸科、新疆维吾尔族自治区昌吉自治州中医院针灸科 8 家中医医院针灸科被列为国家中医药管理局"十五"重点专科建设单位。

2007 年，确定了 441 个国家中医药管理局"十一五"重点专科入选建设项目。天津市中医医院、河北省中医院、吉林省四平市中医医院、黑龙江省中医研究院、上海中医药大学附属岳阳中西医结合医院、浙江中医药大学附属第三医院、浙江省立同德医院、江西省景德镇市中医院、山东中医药大学附属医院、河南中医学院第三附属医院、湖北省中医院、武汉市中西医结合医院、湖南中医药高等专科学校附属第一医院、湖南省永州市中医院、广东省中医院、广州中医药大学第一附属医院等 20 家医院的针灸科被列为国家中医药管理局"十一五"

重点专科建设单位。2012 年，国家中医药管理局确定了 572 个国家中医药管理局"十二五"重点专科建设项目和 283 个国家中医药管理局"十二五"重点专科培育项目。数十家医疗单位的针灸科被列为"十二五"重点专科建设项目。

2017 年，国家中医药管理局启动区域中医（专科）诊疗中心建设项目，以充分发挥重点专科的辐射和带动作用。中国中医科学院广安门医院针灸科、天津中医药大学第一附属医院针灸科、上海中医药大学附属岳阳中西医结合医院针灸科、广州中医药大学第一附属医院针灸科等 9 家医疗机构的针灸科被确定为区域中医（专科）诊疗中心建设入选项目。

通过中医专科的不断建设，以充分发挥中医药特色优势，提高临床疗效为目标；以不断创新为动力，坚持继承与创新相结合；以医疗为中心，医、教、研相结合，促进了中医临床学术进步和诊疗技术水平的提高。针灸疗法是中医药特色优势项目，加强中医院针灸科建设对突出中医特色、保持和发挥中医药优势具有重要意义。通过针灸专科的建设，不断提高针灸学术水平和临床疗效，充分发挥针灸"简、便、验、廉"作用，让传统针灸医术进一步发扬光大，使之在解决群众看病贵、看病难的问题中发挥了更大作用。几十年来，经过针灸重点专科的建设与发展，针灸治疗部分疾病的特色和优势被凸显，促进了针灸学科的发展。

但是中医专科的建设，也使针灸疗法的临床应用受到局限，难以全面发挥针灸疗法的优势和特色。目前，综合性中医医院按疾病病种进行分科诊治的形式，使许多针灸治疗效果很好的病症被筛选到了其他科室[76]，大多在以上治疗效果不佳的情况下才会转到针灸科，针灸常被定位为一种辅助治疗手段，以针灸科的形式存在，配合药物内服治疗。无形中阻止了患者到针灸科的就诊，在某种程度上缩减了针灸治疗病症的范围，造成了针灸资源的闲置浪费，针灸以"简、便、验、廉"的独特优势服务于临床的潜力远远没有得到发挥[77]。2011 年，时任国家中医药管理局局长王国强在中国针灸学会第五次会员代表大会的讲话中指出，这种以"针灸科"为基本单元的服务模式，阻碍了针灸疗法的应用，不利于针灸的治疗病种细化与治疗专长集中，在一定程度上影响了针灸作用的发挥。

为了进一步促进针灸学科的发展，需要改变针灸临床服务模式，从"针灸科"服务模式向针灸全科化服务模式转变。针灸治疗手段可应用于临床各科，成为理想的治疗方法或最佳的替代疗法，不仅可以减轻患者的痛苦，同时还可以节省治疗费用，减少治疗过程中药物所带来的毒副作用。只有转变观念，破除体制机制障碍，让针灸走出针灸科，走向全院，为临床各科适宜病种服务，才能全面推进针灸全科化模式的进程，推动针灸学科的全面发展。

近年来，随着医疗服务模式逐渐由"以患者为中心"向"以健康为中心"的转变，未来针灸服务模式也将发生相应的改变。"以健康为中心"的针灸服务模式更加强调针灸服务的整体性，包括生理与心理的统一、个人与社会的统一等。针灸服务将不单局限于临床方向，而是转向提供全生命周期的健康服务。因此，未来的针灸服务模式必将趋向多元化，形式更加丰富、制度更加合理、评价方法更加有效、从业人员的诊疗水平和操作技能更加精湛、器械技术含量更高、医患关系更加和谐，从而满足不同服务层次的需要[77]。

## 五、民营针灸专科医院的兴起（2009 年至今）

2009 年 4 月，《中共中央国务院关于深化医药卫生体制改革的意见》出台，启动了我国新一轮医改，意见中强调要降低公立医疗机构的比例，形成公立医疗机构与非公立医疗机构相互促进共同发展的格局，为民营医疗机构的发展提供了政策支持。

随着我国医疗卫生事业的不断发展，民营专科医院的建设数量和质量在不断提升，民营医院在医疗服务体系中的地位和认可度进一步提高。"十三五"卫生与健康规划提出，到 2020 年社会办医院床位占医院床位的比重将由 2015 年的 19.4% 提升到 30% 以上。近年来，国家出台一系列政策措施，支持民营医院发展，争取与公立医院享受同等待遇。截至 2017 年年底，全国民营医院总数已达 1.88 万家，已远远超过公立医院数量，但从服务量来看，民营医院占全国医院总诊疗人次还不足 20%。

近年来，民营针灸专科医院发展迅速，逐步成为我国针灸临床服务体系的重要补充力量。在 21 世纪初就有多家民营针灸专科医院陆续成立。2002 年 9 月，经甘肃省武威市卫生局批准，1987 年创办的武威市育民针灸所更名为武威针灸医院，开设病床 30 张，设有中医针灸科、疼痛科、骨科、医学影像科、检验科、口腔科等。2003 年，乌鲁木齐宇人针灸医院成立，是自治区、乌鲁木齐市、生产建设兵团城镇职工医疗保险定点机构，设置床位 60 张，设有中风病治疗中心、椎间盘病治疗中心及针灸科、推拿科、内科、口腔、针灸减肥科等科室。河北省邯郸针灸医院开放住院床位 51 张，设有针灸科、疼痛科、中风偏瘫康复科、眩晕专科、治未病科、经络疏通室、康复室等中医特色科室。

2012 年 8 月，北京市海淀区卫生局批准成立北京大诚中医针灸医院，该医院是由程氏针灸代表性传承人创办的民营针灸专科医院，占地 3800 平方米，并在全国多地开设了连锁门诊部。2013 年，安徽省阜阳东方针灸医院批准成立，设有针灸科、中医内科、中医外科、康复科、疼痛科、医学检验科、医学影像科，开设病床 99 张。2017 年 11 月，兰州志公堂针灸医院成立，设有针灸科、热透灸科、艾灸科、中医骨伤科、小儿推拿科、中医内科、中医肿瘤科、中医心血管科等科室，住院病床 20 余张。

虽然民营针灸专科医院逐步兴起，但是目前民营针灸专科医院的发展在运营规模、经营管理和医疗服务等方面仍存在一定的困难和问题。如运营规模普遍较小，等级较低；专业技术人员水平参差不齐，人才匮乏；人才梯队结构不合理、不稳定；部分专科医院未能作为医疗保险定点单位，很难吸引就诊患者等，这些问题都不利于民营针灸专科医院的健康持续发展。

党的十八大以来，深化医改取得重大进展和明显成效。2017 年，国务院办公厅印发《关于支持社会力量　提供多层次多样化医疗服务的意见》，以进一步调动社会办医积极性，支持社会力量提供多层次多样化医疗服务。党的十九大报告指出，实施健康中国战略。坚持中西医并重，传承发展中医药事业；支持社会办医，发展健康产业。中国社会力量办医在政策上得到了前所未有的支持。民营针灸专科医院作为极具特色的民营专科医院之一，应在未来的发展中进一步突出特色优势，不断提升医疗环境，加强人才队伍建设，以实现医院健康持续发展，为促进针灸学科发展发挥更大的积极作用。

（蔡荣林）

# 第六节　临床疗效评价与标准化

针灸临床疗效评价的目的是为其在临床上更好地传播与应用，从这个角度看临床疗效评价，则古代针灸医案即可作为针灸临床疗效评价的早期方式。针灸虽然源自临床实践，其治病的范围、穴位和技术常通过反复临床实践而不断改进，早期对其疗效的判断也是在临床实践中由医生观察和患者报告通过医案（类似于现代的个案报道和病例系列）积累而来，该过程伴随着临床实践而非专为研究而设。20世纪以后，随着临床流行病学与循证医学的出现与发展，干预措施疗效的评价开始使用严格设计的研究方法，随后引入针灸领域，由此出现了大量针灸随机对照试验研究，研究质量逐渐提高，到2017年我国学者的研究结果发表在国际最具影响力的医学期刊上。现代针灸临床研究不仅产生了高质量临床证据，促进了针灸国际化与现代化，也标志着我国针灸临床研究质量和水平得到国际认可，成为中医针灸走向世界的又一里程碑。

"标准化"这个术语，多认为其伴随着现代工业兴起而出现于近代。现代对标准的定义，是指"为了在一定的范围内获得最佳秩序，经协商一致制定并由公认机构批准，共同使用和重复使用的一种规范性文件"[78]。我国国家标准由国家标准化管理委员会和国家市场监督管理总局管理发布，由行业主管部门负责审批上报，经由计划、立项、批准与发布等阶段。我国针灸标准制定始于20世纪70年代末，2000年之前，在学术交流日益增多的需求下，始有几项国家标准和世界卫生组织标准；2000年之后，针灸国家标准数量显著增加；2015年，国家实行标准化改革，提倡开展团体标准制定，减少国家标准制定数量，针灸国家标准数量增加减少，团体标准数量显著增多。现代针灸标准化伴随针灸国际化而生，是针灸走向国际的支撑和保障，是现代针灸学科发展必由之路。

## 一、针灸临床疗效评价

针灸临床疗效评价和循证针灸学的研究围绕"针灸疗效证据"开展，包括产生证据、评价证据和使用证据。现代意义上的临床疗效评价是采用现代临床流行病学方法开展的人群研究。现代临床流行病学是在临床医学研究中，以患者群体为研究对象，应用流行病学原理和方法，观察、分析和解释临床医学中的诊断、筛检、治疗、预后以及病因等医学研究中所遇到的问题，为临床决策提供科学依据的一门方法学[79]。用于干预措施效果评价的研究方法常见的有随机对照试验、非随机同期对照试验、病例系列及病例报告等研究方法。其中，随机对照试验被认为是评价干预措施疗效的金标准。1948年，第一个随机对照临床试验（Randomized Controlled Trial，RCT），即链霉素治疗结核病的研究试验诞生，20世纪70年代后期临床流行病学引起广泛关注，并在此期引入针灸领域。由此，针灸临床疗效的评价不仅仅是临床医生的职责，还引起了国际上临床流行病学者、针灸研究人员、保险公司和卫生决策者等利益相关方的广泛关注，并由此拉开了现代意义上针灸临床研究的序幕。针灸临床研究方法主要以随机对照试验、非随机同期对照试验、病例系列及病例报告等为主。

（一）医案与病例系列：漫长的探索与积累

针灸疗法作为我国传统医学的一部分，有着悠久的历史，长期应用于临床实践，鲜有质疑其临床效果者。对于临床疗效不佳者，多认为治疗方案或治疗技术使用不当，通常采用查阅经典文献或名医经验的方法寻求更恰当的治疗方案或技术。针灸医生通过这种方式积累更多临床经验并将其记录在案（如早在《史记·扁鹊仓公列传》中记载 25 则医案，类似于当代的个案报道），一方面作为医生自己经验积累记录，另一方面为他人临床治疗参考。针灸疗法正是通过这种螺旋式循环上升方式不断发展，因而也被称为经验医学。医案记载的形式仍是当前针灸名家疗效记录和传播的一种主要方式，通常以名医医案形式出版；期刊文献中的医案多以特殊病例或疗效奇特者居多。当代，随着学术期刊的出现，病例系列成为期刊文献中临床医生针灸临床经验的表达方式。

传统的医案或病例系列，形式不一，多比较简略，缺乏严格设计和严密数据分析，多记载有效病例。其明显不足在于没有设置对照，由此产生多种偏倚，如选择偏倚、信息偏倚及测量偏倚等，结果难以重复。因此，医案（个案报道）和病例系列只能作为进一步临床疗效评价的参考，可以作为产生疗效验证假设的依据，而不能直接作为临床疗效因果判断的依据，其证据级别在证据金字塔中居于最低级别。

（二）针灸非随机同期对照试验：增加对照，排除干扰因素的影响

非随机同期对照试验是指试验组和对照组同时期进行研究，但试验开始前的分组并不是根据随机化原则进行，而是根据研究者或患者意愿进行分组。该类研究优点是采用对照，用于比较试验组干预措施和对照组干预措施的优劣，其缺点在于未采用随机分组，组间可比性降低。

1956 年，张涛清等[80]在《上海中医药杂志》上发表了"针灸治疗菌痢的临床观察"研究，该研究可以说是较早的针灸非随机同期对照试验，属于前瞻性研究。该研究将 79 例福氏菌型菌痢患者分为 4 组：针灸组 28 例，磺胺组 30 例，中药组 9 例，嗜菌体组 12 例，各组在治疗期间单纯应用各疗法至患者痊愈，结局评价指标采用平均住院天数、症状消失的平均天数、大便恢复正常的天数及不良反应。研究结果显示，针灸治疗菌痢与其他 3 组相比，症状消失快，尤其是其止痛止泻作用明显。该研究虽然是非随机同期对照研究，存在一些不可避免的选择性及测量性偏倚。但该研究报告了较严格的诊断标准、组间症状基线情况、各结局指标组间结果的差异以及针灸组的个体病例资料情况，并描述了治疗方案的确定依据及加减治疗方案依据。该研究的证据质量虽不及随机对照试验，但其研究报告的详细程度在当时具有一定意义，时至今日，仍可为同类研究提供参考。

在随机对照试验引入针灸领域之前，这种研究方法较为常用，由于设置了对照，排除了与研究无关的干扰因素影响，其研究结果与病例报告和病例系列相比更具有说服力。但由于未对患者进行随机分配，组间可比性不足，仍不能依据研究结果作出因果判断，其证据级别仍较低。

（三）随机对照试验：干预措施疗效评价的金标准

随机对照试验是采用随机分配的方法，将合格研究对象分别分配到试验组和对照组，然后接受相应的试验措施，在一致的条件下或环境中，同步进行研究和观测试验效应，并用客观的效应指标对试验结果进行科学的测量和评价[81]。随机对照试验被公认为是评价干预措施

疗效的金标准或标准方案而广泛应用于临床研究。

20 世纪 70 年代中后期，在国际上随机对照临床试验开始被研究者用来评价针刺的疗效和安全性[82]。1982 年，我国第一篇针刺随机对照临床试验发表，是由浙江省精神病防治研究所徐嗣荪发表在《中国神经精神疾病杂志》的 "120 例精神分裂症患者中低频正弦波电针与脉冲电针治疗的对照观察"[83]。该文研究者将 120 例病例随机分配到甲、乙、丙三组，甲组单独采用低频正弦波电针，乙组采用低频正弦波电针合并 100 毫克氯丙嗪，丙组采用脉冲电针合并 100 毫克氯丙嗪。研究结果显示，乙组的治疗效果优于丙组，两组的差异有统计学意义。该研究是国内针刺疗法领域内首次引进随机对照临床试验的试验设计方法，包括随机分配病例、报告组间基线的可比性、采用规范的结局测量等，虽然该研究在对照的设计、研究报告规范性等方面尚有不足之处，但仍然具有里程碑的重要意义，为后来的针刺研究采用新的研究方法提供了借鉴。有研究显示，2013 年 1 月之前，针刺随机对照试验共 7085 篇，针刺随机对照试验的发表数量总体呈现出持续增长的趋势[83]，尤其是 2010 年以后，每年的发表数量超过1000 篇。该研究对国内中文期刊发表的针刺随机对照试验进行了计量分析。经过 30 年的发展，针刺随机对照试验在发表数量上增长迅速，研究的疾病十分广泛，重点是神经系统疾病，也体现了针刺疗法在治疗神经系统疾病的优势。目前的针刺随机对照试验重点评价的是针刺疗法的有效性，较少关注其安全性与经济学指标。与发表数量快速增加不同，针刺随机对照试验的方法学质量提高较为缓慢。方法学质量不高是目前针刺随机对照试验普遍存在的问题，主要包括缺少样本量估算，随机序列产生方法报告不足或错误，缺少对随机分配的隐藏，缺少对评价人员的盲法，缺乏对脱落失访信息的报告等。

近年来，国内高质量针灸随机对照临床试验研究逐渐增多并发表在国际知名期刊上，如刘保延等开展电针治疗严重功能性便秘[84]、女性压力性尿失禁[85]和混合性尿失禁[86]、更年期症状[87]等分别发表在《内科学年鉴》《美国医学会杂志》《梅奥诊所学报》及《美国妇产科杂志》上；梁繁荣等开展针灸预防治疗偏头痛[88]、针灸辅助治疗慢性稳定心绞痛[89]等发表在《美国医学会杂志·内科学》上。尤其是电针治疗女性压力性尿失禁发表在国际顶级医学期刊——《美国医学会杂志》上，不仅为中医针灸治疗女性压力性尿失禁的有效性提供了科学依据，标志着我国针灸临床研究质量和水平得到国际认可，成为针灸高质量临床研究的典范，更成为中医针灸走向世界的又一里程碑。

伴随着针灸随机对照试验的繁荣发展，对其研究方法学提出了要求。1995 年，世界卫生组织发布了《针灸临床研究方法指南》(Guidelines for Clinical Research on Acupuncture)[90]并于 2006 年发布修订报告[91]。2014 年，中国针灸学会发布《针灸临床研究管理规范》[92]，从基本原则、组织管理、研究对象的权益保障、研究设计、临床研究方案、相关人员的资格与职责、质量管理等方面进行原则指导性规定，而对于研究细节如针灸临床研究方案中干预措施制定依据等并未涉及。为了针对性地管理针灸临床试验并促进其透明化，中国中医科学院于2016 年建立了适合针灸特点的临床试验注册平台——针灸临床试验注册中心[93](www.acmctr.org)，更好地促进针灸临床试验质量持续提高。

随机对照试验虽然是干预措施疗效评价的金标准，但针灸不同于药物疗法，有其自身特点。在针灸随机对照试验实施中，逐渐凸显其与针灸疗法的不适应性。针灸属于物理性复杂干预措施，在随机对照试验设计与实施中，常遇到以下难题[94]：治疗组针灸治疗标准化、对照组治疗有一定物理效应、盲法难以实施以及针灸医生技术差异等，这些不仅有碍针灸随机对照临床试验研究的实施，且使得其研究结果不足以令人信服。因此，虽然随机对照临床试验研究证据质量较高，但由于针灸随机对照临床试验研究面临诸多挑战及当前研究质量偏低，尤其是中医针灸辨证论治个体化诊疗、整体调节的临床实践并未能通过此科研范式正常发展，反而出现了中医针灸特色被淡化、传承困难等问题。建立适宜中医针灸发展规律的研究理念、方法、技术平台的要求日益增强，"新范式"产生的条件已经形成。

（四）真实世界研究：基于医疗环境下的临床研究

真实世界研究是一种研究理念，是相对"理想世界"而言，主要指数据收集基于真实医疗实践的环境。真实世界研究（real world studies/real world research，RWS/RWR）是围绕相关科学问题，基于真实世界的数据，综合运用临床 / 药物流行病学、生物统计学、循证医学、药物经济学等多学科方法技术，整合多种数据资源而开展研究。

刘保延[95]提出真实世界的中医临床科研新范式，即以人为中心，以数据为导向，以问题为驱动，医疗实践与科学计算交替，从临床中来到临床中去的临床科研一体化的科研范式（图 3-2）。该范式继承了中医研究的基本模式，融合现代临床流行病学、循证医学、统计学和信息科学等概念、理论和技术。2012 年在国家公益性行业科研专项的支持下，中国中医科学院牵头组织国家中医临床研究基地等 20 多家三级甲等医院，开展了"全国中医医疗与临床科研信息共享的关键技术及示范应用研究"项目，构建了中医医疗与临床科研信息共享系统作为临床科研一体化的技术支撑[96]。

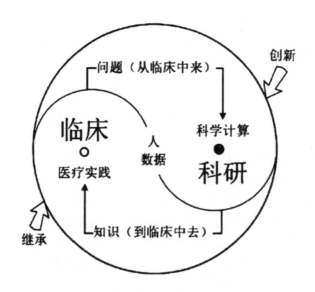

图 3-2　真实世界的中医临床科研范式示意图

中国针灸学会、世界针灸学会联合会联合支持启动了"国际针灸病例注册登记平台项目"（www.amreg.org）。2017 年 2 月，中国针灸学会针灸病例注册登记研究联盟正式成立，标志着首项国际性大型针灸真实世界研究正式启动，联盟下设专家指导委员会和针灸病例注册登记中心，后者由中国中医科学院中医临床基础医学研究所临床评价中心负责具体执行工作。建立国际针灸病例注册登记研究平台，开展具有针灸特色的病例注册登记研究，成为针灸临床研究证据收集中重要的来源之一[97]。真实世界研究是在采用较大的样本量，覆盖更具代表性的广泛受试人群的基础上，根据患者的实际病情和意愿非随机地选择治疗措施，开展长期评价，并注重有意义的治疗结局，以进一步评价干预措施的外部有效性和安全性。目的是获得更符合临床实际的证据，使研究结果更易转化到临床实践中去。其优点是能够决定临床实践中真实的效益、风险和治疗价值。真实世界研究的这些特点很符合针灸临床研究的需要。针灸疗法以其独特的治疗方式和特点，在真实世界的临床环境下，才能充分地得到实施和发挥，真实世界研究将成为针灸临床研究方法中的新思路和新范式。

（五）系统综述（系统评价，systematic review）和 Meta 分析

针对同一研究问题，常存在很多类似研究，但结果各不相同。面对这类问题，常采用系统综述和 Meta 分析的方法对现有临床研究进行综合[98]。系统综述是针对某一具体的临床问题，系统、全面地收集全世界所有已发表或未发表的相关的临床研究文章，用统一、科学的评价标准筛选出合格的研究，进行质量评价，用统计学方法进行定量综合，或用描述性方法进行定性综合，得出可靠的结论，并随着新的临床研究结果的出现及时作出更新[99]。这是一种在原始研究基础上的二次研究。国际 Cochrane 协作网制作的系统综述（Cochrane Systematic Review，CSR），因具有严密的组织结构和质量控制系统，被认为是质量最高的系统综述。

在中国，2002 年系统综述的方法引入针灸领域。近年来，针灸系统综述数量迅猛增长，截至 2019 年 8 月，以"针灸或针刺和系统评价或系统综述或 Meta 分析"在中国生物医学文献服务系统（SinoMed）"篇名"检索到系统评价有 539 篇；以"acupuncture"为检索词在"PubMed Clinical Queries"中检索到"Systematic reviews"1179 篇。有研究显示，2018 年第 5 期（网络版）与针灸相关的 CSR81 篇，其中 21 篇（25.9%）认为针灸治疗有效，5 篇（6.2%）不支持针灸相关治疗，55 篇（67.9%）认为当前证据不足以判断针灸的临床疗效，其原因可能与随机对照临床试验研究设计的方法学缺陷以及报道质量低有关[100]。有研究对国内期刊 2012 年前发表的 666 篇中医药系统综述和 Meta 分析（包括针灸）进行了评价，结果发现文献质量不高，而且与 2007 年相比没有显著改进，仍存在较多问题[101]。其原因在于研究人员没有真正掌握系统综述的方法和技能，所以这些系统综述的真实性和可靠性也需要审慎对待。

（六）展望

疗效评价一直是中医药发展过程中的瓶颈问题。包括针灸在内的中医是以辨证论治为核心的，是个体化的治疗，强调根据每个患者的病情不断进行调整，每一次治疗都是变化的。而现代的疗效评价体系核心是将干预因素固定后对比研究疗效，与中医的个体化方式相矛盾，因此中医一直很难融入现代的疗效评价体系，成为制约中医发展的重要因素。

刘保延[102]提出建立真实世界个体化疗效评价与专病专方随机对照验证相结合的评价体系。根据中医针灸的特点，刘保延[103]认为应提倡"两法并举、两条腿走路"的基本策略。一种方法是按照目前国际通行的临床研究规则，采用"理想世界的临床研究方法"，将随机对照作为金标准，对针灸成熟的治疗方案进行净效应的验证性研究，以获取公认的、高质量的针灸临床疗效证据，再通过临床指南的推荐等推进针灸的发展；另一种方法是根据中医针灸个体化治疗特点，采用真实世界临床研究方法与合适的临床研究设计，对个体化治疗的效果

进行评价，对优势与特色治疗进行分析，不断优化和提高临床疗效，探索扩大治疗范围，同时也为发现针对群体的专病专方奠定基础。两法并举，在数据的支撑下使针灸疗效不断提升，并通过高质量疗效证据进入主流医学体系，发挥更大的作用。

## 二、针灸标准化

标准是指具有官方性质的统一的规范性文件，从这个意义来看，1957 年由江苏省针灸学校组织编写的《针灸学》应该是现代针灸标准的先驱，是当代第一版至第七版《针灸学》教材的原型，历版针灸教材成为"事实标准"。而以标准形式发布的则是 1984 年世界卫生组织西太区发布的国际标准《针灸穴名标准》（Standard Acupuncture Nomenclature），国家标准则是国家技术监督局发布的国家标准《针灸针》（GB 2024-80）和 1990 年发布的《经穴部位》（GB 12346-90）。2000 年以后，发布了一系列针灸国家标准和行业组织标准（团体标准），并成立了相应的针灸标准化组织。

（一）针灸标准制修订现状

现代针灸标准的类型基本不超出古代针灸标准范畴，包括针具标准、术语标准、穴位标准、技术操作标准及诊疗规范等，截至 2018 年，共发布针灸国家标准 31 项，行业组织标准 22 项。

《灵枢》描述了九针的形制，时至现代，毫针应用最多。因此，毫针的生产也由手工转为现代化工业生产，因此对其各项指标均提出了要求。1973 年，卫生部委托苏州华佗针灸器械总厂制定了卫生部标准《针灸针》（$WS_2$-174-73），对针尖形状、尺寸规格及针体硬度等进行规范。其实，早在该部版标准之前的 1962 年，该厂为提高产品质量即制定了现代意义上的地方标准《苏州市针灸针产品规格、检验制度暂行规则》，并由上级确认后要求苏州市各针灸生产厂家按照该规则组织生产。1979 年，国家医药管理局委托该厂制订《针灸针》国家标准[104]。1980 年，该标准由中国国家技术监督局发布《针灸针》（GB 2024-80），成为我国第一个内容和形式上的针灸国家标准。其后，该标准分别于 1987 年、1994 年与 2016 年进行修订，至今已经 3 次修订为《针灸针》（GB 2024-2016）。随着国际贸易的增多及针灸国际化需求，针灸针国际标准需求日益凸显，2009 年中国向 ISO 提交了制定针灸针国际标准提案，于 2011 年正式立项。历经 3 年多，2014 年发布了首个 ISO 中医药国际标准，即《ISO 17218：2014 一次性使用无菌针灸针》（Sterile Acupuncture Needles for Single use）。该国际标准是基于广阔的市场需求及国际共识的产物，有助于提高针灸针的质量控制与安全性，促进针灸疗法在全球范围内更加科学、安全、有效的使用，大力推进针灸领域的国际标准化工作和中医药国际贸易的发展。

20 世纪 60 年代后期，随着针灸在世界范围内广泛传播、国际间针灸学术交流的活跃及针灸书刊等出版物的增多，针灸穴名使用出现了错误和混乱现象，统计显示穴名翻译错误者达 48 穴，穴名代号混乱者达 63 穴[105]。因此，急需对针灸穴名进行标准化。其实，早在 1958 年，王德深等完成了汉语拼音针灸穴名方案，该方案被《针灸学简编》（人民卫生出版社 1959 年第一版，1976 年第二版）和《中国针灸学概要》（An Outline of Chinese Acupuncture，1975）采用，并应用于中国举办的外国医生针灸学习班。到 1980 年，该问题引起了世界卫生组织西太区的关注，并派安瑞中岛医师作为世界卫生组织临时顾问访华，调查关于针灸穴名标准化研究情况和意见[106]。1981 年和 1982 年，世界卫生组织西太区资助开展针灸穴名标准化研究，组织召开多次针灸穴名标准化会议。经过3年多研究，1984年世界卫生组织西太区出版了《针灸命名标准》(*Standard Acupuncture Nomenclature*)[107]，该方案包括由穴名的英文字母与数字编号、汉语拼音穴名和汉字组成，不仅方便了国际交流，也最大程度上保留了中医针灸特色（即保留了汉语拼音和汉字）。1989年，世界卫生组织总部召开国际标准针灸穴名科学组会议，审议和采纳了该西太区标准，于1991年和1993年发布修订版，包括十四经穴的标准命名及穴名简释、经外奇穴的标准命名、头皮针的标准命名、耳穴的标准命名、奇经八脉的标准命名及针灸基本术语的标准命名、针灸针的标准命名、针灸测量单位的标准命名[108]。该标准的发布，有利于国际交流时相互理解，对国际针灸医学发展作出了巨大的贡献。

1989年，国家中医药管理局委托中国中医科学院针灸研究所组织国内专家制定了国家标准《经穴部位》(GB 12346-90)，于1990年由国家技术监督局审批发布。该标准规范了人体腧穴定位的方法、361个经穴和48个经外穴的标准定位，其实施促进了针灸的推广应用[109]。然而，依照标准的标龄，标准一般应在发布实施5年进行修订；同时，为适应针灸学发展的需要，特别是制订相关国际标准的需要，中国中医科学院针灸研究所作为该标准的起草单位，认为有必要对该标准进行修订。以黄龙祥研究员为首的一批专家，经过几年努力，于2006年完成了该标准的修订版《腧穴名称与定位》(GB/T 12346-2006)。由于重新制作插图耗时较长，在修订的新版国家标准《腧穴名称与定位》中仅规定了腧穴定位的文字，插图另行以国家标准《腧穴定位图》(GB/T 22163-2008)于2008年发布实施。为适应针灸走向世界的需要，以本课题组为主向世界卫生组织西太区(WHO/WPR)提交了"开展针灸经穴定位国际标准化研究"的可行性研究报告和项目建议书，并很快得到答复，随后几年经过多国专家的共同努力，世界卫生组织西太区于2008年发布了经穴定位国际标准(*WHO Standard Acupuncture Point Location in the Western Pacific Region*)。

2000年以来，随着国家对标准化工作的重视，针灸行业陆续发布了基础标准、技术操作规范等30余项国家标准。其中，《针灸技术操作规范》是一项分部分标准，共制定22个部分(GB/T 21709.1-GB/T 21709.22)，涉及艾灸、头针、耳针、三棱针、拔罐、穴位注射、皮肤针、皮内针、穴位贴敷、穴位埋线、电针、火针、鍉针、眼针、鼻针、口唇针、腕踝针、毫针基本刺法、芒针、腹针、毫针基本手法及刮痧。若其后尚有其他针灸技术列入该标准，该标准的部分将继续增加。这些标准结构框架类似，规范了各种针灸技术操作的术语和定义、操作步骤与要求（包括施术前准备、施术方法及施术后处理）、注意事项与禁忌等，并在附录中列出了各针灸技术涉及的工具（针具、艾条、灸具、罐具、药物等）、特殊穴位（部位）、治疗时间及疗程、适应证及异常情况处理等[110]。此外，中华中医药学会还发布了《中医养生保健技术操作规范》系列，包含艾灸、保健刮痧、保健拔罐、穴位贴敷等针灸技术。

2007年，中国中医科学院与世界卫生组织西太区达成合作意向，编写基于证据、有中医诊疗特色和优势的28种中医临床实践指南和5种疾病的针灸临床实践指南。经过几年的努力，2011年该套指南由中国中医药出版社出版。其中，带状疱疹、面瘫、抑郁症、中风假性球麻痹和偏头痛5种疾病的针灸临床实践指南作为中国针灸学会标准向全国推行[111]。其后，中国针灸学会又相继启动了几批循证针灸临床实践指南的研制工作。

针灸国际标准化起步较早，世界卫生组织西太区先后颁布了《针灸命名标准》(1984年)、

《针灸临床研究方法指南》（1995年）、《针灸基础培训与安全规范》（1998年）及《针灸经穴定位》（2008年）。2009年，ISO成立中医技术委员会（ISO/TC249），目前已发布"一次性使用无菌针灸针"（2014年）、"艾灸器""刮痧板"及"皮内针"4个ISO针灸国际标准。这些标准现已在世界范围内广泛应用，对促进针灸的国际教学、科研、临床实践与信息的交流起到了重要作用。

目前，针灸虽然已制定了国家标准、团体标准和国际标准，为针灸规范化、标准化奠定了一定的基础，但是整个针灸学科的规范化、标准化仍然存在诸多空白，仍然缺乏系统性，还有大量工作要做。当传统针灸面对现代标准的统一化、定量化、客观化要求时，我们既不能借个体化一味地排斥标准化，也不能简单地用标准化的理念和方法改造针灸，而需回到针灸学自身，以标准化的视角重新审视针灸学自身的特点，深入分析和思考针灸学的哪些特征需要标准化，哪些内容可以标准化，以及如何对这些内容进行标准化，例如，哪些针灸标准的制定只需对经典重新表达即可，而哪些标准则应该依照现代标准的要求重新予以制定，将临床科研与标准研制有机结合，才有可能制定出适用性强的针灸标准，从而真正实现以针灸标准化促进学科发展的目的[112]。

（二）针灸标准的宣贯推广与使用情况

标准制定目的是推广使用，针灸标准的宣贯推广通过召开新闻发布会、组织培训班及制作操作视频等开展。

针灸标准化发布后，中国针灸学会通常组织召开发布新闻发布会，作为标准宣贯推广的首要措施[113, 114]。此外，中国针灸学会标准化工作委员会每年组织开展针灸标准应用培训班，加大标准的宣传推广。

为了更好地弘扬针灸技术，推广国家标准《针灸技术操作规范》，中国针灸学会和解放军卫生音像出版社联合制作《国家标准〈针灸技术操作规范〉应用指导》系列光盘，于2010年6—12月陆续出版。该套光盘包括艾灸、头针、耳针、三棱针、拔罐、穴位注射、皮肤针、皮内针、穴位贴敷、穴位埋线10集。每集分别介绍了该种针灸技术的机制、疗法材料、术前准备、施术方法、术后处理、注意事项、禁忌、异常情况的处理与预防以及常见病的治疗。本套光盘完全以国家标准为蓝本，标准起草人主讲，标准起草单位参与摄制，介绍的技法全面规范、简单易学、安全可靠，可用于各单位对操作人员的集中培训和操作方法的指导[115]。

调查研究表明，针灸标准正逐渐在越来越多的论文、教材、著作中使用，如《腧穴名称与定位》[116]已基本进入教材，《针灸技术操作规范》[117]被广泛引用。这些对规范针灸行业管理、提高针灸科技竞争力、促进针灸在国际上的广泛传播都具有重要意义。

（三）针灸标准化组织

1980年，中国针灸学会成立了穴位研究委员会，主要从事针灸穴名标准化工作，于1982年公布了"中医针灸穴名国际化方案"[106]。

自2005年以来，针灸行业先后成立了多个专业标准化组织，包括中国针灸学会标准化工作委员会、世界针灸学会联合会标准化工作委员会和全国针灸标准化技术委员会（SAC/TC475），标志着我国针灸标准化迈上了专业化、组织化和规范化的发展道路。目前，几个针灸标准化委员会之间已建立了分工明确、协调统一的工作联动机制：由中国针灸学会标准化工作委员会负责针灸行业标准化工作；全国针灸标准化技术委员会负责针灸国家标准和国际标准的提案建议汇总、申报工作；世界针灸学会联合会标准化工作委员会负责世界针灸行业组织标准化工作。这几个机构同时还与国家标准化管理委员会、国家中医药管理局、国际标准化组织中医标准化技术委员会（ISO/TC249）密切配合，保证了针灸标准化工作的顺利开展[118]。

（岗卫娟）

# 参考文献

［1］ World Health Organization.Guidelines on basic training and safety in acupuncture［M］. Geneva：World Health Organization, 1999：18.

［2］ GB/T 21709.20-2009. 针灸技术操作规范（第 20 部分）：毫针基本刺法［S］. 2009.

［3］ 田开宇, 田韵仪, 尚芳芳. 中美两国针刺疗法中消毒规范的比较［J］. 中国感染控制杂志, 2018, 17（8）：742-745.

［4］ 田开宇, 田韵仪, 方智婷, 等. 针灸操作前皮肤消毒的必要性探讨［J］. 医学争鸣, 2019, 10（1）：45-48.

［5］ 佚名. 首个 ISO 中医药国际标准发布一次性使用无菌针灸针明确 12 项指标［J］. 中国针灸, 2014, 34（3）：260.

［6］ 郝重耀, 田建刚, 张天生, 等. 新九针磁圆梅针疗法［J］. 上海针灸杂志, 2009, 28（5）：310.

［7］ 田建刚, 郝重耀, 冀来喜. 新九针锋钩针疗法［J］. 上海针灸杂志, 2009, 28（6）：372.

［8］ 郝重耀, 田建刚, 冀来喜. 新九针火针疗法［J］. 上海针灸杂志, 2009, 28（8）：496.

［9］ 王占魁, 周丹, 小仓浩敬, 等. 试论浅刺法发展史［J］. 江苏中医药, 2014, 46（2）：72-74.

［10］ 孙忠人, 田洪昭, 尹洪娜, 等. 基于"医工结合"探讨针灸发展演变［J］. 中华中医药杂志, 2019, 34（3）：1117-1119.

［11］ 贾春生, 马铁明. 微针系统诊疗学［M］. 北京：中国中医药出版社, 2012：3-4.

［12］ GB/T 21709.2-2008. 针灸技术操作规范（第 2 部分）：头针［S］. 2009.

［13］ GB/T 21709.3-2008. 针灸技术操作规范（第 3 部分）：耳针［S］. 2009.

［14］ GB/T 21709.15-2009. 针灸技术操作规范（第 15 部分）：眼针［S］. 2009.

［15］ GB/T 21709.16-2013. 针灸技术操作规范（第 16 部分）：腹针［S］. 2013.

［16］ GB/T 21709.17-2009. 针灸技术操作规范（第 17 部分）：鼻针［S］. 2009.

［17］ GB/T 21709.18-2009. 针灸技术操作规范（第 18 部分）：口唇针［S］. 2009.

［18］ GB/T 21709.19-2009. 针灸技术操作规范（第 19 部分）：腕踝针［S］. 2009.

［19］ 王琼, 邢海娇, 鲍娜, 等. 基于数据挖掘的头针疗法临床应用特点研究［J］. 针刺研究, 2018, 43（3）：199-203.

［20］ 贾叶娟, 邢海娇, 吕九亨, 等. 基于数据挖掘的手针疗法临床应用病种规律和特点［J］. 针刺研究, 2019, 44（3）：220-225.

［21］ 李天玉, 邢海娇, 徐媛媛, 等. 基于数据挖掘的眼针疗法临床应用特点研究［J］. 针刺研究, 2019, 44（5）：377-382.

［22］ 杨克, 杜玉茱, 石晶, 等. 利用数据挖掘技术探析腕踝针疗法的优势病种及临床应用特点［J］. 中国针灸, 2019, 39（6）：673-678.

［23］ 李倩, 杨小波, 罗琴, 等. 基于文献计量学和内容分析法的腹针研究现状与趋势分析［J］. 广东药学院学报, 2016, 32（4）：526-531.

［24］ 李晓峰, 孙彦辉, 许晓康, 等. 微针系统疗法的现状及发展方向分析［J］. 中国针灸, 2016, 36（5）：

557–560.

[25] 唐亚，林思睿，吴巧凤，等. 皮内针的优势病种及运用前景分析 [J]. 医学信息，2019, 32（6）：32–34.

[26] 武娟，毛梦然，蒲锐，等. 艾灸疗法与艾绒 [J]. 亚太传统医药，2018, 14（11）：102–104.

[27] 谢薇，杨万凤，董画千，等. 艾灸器具研究进展 [J]. 医疗卫生装备，2019, 40（2）：99–103.

[28] 颜承凤，万红棉. 万红棉针刺配合鼻灸器灸法治疗过敏性鼻炎经验 [J]. 亚太传统医药，2019, 15（2）：95–96.

[29] 贺成功，蔡圣朝，龙红慧，等. 梅花二十四灸及应用 [J]. 山东中医药大学学报，2013, 37（2）：104–106.

[30] 朱学东，高明，宋宇锦. 督灸及其相应器械的研究进展 [J]. 中医外治杂志，2019, 28（2）：62–64.

[31] 吴瑞娜，高守媛，王萌萌，等. 便捷式动物实验灸疗器的设计 [J]. 上海针灸杂志，2019, 38（2）：243–244.

[32] 罗萌萌，王海泉，程宽，等. 艾灸现状分析 [J]. 中医学报，2019, 34（11）：2319–2323.

[33] 孙忠年，刘学锋. 太乙神针 [M]. 西安：陕西科学技术出版社，1992：47.

[34] 姜劲峰. 承淡安先生灸法观阐微 [J]. 新中医，2012, 44（11）：142–144.

[35] 刘浩声. 太乙神针灸临证录 [M]. 西安：陕西科学技术出版社，1984：120–122.

[36] 孙忠年，刘学锋. 太乙神针 [M]. 西安：陕西科学技术出版社，1992：55.

[37] 承淡安. 中国针灸治疗学 [M]. 福州：福建科学技术出版社，2006：203.

[38] 朱琏. 新针灸学 [M]. 南宁：广西人民出版社，1980：53–57.

[39] 高希言，马巧琳. 论杨继洲对灸法的贡献 [J]. 中国针灸，2006, 26（6）：451.

[40] 张仁. 灸法的历史与现状 [J]. 中西医结合学报，2004, 2（6）：466–473.

[41] 陈日新，谢丁一. 热敏灸理论体系的构建及其临床应用 [J]. 世界中医药，2019, 14（8）：1915–1921.

[42] 余楠楠，武虹波，刘佩东，等. 罐疗适宜病症详探 [J]. 针灸临床杂志，2013, 29（7）：66–70.

[43] 田成庆. 拔火罐 [J]. 上海中医药杂志，1956, 2（5）：21–23.

[44] 杨敏，岳容兆，张沁，等. 基于文献计量学探析单一刮痧疗法的临床病症谱 [J]. 护理研究，2019, 33（8）：1320–1324.

[45] 孙玉芝，陈婉珉，苏巧珍，等. 砭石疗法应用概述 [J]. 实用中医药杂志，2010, 26（5）：352–353.

[46] 耿乃光. 新砭石疗法 [M]. 北京：学苑出版社，1999：44–45.

[47] 黄龙祥. 中国针灸刺灸法通鉴 [M]. 青岛：青岛出版社，2004：323.

[48] 周艳，马重兵，刘安国，等. 穴位埋线临床操作技术的分类与进展 [J]. 上海针灸杂志，2019, 38（8）：948–952.

[49] 伦新，陈肖云. 刺血疗法 [M]. 北京：中国医药科技出版社，2012：6.

[50] 牛欣，杨学智，朱庆文，等. 中医四诊合参辅助诊断关键技术的数字化、量化研究 [J]. 世界科学技术（中医药现代化），2011（13）：64–69.

[51] 廖医衡，孙溥泉，刘冠军. 用控制论的原理探讨经络的实质 [J]. 吉林医科大学学报，1978（2）：13–19.

[52] 朱亮，骆文斌，吴承玉. TDS 中医经络检测仪的原理与功用 [J]. 中医学报，2011, 26（4）：502–503.

[53] 倪贵桃. 不同体质类型的高血糖患者与中医经络健康检测仪（TDS）检测数据的关系研究 [J]. 中医中药指南，2016, 14（20）：187–188.

[54] 黄龙祥，黄幼民. 针灸腧穴统考 [M]. 北京：人民卫生出版社，2011.

[55] 马继兴. 针灸学通史 [M]. 长沙：湖南科学技术出版社，2011.

[56] 江苏省中医学校针灸学科教研组. 针灸学 [M]. 南京：江苏人民卫生出版社，1957.

[57] 王华，杜元灏，王瑞辉，等. 针灸学 [M]. 北京：中国中医药出版社，2012.

[58] 杜元灏，李晶，孙冬纬，等. 中国现代针灸病谱的研究 [J]. 中国针灸，2007, 27（5）：373–378.

[59] 李焕斌. 联合国世界卫生组织批准用针刺疗法治疗四十三种疾病 [J]. 中国针灸学会，1980（4）：23.

[60] 世界卫生组织. 世界卫生组织认可的 64 种针灸适应证 [J]. 中国针灸，2008，增刊：65.

[61] World Health Organization. Acupuncture: Review and analysis reports on controlled clinical trials [M]. Geneva: WHO, 2002.

［62］赵玉青. 新中国的中医要积极武装思想才能走向科学化［J］. 北京中医, 1952, 1（3）: 11-14.

［63］张志斌, 余永燕. 20 世纪下半叶北京中医医疗机构发展史略［J］. 中华医史杂志, 2005, 35（1）: 11-16.

［64］刘慧娟. 中共的中医政策在新中国的贯彻——以北京市为例［J］. 北京党史, 2007, 25（1）: 19-23.

［65］毕小丽. 建国初期的中医进修（1949-1955）［D］. 广州: 广州中医药大学, 2006.

［66］统计工作通讯资料室. 1955 年全国卫生事业基本情况［J］. 中国统计, 1956（18）: 10-11.

［67］田从豁. 针灸医学继承发展的新起点——忆五六十年代针灸医学的发展概况［J］. 中国针灸, 2001, 21（8）: 453-455.

［68］冯泽永. 中医院必须与综合医院错位经营［J］. 医学与哲学, 2005, 26（12）: 39-41.

［69］中华中医药学会. 中国中医药科学史［M］. 北京: 中国科学技术出版社, 2014: 243.

［70］侯勇, 储浩然, 薛西林, 等. 坚持针灸特色的办院方向, 建设现代化中医专科医院——安徽中医学院附属针灸医院的成长与发展［C］. // 安徽中医学院, 中国针灸学会文献专业委员会. 针灸经络研究回顾与展望国际学术研讨会论文集. 合肥: 安徽中医学院、中国针灸学会文献专业委员会, 2010: 85-88.

［71］唐照亮. 安徽针灸医、教、研"三位一体"模式的建立和发展［C］. // 安徽中医学院, 中国针灸学会文献专业委员会. 针灸经络研究回顾与展望国际学术研讨会论文集. 合肥: 安徽中医学院、中国针灸学会文献专业委员会, 2010: 98-101.

［72］马兰萍, 薛崇成. 新中国针灸学的开拓与革新者——记中国中医科学院针灸研究所创建人朱琏同志［J］. 中国针灸, 2007, 27（11）: 845-848.

［73］佚名. 浙江中医学院附属针灸推拿医院隆重开业［J］. 浙江中医学院学报, 2005, 29（1）: 91.

［74］赵京生. 邱茂良针灸诊疗发展理念与实践探析［J］. 中国针灸, 2014, 34（11）: 1131-1134.

［75］姜姗, 张立剑, 赵京生. 针灸医院发展特点与启示例说［J］. 中国针灸, 2018, 38（7）: 769-772.

［76］刘保延. 改变服务模式, 走出针灸科, 让针灸发挥更大的作用［J］. 中国针灸, 2015, 35（1）: 1.

［77］陈怡然, 马铁明. 现代针灸服务模式探讨［J］. 辽宁中医药大学学报, 2016, 18（9）: 144-146.

［78］白殿一. 标准的编写［M］. 北京: 中国标准出版社, 2009.

［79］李立明. 临床流行病学（八年制）［M］. 北京: 人民卫生出版社, 2011.

［80］张涛清, 毛文洪, 于已百, 等. 针灸治疗菌痢的临床观察［J］. 上海中医药杂志, 1956（12）: 11-17.

［81］王家良. 临床流行病学（第4版）［M］. 上海: 上海科学技术出版社, 2014: 149.

［82］Birch S.An exploration with proposed solutions of the problems and issues in conducting clinical research in acupuncture.Exeter university［D］. The University of Exeter, 1997.

［83］王禹毅. 中文期刊针刺随机对照试验文献计量研究和阳性结果影响因素探讨［D］. 北京: 北京中医药大学, 2014.

［84］Liu Z, Yan S, Wu J, et al. Acupuncture for chronic severe functional constipation［J］. Ann Intern Med, 2016, 165（11）: 761-769.

［85］Liu Z, Liu Y, Xu H, et al. Effect of Electroacupuncture on urinary leakage among women with stress urinary incontinence: a randomized clinical trial［J］. JAMA, 2017, 317（24）: 2493.

［86］Liu B, Liu Y, Qin Z, et al. Electroacupuncture versus pelvic floor muscle training plus solifenacin for women with mixed urinary incontinence: a randomized noninferiority trial［J］. Mayo Clin Proc, 2019, 94（1）: 54-65.

［87］Liu Z, Ai Y, Wang W, et al. Acupuncture for symptoms in menopausal transition: a randomized controlled trial［J］. Am J Obstet Gynecol, 2018, 219（4）.

［88］Zhao L, Chen J, Li Y, et al. The Long-term Effect of cupuncture for migraine prophylaxis: a randomized clinical trial［J］. JAMA Intern Med, 2017, 177（4）: 508.

［89］Zhao L, Li D, Zheng H, et al. Acupuncture as Adjunctive Therapy for chronic stable angina: a randomized clinical trial［J］. JAMA Intern Med, 2019.

［90］World Health Organization Regional Office for the Western Pacific. Guidelines for clinical research on acupuncture［S］. Manila: WHOWPRO, 1995.

［91］ World Health Organization Regional Office for the Western Pacific. Report meeting on revision of guidelines for clinical research on acupuncture［R］. Manila：WHOWPRO, 2006.

［92］ 中国针灸学会标准化工作委员会. 针灸临床研究管理规范［S］. 北京：中国中医药出版社，2014.

［93］ 刘雅莉，何丽云，刘佳，等. 建立针灸临床试验注册中心 促进针灸临床试验透明化［J］. 中国针灸，2017，37（7）：685-689.

［94］ 岗卫娟，景向红. 对国外针刺临床试验存在问题的思考：以JAMA为例［J］. 科技导报，2019，37（15）：67-76.

［95］ 刘保延. 真实世界的中医临床科研范式［J］. 中医杂志，2013，54（6）：451-455.

［96］ 刘保延，谢琪，史华新，等. 构建真实世界临床研究技术平台的组织管理策略［J］. 中医杂志，2013，54（24）：2071-2075.

［97］ 刘佳，何丽云，赵玉凤，等. 基于真实世界国际针灸病例注册登记研究的关键技术［J］. 世界科学技术 - 中医药现代化，2017，19（12）：1920-1923.

［98］ 唐金陵. 循证医学基础（第2版）［M］. 北京：北京大学医学出版社，2016.

［99］ 刘建平，王泓午. 循证医学［M］. 北京：中国中医药出版社，2017：19.

［100］ 许明敏，黄辰，姚俊鹏，等. 针灸相关Cochrane系统评价发表现状［J］. 世界中医药，2018，13（7）：1559-1564，1569.

［101］ 李青，夏芸，牟钰洁，等. 国内中文期刊发表的中医药系统综述和Meta分析文献质量再评价［J］. 北京中医药大学学报（中医临床版），2012，19（3）：28-33.

［102］ 刘保延. 建立临床疗效评价体系，助推针灸国际化［J］. 中国针灸，2018，38（5）：545-546.

［103］ 魏辉，巩昌镇，田海河，等. 针灸发展方向访谈（一）［J］. 中医药导报，2018，24（9）：1-7.

［104］ 蒋心遂. 针灸针产品标准的演变与发展［J］. 针灸临床杂志，1993，9（6）：51-52.

［105］ 王德深. 关于针灸穴名国际统一问题的研究［J］. 中医杂志，1980（3）：51-53，35.

［106］ 王德深. 关于针灸穴名国际标准化方案［J］. 针刺研究，1984（3）：203-206，235.

［107］ World Health Organization Regional Office for the Western Pacific. Standard Acupuncture Nomenclature［S］. Manila, 1984.

［108］ World Health Organization Regional Office for the Western Pacific. Standard Acupuncture Nomenclature.Second edition［S］. Manila, 1993.

［109］ 中国中医科学院针灸研究所. 标准针灸穴位图册［M］. 青岛：青岛出版社，1990.

［110］ 岗卫娟，王昕，王芳，等. 国家标准《针灸技术操作规范》制定原则与方法［J］. 针刺研究，2015，40（4）：326-328.

［111］ 中国中医科学院，中国针灸学会. 中医循证临床实践指南：针灸［M］. 北京：中国中医药出版社，2011：前言.

［112］ 武晓冬. 立足学科特点，澄清针灸标准化的若干认识问题［J］. 中国针灸，2019，39（5）：529-533.

［113］ 齐兰，易文军. 国家标准针灸技术操作规范正式实施［J］. 中国针灸，2008（8）：610.

［114］ 武晓冬. 针灸标准新闻发布会——18项针灸标准得到大力宣贯［J］. 中国针灸，2014，34（9）：922.

［115］《国家标准〈针灸技术操作规范〉应用指导》系列光盘（上）陆续出版［J］. 中国针灸，2011，31（1）：81.

［116］ 谭亚芹，马昕婷，王琦，等. 国家标准《腧穴名称与定位》（GB/T 12346-2006）使用情况调查研究［J］. 中国针灸，2016，36（8）：871-874.

［117］ 马昕婷，翟伟，谭亚芹，等. 针灸技术操作规范使用情况文献研究［J］. 上海针灸杂志，2016，35（6）：751-753.

［118］ 全国针灸标准化技术委员会，中国针灸学会标准化工作委员会. 让针灸成为中医药标准化优势领域［N］. 中国中医药报，2012-10-11（3）.

# 第四章　当代针灸教育的发展

高等教育的建立是针灸学科史上的重大进展。在官方的大力推动下，北京、上海、成都、广州四所中医院校先后成立，其后各省市纷纷建立中医学院，针灸高等教育拉开大幕。其后的二三十年间，针灸教育模式正式转变为院校教育为主，相继涌现出一批实力强大、特色鲜明的针灸教育教学机构，人才培养模式也在摸索中逐渐成熟，形成了稳定的专业化教学体系，为高级针灸人才的培养奠定了基础。

## 第一节　高等针灸教育模式的形成与发展

经过近百年的传播，西医学逐渐被人们接受并认可，西方医学教育模式也在潜移默化中影响着本土的中医教育。针灸教育模式亦随之发生变化。

### 一、高等针灸教育的兴起与确立

师徒相授、世家传承、官办学堂是我国古代主要的针灸教育方式，晚清政府勒令针灸退出官方教育之后，针灸教育主要以家传及师带徒的方式存在。辛亥革命之后，中医界有志之士纷纷学习西方教育模式，具有现代教育形式的中医、针灸学校开始兴起。1932 年，中央国医馆发布国医国药学术标准大纲，针灸学科被纳入其中[1]，部分中医学校开始设立针灸类课程，针灸专门学校也逐渐增多，据统计，近代曾创办过 48 所针灸学校[2]，但这些学校多以私人兴办为主，缺乏政府的支持，培养人数较少，影响力有限。

（一）政府主导的进修班形式为主的针灸教育

中华人民共和国成立后，为缓解卫生人才匮乏、医疗资源分布不均衡的现状，1950 年 2 月，中央卫生部邀请中西医专家 20 余人，商讨成立中医进修学校事宜。3 月 13 日，北京中医进修学校正式成立[3]。其后，各地纷纷举办中医进修学校和进修班，到 1955 年，全国已有中医进修学校 20 所，中医进修班 143 处[4]。

中医进修学校是政府主导的规模化培养中医、针灸人才的教育机构，为规范化发展，卫生部于 1951 年公布《中央人民政府卫生部关于组织中医进修学校及进修班的规定》，对中医进修学校及中医进修班的组织编制、课程标准、教学方法、办学条件、办学模式、学制设置等内容作出统一规定："中医进修学校为正式学校性质，须具备一定之教学设备条件，如校舍、化验设备、实习示教室、解剖室等。学员必须按照学制修完全部学程十二个月课程，始可结业……中医进修班为民办共助性质……学制一般定为六个月，根据具体情况，亦可采取各种短期（三个月）专科班，如预防医学班、针灸研究班、急救技术班等分段学习的方法，使达到有与中医进修学校结业同等学力的程度"。

其中，针灸教育主要为针灸研究专科班的形式。学制 3 个月（计 87 小时）。课程内容以社会医学、预防医学及新针灸学为主。招生对象为开业的中医及辖区各省选送的中医。上课时间较灵活，可以利用半日时间或者业余时间上课。师资主要从医学院引入。课程设置上，以新针灸学为讲授中心，并简要讲授解剖、生理、病理、细菌、消毒法等基础医学课程。课时分配上，《新针灸学》为 36 小时，占总 87 小时的 41.4%。教材方面，使用朱琏的《新针灸学》作为通用教材。

除针灸研究专科班，在一年制中医进修班的课程内容中，也有较大比例的针灸类课程。早期的中医进修班，课程设置以基础医学的内容为主，辅以少量的中医课程，中医课程中针灸类课程占了很大的比例。以北京中医进修学校为例，一年制中医进修班课程表中包含 23 门课程，中医类课程仅有《简要针灸学》《简要针灸正骨》和《中医学术研究》，计 123 小时，在全部 864 小时中仅占 14.2%，两门针灸类课程共计 51 小时，占 41.5%。教材方面，中医进修班主要使用马继兴、萨仁山主编的《简要针灸正骨》作为通用教材[5]。1954 年以后，中医进修班中课程设置有所调整，中医类课程比重大幅增加，针灸类课程依然作为中医进修学校的主要研修内容之一。由于北京中医进修学校为中央卫生部直属，其示范性特征明显，其他各地进修学校中课程基本仿此而设。

1951 年，朱琏创办中央针灸疗法实验所，并开始进行针灸师资的培训。1954 年，中央针灸疗法实验所举办了高等医学院校针灸师资训练班，招生对象为全国 23 个高等医学院校中具有教学经验的教师和医务人员，共计 37 名。学习时间为半年，课程内容包括中医政策、中国医学史、针灸理论和方法三部分。教材选用朱琏的《新针灸学》[6]。

1955 年，原中央卫生部针灸疗法实验所、中央卫生研究院中国医药研究所、中央卫生部中医进修学校等五个单位共同组建中医研究院，除进行中医知识的整理及研究外，中医研究院还担负着为医学院培养讲授中医课程的师资和编纂教材的任务。

此后，在北京、天津、山东、江苏、浙江、福建、江西、河北、山西、湖北、湖南、甘肃等地的中医进修学校又开办多次针灸师资培训班、针灸训练班、西医离职学习中医研究班、函授学习班、讲座学习班、脱产学习班、业余学习班等。学习时间从半个月到一年半不等，学习方式有脱产学习，也有业余学习。多数学习班在理论学习之后安排了实习。招收人员多是医学院校教学及医务人员。如 1955 年江西中医进修学校举办的针灸班，18 周的系统学习之后，安排有 7 周的实习[7]。1955 年福建中医进修学校举办针灸训练班，学习时间 2 个月，第一期招收学员 39 名，均为全省各公立医疗机构的西医工作者[8]。北京中医进修学校于 1959 年 10 月举办短期脱产学习针灸班，课程内容有针灸理论学习及实际操作，其中理论学习时间为三周，实操时间为两周。第一期招生 74 人，第二期招生 171 人，均为在京医学院的教学人员及医院医务人员[9]。

值得一提的是，江西中医进修学校在第三期针灸班学员的招生中，增加了甄试环节，学员入学之前，需要经过校方的选拔，保证学员在年龄、基础知识水平方面较为一致，为教学提供了便利。在学制方面，第三期针灸班的学制延长为一年，课程设计中适当增加了古典针灸医学课程[10]。

教材选用上，朱琏的《新针灸学》是卫生部推荐用书，影响巨大。除此之外，承淡安主编的《中国针灸学》、邱茂良主编的《内科针灸治疗学》《外科针灸治疗学》（邱茂良、陆善仲合编）及江苏中医学校主编的《针灸学》教材亦有一定的影响[11]，其中《针灸学》被称为"全国高等院校中医专业统编教材《针灸学》的蓝本"[12]。还有一部分学校使用自编教材。

江苏中医进修学校利用自身优势，除针灸进修及函授外，还开展数十期针灸巡回教学，每月一期，并在教学中创制了一套针灸教学图表和模型，成为众多学校学习的范例[13]。

除中医进修学校及进修班，师带徒及西医离职学习中医也是当时的主要人才培养模式。在1955年全面铺开的"西医学习中医"运动中，各地开展最多最广泛的就是针灸学习班，针灸技术在全国医务人员中广泛普及。以山西省为例，从1956年开始，全省共培养了针灸人员近11000人[14]。据1960年统计，全国约有8万名中医徒弟跟师学习，已经出徒的有1.45万名[15]。1958年，"西医学习中医"的人才培养方法得到了充分的肯定，并作为一种行之有效的培养方式被固定下来，直到20世纪80年代末，"西医学习中医"一直是培养中西医结合人才的主要途径之一。

以进修班形式为主的针灸进修教育有其形成的特定历史因素。在经历了近代被质疑、限制、打压的阶段后，中医药终于重新被官方认可。在疫疠流行、医务人员紧缺、医疗卫生设施简陋、民众医药卫生知识匮乏的大环境下，党和国家领导人提出要发动中医力量，团结中医，与西医一起担负起全国人民的卫生保健重任[16]。进修学校及进修班学制灵活，教学内容针对性强，学习时间紧凑，易于开展普及，无疑是首选的办学模式。得益于革命战争时期任作田、鲁之俊、朱琏等在延安运用针灸治病救人所打下的良好基础，针灸不仅以进修教育的形式得到迅速普及，卫生部更是提出要研究针灸，要用现代化的基础医学知识解释针灸，使之科学化。在"中医科学化"的政策指引下，进修班主要以普及现代医学的生理、病理、药理等基础知识为主，目的则是用"科学的医学知识"来改造中医，改进针灸等技术性医疗方法。由于对党的政策领悟不够，这一阶段的针灸进修教育西医化程度严重，对于针灸人才的培养有一定的限制。虽然如此，中华人民共和国成立初期的进修教育改变了当时的医疗现状、提高了医师队伍的整体素质，并培养了一批掌握现代医学知识的针灸骨干人才，为开展针灸高等教育打下了良好的基础。进修学校培养的高素质针灸人才在高等中医院校成立时被留校任教，组建针灸教研组，编写讲义，多数成为针灸教育中的中坚力量。进修学校以传授基础理论和医疗技术为主的办学方针，中西医并举的课程设置，也是中医院校成立之初教学和管理的重要参考经验。

卫生部在1954年调整中医政策，举办中医药研究所，扩大针灸研究工作，举办针灸训练班。在随后的西医学习中医运动中，各地卫生部门召集名老中医及优秀师资进行授课，培养了大批"西医学习中医"的人才，并把现代的科研方法引入针灸学术领域，对其后的针灸教学、科研、临床具有积极的意义。尤其值得一提的是，第一届离职"西医学习中医"班的教学人员不乏医界耆宿，他们为学科的发展奔走主张，直接促成了中国首批四所中医院校的成立，使中医针灸教育正式迈入高等教育时代。

（二）高等针灸教育的确立

1956年8月，在周恩来总理的亲自指示下，国务院批准在北京、上海、广州、成都成立第一批四所中医医学高等学府[17]，开设中医本科教育，学制6年，每所中医院校规模为2400

人，并建立附属医院，可容纳 600 张病床。当代中医高等教育正式登上历史舞台。

1956 年，四所中医学院先后成立，其后，各省市纷纷建立中医学院，培养高级中医人才。截至 1966 年，全国高等中医学院已发展到 21 所，另有 3 所西医院校设立中医系，在校学生达到 10000 余人。学制上，一般院校学制 5 年，重点院校学制 6 年。1978 年，卫生部发布《高等医药院校中医专业教学计划（试行版）》，将中医专业学制改为 5 年。课程设置上以中医类课程为主（占 70%），西医类课程为辅。中等中医教育以中医学校为主，学制 3~4 年不等。

中医院校设立之初，仅设中医专业，专业内设有针灸教研组，负责针灸教育活动，教材以《针灸学》为主。1960 年，上海中医学院最早设立针灸专业，招收针灸专业本科生，学制 4 年。1964 年，全国首届针灸专业 70 余名本科生毕业，被分配到全国各地的院校、科研、医疗机构，成为后来针灸教育和临床的中坚力量。教材方面，上海中医学院针灸教研室首次面向针灸专业进行课程分化，将《针灸学讲义》分化为《针灸学（一）经络学说》《针灸学（二）腧穴学》《针灸学（三）刺灸法》和《针灸学（四）治疗学》，成为针灸专业最早的全套四门教材。针灸分化教材这一模式，在其后各中医院校成立针灸专业后也沿袭下来。课程设置上，以中医、针灸类课程为主，兼有部分西医类课程。

"文化大革命"时期，高、中等中医院校停止招生 5 年，21 所院校拆并为 11 所。1971 年 9—11 月，全国高等医药院校全面恢复招生工作。1977 年"文化大革命"结束之后，全国恢复高考，大中院校开始恢复学制，正规招生。截至 1984 年，全国高等中医院校已由"文化大革命"前的 21 所发展为 25 所，另有 11 所高等医学院校开办中医类专业，在校生达 26690 人[4]。

1960 年上海中医学院设立针灸专业，拉开了针灸高等教育的帷幕，各中医院校结合自身实际，陆续成立针灸专业或针灸系，针灸高等教育正式登上历史舞台。这一时期针灸教研组（室）的师资多数为中医进修学校的优秀学生和毕业生，他们依托针灸教研室和中医院针灸科，培养了一批针灸专业人才，为其后针灸教育的快速发展及针灸科研热潮的到来打下基础。针灸专业的课程设置及分化教材模式成为后来全国高等针灸教育的主要教学模式。当代针灸教育体系初步建立。

## 二、高等针灸教育的多层次发展

20 世纪 80 年代初期以前，国家严格规定了高等院校的专业设置和办学规模，专业设置与人才需求之间联系不密切，加之大学本科教育属于精英教育，人才培养数量较少，不能满足市场需求。四所中医学院成立之时，仅有一个专业即中医专业。1957 年成都中医学院增设中药专业；1960 年上海中医学院增设针灸专业，是国内最早开设针灸专业的院校。80 年代中期，国家将一部分专业设置的自主权下放到各省市自治区，为适应市场需求，各高等医药院校陆续设置针灸学、推拿学、针灸骨伤学、针灸推拿学等专业。

1984 年 2 月，教育部批准筹建北京针灸学院，1986 年，中国第一所针灸高等教育机构——北京针灸学院及其附属医院望京医院成立，同年，招收首届针灸专业本科大学生，学制 5 年。1988 年增设中医骨伤专业，改名为北京针灸骨伤学院，2000 年，北京针灸骨伤学院针灸系与北京中医药大学针灸推拿系合并成立北京中医药大学针灸学院[18]。上海中医学院最早于 1978 年建立针灸推拿系，1998 年正式成立针灸推拿学院。天津中医学院于 1980 年成立针灸系[19]。北京中医学院针灸推拿系成立于 1982 年。成都中医学院于 1986 年建立针灸系。截至 1987 年，开设针灸专业（系）的院校有 11 所[20]。目前我国有高等中医药院校 44 所，均设有针灸推拿专业。另外设有针灸推拿专业的西医高等教育机构 10 所，设有针灸推拿专业的非医药高等院校 6 所[21]。2017 年，针灸推拿学专业在校生达 61069 人，其中本科在校生 38120 人（包括高等中医药院校、西医院校及非医药类学校中开设针灸推拿专业者），研究生 1827 人（包括高等中医药院校、西医院校及非医药类学校中开设针灸推拿专业者）①。自此，针灸高等教育步入了快速发展的轨道，针灸人才培养以院校为主，办学规模不断扩大。

我国的中医研究生教育起步较晚，1977 年，国务院批转教育部《关于高等学校招收研究生的意见》，中国中医研究院（中国中医科学院）招收第一批中医研究生，开创了中医研究生教育的先河。1978 年中医药院校开始建立研究生招收制度，同年，北京中医学院、湖北中医学院开始招收攻读硕士学位研究生。1983 年，北京中医学院率先招收攻读博士学位研究生。1980 年，国家建立了学位制度，教育部公布中医研究生学科和专业目录，在高等中医院校和中医研究机构中审批了一批硕士、博士学位授予单位和硕士、博士研究生专业点，审定了硕士、博士研究生导师，标志着针灸研究生教育体系的创立。

1987 年，国家中医药管理局召开了全国中医药研究生教育工作座谈会。为培养适应临床急需的应用型高级中医专门人才，根据中医实践性强的特点，国家教委和国家中医药管理局又在部分高等中医院校实行了培养医学博士（临床医学）研究生制度，为培养临床应用型中医研究生开辟了新的途径[22]。1998 年，国家试行临床医学专业学位制度，中医专业学位包含其中。2015 年，国务院学位委员会第 31 次会议审议通过了中医专业学位的设置方案[23]，中医学类硕士、博士研究生均区分学术学位及专业学位两类，基本学制为 3 年，授予医学硕士、博士学位。1991 年，国家教委在部分高等中医药院校试办中医学专业第二学士学位教育，培养知识面较宽、跨学科的复合型人才②。北京中医学院 1997 年成为在职人员以研究生同等学力攻读博士学位的试点单位；1998 年被批准为开展中医、中西医结合临床医学博士、硕士专业学位的试点单位，标志着我国针灸研究生教育制度进入成熟阶段。截至 2012 年，全国共有针灸博士生点 12 个，硕士生点 34 个，博士后流动站 7 个[21]。

至此，高等中医药教育形成了较为完整的，包括本科、硕士、博士各个层次及学术学位和专业学位不同类型的人才培养体系。

课程设置上，从 1959—2004 年，卫生部、教育部先后 7 次修订教学计划与课程体系建设。本科课程设置包括公共课、医学基础课、专业课程及实践课程体系，总体来看，课程体系的变化与近年来对素质教育的重视相吻合，公共课程的比例有所提升，医学主干课程及专业课程体系相对稳定，且医学基础课程服从专业课程设置的需要，不足之处可以通过开设选修课来补足[24]。

研究生知识结构及课程设置上也在逐步调整和优化。针灸研究生的知识结构大体分为社会人文科学知识、中医、针灸专业知识、西医学知识和现代科技知识 4 个模块，其中，针灸硕士研究生的课程设置分为公共课、专业基础课、专业课和其他课程。

---

① 数据来源：国家中医药管理局，全国中医药统计摘编（2017 年）。
② 注：2019 年 7 月 26 日，教育部发布《学位授权与授予管理办法》，停止第二学士学位教育，继之以辅修学士学位，双学士学位及联合学士学位教育。

　　除高等教育外，国家还采取多途径、多渠道培养针灸人才政策，相继创办了函授、夜大学等教育机构。据1984年统计，全国已有17所中医药函授大学，11所中医学院开办了业余大学，在册学员上万人。此外，还有70多所中等医药学校设立中医士、中药士、针灸、推拿、中医护理等专业，不但为基层尤其是农村培养了大批针灸人才，同时也调整了高等、中等中医针灸人员的比例[4]。

　　经国务院批准，1975年世界卫生组织先后在北京、南京、上海建立了3所针灸研究培训合作中心。对外进行针灸教育，教学形式主要为学制3个月的针灸班为主，辅以各种短期班。1983年，中国中医科学院针灸研究所被确定为世界卫生组织传统医学（针灸）合作中心，并对外进行针灸培训。从1975年到2013年4月，3个国际针灸培训中心共举行了253期3个月针灸培训班[25]。

　　此外，各大院校也接受港澳台及国外留学生，1988年天津中医学院开办一年制国际针灸学习班，接受针灸高级进修生[19]。截至2009年，我国高等中医药院校中已有北京中医药大学、南京中医药大学、上海中医药大学等30所院校具备接受外国留学生的资格。开办分校、合作办学等方式也是针灸对外教育的办学模式之一。如天津中医药大学自1996年起与日本友好院校后藤学园联合举办针灸研究生班，与后藤学园联合编写出版日语版针灸学系列教材，并制成VCD教学光盘，目前该系列教材已由日本东洋医学出版社多次再版，成为日本针灸专门学校的重要参考教材[19]。

　　经过近20年的发展，以院校教育为主，包括博士研究生（含博士后）、硕士研究生、本科、大专、中专五个层次，以国际针灸教育、名针灸师带徒、函授大学、夜大自学教育及自学考试为辅的当代针灸教育体系已基本成形。

　　中华人民共和国成立以来，针灸传统教育方式逐渐向现代化教育方式转变，在几代人的努力下，当代针灸教育从无到有，逐渐发展壮大，形成了当代针灸教育体系，推动了针灸学术的飞速发展，为针灸事业的发展奠定了坚实的人才基础，并通过对外教育，将针灸推向世界。

（王　丽）

# 第二节　教育教学机构

　　中华人民共和国成立后，在党和政府支持鼓励发展中医药事业的政策下，中国针灸教育工作者们励精图治，基本完成了从传统师承教育为主向院校教育为主的当代针灸教育模式的转变，开始规范化、规模化培养针灸人才，建立多样化的办学模式和教育层次，稳定的专业教学体系，不断深化针灸教育改革，涌现出了一批实力强大、特色鲜明的针灸教育教学机构，为针灸教育的发展奠定了良好的基础。

## 一、高等院校、科研院所

### （一）办学模式

　　自1956年第一所中医学院成立，经过几十年的建设，全国先后创办了几十所中医药大学和中医学校，中医院校的办学体制发生变化，以前私人办学的主体形式被公立学校所取代。目前，我国开设针灸推拿学专业的高等中医药院校有 44 所，另外设有针灸推拿专业的西医高等教育机构 10 所，设有针灸推拿专业的非医药高等院校 6 所[21]，专门的针灸科研机构 7 所，设有针灸推拿专业的高职类院校 37 所[26]。在中医院校中，北京中医药大学为教育部直属，广州中医药大学为国家中医药管理局和广东省政府联合管辖，其他均属地方公立院校。

除公立院校外，民办院校也承担了一部分针灸教育。1985 年 2 月，张仲景国医大学在河南省南阳市成立，这是经国家教委批准成立的我国第一所社会集资兴办的高等中医药学校。下设中医学院、中药学院、针灸学院、研究生院等，面向社会招收本科、硕士、博士及留学生[27]。

独立设置学院为普通高校与社会组织或个人合作举办的进行本科层次教育的高等教育机构，截至 2016 年 6 月，我国有独立设置的中医院校 8 所[28]，大多开设针灸推拿学专业。

（二）专业及课程设置

1982 年 10 月，卫生部发布《关于调整高等医学院校中医、针灸、中药专业教学计划的通知》，规定中医药院校设针灸专业，学制 5 年。1986 年国家教委颁布《全国普通高等医药学本科专业目录》，中医学类下设有针灸学、推拿学，分为两个不同的专业。1998 年，教育部颁布新的专业目录，将针灸学与推拿学合并为针灸推拿学专业，学制 5 年。

依据 2012 年教育部《普通高等学校本科专业目录和专业介绍》中，以针灸推拿专业 5 年制本科为例，开设的课程主要有公共通识课（如英语、计算机、医学统计学等）、中医基础课、中医临床课、针灸专业课、现代医学课程等。其中，公共课、中医类课程、西医类课程的比例大约是 3 : 4 : 3。理论课之外，还有 1~1.5 年的临床实习，包括中医临床实习和西医临床实习。

（三）招生对象

中华人民共和国成立初期，中医学校仍是单独招生，后来逐渐过渡到同一地区的高校联合招生，再后来是全国大行政区范围内统一招生，直到 1952 年，全国才开始正式统一招生[15]。其后，教育部招生政策时有调整变化，针灸推拿学专业学生招生录取条件也随之调整。目前，全国高等中医药院校招生对象均为参加教育部组织的全国统一高考或者全国统一研究生入学考试，成绩达到录取分数线者。或者参加高等院校组织的自主招生考试，成绩达到录取分数线者。

（四）针灸教育机构

1. 中医院校五所老校

1954 年 10 月，江苏省中医进修学校（南京中医药大学前身）成立。建校之初，学校组织人员挖掘、整理和编写了针灸高等教育第一套教材和教学大纲。1955 年 3 月，举办第一期针灸师资培训班，为针灸现代教育及临床培养了一批学术骨干，为现代针灸高等教育模式的确立和推广作出了重要贡献。

1956 年，北京中医学院（北京中医药大学前身）、上海中医学院（上海中医药大学前身）、广州中医学院（广州中医药大学前身）、成都中医学院（成都中医药大学前身）先后成立，为国务院批准建立的第一批四所高等中医学府，开设中医本科教育。中医院校设立之初，仅有中医专业，专业内设针灸教研组，负责针灸教育活动。

2. 针灸专业的设立

1960 年，上海中医学院率先开设针灸专业，并开展学制 4 年的针灸本科教育，为国内最早开设针灸专业的院校。1978 年，上海中医学院最早建立针灸推拿系；天津中医学院于 1980 年成立针灸系；北京中医学院及南京中医学院于 1982 年成立针灸系。随后，全国各地的中医学院陆续成立针灸系或者针灸推拿系。成都中医学院于 1986 年建立针灸系。

3. 第一所针灸大学成立

1984 年 2 月，教育部批准筹建北京针灸学院，1986 年，中国第一所针灸高等教育机构——北京针灸学院成立，同年，招收首届针灸专业本科大学生，学制 5 年。1988 年增设中医骨伤专业，改名为北京针灸骨伤学院。2000 年，教育部将北京针灸骨伤学院针灸系与北京中医药大学针灸推拿系合并成立北京中医药大学针灸学院，北京针灸骨伤学院骨伤系仍归属于中国中医研究院（中国中医科学院前身），并与中医研究院骨伤研究所、北京针灸骨伤学院附属医院合并组建为望京医院。

（五）针灸科研机构

得益于革命战争时期任作田、鲁之俊、朱琏等人在延安运用针灸治病救人打下的良好基础，针灸不仅以进修教育的形式得到迅速普及，卫生部更是提出要研究针灸，要用现代化的基础医学知识解释针灸，使之科学化。在此背景下，1951 年，朱琏创办中央针灸疗法实验所，进行针灸的科研、临床、教学工作。1955 年，原中央卫生部针灸疗法实验所、中央卫生研究院中国医药研究所、中央卫生部中医进修学校等五个单位共同组建中医研究院，除进行中医知识的整理及研究外，中医研究院还担负着为医学院培养讲授中医课程的师资和编纂教材的任务。1955 年 12 月，中医研究院成立，针灸疗法实验所改名为中医研究院针灸研究所。

20 世纪五六十年代，各地陆续成立具有独立建制或依托中医学院的针灸研究所或针灸研究中心，进行针灸科研工作。如 1958 年上海成立针灸研究所，1971 年并入上海市中医研究所，隶属上海中医学院。

## 二、实践教学机构

为了提高中医教学质量，1982 年卫生部在湖南衡阳召开"全国中医医院和高等中医教育工作会议"，明确附属医院是中医学院的一个组成部分，是中医学院临床教学基地，并对附属医院的建设目标、规模、教学任务等提出要求[29]。随后，卫生部门相继在南京、上海召开工作会议，强调加强教学医院建设。1992 年，国家教委、卫生部、国家中医药管理局联合下发《普通高等医学院校临床教学基地管理暂行办法》规定，临床教学基地分为附属医院、教学医院和实习医院 3 种类型，均需承担一定教学任务。并对 3 种类型临床教学医院的性质、主要承担的教学任务、具备的基本条件及管理提出详细的要求。

1996 年，卫生部与国家教委联合下发《关于开展高等医学院校临床教学基地评审工作的通知》，并制定评审标准，要求从教学条件、教学管理、教学实施三个方面，重点对临床教学基地的教学资源、管理机构、师资力量、临床实践教学等内容进行考察。随后，各地方教育、卫生部门纷纷对当地的省级高等中医院校临床教学基地进行评审及重新认定。通过这次评审，各地中医院校的临床教学基地质量得到了明显提高，教学设备设施得到完善，教学环境优化，师资队伍教学能力有所提升，临床教学质量得到保障。

以针灸推拿学专业五年制本科生为例，集中实习时间在 1~1.5 年。此外，专业课程的理论教学、临床见习均离不开临床教学基地。临床教学基地既要培养医学生从事针灸推拿工作的基本知识、基本技能及诊疗能力，又要培养其成为一名合格的针灸从业者所具备的人文素养及职业道德。为保证学生的实习，我国的中医院校均配有一所或多所直属附属医院，并有多所教学医院及实习医院，以保证临床教学工作的顺利进行。在教学医院及实习医院中，须有一定比例的西医医院。学生实习时，以中医医院为主，合理配置中西医院的比例。以北京中医药大学为例，直属附属医院有北京中医药大学东直门医院、北京中医药大学东方医院、北京中医药大学第三附属医院及北京中医药大学枣庄医院。而合作教学医院则遍及各地。教学医院中设医教科，由专人负责学生的实习、进修事宜。

经过几十年的建设，我国针灸教育机构已经形成涵盖教学、临床、科研等方面的新型人才培养基地。中华人民共和国成立后，国家为针灸教育机构的建设提供了强有力的经济基础和物质保障，目前全国各省基本均有至少 1 所高等中医院校、省级科研机构、数个临床教学基地，形成了以现代院校教育为主的人才培养格局，实现了规模化、标准化培养，教育管理规范化、制度化，为社会输送大批针灸专业人才。

（王　丽）

# 第三节　人才培养体系

针灸教育的人才培养，就素质而言，应当全面发展，具有较高的综合素质。首先，专业人才完整的知识结构，除了针灸推拿专业知识和技能外，还应包括中西医基础知识、社会人文科学知识和现代科技知识等知识模块；其次，专业人才的能力和素质，除了专业实践能力外，还包括临床医学的其他相关技能、终身自我学习能力、创新能力、团队合作精神以及社会责任感等；最后，还应依据专业人才的不同类型和目标定位，实现临床应用型、多学科交叉复合型、外向型等个性化人才培养[30]。近年来，国家实施人才强国战略，并出台一系列政策，促进人才队伍的发展。2011 年，联合国教科文组织将中医针灸列入"人类非物质文化遗产代表作名录"；2017 年，国家主席习近平向世界卫生组织赠送针灸铜人雕塑；刘延东副总理指出"以针灸为突破口，带动中医药走出去"。这些均体现了针灸推拿在中医国际化发展中的重要地位。

随着中医药利好政策的颁布实施，对针灸推拿行业人才的培养目标也提出了新的要求，人才培养的结构层次、人才质量、国际化针灸人才的培养等需要进一步加强，中医药基本功扎实、熟练使用外国语言、熟悉国际规则的复合型针灸推拿人才需求将快速增长。

中华人民共和国成立初期，传统医学教育形式规模小，中医人才队伍发展十分缓慢，难以满足人民群众的医疗服务需求。20 世纪 50 年代开始，国家大力发展中医院校教育，扩大教育规模，在全国各大城市创建高等、中等中医学校，扩大招生数量，改变教育教学方式，提高教学质量。目前，我国建立了完整的针灸推拿人才培养体系，形成了院校教育、毕业后教育、继续教育三段式，包括全日制教育、名中医带徒、函授教育、定期进修、短期培训等多种形式的培养模式，学习期限从几个月到 2 年、3 年、5 年、7 年、8 年不等。据统计，我国目前有高等中医药院校 44 所，均开设针灸推拿学专业，学制 5~8 年。开设针灸推拿专业的西医高等院校及非医药高等院校 16 所，专门的针灸科研机构 7 所。拥有针灸推拿博士学位授权点 23 个，硕士学位授权点 36 个[31]。开设针灸推拿专业的高职类院校 37 所。能够培养博士、硕士、本科、专科等多个层次的高水平人才。

## 一、院校教育为主的培养模式

随着现代科学技术的发展和当代医学教育的逐渐兴起，现代教育的组织形式、教学方式及教学内容开始移植到针灸教育中来，从而出现了院校教育。1956 年国家筹备建立了北京、上海、广州、成都 4 所中医学院，以后全国各地陆续成立中医学院，针灸人才的培养以学校为主。中医药高等教育创建 60 年来，高等中医药院校已成为培养高级针灸人才的主要渠道。高等院校同时还开展了各种形式的外国留学生教育，成为我国对外教育的重要基地。数十年来，高等中医药院校培养的针灸人才素质不断提升，院校的系统教育为继承和发扬中医药学伟大宝库提供了坚实的基础和可靠的保证。

（一）学历教育

我国的学历教育一般都设在高等中医药院校及科研院所中，下设针灸推拿学院（系），针灸学院（系）或针灸骨伤学院（系）。还有一部分学历教育设在高等西医院校或综合性大学中。可以培养针灸推拿学专业专科、本科、硕士、博士层次的人才。据统计，2017 年，高等中医药院校培养博士毕业生 129 人，硕士毕业生 378 人，本科毕业生 5218 人，专科毕业生 3083 人；开设针灸推拿专业的西医院校共培养硕士生 29 人，本科生 621 人，专科生 1951 人；开设针灸推拿学专业的高等非医药类院校共培养硕士生 7 名，本科 264 人，专科生 1392 人①。在院校学历教育中，以 5 年制本科教育最为普遍。此外，国家还设立 7 个博士后流动站，为博士后人员提供更好的继续深造和研究条件。

1. 本科教育

目前针灸推拿学专业的本科教育多数为 5 年制，个别院校根据具体培养对象和教学目标的需要，也有 6 年制本科教育的设置[32]。

招生对象为具有高中学历且通过全国统一高考或院校自主招生考试，成绩达到本科录取分数线，经高校及考生双向选择之后，才可进入本科院校。

课程设置方面，学生需要系统学习公共类课程、中医基础类课程、中医临床类课程、针灸推拿专业课程、现代医学基础及临床课程。理论课程之后，会安排 1~1.5 年的临床实习，实习以中医、针灸相关科室为主，也要安排西医科室的实习作为辅助。

学习期满合格，颁发毕业证并授予学士学位。如理论考试或临床考核不合格，则只颁发肄业证书。

2. 研究生教育

目前针灸推拿学专业的研究生教育包括硕士研究生、博士研究生教育。目前，还有不少院校开设了 7 年制针灸推拿专业或针灸专业本硕连读、"5+3"一体化教育等形式。

① 数据来源：2017 年全国中医药统计摘编。

　　针灸专业硕士研究生的培养，要求掌握扎实宽广的理论知识和系统深入的专业知识，并重视综合素质、创新意识和创造能力的培养，使其能够独立地、创造性地从事针灸临床和科研工作。课程设置上，硕士研究生需在入学之后接受 1~2 学期的公共课程、基础课程、科学技术知识等方面的教育，修满规定的学分之后，根据具体的专业方向进行临床实习和科研工作。目前，全国尚无针对针灸专业硕士研究生的统一的课程设置及规范的教材，学校一般会根据自身的实际情况及导师的专业方向开设相应的课程。学生在实习及科研期间，需要完成学科相关课题的开题、研究实施、论文书写及论文答辩。顺利通过答辩之后，颁发毕业证书并授予医学硕士研究生学位。

　　7 年制本硕连读是指由本科阶段直接进入硕士生阶段学习的培养方式。7 年制本硕连读入学条件较普通五年制高。在学习过程中如未达到学校规定的学习要求，可分流入普通本科。关于 7 年制本硕连读毕业生的学位授予，大部分中医药院校规定，完成规定学分，成绩合格，且英语达到规定水平者准予毕业。符合学校硕士学像授予条件者，授予医学硕士学位，同时获得 5 年制医学学士学位。未达到硕士学位授予条件者，如经过考核达到学士学位授予条件者，授予医学学士学位。目前，已有不少中医药院校开设了针灸或针灸推拿专业的 7 年制本硕连读教育，多为英语或对外交流方向、针灸康复方向等，其教育和培养一般是和工科或综合性大学联合，除学习 5 年制学生的课程外，还要深入学习自然科学基础知识，如高等数学、有机化学、无机化学、分子生物学等，以培养扎实的现代基础知识，同时具备特有优势，如掌握一门外语或熟悉并能灵活结合现代康复医疗技术等。如上海中医药大学中医学专业（针灸推拿英语方向）与上海交通大学外语学院合作，按照英语专业的培养要求和教学计划，强化英语基础训练，对学生通过国家英语四、六级考试的时间均有较严格的期限，并鼓励学生通过英语专业四级、八级的考试。因此，7 年制本硕连读应着眼于培养具有扎实的针推专业基础理论知识和基本技能，兼具扎实的外语基础，并掌握一定科研思路与方法的高层次、外向型、复合型中医针灸推拿人才。

　　新开设的"5+3"一体化教育将 8 年分为两段，前 5 年基本按中医学五年制本科培养，学生在完成 5 年相关课程学习并考核合格后，可免试进入研究生阶段，再经过 3 年的"中医学硕士专业学位"培养，达到要求者，可以获得执业医师资格证、住院医师规范化培训合格证书、硕士研究生毕业证并授予硕士学位证书。"5+3"一体化培养模式，使学生在校 5 年本科学习与 3 年中医学硕士专业学位研究生学习相融相通，住院医师规范化培训与中医学专业学位研究生教育同步并轨，缩短了总的学习培训年限，质量和效益并举。

　　博士研究生的培养程序与硕士研究生类似，但在学术的深度、独立自主的科研、创新能力等方面都要较硕士研究生要求严格。培养目标上，要求博士生能够解决科学研究或实际工作中的问题，并具有在针灸学科及相关领域独立工作的能力。

　　除此之外，教育部和国家中医药管理局从 2002 年起，在理、工、文、哲、史 5 个门类 49 个非医学专业本科毕业生中招收攻读中医学硕博连读研究生，以吸引一批多门类、跨学科的交叉人才。目前，广州中医药大学已招收 7 届，毕业 2 届非医攻博研究生，学生来自北京大学、中国人民大学、中国科学技术大学、浙江大学、香港理工大学等 76 所高校、49 个学科专业[32]。学生入学前在综合性大学经过 4 年的系统学习，取得非医学专业学士学位，入学后实行"五年一贯、硕博连读、整体优化、后期分化、分段培养"的模式。入学后前两年完成课程学习及科研与临床能力训练，考试、考核合格并通过中期筛选者，进入博士研究生阶段，在中医学 12 个二级学科（包括针灸推拿学）中进行专业分化，再经 3 年培养，通过博士论文答辩，授予中医学一级学科科学博士学位，前两年课程学习期间有课程考试、考核或中期筛选不合格者，不进入博士研究生阶段学习，而是用一年半时间继续完成硕士研究生阶段其他学习与训练，通过硕士论文答辩后授予硕士学位，未达到硕士研究生阶段学习要求或未通过硕士论文答辩者，只予颁发结业证书。这种教育模式融合医学教育与当代教育思想，确立培养具有扎实宽广的理论基础，系统掌握现代科学知识及必要的人文社会科学知识，能够创造性地开展中医学基础理论研究和临床应用基础研究的跨学科、复合型、高层次中医学专门人才的培养目标。

### 3. 专科教育

专科教育一般为 3 年制，所培养的人才是具有一定的中医学、西医学基本知识，并比较系统掌针灸推拿学的基本理论知识和临床医疗技能，熟悉相关的现代医学及现代科学技术知识，具备从事针灸、推拿等临床工作的应用型针灸推拿学专门人才。培养规划主要突出专科教育特点，突出实践技能的培养。设置课程也要相应以"厚基础，宽口径，重实用"为原则。毕业去向主要为在各级中医医院、各级综合性医院以及社区医疗机构等从事针灸、推拿、拔罐等医疗服务工作。

### 4. 中等专科教育

中等中医教育是医学教育的组成部分和独立的层次。1950 年第一届全国卫生工作会议上确定了"医学教育以中级教育为主、中级教育以培养医士为主"的发展医学教育的方针，陆续建立了一批新型的卫生学校，使中等医学教育得到较快发展。1997 年国家中医药管理局印发了《关于中等中医药教育改革与发展的意见》，提出在"九五"期间，使县、乡二级医疗机构 70% 的中医药专业技术人员达到中专及中专以上水平，到 2010 年达到 90%。同时培养、培训以中医药为主，掌握中西医两法，达到中专水平的乡村医生 15 万人，到 2010 年达到 30 万人。

中等专科教育以向农村提供初级保健人员为目的。初中毕业后，学生可考入相应的中等中医药学校学习 4~5 年。1988 年，国家中医药管理局根据局级重点中医药学校建设实施方案，在全国确定了 8 所局级重点中医药学校建设单位：河南省南阳中医药学校、陕西省渭南中医学校、江西省中医药学校、湖北省中医药学校、重庆市中医学校、黑龙江省中医药学校、湖南省中医药学校、四川省绵阳中医学校。2001 年，北京市中医学校、江苏省连云港中药学校（现名连云港高等中医药职业技术学校）、广东省新兴中药学校等增加为局级重点中医药学校。

### （二）成人教育及培训

针灸成人教育的办学形式非常丰富，有远程教育、师承教育、夜大教育、专业证书教育、继续教育、各级各类岗位培训，以及各种脱产、半脱产、业余的进修培训。培养规格既有高、中等学历教育，又有各种类型的非学历教育。教育层次有大学本科、专科和中专。办学渠道有各类中医药院校办学、各级行业主管部门办学、各个中医医疗单位办学，还有各种联合办学和社会力量办学等。这是针灸成人教育的历史性进展，它突破了针灸成人教育长期以来单一的培养规格和培训模式，发挥了社会各方面参与举办中医药成人教育的积极性，拓宽了办学途径，扩大了教育覆盖面，提高了办学效益。

　　针灸成人教育及培训的主体一般为高等院校，也有部分是社会办学。学生要通过成人高等教育入学考试方可进入学习。学习方式包括脱产全日制学习、夜大和函授等。各院校所开设的针灸或针灸推拿专业的脱产全日制成教学习一般是在寒、暑期，经 1 个月左右的时间进行；也有半脱产形式的平时班，则需 3 个月左右的时间完成。夜大一般针对学校所在地区招生，需具备高中毕业文化程度，学制为 3 年，获得专科学历。作为继续教育最早的方式，函授教育相对于面授教育而提出，主要教育对象为离不开工作、学习岗位的在职人员或者在校生。教学以自学为主，面授为辅，一般在 3 年内有计划地开设对应专业的课程，周末或寒暑假上课，有老师指导学习。目前，各高校开设的针灸或针灸推拿专业成人函授教育，针对外省市招生，学制 3 年，通过在各地设置函授站开展具体的教育工作。

　　现代远程教育是随着现代信息技术的发展而产生的一种新型教育方式，通过音频、视频（直播或录像）以及包括实时和非实时在内的计算机技术把课程传送到校园外的教育。它以现代远程教育手段为主，兼容面授、函授和自学等传统教学形式，是多种媒体优化组合的教育方式。2000 年 7 月，由教育部办公厅正式批准 5 所大学进行现代远程教育试点，其中包括北京中医药大学。针灸推拿专业招收对象为已取得卫生、中医药执业资格的中医药人员或已经获得国家认可的中等专业学历的同专业人员，学制两年半。学习期满合格者，由北京中医药大学颁发相应专业的成人高等教育专科、本科、专升本毕业证书，国家承认其学历。同时，依照国务院学位委员会发布的《关于授予成人高等教育本科毕业生学士学位暂行规定》和《北京中医药大学授予成人高等教育本科毕业学士学位工作细则》执行学位授予，颁发学士学位证书。

## 二、毕业后教育制度的健全

　　为建立中国特色医药卫生体制，逐步实现人人享有基本医疗卫生服务的目标，提高全民健康水平，2009 年 3 月，中共中央国务院发布《中共中央国务院关于深化医药卫生体制改革的意见》首次提出了要建立住院医师规范化培训制度。2010 年起，为了探索规范、科学、有效的住院中医师规范化培训模式，上海、北京、江苏等省市陆续试点探索由行业主管部门统一指导下的住院医师规范化培训体系。2014 年 11 月，国家中医药管理局发布《中医住院医师规范化培训实施办法（试行）》，其后，各省市纷纷制定中医住院医师规范化培训实施细则，规范中医住院医师培训的管理组织机构设置、课程设计、师资建设经费保障、人事政策等制度。

　　2011 年 7 月，国务院下发《关于建立全科医生制度的指导意见》（下称《指导意见》）指出，中国将规范全科医生"5+3"培养模式，即先接受 5 年的临床医学（含中医学）本科教育，再接受 3 年的全科医生规范化培养。在此意见指导下，国家中医药管理局先后组织制定了《中医全科医生规范化培养标准（征求意见稿）》及《中医全科医生规范化培养基地认定和管理办法（征求意见稿）》，对中医全科医生的培养作出规定。

　　中医住院医师规范化培训是中医药毕业后教育的重要组成部分，是中医临床医师队伍建设的基础环节，拟从事中医临床医疗工作的中医学类、中西医结合类专业本科及以上学历毕业生、已从事中医临床医疗工作并获得执业医师资格等人员，需要接受中医住院医师规范化培训。

培训分为两个阶段实施。第一阶段主要在中医内科、中医外科、中医妇科、中医儿科、针灸推拿（含中医康复）、中医骨伤、中医五官等学科轮训。第二阶段根据学员预期从事的专业选择在相应的学科以及相关科室轮训。培训学科由国家中医药管理部门统一规定，省级中医药管理部门增设或调整培训学科，须报请国家中医药管理部门批准后实施。中医住院医师规范化培训基地是承担中医住院医师规范化培训的医疗卫生机构。

中医住院医师规范化培训采取理论学习、临床轮训和跟师学习相结合的方式。学员进入培训基地后，即确定一名中医临床工作 8 年以上、主治及以上医师作为其跟师学习的指导老师。学员临床跟师每周不少于半天，并应当及时整理跟师心得和临床医案。对通过中医住院医师规范化培训结业考核的培训对象，颁发统一制式的《住院医师规范化培训合格证书》。

以住院中医师规范化培训为主要形式的毕业后教育模式对住院中医师临床能力、理论水平和综合素质的提高和岗位适应能力的增强具有较大的现实意义。

## 三、继续教育模式进一步完善

20 世纪 80 年代，继续教育的概念被引入我国，中医药行业主管部门也对中医药人员的继续教育工作开展研究，并探索建立相应的制度。2006 年国家中医药管理局颁布《中医药继续教育规定》，国家中医药管理局和各省市中医药行业主管部门成立了"中医药继续教育委员会"，并逐步开展了国家和地方继续中医教育规划的制定及项目的审批和管理等工作。经过 20 多年的不懈努力，中医药继续教育制度初步建立，规模逐步扩大，覆盖率和受教育率不断提高[33]。

针灸继续教育由经过国家中医药管理局或各省市中医药管理部门批准成立的继续教育基地负责开展，采取培训班、进修班、研修班、跟师学习、学术讲座、网络教育、学术会议、业务考察、撰写论著以及有计划、有考核的自学等形式，中医药继续教育项目和中医药人才培养专项是实施中医药继续教育的重要形式。

目前中医药继续教育实行学分制。针灸专业技术人员参加继续教育活动所获继续教育学分每年不少于 25 学分。针灸专业技术人员参加继续教育活动，完成相应的学习内容，考核合格者，均可获得继续教育学分。

（一）短期培训

短期培训是继续教育的一种重要形式，包括培训班、学术会议、学术讲座等，按照组织规模的不同级别不同。各级继续教育项目管理组织均对其申报人员的资质、授课教师、项目内容、审定单位和申报、审定程序给予详细规范和限定。对接受继续教育的专业技术人员的考核则应参照《中医药继续教育学分管理办法》的规定。

（二）进修教育

针灸进修教育的对象是从事针灸医疗、教学、研究的针灸专业人员，一般 3~4 个月完成。通常为派出针灸技术骨干到上级医院进修学习针灸相关领域的新技术、新方法。

（三）中医专家学术经验继承

中医专家学术经验继承是师承教育的一种形式，通过建立名中医工作室、开展学术讲座等方式，将中医药专家的经验传承下去。详见师承教育。

## 四、师承教育成为有力的补充

师承教育是中医针灸人才的传统培养模式。自 1956 年 4 所中医院校成立之后，院校教育成为针灸人才培养的主要基地。但师承教育的模式依然作为院校教育的有力补充流传下来。1955 年中国中医研究院成立之时，即已确定把中医带徒的传统师承形式纳入卫生队伍培养规划[15]。1956 年，卫生部发布《关于开展中医带徒弟工作的指示》，1958 年卫生部发布《关于继承老年中医学术经验的紧急通知》，1990 年人事部、卫生部、国家中医药管理局联合印发《关于采取紧急措施做好老中医药专家学术经验继承工作的决定》，1991 年，国家中医药管理局印发《老中医药专家学术经验继承工作管理考核暂行办法》，1996 年人事部、卫生部、国家中医药管理局联合下发《全国老中医药专家学术继承人经验继承工作管理办法》，2016 年更是在《中华人民共和国中医药法（草案）》中明确，师承人员只要通过相关部门组织的考核即可获得师承中医执业的资格[34]。一系列政策的出台，保证了师承工作的顺利进行。所不同者，1949 年后的师承教育由政府或单位出面组织为主，改变了过去中医带徒的自发模式。其形式主要有与院校教育相结合的师承教育和政府举办的学术经验继承项目。

（一）与院校教育相结合

1999 年，教育部和国家中医药管理局联合印发了《关于加强高等中医教育临床教学工作的意见》，为高等院校中的中医师承解决了政策问题[35]。之后，全国各地从实际出发，积极探索开展院校教育和中医药师承教育相结合的人才培养模式，相继开办了各种试点班。如广州中医药大学第二临床学院的师承教育试点班、长春中医学院的研究生师承班、福建中医学院的本科生师承班等。2006 年，山东中医药大学、成都中医药大学先后开办七年制中医传统班。2006 年上海中医药大学开办老中医经验继承高级研修班。2007 年，北京中医药大学在中医名家子弟自主招生的基础上，开展院校教育、师承教育、家传教育三者相结合的中医专业改革实验班[36]。山西中医学院在中医、中西医结合、针灸推拿教改实验班的基础上组建了傅山学院。河南中医药大学 2011 年与河南省洛阳正骨医院联合开办了"平乐正骨传承班"，将国家级非物质文化遗产"平乐郭氏正骨法"纳入院校教育中，探索高校与医院结合的"3+2"人才培养模式[37]。

（二）政府举办的学术经验继承项目

1990 年，北京市确立 40 名市级名老中医 15 位国家级老中医，并在天坛医院为 40 名市级名老中医及 53 名徒弟举行了"继承老中医经验集体拜师会"，率先在全国开展师承教育[38]。同年，卫生部、国家中医药管理局和人事部联合召开拜师大会，正式恢复了师承教育[39]。此后，国家中医药管理局和地方政府又相继实施了一些师承项目，如 1997 年，北京市举行"北京市老中医学术经验继承工作集体拜师会"。1999 年，上海市启动"上海市解决中医临床人才"培养计划[38]。2004 年，国家中医药管理局实施"中医临床优秀人才研修项目"[40]。2001 年开始，国家中医药管理局启动全国名老中医专家传承工作室项目的建设。2008 年，人社部发文评选首届国医大师，随后，国医大师工作室建立。目前，我国政府举办的学术经验继承项目主要有：国医大师工作室、全国名中医工作室、全国名老中医药专家传承工作室、中医学术流派传承工作室、全国老中医药专家学术经验继承人项目、全国优秀中医临床人才项目等多种形式。我国继续教育制度成熟之后，这一部分内容与继续教育结合开展实施，也取得了良好的效果。

目前，针灸专业人才培养体系更加突出了对人才职业能力、专业素养、提出并解决问题能力的要求，注重培养学生独立自主的学习能力、知识自我更新及自我发展的能力，注重团队合作能力、医学人文精神、科学探索能力的培养。随着针灸国际化进程的加快，针灸对外交流的增多，高素质、国际化、复合型人才将是未来针灸人才培养的目标。

（王　丽）

# 第四节　教材建设

教材是培养合格人才的重要工具，是教学内容和教学方法的知识载体，是进行教学的基本工具。教材的发展可以体现一门学科的发展过程。在针灸学科发展过程中，我国始终把教材编写工作列为重中之重。中华人民共和国成立之初，为保证教材质量，卫生部开始采取统编的方法，组织全国高等中医药院校及专家对中医教材进行第一次编写，其中包括针灸教材。之后，卫生部和国家中医药管理局对高等中医药院校的教材又进行了多次编写和修订工作，目前针灸教材无论在内容的科学性、系统性，还是实用性方面都日趋完善。

## 一、自编针灸教材的普遍使用

中华人民共和国初期尚无全国统编教材，多数院校使用自编教材，其中影响较大的有以下几种。

（一）《新针灸学》

1951年3月，朱琏主编的《新针灸学》由人民卫生出版社出版，作为卫生部推荐教材在全国中医进修学校及进修班的针灸课程中使用，并且被翻译成韩语、俄语、越语等多种文字出版，影响巨大。

由于接受过系统的西医学教育，朱琏对经络、腧穴理论有不同于以往的全新认知，并将这种认知渗透到《新针灸学》中。书中的知识体系包括针灸术、孔穴及治疗三个部分。朱琏从人体解剖部位和结构的角度来认识腧穴的构成和作用[41]，在《新针灸学》中，朱琏按照解剖部位编排腧穴，并将腧穴的局部解剖内容列于其后，而对于传统的经络知识，则很少提及。针灸术部分，朱琏将针刺补泻与神经的兴奋、抑制联系起来。治疗部分，朱琏按照现代医学的疾病分类进行编排，在13大类系统疾病下又列举了不同的组织器官疾病，区别于经典中医著作中的疾病分类方法。尤其值得注意的是，《新针灸学》中首次提出针灸治病离不开大脑皮层高级中枢的参与，对当时的针灸机制研究意义重大，对针灸科研及整个针灸学科的发展影响深远。

（二）《中国针灸学》

1955年8月，承淡安编著的《中国针灸学》由人民卫生出版社出版。内容分为针科学、灸科学、经穴学、治疗学4部分。与《新针灸学》相比，纳入经络学知识，并将针灸疗法的基本知识、临床应用手法与科学实验以及临证要点等均予以较详尽的分析和叙述，特别着重于实际应用方面，力避空泛的理论。

《中国针灸学》修改自《中国针灸学讲义》，在"中医科学化"政策的影响下，为适应院校教育，《中国针灸学》吸收了大量现代医学的内容，在腧穴治疗部分，以西医病名为主，旁注中医旧称，以方便中西医沟通交流；在针灸原理上，吸收了当时最新的研究成果，在经穴主治和病证治疗方面也在努力实现中西医的汇通和交融[42]，书中积极应用现代医学知识探索传统针灸原理，推动了针灸理论的发展。

（三）《针灸学》

1957 年版《针灸学》由江苏中医进修学校主编，主要编写者为梅健寒和李鸿奎。夏治平和袁九棱负责书稿的抄录和校对①。本书对经络理论进行了完整的阐述，包括经络、腧穴、刺灸及治疗 4 个部分，标志着现代针灸学科体系和框架的确立，成为全国高等院校中医专业统编教材《针灸学》的蓝本[12]，是"新中国针灸学科的奠基之作"[43]。

## 二、规范化统编针灸教材出现

（一）统编《针灸学》教材

在针灸专业教材分化之前，针灸教材主要是《针灸学》，面向中医专业本科生（表 3-1）。针灸专业设立之后，各院校主要应用针灸分化教材，《针灸学》教材面向非针灸专业的中医相关专业学生，根据专业及教育层次的不同，教材的结构和内容有所区别。

1958 年 7 月卫生部在南京召开会议，主要讨论和酝酿编写中医学院全国统一教材。次年又在成都召开会议，进一步对中医课程的教学大纲和教材编写提出计划，并对编写工作进行分工。1960 年上半年，卫生部召集北京、上海、广州、成都、南京 5 所中医学院对中医基础和中医临床各科等 17 门教材进行了审定，其中包括《针灸学》，由人民卫生出版社出版。当时把这版教材通称为第 1 版教材，供全国中医学院和西医学习中医班使用。1963 年，卫生部通过 3 年的教学实践和经验积累，并根据中医学院新的教学计划对第 1 版教材进行了修订，通常称为第 2 版教材。普遍认为，第 2 版教材编写得比较成功，不但保持了全面、简明的特点，而且中医理论更加系统，更具中医特色。"文化大革命"期间针灸教材改编成 3 年制的教材，被称之为第 3 版教材。1977 年恢复高考后，中医院校重新开始招生，同时对针灸教材进行了第 4 次修订，第 4 版教材的问世在当时对重新稳定教学秩序和提高教学质量起到了促进作用。1982 年，在第 2 版教材的基础上对针灸教材进行了第 5 次修订。第 5 版教材突出了中医理论的系统性、完整性，在教学上提出了更高的要求。第 5 版针灸教材的影响较大，基本形成了目前临床和科研所用的知识结构和术语体系。

进入 21 世纪以来，为打破传统，鼓励创新，突出各地的教学特色，又增加了规划教材。因此从第 6 版教材开始，教材系列名称变为"统编规划教材"，由中国中医药出版社出版。教育部、国家中医药管理局组织编写了普通高等教育"十五"国家级规划教材、普通高等教育"十一五"国家级规划教材、高等教育"十二五"国家级规划教材。2002 年，新世纪高等中医药院校规划教材的编写工作启动。供非针灸推拿学专业本科生针灸教育使用的《针灸学》第 7 版教材出版。

---

① 注：参考夏有兵、张建斌对夏治平先生的访谈录（2012 年 2 月 13 日）。

表 3-1　中医专业本科用各版教材一览表

| 版数 | 教材名称 | 主编 | 出版时间（年） | 出版单位 | 教材系列名称 |
|---|---|---|---|---|---|
| 1 | 针灸学讲义 | 南京中医学院 | 1960 | 人民卫生出版社 | 中医学院试用教材 |
| 2 | 针灸学 | 南京中医学院 | 1964 | 上海科学技术出版社 | 中医学院试用教材重订本 |
| 3 | 针灸学 | 江苏新医学院 | 1974 | 上海人民出版社 | 中医学院试用教材 |
| 4 | 针灸学 | 南京中医学院 | 1978 | 上海科学技术出版社 | 全国高等医药院校试用教材 |
| 5 | 针灸学 | 邱茂良 | 1985 | 上海科学技术出版社 | 高等医药院校教材 |
| 6 | 针灸学 | 孙国杰 | 1997 | 上海科学技术出版社 | 普通高等教育中医药类规划教材 |
| 7 | 针灸学 | 石学敏 | 2004 | 中国中医药出版社 | 普通高等教育"十五"国家级规划教材 |
| 8 | 针灸学 | 石学敏 | 2007 | 中国中医药出版社 | 普通高等教育"十一五"国家级规划教材 |
| 9 | 针灸学 | 王华、杜元灏 | 2012 | 中国中医药出版社 | 全国中医药行业高等教育"十二五"规划教材 |
| 10 | 针灸学 | 梁繁荣 | 2016 | 中国中医药出版社 | 全国中医药行业高等教育"十三五"规划教材 |

教材层次上，有中等教育、高职高专、大学本科、七年制教材等；教材分类上，有规划教材、创新教材、精编教材、实训教材、案例式教材、特色教材、双语教材等；涵盖的适用对象包括了中医专业、中西医结合专业及西医院校中的中医专业等。

另外，在知识体系方面，第 1 版《针灸学》主要包括经穴、刺灸法、治疗 3 部分；第 2 版教材包括经络腧穴和针灸治疗两部分；第 3 版教材包括经络、腧穴、刺灸法和常见病证治疗；第 4 版教材包括经络、腧穴、刺灸法和治疗部分；第 5 版教材包括经络腧穴、刺激方法及治疗部分。以后的教材基本延续了第五版教材的知识体系。

（二）统编针灸分化教材

针灸专业在 1982 年开始统编第 1 版教材。1992 年针灸专业教材列入规划教材建设，对原编教材进行再次修订，并增加中医骨伤专业规划教材的编写。在此之前，各院系已有针灸分化教材的编写。

1962 年 2 月，上海中医学院编写的《针灸学（一）经络学》由人民卫生出版社出版，同年《针灸学（二）腧穴学》出版。《针灸学（三）刺灸法》和《针灸学（四）治疗学》相继于 1963 年 12 月和 1965 年 3 月出版，成为上海中医学院针灸专业最早的全套四门教材。这套教材影响很广，以后各院校的针灸分化教材多是在此基础上变化而来。1972 年，上海中医学院接受人民卫生出版社修订《针灸学》的任务，将四个分册合为一本，编成大本的《针灸学》一书，于 1974 年 7 月由人民卫生出版社出版。日本、美国等也相继出版日译本和英译本。

20 世纪 80 年代，天津中医学院针灸系统编写了全国第一套针灸分化教材，包括《经络学》《腧穴学》《针法灸法学》《针灸治疗学》，被多所中医学院采纳，成为统编教材的基础。1985 年针灸专业第 1 版（中医专业教材第 5 版）统编分化教材出版，包括《经络学》《腧穴学》《刺法灸法学》《针灸治疗学》，由上海科学技术出版社出版。第 2 版是 1996 年的第 6 版教材，种类与第 5 版教材基本相同，也由上海科学技术出版社出版。

2002 年，根据教育部《关于"十五"期间普通高等教育教材建设与改革的意见》精神，新世纪全国高等中医药院校规划教材的编写启动，针灸推拿学专业教材是其中重要的组成部分。规划教材又称为第 7 版教材或新世纪 1 版教材，由中国中医药出版社出版。为适应针灸推拿专业课程体系改革，本套教材将原《经络学》和《腧穴学》合并为《经络腧穴学》，将《各家针灸学说》和《针灸医籍选》合并为《针灸医籍及各家学说》，并将《实验针灸学》首次列入该系列，形成了包括《经络腧穴学》《刺法灸法学》《针灸治疗学》《实验针灸学》和《针灸医籍及各家学说》等的针灸专业系列教材。同时期出版了创新教材《针刀医学》。又由于新专业目录调整为针灸推拿学，课程体系中增加推拿学的内容，故专业教材中又增加了《推拿学》和《推拿学基础》。7 年制针灸推拿学专业的新世纪全国高等中医药院校规划教材第 1 版也于 2005 年出版 [44]。

2007 年，中国中医药出版社组织出版了新世纪全国高等中医药院校"十一五"国家级本科规划教材，包含针灸推拿专业教材 8 种（含推拿学 2 种）；2012 年，中国中医药出版社出版的九版规划教材中，增加了《针刀医学》《针刀医学基础理论》《针刀影响诊断学》《针刀刀法手法学》《针刀治疗学》《针刀医学护理学》等教材。

2008 年，人民卫生出版社组织出版全国高等中医药院校研究生教育"十一五"规划教材，第一次将针灸古籍《针灸甲乙经》作为基础理论，并针对研究生教学特点新编《针灸临床应用》，作为临床提高的措施，并将其首次列入针灸专业研究生教材 [45]。

除规划教材外，各院校还编写了一部分创新教材，如天津中医药大学主编的《中医针灸内科学》《中医针灸妇科学》《中医针灸儿科学》《针灸处方学》等。

随着信息化技术手段的发展，针灸专业教材不再局限于单一纸质教材，各院校依托网络资源，纷纷建设规范化、多元化、系统化的针灸多媒体教学资源库、移动式数字化教材，充分利用课堂教学、实践教学、互联网 + 数字化网络教学、翻转课堂等教学方法，整合多元、开放、立体化教材资源，满足学生自主学习、全面发展的需要。

（王　丽）

# 第五节　对外针灸教育

我国对外针灸教育起步较早，中医针灸在全球，特别是西方国家发展迅速，离不开对外针灸教育的普及化发展。我国的中医院校从 20 世纪 50 年代开始招收针灸留学生，改革开放之后，我国针灸对外交流更加频繁，各高等中医院校普遍开展留学生教育，并在探索中不断寻找适合自己发展的中医针灸留学生教育模式。

## 一、对外针灸教育起步及发展

1956 年 4 月 17 日，苏联政府派出 3 名专家到中国中医研究院（今中国中医科学院）针灸研究所考察学习针灸疗法。这是第一个来华考察学习针灸疗法的国外专家小组。1957 年 4 月，朝鲜平安道保健部部长金孝善等 3 人进入江苏省中医学校学习，成为我国首届中医留学生。同年，苏联、蒙古、缅甸等国留学生亦相继进入江苏省中医学校学习。1957 年，北京中医学院招收首批留学生，对外针灸教育正式起步。起步阶段的对外针灸教育以进修教育模式为主。

1972 年尼克松总统访华，"针刺麻醉"事件引起轰动，在全世界范围内掀起针灸学习热潮，世界各国针灸爱好者学习针灸的愿望更加强烈。鉴于此，1975 年，世界卫生组织会同我国政府在中国中医研究院、上海中医学院、南京中医学院成立 3 所国际针灸培训中心，最初以国际针灸培训班的形式开展进修教育，分别用英文、日文、法文授课，面向全世界招收学员。

20 世纪 80 年代，世界各国纷纷派留学生来到中国学习针灸，许多国家成立了针灸学术组织。1988 年，受世界卫生组织委托，由无锡市中医院及南京、北京等地的针灸医生组成的医疗队赴巴布亚新几内亚进行针灸培训，共培训 3 期，为针灸对外教育作出了很好的示范。

1994 年，经中国政府和行政主管部门批准，天津中医学院（今天津中医药大学）建立中国传统医药国际学院。全国 7 所中医学院更名为中医药大学后，也相继成立国际教育学院，专门从事留学生的教育和管理工作，每年接受世界各国来华学习中医、针灸者数千人次。此外，部分医学院校和综合大学也成立海外教育学院进行对外中医针灸教育，开展较早者，如厦门大学医学院中医系，始建于 1956 年，原隶属于厦门大学海外教育学院，主要负责对外针灸教育。

中国加入世界卫生组织后，针灸在世界上的影响继续扩大，针灸对外交流合作更加频繁，针灸教育的国际化更加明显。世界卫生组织不但支持创建世界针灸学会联合会，还在一些国家设立了针灸研究培训合作中心。目前，针灸对外教育培养的人才已经分布到 190 多个国家和地区，有些国家和地区还开展了比较系统的针灸教育与针灸研究工作。据教育部统计，目前来华留学生主修学科中，中医学仅次于汉语言学，排名第二。经教育部批准，目前全国已有 20 多所高等中医药院校具备接收外国留学生的资格。

近年来，我国各大中医药院校的对外针灸教育发展迅速，国际交流频繁，办学形式多样，教育形式从最初的进修教育逐渐发展为系统的本科教育、研究生教育、进修教育、短期培训等多种形式并存。

## 二、对外教育机构迅速崛起

（一）高等院校、科研院所的国际教育学院

1956 年 4 月，苏联 3 名医学专家赴中国中医科学院针灸研究所考察、学习针灸疗法，由朱链负责授课[46]，这是我国第一所接受国外留学生的机构。1957 年，江苏省中医学校先后接受朝鲜、苏联、蒙古、缅甸等国的留学生入学学习。同年，北京中医学院招收首批外国留学生。中医院校成为接受留学生学习针灸的主要机构。此后，天津中医药大学、南京中医药大学、上海中医药大学等 25 所院校也开始接受外国留学生[47]。1992 年，经国家教委批准，天津中医药大学建立中国传统医药国际学院，面向世界招收本科、硕士、博士、进修生。其后，相继有 7 所中医药大学成立国际教育学院。目前，国内大多数高等中医药院校都接收外国留学生来华学习针灸。

（二）国际针灸培训中心

1975 年，世界卫生组织会同我国政府在中国中医研究院、上海中医学院、南京中医学院成立 3 所国际针灸培训中心，最初以国际针灸培训班的形式开展进修教育，分别用英文、日文、法文授课，面向全世界招收学员。1983 年，3 个国际针灸培训班分别更名为北京国际针灸培训中心、上海国际针灸培训中心、南京国际针灸培训中心，至今已为 140 多个国家和地区培养了针灸人才。

（三）联合办学机构

此外，国际联合办学机构也是针灸对外教育的一种模式。如南京中医药大学、北京中医药大学分别与澳大利亚皇家墨尔本理工大学、英国伦敦德赛科斯大学合作。罗马大学、米兰大学、美国南湾大学、意大利中医药研究所、泰国同善医院等机构均有与国内高等中医药院校合作办学项目。

经过几十年的建设，我国针灸教育机构已经形成涵盖教学、临床、科研等方面的新型人才培养基地。中华人民共和国成立后，党和国家为针灸教育机构的建设提供了强有力的经济基础和物质保障，目前全国各省均有至少一所高等中医院校、省级科研机构及数个临床教学基地，形成了以现代院校教育为主的人才培养格局，实现了规模化、标准化培养，教育管理规范化、制度化，为社会输送大批针灸专业人才。

## 三、对外针灸教育模式化发展

目前我国对外针灸教育主要有两种：学历教育和非学历教育。学历教育留学生包括博士、硕士、本科留学生，非学历留学生包括高级进修生、普通进修生和短期进修生。

（一）学历教育

在我国的针灸对外教育中，学历教育占据重要地位，尤其是长学制、高层次的学历教育已经成为对外针灸学历教育的主体。同时，为了更好地扩大针灸对外教育的规模和影响，各大西医院校也相继设立了针灸专业，招收留学生学习和深造。招收对象为：本科学历：需高中毕业或以上学历，并且中国汉语水平考试（HSK）4 级或以上。硕士及博士研究生需具备医学或相关专业本科学历，通过 HSK 考试 6 级，通过我国研究生入学考试，有两名副教授以上或相当职称的学者书面推荐方可入学。西学中本科需医学专业本科（含）以上学历，良好的汉语听说读写能力。

近几年来，我国中医药院校开始与国外许多国家和地区的院校开展合作，进行学历教育，成立中医药学院，开设中医、针灸推拿专业，共同培养中医药和针灸人才。如澳大利亚墨尔本皇家理工大学与南京中医药大学合作，开设了中医学系，成为西方国家正式设立中医学系的第一所大学；成都中医药大学在葡萄牙宝德开设分校，经我国教育部批准实施中医学（含针灸）本科学历教育。有的院校采取了"3+2"的联合办学模式，如浙江中医药大学与日本东洋医疗专门学校合作，日方的三年制针灸专业毕业生通过日本国家医师资格考试后可转入该校四年级本科专业继续深造，学校每年派遣资深的针灸推拿专家到日方学校进行短期讲学和指导。

（二）非学历教育

非学历教育是面向国外招收高级进修生、普通进修生和短期进修生。中华人民共和国成立初期，我国的对外针灸教育主要是以非学历教育为主，虽然现在加强了针灸学历教育建设，但是非学历教育仍然是我国招收针灸留学生的重要途径。

在非学历留学生教育中，短期进修生数量占了大部分，短期进修生以在职医生居多，他们大多在医院和诊所工作，具有一定的中医、针灸基础知识。也有部分国外西医院校高年级的学生来华了解、认识、学习传统中医学。一般短期班学习的时间在1~2周，培训对象包括初学者或是熟练针灸的医师，主要以学习特种针法和临床见习观摩为主。中期班安排4~8周学习，培训对象主要为初学者、专科留学生等，教学目标从见习达到实习，适应针灸临床操作过程。长期班以提高班形式设置，时间12周以上，培训对象以曾经学习过中医或针灸者为主，目标是基本技能的加强训练和独立操作过程。

培训班用多种语言直接授课或配备翻译，学习内容多以针灸临床实用技术和临床经验为主，学习结束后由办学单位颁发结业证书。

（三）国际合作办学

联合办学是一种跨国性的高等教育模式，主要是利用我方和外方的双边优势，以我方为主，利用对方的经济优势联合举办某些专业或课程。目前针灸联合办学可分为3类：一是与国外公立大学的合作，如1997年北京中医药大学与英国米顿锡斯大学合作开展中医学本科学历教育；2006年南京中医药大学在罗马大学和米兰大学开办中西医结合硕士研究生学历教育项目；二是与国外私立大学的合作，如南京中医药大学与美国南湾大学合作办学；三是与其他团体法人、商业公司、医疗机构等合作，如南京中医药大学与意大利中医药研究所、泰国同善医院等合作培养中医药人才。

## 四、课程设置和教材日趋成熟

（一）课程设置

针对对外针灸教育的层次、院校不同，所设立的课程也不相同，但主要课程种类与内容与国内学生课程基本相同。开设的主要课程有中国医学史、中医基础理论、中医诊断学、中药学、方剂学、中医临床经典、人体解剖学、生理学、病理学、经络腧穴学、刺法灸法学、针灸治疗学、推拿学、医学伦理学、中医内科学、中医儿科学、中医妇科学、诊断学基础、西医内科学、医学气功学等。

（二）教材建设

1959年，卫生部召集上海、北京、南京联合编写第一部对外针灸教材《中国针灸学概要》，于1964年出版，后扩充成为《中国针灸学》（程莘农主编），于1987年出版，为满足国际针灸专业水平考试的需要，又编成《针灸学》一书，于1995年出版，该教材对针灸学的国际传播起到了积极的推进作用，在针灸对外教学中影响很大。

2007年6月石学敏主编的《针灸学》，针对中医药教育的海外学生（包括接受学历教育的学生及短期班学生），简明扼要，突出实用，深受广大留学生欢迎。2008年，中国中医科学院针灸研究所黄龙祥研究员联合各大中医院校编成《国际针灸学教程》，该书虽然变动较多，但因其出自临床、教学和研究的实际，教师应用时容易接受和适应。

针灸对外教育是中医药对外教育的重要组成部分，也是我国改革开放的重要组成部分，是中医药走向世界的先锋军。目前我国大部分中医院校可接收、培养本科、硕士及博士层次的留学生，部分学校还招收进修、短期及长期培训班，与国外知名大学进行联合办学。对外针灸教育模式不断完善，招生规模不断扩大，教育形式不断丰富，为世界各国培养了大批中医针灸留学生，促进了中医药事业在世界各国更好的发展。

自 1956 年纳入中国高等教育体系后，当代针灸教育用了二三十年的时间，基本形成了以针灸本科教育为主，研究生教育、职业教育并举的主体格局。同时，对外针灸教育发展迅速，名中医带徒、函授大学、夜大教育以及自学考试和社会力量办学等为国内外针灸人才的培养开辟了广阔的途径。在课程设置方面，中医院校针灸推拿学专业的本科课程设置基本按教育部本科教学评估对专业的要求统一规划，分为理论教学与实践教学两大部分。理论教学的核心课程包括专业基础课和专业课。针对针灸学科特点，课程设置了较大比例的临床实践教学环节，包括中医临床实践和西医临床实践。另外，课程设置中包含了专业实验课以培养学生的针灸科研能力。人才培养目标上，为适应研究创新型人才和国际化人才需求的变化，当代针灸教育更加注重学生创新能力、国际化视野、人文素养等方面的培养。教材建设方面，从实际需求出发，突破以往形式单一的平面纸质教材，结合现代化信息技术手段，创新教材形式，满足学生不同的学习需求。通过不断的教学实践改革，我国的针灸教育正在稳步发展，力图为针灸事业培养更多的高素质、复合型人才。

不可忽视的是，我国当代针灸以院校教育为主的模式是借鉴现代西方医学教育模式而来，在形成之初就有其自身的局限性。在西学东渐的浪潮中，为求生存，使中医教育加入政府教育系统，近代中医学校不得不从教学计划、学科体系、课程设置、知识体系、人才培养等方面以西医院校模式为参照系改造中医传统的教育模式。中华人民共和国成立后，由于没有符合中医自身规律的教育案例可资参考，现代中医院校也是以此模式为基础建成。初期，系统化、规模化的院校教育培养了大批优秀针灸人才，缓解了医疗资源匮乏、学术研究落后、人才严重不足的现状。随着社会的进步，教育的发展，当代针灸教育模式存在的问题也日益明显，如院校教育中以课堂教学为主的教育方式，导致学生缺乏自主学习能力，提出问题、分析问题、解决问题的能力弱化；课堂与临床脱节、教材与临床脱节，学生知识迁移和重组困难，临证能力差，只会背书，不会看病，学得多，悟得少，针灸大家、名家越来越少。

针灸学是一门实践性学科，知识和技艺的传承与其他自然学科有很大区别，针灸学知识在本质上个体化明显，需要将复杂的概念融会贯通，再应用于实践活动之中。针对这一认知特点，针灸教育应从中医自身发展规律出发，重视知识整合，重视中医针灸思维的培养。

（王　丽）

# 参考文献

［1］佚名.《中央国医馆整理学术标准大纲草案》［J］. 国医公报，1932（1）：2.

［2］赵璟，张树剑. 民国时期针灸学校述要［J］中国针灸，2017（4）：441-447.

［3］李广钧. 北京卫生史料·中医篇［M］. 北京：北京科学技术出版社，1996：349-350.

［4］余永燕. 近50年中医教育机构发展史略［J］. 中国中医基础医学杂志，2005（12）：946-948.

［5］杨峰. 中华人民共和国初期"针灸科学化"的初步尝试——以马继兴先生为例 // 中国针灸学会针灸文献专业委员会2014年学术研讨会论文集［C］. 中国针灸学会针灸文献专业委员会、《中国针灸》杂志社：中国针灸学会，2014：6.

［6］朱锡莹. 把祖国医学的遗产传播到高等医学教育院校去［N］. 健康报，1955-09-23（2）.

［7］万叶浩，廖家兴. 江西省中医进修学校针灸班学员实习归来［J］. 江西中医药，1955（5）：50.

［8］ 佚名. 福建省中医进修学校针灸训练班第一期学员在各医院推行针灸疗法的初步报告［J］. 福建中医药杂志，1956（1）：30-31.

［9］ 佚名. 北京市中医进修学校贯彻党的中医政策 大力开展西医学习中医工作［J］. 中医杂志，1959（1）：69.

［10］ 佚名. 江西省中医进修学校第三期开学［J］. 江西中医药，1955（9）：64.

［11］ 张宗震，李鸿逵. 江苏省中医学校所编"针灸学"出版［J］. 江苏中医，1957（6）：27.

［12］ 黄龙祥. 针灸腧穴通考证（上册）［M］. 北京：人民卫生出版社，2011：13.

［13］ 邓子华，郭伯涵，熊梦，等. 学习先进经验，改进和提高我省中医工作［J］. 江西中医药，1957（12）：4-8.

［14］ 黄永秋. 建国初期西医学习中医运动的研究（1955—1959）［D］. 广州：广州中医药大学，2006.

［15］ 宋耀新，杨洋. 近现代中西医教育史研究［M］. 北京：中国中医药出版社，2013：34.

［16］ 冯彩章，李葆定. 贺诚传［M］. 北京：解放军出版社，1984：147-148.

［17］ 王致谱，蔡景峰. 中国中医药 50 年［M］. 福州：福建科学技术出版社，1999. 473.

［18］ 文立. 大师风范 针界巨擘——王雪苔教授对针灸事业发展的贡献［J］. 中国针灸，2006（1）：39-44.

［19］ 杜元灏. 励精图治，成就辉煌——针灸学科 50 年回眸［J］. 天津中医药大学学报，2008（3）：185-188.

［20］ 赵慧卿. 高等中医教育专业、层次、模式初探［J］. 中国社会医学，1987（2）：33-38.

［21］ 中国科学技术协会. 针灸学学科发展报告［M］北京：中国科学技术出版社，2012：4.

［22］ 刘铜华，唐继卫，孟闫燕，等. 我国中医学位与研究生教育 38 年回顾与发展对策［J］. 中医教育，2016，35（3）：54-59，64.

［23］ 周蔓仪. 我国独立设置中医专业学位［N］. 中国中医药报，2015-01-26（1）.

［24］ 江蓉星，吴颖奇，刘世云，等. 国家及地方政策法规对地方高等中医药院校专业设置、课程体系、教学计划的影响及改革建议［J］. 成都中医药大学学报（教育科学版），2008（1）：10-16.

［25］ 黄晖，尹玉芳，魏立新. 中医对外针灸教育在国际交流中的现状及发展思路［J］. 中国中医基础医学杂志，2013，19（8）：942-943.

［26］ 林雷. 中国医学院校指南（2016）［M］. 北京：科学出版社，2016：133.

［27］ 易拓夫. 张仲景国医大学在医圣故里南阳成立［J］. 河南中医，1985（2）：23.

［28］ 林雷. 中国医学院校指南（2016）［M］. 北京：科学出版社，2016：132.

［29］ 罗元恺. 为了振兴中医事业，切实办好中医学院和中医医院——全国中医医院和高等中医教育工作会议情况简介［J］. 新中医，1982（7）：1-3.

［30］ 张建斌. 针灸推拿专业人才培养目标的分析［J］. 中医教育，2011，30（2）：27-29.

［31］ 余常，余曙光. 针灸推拿行业人才队伍建设的现状和发展趋势探讨［J］. 中国针灸，2018，38（8）：901-906.

［32］ 郭义. 中国针灸交流通鉴·教育卷［M］. 西安：西安交通大学出版社，2012：174.

［33］ 郭宏伟. 终身教育理念下中医人才毕业后教育与继续教育探讨［J］. 成人教育，2017，37（4）：33-35.

［34］ 李磊，陈仕杰. 论中医师承教育研究进展［J］. 中医药管理杂志，2009，17（10）：894-899.

［35］ 孙东东，周亮亮，田侃.《中医药法》背景下中医师承体系优化刍议［J］. 中国卫生事业管理，2018，35（8）：598-599，608.

［36］ 常宇. 师承教育 PK 院校教育孰优孰劣［N］. 中国中医药报，2007-08-15（3）.

［37］ 许二平. 关于中医药院校教育与师承教育的思考［J］. 中医教育，2016，35（4）：9-12.

［38］ 王文娟，史青. 1949-2001 年北京中医师承教育史［J］. 中医教育，2006（5）：58-61.

［39］ 曹丽娟. 1990 年以来中医师承教育恢复概况［N］. 中国中医药报，2007-12-14（4）.

［40］ 曹丽娟. 近代高等中医院校师承教育试点班研究［J］. 医学与哲学：人文社会医学版，2008，29（4）：59-61.

［41］ 李素云，张立剑，刘兵. 朱琏西医背景下的针灸理法认识［J］. 中国针灸，2014，34（11）：1127-1130.

［42］ 张建斌，夏有兵，王欣君，等. 现代针灸学科体系构建轨迹的探析——兼评承淡安《针灸学》三部曲［J］. 针刺研究，2013，38（3）：249-252.

［43］ 李鼎. 针道金陵五十年——记 1957 年南京《针灸学》出书前后［J］. 中医药文化, 2007, 24（6）: 30.

［44］ 郭义. 中国针灸交流通鉴·教育卷［M］. 西安: 西安交通大学出版社, 2012: 186.

［45］ 中国科学技术协会. 针灸学学科发展报告［M］北京: 中国科学技术出版社, 2012: 188.

［46］ 人民日报社. 苏联专家来考察研究我国针灸疗法［N］. 人民日报, 1956-04-21（3）.

［47］ 马良宵, 牛欣, 徐静, 等. 中医药来华留学生教育标准制定方法初探［J］. 中医教育, 2009, 28（4）: 61-63, 68.

# 第五章 当代针灸研究的发展

　　早在 20 世纪初，在"西学东传"的影响下，以客观、实证为特点的西方医学给传统中医学带来了巨大的冲击和挑战。为求得认同与发展，中医学走上"科学化"的道路，中医学者逐步接纳和学习现代医学，从西医的视角剖析和阐发中医，致力于中西医学理论的互证，说明中药、针灸的作用机制[1]，并开始了针灸科学研究的初步学习与探索，主要内容包含以下三个方面：一是对针灸的认识由传统的中医理论转变为运用解剖、生理、病理认识腧穴及其作用；二是借助国外科学研究成果阐明针灸原理；三是采用近代科学技术或理念开展针灸研究，包括一些简单的动物实验。近代的探索引发国人对针灸科学研究的关注与思考，为针灸现代研究作了铺垫。

　　1951 年 3 月，中央人民政府卫生部组织中西医专家召开"针灸疗法座谈会"，朱琏、高凤桐、马继兴等参会，朱琏在会上发言，强调"应继承发扬中国国有文化传统衣钵""需要通过科学研究来验证针灸治病的疗效"，高凤桐认为"我国针灸缺乏科学理论，应当以旧经验结合新学理才能发展"[2]，有专家还提出"希望组织一专门针灸研究的机关"。同年 8 月 2 日，卫生部针灸疗法实验所挂牌成立，标志着当代针灸的科学研究正式拉开了序幕，全国性及地方性针灸的古代文献与理论研究、基础实验研究及临床研究陆续开展。

　　当代针灸理论研究方面，大体经历了从古代文献的整理、校注，概念与理论的阐释、解读，到理论与学术史的系统、深入研究，再到新理论产生乃至理论重构的过程。基础实验研究方面，近 70 年主要围绕针刺镇痛 / 麻醉、经络实质 / 现象、经穴特异性、经脉 – 脏腑相关和穴位敏化等针灸学科的关键问题展开科学研究。临床研究方面，针灸治疗疾病的种类越来越丰富，技术方法也不断增多，研究方法上由最初的临床疗效观察，到随机对照试验（RCT）及真实世界研究方法等，一步步与国际接轨，更加科学化、规范化。在针灸现代研究的发展中，在既有针灸学科知识体系外，还建立了"实验针灸学"学科，初步构建了针灸学的现代知识体系，并对生物医学的发展作出了贡献，促进了基于现代科学研究发展针灸学学科发展模式的形成。

## 第一节　针灸理论研究的发展

　　从针灸理论研究的逐步兴起，到今日逐渐构建而成的"针灸理论体系"，是一个渐进的过程。当代针灸理论体系的完善与发展贯穿了现当代针灸理论研究者基于古代针灸相关出土文物、简帛医籍、《内经》《难经》等经典文献，以及其后较成熟的传世针灸专门文献与其他中医文献中的散在相关内容片段，运用文献学、考古学、历史学、文字学、语言学、哲学等多学科研究方法，所进行的由微而著的索隐探赜的过程。就方法性质与研究目标而言，当代针灸理论研究在一定程度上是对古代诸家对针灸相关医籍校勘、著述工作的延续，同时融合了更丰富的方法学探索。在研究方法与性质上，与针灸实验、临床等研究迥异，却是后两者的重要基础，对实验研究对象的选择、临床研究方向的确定有指导意义。由于当前所运用的针灸基本是承袭古代，有连贯的发展脉络，唯有准确理解和把握古代文本，方能推进真正有研究意义的实验、临床研究。本节对当前针灸理论研究的发展境况进行回顾，并分析问题的解决和未来的探索空间。

在剖解理论体系建构过程之前，需要明确"针灸理论"这一范畴的内涵与外延。大体来看，针灸理论由古今续存的概念为基本单位，概念及其之间的有机关联与逻辑内涵是理论研究所探讨的关键问题，加之历代的理论陈述分析，结合针灸的实践应用需求与特征，融合为适用于当下的体系建构。在这一探索过程中，也包含着诸多与之关联的人文思考。如果将"针灸理论研究"作为大学科范畴，其下的子命题当涉及针灸古今概念的溯源与理论纷争、针灸古代文献的考据、针灸学术史与流派、针灸相关思想文化、多学科方法学视域下的针灸理论等诸多领域的研究，这几部分内容是整合了现当代针灸理论研究的核心成果大致进行的划归与分类。当然，既是人文的探索，也就很难有决然割裂的边界。

针灸理论研究最直接的效用体现在对古代针灸文本的解读，以及对现代沿用的概念术语、理论阐述的更深透理解，但这种研究的意义绝不仅体现在文本自身层面。其一，理论研究对针灸学科的自身梳理与体系建设具有直接影响，相对于中医学而言，针灸学有其自身内容所决定的独立性，以往对针灸学的理解，以依循惯常的中医学理论内容为主，缺少对于针灸从文本到实践的特殊性重视，而理论研究则着重关注这一问题，从针灸学科自身出发，在认识研究的基础上重新建构与其特点相适的理论框架，有益于针灸思想、内容、技艺的传承和发展；其二，针灸理论研究与针灸学科关联的其他方面有密切互动与相互影响，针灸作为一项古代技艺，其今天最直白、最关切的价值体现，一是对人体的理解，二是对疾病的调治，而如何辅以现代科学技术、更新与推助这两方面研究，是无法离开对基本理论的准确把握的，可以说，针灸理论研究是针灸实验、临床走向的重要导航；其三，针灸理论研究也是在当今全球话语体系下针灸更平稳走向世界、把握针灸学科话语权的重要根基，与国内偏倾现代化、科学化研究取向相异，针灸作为以文本为依托的技艺，其人文思想与文化剖析愈渐得到国际学者的更多关注，但因为语言、文化的巨大差异，国外对针灸理论中重要问题探讨的深刻程度仍有限，而这确实是我国针灸理论研究者的专长，我们相信，文化的发展与传播不在于迎合，而在于自信，而长久以来，针灸理论研究者的工作正是对针灸学科的根基和命脉的挖掘与滋养，是针灸学在全球化趋势下稳立的根本。

遗憾的是，在当今针灸学科研究工作中，对理论研究一直比较忽视。提及"针灸理论研究"，往往使人联想到古医籍的整理与教学等方面，虽然文献研究也是理论研究的基础与构件，但绝不是全部。反而对学科、教学、教材等影响更大的理论探讨本身隐身于学科体系之中，其踪迹仅见于占据少数的理论研究者自己的论著之中，虽深刻而中的，却有曲高和寡的孤寂。这也是于此书中特别提出本章内容的动力，希望通过对针灸理论研究数十载的成果回溯与宏观梳理、分析，能够使针灸理论在针灸学科中的位置、意义得以深省，推动针灸学科内容的逻辑自洽，以及学科体系的理性建筑。

## 一、当代针灸理论研究的主要进展与成果

"针灸理论研究"的明确提出是晚近之事，但严格来说，关于针灸的理论探讨从古至今从未停歇，这大概与针灸的传承载体为文献、文本有关。1949年以前的针灸理论探讨或文献著述已于其他篇章进行专论，本章节重点关注中华人民共和国成立以来的理论研究状况。

在"针灸理论研究"这一研究领域呈现出今日相对分明的边界之前，诸多老一辈针灸学家的理论关切是极其重要的基础，亦可视为学术史角度的理论研究肇端。因我国当时国情特点和发展需要，早期针灸研究主要集中在对临床治疗经验的发掘、总结、整理、阐述工作上，但其中已有相当明显的踪迹属于老一辈学者对纯理论内容的讨论。其中，承淡安、朱琏、邱茂良等针灸学家都分别从不同角度对针灸的古代文本与理论及其今日价值有自己的理解、书写与贡献。

承淡安作为中国近现代针灸领域的重要奠基性学者，其一生的著述都体现了对文献与理论澄清的责任，除了几部直接探讨针灸治疗的专著外，承淡安还著有《经穴摘要歌诀百症赋笺注合编》《铜人经穴图考》《新内经》《针灸薪传集》《历代名医诊断录要》《伤寒针方浅解》等针对古代有关文献的注疏、阐释的著作[3]。这些著作中，既有对针灸经典的诠释，也有对古代文献的考证和辑要，并体现了对针灸发展历史的重视，对后世各类相关研究都具有重要参考价值。邱茂良则在吸纳新学的同时，坚守中医、针灸的自身传统，他在1958年出版的《针灸纂要》中提出，要"很好地温习古书，运用古法，把古人的经验全盘接收下来"，并反对"对古代学说的过早否定，对许多治法的盲目批判，甚至脱离中医的理论体系，妄想建立一套新的理论，要一下子就使它科学化"，以及"将针灸疗法看得很机械很简单，只要针戳一下就了事"的做法[4]。

在前辈针灸学家们的认识影响下，学者们逐渐有意识地认识到对文献的理解与基本理论的把握对于针灸技艺传承的重要意义。于是，针灸理论研究开始有了越来越明晰的自身范畴，并出现了几代专注投身于针灸理论探索的研究者。

理论研究大致分为针灸古今概念的溯源与理论分析、针灸的理论思考与阐释、针灸文献考据、针灸学术史与流派研究、针灸思想文化与多学科方法探索5大部分。以下基于这5大部分的分类，来回顾中华人民共和国成立以来在理论研究方面的主要论著成果及研究进展。

（一）针灸古今概念的溯源与理论分析

首先，对于概念的辨析和探讨，较早明确关注者有李鼎先生，其著作《针灸学释难》《循经考穴五十年》等都是以概念、术语为中心引发的专门探讨。其后，赵京生对于针灸概念、术语内涵以及发展源流方面的研究，深化了对古代文本的认识、改变了许多以往对针灸理论的误解，并专门针对概念术语撰写了诸多专著，其中《针灸学基本概念术语通典》是对古今针灸概念及相关文献分析的集大成之作，《针灸关键概念术语考论》则属更深入的专题研究。

针灸疗法的两个关键因素是施治处与施术法[5]，而几乎所有的针灸概念、术语都围绕这两个因素蔓延。前者即穴，同时牵涉经脉以及其他对体表施治处的理论描述；而后者即刺灸，牵涉了针具、刺法、灸术等。

1. 施治处

关于穴的相关理论研究十分丰富。首先，对于"腧穴"这一概念本身，赵京生从其早期的称谓与含义，到"俞"字的分析，再到腧穴概念内涵进行了研究，提出腧穴的归经、和气的关系以及作为施治处，属意义特征而非本质特征，其本质特征应是"历验的体表固定施治处"，而腧穴的规定性也因于此[6]。刘兵从身形角度切入，指出无论在结构、生理、病理，还是针灸治疗方面（揣穴），"溪谷"（人体筋骨关节的缝隙）都是腧穴的具象结构基础[7]。其次，从文字最表浅处，既是各个穴名的命名问题，高式国的《针灸穴名解》一书十分全面地诠释了有定名腧穴的名称来历，是有关穴名的代表性著作。也有针对个别腧穴的考证性研究，如岗卫娟、黄龙祥对《玉龙歌》关元穴的辨误等[8]。

此外，在腧穴理论研究中备受关注的就是关于古今沿用的特定穴的分析，尤其是回答为何某些腧穴被划归以特殊分类，依据何在。学者们已逐渐认识到，在特定穴中，最重要而原始的就是五输穴，通过出土简帛医书与经典文献的比较研究，五输穴的演变规律和雏形愈渐清晰[9]，学者研究指出，五输穴与《内经》的四时针刺法密切关联，"原旨四时刺处相异，意在刺处深浅与四时相合"，而理论逐渐由气的深浅层次角度变为对腧穴的规定，从而形成了五输穴的选用原则[10]。与五输穴密切相关的，还有下合穴的问题，为解决其与五输穴之"合"的混淆问题，赵京生[11]指出了古代文献中"合"的名与实的矛盾，重新思考这一概念的命名与内涵，并提出"六腑下腧"的新命名方案。此外，赵京生[12]通过系统考查古今文献，指出八脉交会穴的概念内涵的古今变化，并从学术发展角度论证八脉交会穴的理论本质是"以奇经概括和解释正经腧穴主治特性与规律"，揭示了"上下肢对应部位腧穴具有共同主治的规律"，并概括出同气相求的思维方法和其立意的主观规定性[13]。

除特定穴外，学者对经外奇穴与其他特定腧穴规律也有理论探讨。如黄龙祥[14]通过梳理当代经外奇穴的文献研究，结合自身认识，指出当代针灸奇穴研究中的"名实不辨""出处不明""源流不清"等问题，提出奇穴研究的首要工作是全面收集、考察历代针灸奇穴的原始文献，研究不同时代或相同时代不同医家奇穴的相互关系，求同存异；同时考察奇穴与经穴的关系，考明源流的方向。张树剑[15]由临床使用的"八风穴"着手，追溯"八风"这一术语的源流，指出其由自然观念语境转入医学语境使用后的内涵变化，成为致病因素的名称，从而出现治疗此病的腧穴经验总结，即"八风穴"。另外，还有一类特殊腧穴，其内涵长久存在争议，即"阿是穴"。关于"阿是"和"阿是穴"的名称由来，李锄[16]、班梅等[17]都曾有所讨论，尤以吴自东[18]的研究所指向的语义分析最具参考价值，其后，赵京生[19]、姜姗[20]分别对阿是穴进行了分析，通过对古代其他相关文本的对比与诠释，改变了一直以来对阿是穴概念内涵的认识。刘兵[21]基于传统针灸理论，系统分析了"非穴"体表刺激处的效应规律，主要包括循经非穴效应、五体效应、部位效应等，可为针灸的体表刺激、多元施治拓展或优化更多思路。

脉，或习称经脉、经络，虽不是针灸疗法的常用或直接施治处，却是针灸理论中与穴并重的核心概念，也是古代人体观念和生理认识的基本象征。在《内经》以前，脉的概念更为原始，呈箭状向心走行，而到《内经》时期，则演化为循环相接[22]。可以说，从古至今，在不同时段文本中的脉更像针灸理论的活化石。

经脉发展到《内经》时期已颇具体系化特征，因此对十二正经、十五络脉等这些主干经脉的研究占据多数。如黄龙祥[23]对经脉的一般概念如经、络、脉,具体经脉名称如任脉、督脉、冲脉、带脉等作了较系统的阐释。而对于具体经脉的深入探讨也成果颇丰,如较早期的有赵京生[24]基于简帛医书对比研究的足厥阴肝经与小便病候的源流分析,以及张建斌、王玲玲[25]对足阳明脉的病候讨论,王宝华、赵京生[26]则对足太阴经病候进行了辨析;张树剑、赵京生[27]从古文字学的角度对督脉命名来源进行了考证,深化了对经脉名称的文化内涵的认识。

除对经脉、正经的研究外,与经脉相关联的其他附属概念也有诸多理论探讨。例如,赵京生[28]将经别置于经脉理论的发展过程中重观,提出经别属于早期十一脉模式的遗存,用以表达阳脉与脏腑的联系和阴阳脉的共性关系。对于血络的认识,杨峰[29]从古代文献中梳理其内涵的变迁过程,从"《内经》中对病理状态的描述转而具备生理性、理论构建性意味的概念",并概括出其概念对后世的变化主要不在于本义,而在于运用层面。

提及经脉病候,最引起关注的就是对所谓"是动则病"与"所生病者"的探讨。20世纪以来出土的简帛材料为解读《内经》及后世中医、针灸文本提供了重要的对比资源。除了早期出土的马王堆帛书、张家山汉简等,还有新近挖掘的老官山(天回)医简,许多学者都进行了深入的学术史的研究。同样是简帛文献与《内经》文本的对比研究,对"是动则病"与"所生病者"的表述,数位学者分别进行了自己的解释。廖育群认为"是动""所生"不是病症的分类方法,对于实际治疗运用没有划分的意义。赵京生认为,《经脉》篇各脉病候的"是动""所生"是源于作者对所依据的医学文献的理解和采用方法,而非是一种病症分类方法,本质上是古人对经脉主病的不同认识;黄龙祥认为"是动"病是来源于手足腕踝部脉口的脉诊病候[23]。

### 2. 施术法

与上述施治处不同,在针灸施术法中并没有涉及过多存疑概念,而更重要的是理论与思想观念的探讨。在此仅分别针对施术法的两大构成部分举例而论,即施术器具与手法操作。

施术器具的研究更多是关于载于《内经》的九针本身的探讨,徐萌、张英英等[30]从术语角度对其九针之源、九针之名、九针之形、九针之功、九针之使用要领、九针之应六方面进行了概括性论述。从现代人视角来看,九针中以镵针的含义不易理解,张树剑、赵京生[31]通过对"镵"的文字学与文献学考证,确定其内涵农具的比喻,即"医者用以刺脉,农者用以刺土",并由此发掘了经脉与古代地形学的隐喻关系。

在针灸治疗的概念中,有部分概念由于古代文献描述用词而语义模糊或存在争议引起学者的关注。如关于《内经》中补泻与"方圆"的问题,李鼎[32]早先进行了分析阐发;同样与补泻有关的还有对"同精"的理解问题,在早先赵京生[33]的辨析基础上,以朱玲、杨峰[34]结合古代哲学思想文本进行的诠释更为通达。此外,关于针灸与"神"的关系,有张树剑[35]对"守神"的分析,亦从字源角度明确"神"在《内经》中是对脉的微妙变化的认识,而守神则是"通过脉诊体察血气变化的过程"。"治神"是另一个针灸理论中常出现的概念,赵京生[36]针对《内经》及后世的沿用与变化,从"治神"的概念、条件、方法、目的几个方面呈现其特点,并阐发术语的意义;朱玲、杨峰[37]则进一步结合道家文献,提出"治神"的对象为医家之神而非患者之神,体现出与道家进行技艺操作时所追求的"神"的状态不谋而合。

"得气"是另一个备受关注，且在现代针灸学话语中影响深远的概念。遗憾的是，在现有研究中，更多的学者们追求以自然科学、临床实验等研究方法进行探索，而回归文献、溯求始源者甚微。赵京生在系统梳理文献、考辨概念内涵演变、分析用语使用等基础上，认为在《内经》中指施用补泻刺法的一定阶段出现的某种反应，被视为针刺治疗作用的反映，具体描述以医者的针下感为主，以"气至"一词使用为多；自《难经》始，则为补泻刺法施用的前提，对患者感觉的描述增多，以"得气"一词使用为主[38]。郝杰、朱江等[39]从经典出发，对比分析得气与治神、得气与调气，以及得气与二者的内外之境的变化，分析三者关系为，有得气即达调气补泻之效，内外之境的差异变化亦从调气与治神上对得气产生影响，认为无论是从得气的获取、判别及调整均与治神及调气存有密切关联；武峻艳、王杰等[40]亦基于《内经》分析，认为得气强调守正气，而与针感不同，辨析气至要根据针刺前后的脉象变化来判断，是针刺有效的关键所在，针刺治疗中的各种手法正是在得气基础上的调气，从而达到气至之效，明确了"得气""调气""气至"等几个概念的关系；进行与之相类研究的还有屈红艳、牛文民等[41]对"气至"的探索，罗文彬、老锦雄等[42]对得气与辨证的讨论。

（二）针灸的理论思考与阐释

与概念研究相并行的是针灸理论的挖掘与阐释，从早期李锄、赵京生、吴继东的《针灸经论选》就已呈现出超越以往仅专注文本的文献研究倾向，是从文献中提炼思想、探讨理论的综合研究；赵京生的《针灸经典理论阐释》则更进一步明确了针灸理论研究基调的著作；廖育群的《岐黄医道》中以专题的形式，融合了诸多对针灸古代理论思想的理性分析；张树剑的《中国针灸思想史论》对针灸理论研究的方法与论题作了案例式阐述。

在一定程度上，针灸的纯理论研究与其他研究是难以截然分割的，理论的探讨离不开史料与文献的支持，也定会建构于对概念的解析之上，亦难以脱离思想文化背景单独观看。但作为针灸理论研究最具深度的研究内容与最终极的解释对象，在此仍将以往研究中直接针对理论本身的研究独立出来，试图呈现当代理论研究的重中之重的近况。

自针灸理论研究得到学者关注以来，当代的研究成果愈渐丰富，短短一个篇章已不足以涵盖全部。在此仅选择经脉理论、腧穴理论、针刺补泻理论三个研究较为集中的重点内容，扼要呈现纯理论研究领域的大致发展状况。

1. 经脉理论

经典的《内经》经脉理论发展较为成熟，在两汉时期已呈现体系化发展的趋向，但其中仍有不少边沿的相关问题需辅以历代文献对比分析解决。诸多学者都进行过简帛医籍文献和《内经》的对比研究，但既往研究关注点都集中在阴脉，而阳脉则常得不到重视，赵京生[43]从学术史的角度重新对阳脉理论进行审视，提出阳脉和脏腑关系的认识经历了重大转变，影响了其理论的形式和意义，认为对于阳脉理论的解读影响着对经典经脉理论的整体理解，由此从"经脉表里形式、经脉脏腑关系、经脉辨证的特殊性、阳脉病候及腧穴主治变化等进行新的解读"。另外，除了脉之阴阳的对立外，还有手足对立的维度，在其中，以足六脉具有更久远的历史，其关系的病候亦通过简帛文献与《内经》文本的对比得以澄清[44]。在足六脉问题的解决中，足厥阴脉的病症主治一直是理论中的存疑点，关于该问题，赵京生[45]首先提出足厥阴经与小便病候关联及其背后隐藏的经脉发展认识过程；其后，黄龙祥[46]论述厥阴脉的形成过程印证了其对经络学说的重要意义。此外，其他与经脉间接相关的理论在针灸理论研究之前常因于内涵不清、意义不明而被忽视或误读，如表里关系、气街、根结、经脉脏腑相关、经脉病候等，此类问题都在近几十年的理论研究中得以深入探究和一定程度的解决[47-51]。在个别问题阐述的基础上，学者们亦对经脉体系的构建问题进行了宏观的思考，卓廉士[52]从文化层面将经脉概念置于中国古代思想的语境中，重新审视经脉理论的"天人相应"和描述方式的依据；刘兵[53]从身形角度阐述，指出躯体"三阴三阳"分域与经络有着密切的关系，是其空间结构及实体效应基础；赵京生[54]首次提出"重构"在针灸理论研究中的运用与必要，通过深入分析传统十二经脉和奇经八脉系统的构建过程、构建基础、构建理念，指出其难以兼顾理论和应用的统一问题，并提出四肢脉和躯干脉的二元结构更符合有关经脉腧穴理论所蕴含的针灸治疗规律，此类研究对未来针灸理论体系构建有更深远的影响，提示打破固有惯性，反思理论缺陷的必要。

### 2. 腧穴理论

腧穴的纯理论研究与前文所述概念术语研究存在着更密切的延续关系，如对常存在理论争议的特定穴的探讨，包括八脉交会穴、下合穴等[13, 55]，与概念研究的差异在于，不拘于对概念命名与产生的考据和历代文献的源流梳理，而是从解决其牵涉的针灸理论问题本身出发，探索腧穴的分类与规定性的深层含义与意图。除特定穴研究外，腧穴的理论研究还包含了对腧穴理论与实践运用关联的探索，如对穴配穴的理论研究[56]、腧穴主治规律与基本作用研究[57, 58]、腧穴诊断的理论研究[59]等。

### 3. 刺灸理论

针灸操作包含针法与灸法以及其他技术手段，但相对来说，针法的理论性更强。关于针灸疗法的思想原则，魏稼曾结合临床经验，从中医"辨症治疗"的角度对其进行思考，指出针灸在实践中的灵活性，强调理论的重要性[60]。针刺方法的理论以补泻较受瞩目，与其说理性强、理论发挥余地大有关。早在1957年，就已有学者开始专门探讨针灸的补泻理论问题[61]，自此相关研究纷纭不断。但应注意的是，虽然补泻法在针灸刺法理论中属"显学"，但此法理论并不拘于补泻一说，正如学者早先探讨过的"导气"，可以说是独立于补泻之法的针刺手法[62]。但因补泻牵涉了更多的针灸理论视域下的人体观念，并在历时历代都有诸多说理性论证，且沿用至今，并在临床中引起最多争议。因此，以补泻理论为例，管窥刺法方面的纯理论研究状况。关于针刺补泻理论除前文所提及的在文献描述中所使用的术语分析外，还有针对补泻刺法本身的思想或原理探讨。通过"补泻"与"导气""对症"等其他刺法的对比研究，补泻的边界和特征得到了进一步明确[63]；张晨光对补泻刺法进行了系统研究，提出《内经》中补泻刺法理论是建立在虚实理论、针具理论、刺法理论等基础上的完整体系[64, 23]；还有关于补泻的哲学思想根源的挖掘[65]，以及具体针刺操作手法和补泻的关联研究[66, 67]。其他与补泻针法没有直接关系，但属从针刺方法反察针灸理论本质内容的研究，如对针刺效应的探索[68]、对与时间相关联的针灸理论的探索[69]以及从针灸理论思考中国古代身体观念的研究[70]。除针刺方法外，灸法也是针灸中的组成部分之一，有关灸法的系统研究以周楣声的《灸绳》为代表，从灸法的历史回顾，串联了灸法理论与实践的方方面面，奠定了灸法理论的基础[71]。

### （三）针灸文献考据

在针灸文献考据类的研究中，最基础也是最重要的成果，就是中华人民共和国成立以来各阶段对针灸相关医籍校注与再刊印工作，人民卫生出版社、中国中医药出版社、中医古籍出版社等都在不同时代出版了大量的针灸文献的校本与释本，为针灸人文研究奠定了重要基础。也有学者在针灸文献的校释梳理方面进行了大量工作，其中，专门的针灸文献的整理、汇集的奠基之作当属马继兴先生的研究，其对出土文献的研究成果，综合了中医其他领域内容，形成了极其翔实的著作《中国出土古医书考释与研究》。黄龙祥对针灸文献的整理、部分文献的考据作出了重要贡献，并对针灸铜人的考证和断代有相关探讨分析，其专著《针灸典籍考》《针灸名著集成》则属此方面的成果体现。此外，针灸的文献研究与大范畴的中医文献研究常相并行，其中不少都出自中医文献学者对中医文本的考据工作。

除传世针灸文献外，对不同时期出土医籍中针灸内容的考释也是文献领域的重要突破。20世纪70年代马王堆汉墓出土的帛书，以及80年代张家山汉墓的医简，是针灸理论研究者得以跳脱出《内经》的框架重观针灸理论，尤其经脉理论的重要文本。研究者对简帛文献的对比研究如今已不胜枚举，而专门针对文本的校释与争议仍持续至今，这类文献学研究中较具代表性的有张显成的《先秦两汉医学用语汇释》、周祖亮和方懿林的《简帛医药文献校释》等。幸运的是，在2012年出土的老官山（天回）汉墓中，亦有丰富的医药类文献出土，为当代的针灸文献研究注入了新的血液。如今老官山的释文尚未面世，已有不少研究者摩拳擦掌开启了新出土文献的考据性研究。

纵观针灸文献的研究成果，可分为传世文献与出土文献两方面。在传世文献研究中，当前已不乏对《内经》及其后历代针灸文献的考据、比较和评述，其中尤其备受关注的是《难经》《针灸甲乙经》《太素》等。具体来看传世针灸文献研究的进展，如黄龙祥[72]通过《内经》《针灸甲乙经》的对比研究，推演出《黄帝明堂经》的概貌；王兴伊、于业礼[73]对敦煌《黄帝明堂经》的校释；杨峰[74,75]针对《内经》的历代注家注本进行了系统研究，并由此探索了《太素》的理论与风格；《难经》的针灸相关理论，包括经脉、针法、特定穴、腧穴配伍等得到了宏观梳理[76]；《针灸甲乙经》与其他早期文献的关系得到了阐明[77]；基于文献研究，《太素》的经脉理论及概念得到了诠释[78,79]；《类经》《类经图翼》《窦太师针经》等针灸文献亦有针对版本的考证与针灸理论特征的研究[80-82]。在出土简帛文献研究方面，早期廖育群、赵京生、黄龙祥等学者对马王堆、张家山汉墓出土的《足臂十一脉灸经》《阴阳十一脉灸经》等简帛医籍文献的研究成果如今已基本成为学界共识，在此不做赘述；当前对于简帛医籍文献的研究则主要集中在即将公布问世的成都老官山（天回）医简，以及由此备受关注的扁鹊医学流派，如对汉墓医简的命名和学术源流的考证[83]，以及对其中脉相关论述的解读[84]；顾漫对汉简的刺法与"通天"术语之意进行了探索[85,86]。专门针对扁鹊医学的研究包括对扁鹊医学特征性概括[87]、对扁鹊医学的经脉理论与《内经》为代表的经脉学说的对比研究[88]、对扁鹊经脉理论古今变迁的梳理[89]等。

此外，亦有学者进行了纯文字学方面的考释工作，包括沈澍农对腧、输、俞、窬等腧穴相关术语的考证，及其文字学角度的术语关联分析；段逸山对"督"字音义的文字学研究，张树剑从"督"的通假字探索督脉的中脉本义；韩健平对"人迎"与"阳明"的音韵和字源的考训，以及对厥阴与前阴关联的版本学研究等[23]。

（四）针灸学术史与流派研究

针灸史的研究也属于针灸人文性质研究中的重要部分，其内容包括针灸器具技艺史、图像史、思想史、诸家流派等众多方面，这也是针灸界与人文学界交融最多的领域。同时，针灸的历史研究与理论探讨和文献考据研究多有交叉，很难严格划分出针灸的纯史学研究，这一部分梳理出的主要是以研究体现的更鲜明的史学目标及方法论为标准，来呈现相关涉及针灸发展流程的人文研究状况。

从宏观来说，针灸的历史探讨，或是片断性的专题探讨，或是通史的演绎。专题研究主要包括针对某一时期针灸发展状况的研究、针灸特定思想史的研究以及多元文化比较研究；通史研究更偏于针灸相关史实、思潮等发展演变流程的梳理，在现在的研究风气中，则以所谓针灸"流派"研究为多。

在专题研究方面，有李建民、廖育群等学者对针灸相关概念源流的专门研究，以及海外学者山田庆儿、栗山茂久、罗维前（Vivienne Lo）等都有极具影响力的针灸史专著和专题论文，山田庆儿的《中国古代医学的形成》是更为综合的中医史关照下的针灸史；栗山茂久的《身体的语言》（*Expressiveness of the body and the divergence of Greek and Chinese medicine*）更多是从思想史与文化比较的视角探讨，其中关于脉的概念的深入分析属海外研究中的代表之作；罗维前的《形象中医》（*Imagining Chinese Medicine*）是针灸、中医图像史研究的奠基性作品，其资料的广泛与研究的深入对针灸史研究具有相当影响力。另有学者从更微观的角度对现有成果进行了陈述："李建民考察了周秦脉学的形成史，对早期脉学的发展与演变作了解读，尝试用历史学的角度回答生命的本质与意义；廖育群亦从史学方面对脉的早期概念进行了诠释，并考察了印度医学中的脉与穴的概念，对'是动''所生'等概念亦作了史学角度的比较研究；日本学者山田庆儿对中国医学早期形成的思想作了较为系统的研究，其中对脉、脉诊、终始以及灸法、砭石等概念的形成过程作了诠解，其诠释角度多从早期社会思想风土着手，角度新颖[23]。"除此之外的断代针灸史研究还包括张吉、张若若[90]对针灸学发展的断代分析研究；张立剑、李素云、岗卫娟等[91]对魏晋隋唐时期针灸学显著发展的分析；徐文斌、李素云、徐青燕、张立剑等[92]对针灸器具的发展历史的研究；张建斌、赵京生[93]对明末清初经络研究状况的分析、张树剑[94]通过对"子午流注"的针法理论的研究，探索金元时期针灸理论的发展特征和固化趋势。此外，对于"辨证论治"这一在中医与针灸理论中都占据重要地位的学术思想，诸位学者联力进行了综合探讨，追溯其源，探求其价值与意义[95]。李素云[96]还对民国时期针灸发展以及西医东传对针灸的影响进行了丰富的探索，并阐述了在这一时代背景下针灸理论认识的演变。

在针灸通史或流派研究方面，目前最有影响力的是马继兴的《针灸学通史》，全书从针灸始源至今，从中国到海外的发展与传播，将与针灸相关联的近乎所有人物、著述、事件，配以相关材料和评注进行了综合全面的梳理，是极具价值的大型工程，为当今针灸史、针灸理论、针灸文献等研究提供了重要的参考信息。与之类似的还有郭世余的《中国针灸史》，也体现了早期学者对针灸历史的关注；黄龙祥的《针灸学术史大纲》则属更专题概要的研究，而其《针灸史图鉴》则从图像史的视角纵观了针灸有形历史的发展脉络；张树剑的《中国针灸思想史论》是对针灸思想与史学结合的创新性研究成果，以专题形式呈现解决了针灸思想中的诸多问题。在流派传承方面，魏稼、高希言[97]以针灸学术发展脉络为纲，将秦汉以来的针灸学术划分为经学派、穴法派、手法派等十八个流派，并编著了《针灸流派概论》，中国针灸学会成立的针灸流派研究与传承专业委员会专门开展对针灸流派的探索。此外，张凌云[98]对当代针灸流派的形成和原因进行了较全面的梳理与分析；杨秋晔、李赛美[99]从源流、学术思想、技艺传承三个方面分析了当代针灸流派兴盛的原因，提出其后式微是由于独特的学术思想及治疗方法的弱化、教育模式的改变、传统传承方式的变化以及流派精髓的保存不善，并就流派的弱化进行了利弊分析；李辰、刘炜宏[100]对于针灸流派研究的现状进行了回顾，并提出当前研究的主要问题在于提出适合针灸流派研究与发展的评价标准与范式；以地域划分的针灸流派研究包括澄江学派[101]、盱江学派[102]、北京针灸流派[103]、岭南针灸流派[104]、辽河流域流派[105]、新安医学流派[106]、江阴流派[107]以及江苏主要中医流派的梳理等[108]。另外，"雷火神针""实按灸"等灸疗法的历史源流也得到了梳理[109-111]。部分学者对海外针灸流派的起源与发展进行了探索，包括英国的"天干地支针灸""五行针灸"、日本针灸、美国针灸等[112-118]。

**（五）针灸思想文化与多学科方法探索**

针灸思想文化研究以及多学科方法的针灸理论探索，在内容和方法上都属于针灸学与其他学科的交叉研究方向。而在解决问题上，与针灸理论的自身关切存在双向关联，既包括对针灸理论中蕴含的传统思想文化的提炼和分析，也包括从古代思想角度推演针灸相关论述内容的真意。

近年来，随着医学人文慢慢受到史学界和医学界的关注，中医的人文思想研究也逐渐改变了以往被忽视的状况，学者们已然认识到，医学，尤其中医学是极其关乎人文、文化的知识，而中医学自身发展的历史特征更决定了与中国古代人文思想和世界观无可剥离。当代学者对针灸文化与哲学思想研究进行了多样尝试，如廖育群的《重构秦汉医学图像》是对经典文献的反思；刘长林的《内经的哲学和中医学的方法》以及《中国象科学观》都是从中国古代哲学出发对医学的反思；日本学者小野泽精一、福永光司等编著的《气的思想》及山田庆儿的《气的自然像》，都有专门对中国古代哲学之气与中医学关联的探讨。在多学科研究方法的探索中，主要包括了史学、文献学、诠释学[23]、语言学等角度的探索，旨在通过交叉学科研究路径，发掘置身中医学之中难以意识和辨析的关键理论问题。

张树剑[119]以针灸理论中的观念为出发点，系统论述了在针灸文献中牵涉文化、思想观念的内容，探讨水与脉的比附、督脉的文化内涵、镵针与农耕文化、针刺补泻与损益思想、针刺导气与治国的隐喻、刺家与兵家的关联、侯气与风占、守神与古代神的思想八个主题，基本涵盖了针灸理论中最具文化背景信息的内容；刘澄中、张永贤[23]对气、发、脉、俞等名词作了文字与文化发生学上的考证，但其指向是证明灸疗的感传现象；赵京生[120]针对源自《内经》的"针道自然"之论，提出针灸的理法中的重要原则"顺势"，并论述了中国古代哲学的顺势思想对针灸原则性内容的影响；陈少宗[121]对"针道""针术""针灸文化"等宏观概念，分析各自术语内涵，提出前两者属于科学研究的范畴，其本质在于求真，不能以文化保护或回归的名义淡化对"针术"与"针道"的科学研究，也不能以科学探索的名义排斥对针灸文化的弘扬，即科学研究与文化解读不能相互取代。

在针灸甚至整个中医古代文献的叙述中，"气"是核心概念，自成话语体系。关于针灸气思想的研究主要集中在气相关概念的探讨，如李鼎基于对《内经》有关营卫之气的条文进行释义，总结出营气偏于对内的营养功能，卫气偏于对外的防卫功能。营接近于物质，卫偏重于功能，故分称营血、卫气。传统针灸学则以卫气、营气及谷气来分析经脉的脉气，说明针刺的效应；吕金山对《内经》中出现的"经气"本义进行分析，归纳出"经气"在不同语境中的七种不同义项，包括在经之气、经脉气血、真气正气、得气现象、脉诊反应、虚邪和虚风、常规气等；赵京生[123]则提出，经气和脉气均是将气和经脉概念结合而产生的说理性概念工具。此外，还有针对原气、导气、得气、气至、调气等针灸文献常见概念的论述，在一定程度上，此类研究都属于集中在"气"的针灸概念及纯理论探讨。姜姗、赵京生[123]通过提炼《内经》中有关针灸的气的论述内容，结合后世注家之论，综合梳理了"气"的概念在文本中扮演的角色，对重点的针灸气相关问题进行了探讨。

对象思维的探索也常与针灸理论相结合，刘长林[124]的《中国象科学观：易道与兵医》虽言"科学"，但实重哲思，从医与易思维、兵家等相关内容的对照分析，更系统地呈现出象思维在中国古代科技领域的重要地位；曹大明、路玫[125]亦从象思维的角度，结合现代研究对经络、腧穴、刺法等理论的解读，提出象思维与经络的发现的关联，及其与经脉脏腑表里关系的联系，认为象思维能够用于解释腧穴主治的原理，对针刺手法操作也有一定的指导作用；李素云[126]则从"取象比类"的角度，论证这一思想在补泻及其时机的把握、针刺操作手法、得气效果等方面的影响，对补泻理论形成更深入的认识。

针灸理论研究的多学科、方法探索，其实在另一方面也是针灸理论研究与其他方面研究的结合。纵观这一部分的研究成果，当前这种多维探索的方向可分为在针灸学科范畴内的延展与其他学科的交互，前者是指同属针灸学科内理论研究对实验、临床、教学研究的关联与启示，或反之，实验、临床、教学研究对理论的效验；后者则是将与针灸无关的其他学科的方法用于针灸理论的探索中。在此仅枚举当前较热门的研究，展现这一部分的总体风格特点。

在针灸学科范畴内的探索方面，朱兵[127]的《系统针灸学：复兴"体表医学"》是整合针灸理论、实验、临床研究，探索多学科发展路径的重要成果。从古至今，汇集中外，全面阐述了不同针灸研究径路之间的深切关联与未来发展空间。在由理论分析与引导针灸领域的其他研究方面，如赵京生[128, 129]提出传统理论的施治处与施术法的重要经验内容，在当今理论构建与临床施用中的弱化，还通过对古代文本中有关针灸治疗痹证的内容，提示在辨证、刺法、经络、腧穴等方面的临床认识误区，提出"身形辨证"的概念解决此类问题；张建斌等[130]分析了南宋医家王执中对"受病处"的论述，分析其本质内涵，提出其对现代研究与临床运用的启示；通过对针灸理论的解读，指导适宜的临床运动按摩方法[131]；分析经典中人迎－寸口脉的相关记载，结合临床实践，提出对这一脉诊法在当今临床中运用的方法认识[132]；基于传统中医针灸思想内容，创制新的临床针灸疗法，如"平衡灸疗学"[133]。而从其他研究范式回归理论的反思者，如基于对教材中引用歌赋出现的过时、错误等问题，反思当今理论认识薄弱对教材编写的影响与对未来针灸学教育的误导[134]；针对历版针灸学教材对比不同时期的针灸理论体系，反思当前理论特征[135]。此外，还有针对教材中进针法和行针法的对比与梳理，分析演变趋势，提出未来的教材编写趋向[136, 137]；对新疗法诞生的理论探讨，以理论梳理、概括针灸临床效用的双向性规律[138]；基于腧穴的临床作用，对比"穴性"和药性，提出二者不可等同，反对直接照搬药性理论解释针灸作用的做法[139]。

在跨学科理论与针灸理论的结合研究中，有借用国内外人体全息理论探索新的电子针灸的使用[140]；将国外的诠释学运用于针灸理论研究的展望[141]，以及从语言学视角解读古代文献中阿是穴的诠释向度和语义内涵[142]；还有通过古典哲学思维模型、数学模型、模型公式等方法，对针灸经络、气等演化与数术规律计算分析的尝试，虽然存在范式不可通约的问题，但不失为科学哲学与针灸的大胆尝试[143]。总的来说，当前多学科交叉结合研究成果丰富，不仅限于人文领域的方法，还包括了自然科学哲学的探索，学者们在探索过程中也不断反思必要性与客观性，修正多学科研究的路径和方向。

## 二、针灸理论研究的体系反思与进展分析

从上述对当前针灸理论研究既有成果的回顾可以看到理论研究的微观进展过程，以下内容一方面总结了当下学者对针灸理论体系的宏观建构的反思与推进，另一方面基于研究现状对针灸理论研究中已解决及待解决问题进行了深入分析。

（一）针灸理论体系的探索与反思

学者意识到对针灸理论框架体系反思的必要性源自诸多教学中对理论解读的矛盾以及临床运用中的困惑，甚至产生于实验研究无法达到预期的沮丧。学者们在无以解释所以为然的理论体系的问题时，不得不面对现有体系框架并非唯一正确标准的可能性。

一些学者试图从古典中找到启发，对当今理论体系框架提出反思性认识，较具代表性的是赵京生[144]从《针灸甲乙经》的撰写结构中总结出当时医家的理论特征，如先论脏腑气血阴阳，继论经络，以脏腑、经络、腧穴、诊查、刺法、病症治疗为序，而实现了知识的体系化，对腧穴的记述方式为"头身分部、四肢分经"，暗示了对腧穴功用特征的认识等，由此反思当今通用的以教科书为例的体系书写方式的差异与妥恰程度，并从历史文献学的视角追溯针灸理论体系构建的早期过程和方法，分析前人观点的贡献与缺憾[145]。此外，从针灸理论体系的自身出发，分析了这一体系的认识基础、研究范围、方法与依据，并强调把握针灸学科特点和自身发展规律的意义，对针灸学（教材）与理论体系的关系和区别进行了首次对比[145]，在理论体系建构的研究中属于有意识地反思现状的代表性研究。另有其他研究者从教学需求的角度，亦提出构建新的经络腧穴学体系的创想，包括经穴生理学、经穴病理学、经穴诊断学、经穴治疗学四个角度[146]。

在对理论框架体系的反思之后，便产生重构的必要。对于针灸体系的"重构"，首见于赵京生[54]对经脉系统的重构中提出，也是基于对古典文献理论书写的反思，认为传统的十二经脉和奇经八脉的二元结构难以兼顾理论与实践的统一，提出四肢脉和躯干脉的二元结构更符合针灸理论蕴含的治疗规律；其后，刘保延[147]从回归本源、基于临床、吸纳新知等几个方面，阐述了对重构针灸理论体系的思考；在此基础上，黄龙祥[148]以《经脉理论还原与重构大纲》一书进一步诠释自身对于针灸理论重构的认识。之后，学界愈渐有意识地对重新建构体系、重新认识针灸理论本意产生重视，在一定程度上推动了理论研究的进步和发展。

（二）针灸理论研究进展分析

纵观上述进展与成果的回顾，当代针灸理论的有意识研究主要起源于20世纪50年代，其发展有一定阶段性特征，50—80年代，对个别概念、理论的问题逐一探讨分析，主要是结合少量文本的语境进行诠释和论辩的工作；从80年代开始，理论研究的轮廓逐渐清晰，有较明确的领域界限，研究者队伍逐渐扩张，方法上日趋严谨，并开始出现集中的理论研究专著成果，发展至今仍呈逐渐上升的趋势。

当代理论研究工作解决了学科内的诸多疑问，但仍存在一些待解决问题，具体如下。

（1）当前理论研究注重概念的分析，有丰富的结合古代文献的概念考证研究，基本涵盖了针灸理论中的核心概念、术语，存在争论的概念、术语的内涵基本得到明确；理论上过往不受重视的命题和医论的意义得到了重新彰显，结合史学观念使大部分针灸命题之"所以然"得到了解答。待解决问题是，理论研究的成果并未体现在统编教材的建构上，实践教学与理论进展有巨大脱节现象，教学内容严重落后，体系架构变更缓慢。

（2）出土简帛文献对针灸理论的更新意义重大，针灸研究者也紧跟出土文献的面世推进理论研究，马王堆、张家山、老官山等相关文献考据工作基本完成，相关针灸问题得到了提升；针灸古代医籍有了系统梳理，原本混淆于中医医籍的现象得到了明晰，形成了自身清晰的发展文脉。问题在于，出土文献研究与针灸理论研究仍存在一定的脱节现象，相互融通较少。

（3）已有针灸通史性专著成果，基本呈现了针灸的宏观发展脉络，部分存疑相关史实得到了考证和纠错，并出现了针灸专门史、概念史研究。问题在于，当前欠缺人文方法与视角对针灸史的研究，专题式的文化内涵关注欠缺，主要研究成果集中在西方，国内的针灸人文、文化研究整体重视度不够，研究力不强，成果零星。

（4）出现了部分结合多学科研究方法探讨针灸理论的尝试，有跨学科意识，开拓了更多的针灸理论研究可能性。但此类尝试深度不够，部分既有研究追求新颖，欠缺说服力，没有形成多学科研究环境和规模，与其他方面的理论研究相比显薄弱。

以往提及针灸研究，是对临床疗效的应验，或以新生自然科学糅合而追求创新。当人们在这两条径路上越行越窄时，才意识到已离开针灸本身太远。没有研究的瓶颈，没有运用及发展的障碍，很难有人真正有意识反思方向的正确性，更不必说沉潜于典籍静下心来看看古人真正在说什么。如今，针灸理论研究是关于这些故纸堆的研究，针灸理论研究者是埋没在这些故纸堆中的寻宝者，他们正用自己不引人注意的声音转述着古人千百年光阴诉说的真实故事，而使今人得以澄清时光所致的误会。理论研究的意义不光是解释了一个字、一个词、一个文段，更是对根基的清洗，让我们得以看清针灸理路的真实脉络。

如今针灸正被快速推向国际，是中国文化传播的核心载体之一。很多人以为，让世界接受和理解针灸，就是要用西方世界的语言来解释针灸给外国人听，要用"科学方法"来印证针灸的"科学性"，这样的工作固然重要，但面对备受西方实验研究质疑的情形，针灸研究者们在倍感义愤之时，也遗憾学科自身自信的缺丧。但看海外针灸研究的趋向就可以明白，真正让他者感到痴迷的，并不是随机对照临床试验的验证，而是我们往往最不以为然的文化内核。如果说针灸人文是这一文化内核的笼括，那么针灸理论则是这一内核的核心，也是西方学者最难以企及的深刻原理。针灸理论被理解深透，才能有恰当的"标准"制定，才能有准确的外译方法，才能在如海内外"激痛点"之争噪鸣时发出冷静的回应。

（姜　姗）

# 第二节　针灸基础与实验研究的发展

中华人民共和国成立之初，在当时社会经济和医疗条件的背景下，针灸疗法在全国范围内得到了推广和应用。伴随着针灸临床疗效的日益突显，诸多学者对蕴藏在针灸疗法技艺下的现代生物学调控机制产生了浓厚的兴趣。1951 年，在政府的支持下，卫生部创办了第一个国家级针灸研究机构——针灸疗法实验所，并于 1955 年更名为中国中医研究院针灸研究所，开始系统地对针灸治病原理和针灸相关技术进行深入研究。同时，在针灸确切疗效和潜在生命科学研究价值的吸引力下，西医学及其他自然学科的研究人员也相继投入针灸实验研究中。

在过去近 70 年，针灸基础科研事业蓬勃发展，取得了令人瞩目的进展和丰硕的成果。中、西医界学者围绕针刺镇痛 / 麻醉、经络实质 / 现象、经穴特异性、经脉—脏腑相关和穴位敏化等针灸学科的关键问题展开了系统、深入的现代科学研究。本节将对中华人民共和国成立以来我国针灸基础科研工作所取得的主要进展和成果进行简要回溯和梳理。同时，剖析我国针灸基础科研的特点和现状，并反思其中存在的问题和不足。

## 一、当代针灸基础与实验研究的主要进展

### （一）针刺镇痛 / 麻醉

20 世纪 50 年代初期，国内一些外科医生开始尝试通过针刺疗法缓解手术后的疼痛。1958 年 8 月 30 日，上海第一人民医院耳鼻喉科的严惠珠医生通过针刺合谷穴的麻醉方法完成了扁桃体切除术。1959 年，针刺麻醉已经被应用到肺叶切除的外科手术中。同年 12 月，第一部《针灸麻醉》著作由西安市医学科学研究所针刺麻醉研究室撰写完成并发行。1965 年，卫生部向多所医学院校和研究机构发布了有关针刺麻醉研究的相关信息，掀起了我国针刺镇痛 / 麻醉研究的热潮。

第四军医大学王复周教授是国内最早通过动物实验肯定针刺镇痛作用的先驱，随后复旦大学上海医学院、北京大学医学部、中国中医科学院针灸研究所等国内多家科研机构对针刺镇痛 / 麻醉的生物学机制展开了全面验证和深入发掘，主要研究成果涉及针刺激活外周传入神经、针刺镇痛的中枢（脊髓和脊髓上）环路、针刺的局部和全身性镇痛效应、针刺镇痛效应与针刺参数（频率、强度等）的关系，以及针刺镇痛的脑影像学研究等几个方面[127]。

#### 1. 参与针刺镇痛的外周传入纤维

针刺可以激活施术局部多种不同类型的传入神经纤维，而哪一类传入纤维在针刺镇痛中发挥主要作用存在一定分歧。但是，如果从针刺引起镇痛效应的区域来分析这个问题，便可以得到相对条理的结论。学者们通过不同针刺强度激活不同类别传入神经，结合神经核团记录和痛行为学测定等方法观察到相似的规律[149-151]：针刺刺激仅激活穴区局部粗（Aβ - 类或 Aδ - 类）传入纤维时，可产生同神经节段的镇痛效应，而且这种效应依赖脊髓水平的信号整合；当针刺强度足以激活细（C- 类）传入纤维时，可发挥对远隔神经节段部位的镇痛效应。当辣椒素预处理破坏穴区局部 C- 类纤维后，针刺对远神经节段区域的镇痛效应明显减弱或消

失。这种远隔节段的镇痛效应更多依赖脊髓上中枢的信号整合。

2. 针刺镇痛的中枢环路

来自疼痛病灶的伤害性传入冲动与针刺传入信号在中枢神经系统不同层面的汇聚和整合是针刺发挥镇痛效应的关键环节。这些层面分布在中枢神经系统自下而上的多个位置，常可根据其介导针刺镇痛效应范围的差异大致分为脊髓水平和脊髓上水平两部分。

脊髓水平：从同脊神经节段支配的体表发出的传入冲动可以通过粗纤维（触觉信号）或细纤维（痛觉信号）到达脊髓，传递速度较快的粗纤维信号先期到达脊髓背角，并在一定程度上抑制细纤维的痛觉信号传递。结合针刺镇痛原理，针刺激活粗纤维（引起酸、麻、重、胀等"得气"感），从而抑制细纤维介导的痛觉传递（手术切口痛、炎性痛或神经病理痛等），这是 Wall 和 Melzack 提出疼痛"闸门控制"理论的具体应用范例。这一发生在脊髓背角水平的镇痛机制可以较合理地解释针刺的同节段镇痛效应[152]。

脊髓上水平：针对脊髓化动物临近节段的镇痛效应仍然存在（后效应有所减弱），但远节段取穴的镇痛效应基本消失，意味着后者的镇痛效应有赖于脊髓上中枢的参与。研究表明，这些中枢涉及内源性镇痛系统、中脑边缘系统、丘脑以及大脑皮质等多个层面。

有学者围绕脑干网状结构的内源性镇痛系统在针刺镇痛中的作用开展了一系列研究，证实导水管周围灰质（PAG）和中缝大核（NRM）核团神经元可以被针刺穴位激活，而损毁或阻断这些镇痛结构可以显著降低针刺的镇痛效应[153,154]；曹小定研究组（1979 年）和韩济生研究组（1995 年）围绕导水管周围灰质、杏仁核、伏核和海马等边缘系统进行了针刺镇痛的机制研究，观察到微量注射纳洛酮到这些区域可以在一定程度上阻断针刺的镇痛效应。随着后续相关形态学证据的挖掘，中脑边缘系统的内源性镇痛作用在针刺镇痛中的角色得到进一步认可。

躯体伤害性信号经过脊网束到达延髓和中枢网状结构及丘脑内侧的非特异性核群，其中丘脑中央中核 – 束旁核复合体在痛觉调制中发挥了重要作用。张香桐[155]认为穴位针刺或挤压跟腱可抑制上述复合体神经元对外周伤害性刺激的激活反应。此外，另有研究揭示了基底神经节尾核在针刺镇痛中的重要作用，并指出尾核与中央中核 – 束旁核复合体以及 PAG 下行抑制系统在镇痛效应中的紧密联系[156-158]。

有学者通过计算机平均技术分析和改变大脑皮质功能状态的方法观察到大脑皮质体感 I 区和 II 区可以通过对丘脑伤害性反应神经元的下行调制参与针刺镇痛效应[159-161]。总体观之，针刺镇痛，特别是其全身性的镇痛效应有赖于脊髓上多层次内源性镇痛系统的协同参与完成。

3. 针刺局部和全身性镇痛效应

针刺镇痛效应的范围与穴位和疼痛病灶之间的神经节段关系，以及所施加的针刺强度密切相关，其内在联系和机制已经在上述两部分内容中有所体现。用以解释穴位局部镇痛效应的"闸门控制"学说，在单纤维记录[162]和膜片钳实验[163]中得到了进一步证实。此外，下行性抑制通路在针刺局部镇痛中也发挥了一定作用。针刺的全身镇痛效应更多依赖脊髓上的内源性镇痛系统参与完成。实际上，诸如该系统中导水管周围灰质和延髓头端腹内侧区（RVM）的大多数神经元对外周非伤害性刺激一般不发生激活反应。因此，低强度针刺的传入冲动通常无法激活这部分内源性的镇痛系统，故无法引起全身性镇痛效应。当针刺强度足以激活 A δ – 类或 C– 类传入纤维时才能激活内源性镇痛系统，从而引发类似"弥漫性伤害抑制控制（DNIC）"的全身性镇痛效果（小痛制大痛），主要表现为全身性痛阈升高，痛反应降低。后续研究证实，针刺引起的弥漫性伤害抑制控制效应有赖于 5- 羟色胺能神经元的激活和阿片样物质的释放来共同完成。

4. 针刺镇痛效应与针刺参数（频率和强度）

随着对针刺镇痛的特点和内在机制研究的深入，针刺参数的选取受到越来越多的关注，特别是对电针刺激的适宜电脉冲频率和电流强度的观察。其中，韩济生研究组详细揭示了低频（2Hz）和高频（100Hz）电针镇痛的中枢神经通路：2Hz 电针信号通过下丘脑弓状核（β- 内啡肽神经元）、导水管周围灰质和延髓（脑啡肽神经元）下行到达脊髓背角神经元，抑制其对伤害性信号的传递；100Hz 电刺激激活较短的传导通路，经臂旁核、导水管周围灰质、延髓到达脊髓背角，主要由强啡肽能神经元介导镇痛效应[164]。低频和高频电针不同的镇痛机制可能导致两者对不同类别疼痛疾患镇痛效力的差异。

有关适宜电针强度的探索，朱兵研究组围绕不同节段选穴、不同电针强度以及 A- 类、C- 类传入纤维与针刺镇痛的关系分别在大鼠和人体进行了翔实的研究[150, 165]，其核心结论已在上文中有所体现，可供参考。需要指出的是，因实验设备、实验动物种类以及疼痛病理模型等诸多条件的差异，该部分研究的结论可提供规律性的参考。在实际应用的过程中，针刺参数应根据具体的操作环境进行考量和设定。

5. 针刺镇痛的脑影像学研究

21 世纪初，功能神经影像学技术与针刺研究的结合，加速了针刺镇痛脑机制研究的进展。其中，fMRI 技术的应用最为广泛，主要包括三个方向：一是针刺有镇痛效应的经典穴位，同时观察针刺后神经中枢的实时效应；二是借助疼痛病理模型观察针刺对疼痛中枢活动的影像；三是以临床疼痛患者为对象，观察针刺治疗前后脑功能区及脑网络的变化，并进一步与临床症状评分或客观指标进行相关性分析。有学者通过对合谷、足三里和太冲等穴位的 fMRI 研究提出了针刺调制边缘系统的假说，认为当针刺"得气"时，可通过调制脑边缘叶 – 旁边缘叶 – 新皮质网络系统发挥全身多器官、多系统的治疗作用，其中包括针刺的镇痛效应[166-169]。另有学者依据 fMRI 观察指出针刺具有"时空编码脑网络"的效应特异性，提出针刺调节杏仁核相关网络及脑默认网络的观点[170-172]。目前普遍认为，针刺可能通过调节感觉、自主神经、认知和情感处理脑区等多中枢协同实现针刺镇痛等效应的发挥。

此外，PET 技术也已应用到针刺镇痛的研究中。该方法多以目标脑区的葡萄糖代谢变化为观察指标，揭示穴位与功能的相关性。例如，有学者通过 PET 技术观察到枕叶次要视觉中枢和胼胝体的功能抑制可能是足三里缓解腹痛的中枢机制之一[173]，而前额叶的激活和双侧枕叶功能的抑制介导了委中穴对坐骨神经痛的缓解效应[174]。

脑功能成像技术可在无创、实时、活体状态下观察人脑对针刺的反应变化，能够帮助观察生理和病理过程中针刺信号在脑内的传递、处理和整合，从器官和分子水平揭示穴位的脑效应。但目前这类研究仍缺乏明确的规律性和规范性，无法有效观察多穴位的叠加效应，其结果对针刺操作和参数较敏感，对脑区功能活动变化的生物学阐释亦不够准确，有待于多学科、多层次地进一步深入研究。

（二）经络实质 / 现象

经络是针灸工作者难以回避的、最核心的学科问题之一。从古籍文献的角度来看，相对完整的经络学说早在《内经》时代就已形成。1956 年，我国著名针灸家承淡安翻译出版了日本学者长滨和丸山的《经络的研究》一书，引起了我国学者的重视。同年，经络的实质研究被列入全国自然科学发展规划的重点项目。1972 年，在针刺麻醉研究的推动下，以解放军 309 医院为首的研究组率先对循经感传现象进行了调查，初步证实循经感传现象是存在的。长期以来，诸多学者通过声、光、电、磁、热等多学科技术手段，从不同的角度尝试对经络实质及其感传特性进行多方位的阐释，但目前尚未得出统一的结论。今天，经络实质的研究已经慢慢淡出了针灸基础科研的舞台。

1. 循经感传的基本特性

实际上，循经感传的感觉属于主观感受，其性质取决于诱发感传的刺激方法。第一，这种感觉定位有时清楚，有时模糊；第二，循经感传多呈带状，而且宽度也因人而异；第三，感传在各体区循行的速度并非匀速，通过关节时的速度常常减慢或停顿。第四，当感传循经到达相应的脏腑时，常可改变这些器官的功能活动。需要指出的是，"循经感传"现象并不是客观存在，感觉是主观现象，因而在研究中容易受到各种因素的影响。其中，心理因素在所有循经感传研究中是最具质疑的滥觞。特别在意念遥感激发、入静激发和隐性激发感传所出现高比率的普查中，都带有强心理诱导的暗示作用，其结果的可信度受到巨大质疑。

2. 循经皮肤病

李定忠[175]经过长达 50 多年的研究，收集了大量病案，总结了数百条呈带状发作的皮肤病变，观察到很多皮肤病沿着经脉体表循行路线分布，并提出"循经皮肤病"是一种可见的经脉现象。循经皮肤病的种类有先天性循经皮肤病，包括汗孔角化症、鳞状毛囊角化和单纯性血管瘤等；后天性循经皮肤病包括神经性皮炎、湿疹、过敏性紫癜、硬皮病、带状疱疹和银屑病等。他们观察到的这些皮肤病损可出现于十四经及带脉，其中以肾经最多见，其次为大肠经、肺经、心经等。但实际上，体表皮节和经脉循行在四肢部分呈平行关系，因此，按皮节出现的皮肤病变至少在某些肢体部分与经脉循行路线类似。

3. 经脉循行的电学特性

有学者以四电极法测定健康成人皮下约 2 毫米深处的阻抗分布，并将沿肢体纵向每一测试圈（其间相距 1 厘米）相应部位所出现的低谷（即低阻点）连接在一起，即可划出一条低阻线，称之为"低阻经络"。结果表明，上、下肢都可测出六条低阻经脉。低阻经脉线与传统的经脉路线十分相似[176]。祝总骧等也开始以低频脉冲皮肤阻抗仪对隐性感传线的皮肤阻抗进行研究。相似的低电阻线与传统经络线部分重叠的现象在其他研究中也有报道[177, 178]。

如果经脉或经穴低电阻点线稳定性很好、循经性很清晰、测试结果很公认，并且低电阻点和线不在经穴外其他地方出现，似乎应该是阐明经脉实质最佳的突破口。问题恰恰在于经脉或经穴的低电阻点和线并不稳定，不同的个体之间，同一个体的不同测试时间之间，同一个体的不同检测者之间得出的数据相差很大。因此，以低电阻点、线或面来识别穴位和经脉电学特性的认知方法缺乏准确性和可重复性，相关结论的阐释和理解应更加客观、谨慎。

4. 经脉循行的声学特征

有学者发现，通过压迫穴位，在穴位所属经脉的循行线上可以记录到相应的声反射信号[179]。根据他们的研究结果，压迫合谷、内庭等穴位，在相应经脉的远隔穴位上都可以记录到声信号，阳性率为 83.8%。经线旁开 2~3 厘米的对照点则记录不到明显的反应。刺激非经非穴的部位，声信号的出现率为 12.5%~33.3%。另有学者采用四个探头同时记录，对大肠经的体表循行路线进行了检测，结果表明，本经穴位的声信号出现率均显著高于其两侧旁开的对照点；甚至直接输入穴位的声频信号也会循经传导，并在传导过程中强度逐渐衰减，而各穴位两侧旁开的对照点则几乎没有记录到什么反应[180]。这些研究结果似乎体现出相似的结论和较高的可重复性，但随着该项技术的关注度降低，该方向的研究并没有后继力量，从而留下一个无法明言的信息。

5. 经脉循行能量代谢

组织耗氧量是测量能量代谢的基本方法之一。有学者将组织氧分压传感针插入经脉循行线的深部组织中，结果发现生理状态下，经脉循行线上的深部组织氧分压显著高于其左右旁开的对照线，具有循经特征。而针刺穴位可使该经脉循行线的组织氧分压明显降低，而非经脉对照区下降则不明显。另有学者使用高灵敏 $CO_2$ 测定仪对正常人心包经、大肠经和胃经在前臂或小腿段多水平的皮肤 $CO_2$ 呼出量（$RCO_2$）进行了测定[181]，观察到针刺调整气血过程中有 $CO_2$ 及对应的能量代谢的改变，而这种变化的波动性表明了气血活动具有一种波动传导的方式，其向心性传导的可能性较大。

6. 热影像技术与经脉循行研究

热影像技术在经脉现象研究中的应用较广泛。有学者观察到，针刺穴位后，远离部位的经脉循行线上出现高温带[182]。随后，有学者应用红外辐射示踪仪，直观地显示了人体体表自然存在的与经脉循行路线基本一致的红外热像轨迹，结果显示，无论是在全色显示，还是在等温显示情况下都能看到一条循督脉分布的高温带或等温带。在其他十四经脉基本都能观察到这种现象[183]。其中，任、督两脉上的高温带可在艾灸刺激后出现距离的延长[184]。此外，在面部也同样存在与经脉路线相关的高温带和低温带[185]。另有学者通过家兔实验探讨了体表温度带与经络的关系，发现穴位和经线上深部组织温度较对照点升高[186]。从这些热像分布图结果来看，高温带与骨骼肌的分布位置有一定关系，如果说热辐射轨迹能反映经脉循行线的位置，那么可以认为其依附的组织与骨骼肌有关。

7. 同位素示踪与经脉循行研究

1980 年，顾涵森等[187]在受试者内关穴注入一定量的 NaI¹²⁵，然后在郄门、曲泽、天泉及其旁开 5 毫米处进行测定，观察到 3 名有感传的受试者，其注入的 NaI³² 逐渐沿心包经扩散。随着距离的延长，扩散的速度也逐渐减慢，但经线上的扩散速度始终比其旁开对照部位更快。由于技术条件的限制，上述结果尚不能对此问题作出确切的结论，但这些工作确是以同位素示踪的方法检测经脉循行路线的先导。

此后，有学者记录了放射性同位素在人体迁徙过程中的图像，结果表明同位素能够沿十四经脉迁移，在四肢部位的十二经脉和任督二脉基本是按《内经》所描述的走完全程，仅大肠经和心包经存在一定的变异[188]。到了 21 世纪，学者们开始尝试借助 PET 和 ECT 等影像学手段检测同位素示踪剂在人体的走行规律，发现经穴位注射的示踪剂可沿传统经脉连续走行，两者在四肢部吻合率较高，而躯干部吻合率稍低[189, 190]。在另外一项 MRI 示踪成像技术的研究中，研究者在正常人的手足 6 条阴经的穴位（肺经太渊、心包经大陵、心经神门、肾经太溪、脾经商丘、肝经中封穴）皮下注射小剂量的同位素示踪剂[191]，观察到相应的 6 条向心性流动通道，而非穴位的注射则不能显现。他们认为这种显像通道很可能"不具备管壁结构"，并推测其可能与经脉功能有关。这些研究虽然证实了同位素扩散路线与传统经络走行的相关性，但需要注意的是，同位素进入体内后的标记属性不够特异，有关其走行路线的解剖和组织形态学分析需要进一步深入求证。

8. 筋膜结缔组织与经脉循行的关系

20世纪90年代，有学者采用磁共振成像、X射线断层扫描等方法研究认为经脉的物质基础是结缔组织（连带其中的血管、神经丛和淋巴管等）。随后，谢浩然研究组总结30年的研究成果指出，经脉存在于皮肤与肌肉和骨骼等器官之间的筋膜间隙中，可能是包括疏松结缔组织、组织液气、能量物质、神经、血管和淋巴等现代医学已知的几种结构共同参与的综合功能调控系统[192]。

近年来，部分学者采用"中国数字虚拟人"数字解剖学技术三维重建的研究观察到肢体某些部位有成条索状分布的筋膜结缔组织，其位置和走行方向与古典经脉相似[193-195]。他们认为，人体筋膜支架可能是经脉的解剖学载体，其中"穴位"是富含神经感受器和活性细胞而能接受刺激产生较强生物信息的结缔组织汇集处，而"经脉"则为"穴位"间具有解剖学结构相连或神经传入接近的结缔组织结构。筋膜结缔组织结构可能作为一个功能系统发挥着与中医传统理论中经脉作用相似的自体监控与储备支持作用。然而，即便结缔组织可能存在某些生物学功能，筋膜结缔组织所具有的结构成分在经脉外同样存在，其生物学意义应无别致。

9. "低流阻（组织液）通道"与经脉

张维波研究组为了合理解释经脉的"行气血"和循经感传现象，在大量研究的基础上提出经脉可能是存在于组织间质中、由相对丰富连续的不规则孔隙（组织通道）构成的宏观通道结构[196]。该通道的特点是组织液在其中流动的阻力（流阻）较小，组织液流量较大，故该通道简称为循经低流阻通道或组织液通道。该通道没有特异的管道结构，无特化细胞，无法通过染色技术显示其结构，但可以通过测量流阻的方法进行定位及用同位素示踪。根据长达10余年的研究，他们使用差压式连续流阻测量系统在小型猪和人的皮下测量到基本循经的系列低流阻点，通过测量组织液压波的传播特性证明低流阻点之间是连通的。张维波研究组认为，如果循经组织的流阻较低，则组织液将向着经脉汇聚，然后沿经流动，形成非管道的、开放式的体液运动。组织液流动的最重要功能是维持细胞间液的稳态，输布营养、清除废物，使细胞良好生存并发挥功能，故组织液通道的通畅是身体健康的重要保障，与中医经脉的功能相吻合。在此基础上，他们提出"经络是水通道"的理论。该理论具有一定新颖性，但要达成广泛共识仍需要进一步从结构和功能上验证。

10. 沿经脉腧穴离子富集现象

一些研究观察到经脉线上存在某些离子富集现象。有学者采用针形 $Ca^{2+}$ 选择电极对动物和人体作了一系列的实验研究，发现经穴 $Ca^{2+}$ 浓度有高于非穴位的趋势，针刺可使本经其他穴位处 $Ca^{2+}$ 浓度进一步升高，提示 $Ca^{2+}$ 与经脉活动密切相关[197, 198]。相似的，另有研究发现与穴位位置相对应的深层组织中可能存在功能性的"钙库"[199, 200]。但是，采用针形传感电极检测组织当中的离子浓度实际上存在方法学上的问题，即便在今天此项技术仍然不很成熟，其准确性和可靠性仍值得怀疑。

11. 凤汉系统或原始管道系统（PVs）与针灸经脉关系

1961年8月，朝鲜金凤汉（Kim Bonghan）声称发现了经络系统的实体，并于1963年11

月在朝鲜医学科学院学报第 5 期上发表了题为 "On the Kyungpak system"（关于经络系统）的长篇研究报告。他把所发现的解剖结构命名为凤汉系统，包括 "凤汉管" 和 "凤汉小体"。该系统广泛分布在皮下（表层凤汉管）、血管和淋巴管内（内凤汉管）、血管和淋巴管外（外凤汉管）、内脏表面（内外凤汉管，呈网状分布）和内脏中以及外周和中枢神经系统内（神经凤汉管），均由各自的凤汉管连接凤汉小体组成。金凤汉认为这是一种此前人们没有发现过的、具有生物效应的、新的循环系统。在金凤汉的论文中，他已经强烈暗示凤汉管构成了经络系统，凤汉小体则是穴位。针灸对穴位刺激通过凤汉管道系统沟通与内脏和神经系统的联系，从而发挥针灸的治疗作用。这项研究的发表震撼了当时的国际学术界，各国新闻媒体也在第一时间作了报道。但是，由于金凤汉的研究工作一直处于高度保密中，发表的论文并没有严格按照规范论文的写作要求详细报告实验方法，研究中所使用的染料试剂及染色方法等关键技术叙述不完整或完全没有论及，其他实验室在进行验证性工作中难以重复，从而引起很大质疑。

我国曾两次组织相关领域的专家赴朝鲜考察，并于 1963 年年底在中国医学科学院开始验证工作。1964 年春，再次从中国医学科学院、北京医学院和北京中医学院抽调一批学术骨干在中医研究院组建了 "经络研究所"，由中国医学科学院的生理学家张锡钧教授兼任所长，北京医学院的解剖学家李肇特教授兼任副所长。通过专家们的通力合作，在获得大量实验数据的基础上，弄清了金凤汉所提出的 "经络系统" 中凤汉管和凤汉小体与正常动物组织形态学的渊源关系。例如，某些凤汉小体与动物的一些退行性组织（如脐部）的形态学结构特征相类似；某些所谓的凤汉管很可能是一些实验过程中人工造成的假象（如取材时采用的试剂造成蛋白质与组织脱落细胞凝固所形成的含有细胞成分的伪管状结构）等。1965 年，在我国召开的第一届经络座谈会上系统讨论了对金凤汉所提出的 "经络的凤汉系统" 的重复验证性实验发表了一致意见，对所谓的 "凤汉经络系统" 各组织的可能来源提供了相关实验数据和证据，定论为没能发现与经络或经穴相对应的新的组织结构。

2005 年，在国际生命信息科学学会（International Society of Life Information Science）上，韩国国立首尔大学的苏光燮教授发表了重复出 "金凤汉经络系统" 的专题演讲，沉寂了 40 年的 "金凤汉学说" 重新被提起。他指出，在动物体新发现的线形结构及连接它的小体样结构构成除血液循环、淋巴循环以外的第三循环系统主要分布在内脏表面、血管内、淋巴管内和皮下组织中。苏光燮认为它是金凤汉于 1963 年首次报道的 "金凤汉经络系统" 的一部分，并将其改为原始管（primo-vessel）和原始结（primo-node），统称 PVs（primo-vessel system）。

我国针灸学术界一直关注韩国开展的 PVs 研究工作。2009 年，张维波率先在国立首尔大学 Lee 指导下，采用 toluidine blue 染色法，在大鼠和家兔的腹腔观察到类似的凤汉管道系统[201]。后续，他们通过大鼠和小型猪的观察发现腹腔脏器表面的 PVs 与血液凝固无关（静脉注射肝素不影响 PVs 的出现），可能是浆膜的延长，属于一种炎性反应[202]。

此外，景向红研究组对 PVs 的形成机制进行了一系列有创意的研究。他们的研究结果表明，腹腔脏器表面 PVs 的出现率与动物麻醉的方式、性别、年龄以及内在功能状态等因素密切相关[203, 204]。例如，PVs 在正常状态下极少被观察到，而在动物炎性状态下全部出现；PVs 的细胞学和免疫组织化学分析证明它更可能是炎性病理产物；在功能上，腹腔脏器表面的 PVs 并不参与针灸对内脏活动的调节。由此可见，PVs 与经脉的关系没有直接的证据。

综上所述，有关经络实质/现象的研究百家争鸣、包罗万象，但目前并没有形成真正意义上的共识性结论。实际上，由于人体的皮节、骨骼肌、外周神经、血管、淋巴管等与身体的长轴相平行，因而这些结构都可能表现为某些生物学现象，类似于经脉现象。严格意义上讲，经脉现象也是生物学现象，但要研究经脉的特性，就必须把经脉现象与一般的生物学现象加以区分。

（三）经穴特异性

除上述经络实质研究外，穴位是针灸研究的另一个重要载体。长期以来，经穴特异性、经穴－脏腑相关和穴位敏化等领域一直是针灸基础科研的重要方向。其中，经穴特异性是指某一经穴与同一经脉或不同经脉其他经穴或与非经穴相比，在形态结构和功能属性等方面所呈现出的特异性[205]。本部分将对经穴特异性相关研究的主要进展和学术成果进行梳理，有关经穴－脏腑相关和穴位敏化的内容将在后续展开论述。

1. 经穴结构特异性

20 世纪中期，部分学者围绕穴位的组织学结构和针刺对这些组织的作用展开探索。李鼎等[206]研究发现，十二经脉的 309 穴位中，位于神经干者有 152 穴。另有学者对 324 个穴位的神经支配形态学进行观察，结果表明，与神经有关者达 323 个。其中，与深部神经有关的占 52.8%，与浅深神经都有关的占 45.9%[207]。当时认为大多数穴位都靠近神经主干，或有神经分支通过。显微解剖表明，几乎所有穴位都有多种神经末梢的感受装置分布，这些感受装置与穴位刺激产生的功能有密不可分的联系。

随后，谢益宽研究组进一步分析了穴位局部神经末梢的支配特点[208]。他们通过大鼠实验观察到，穴位局部 A－纤维末梢密度以及刺激 C－纤维诱发的伊文氏蓝渗出所显示的传入神经末梢的密度均高于非穴位区。其中，重点穴位神经末梢最密集，且神经末梢密集带通常沿着经脉的走向分布；穴位刺激可特异性地诱发同经性的反射性传出活动。因此，他们提出穴位实质上是神经支配密集的易兴奋的皮肤－肌肉－神经复合体。

除神经分布的特异性外，穴区局部肥大细胞高密度聚集和脱颗粒效应[209, 210]以及细胞间缝隙连接蛋白（Cx43）的高表达[211]等均有可能是经穴结构特异性的表现。

实际上，因为在肢体神经干的走行和经脉循行都是与身体的长轴平行的，它也可以揭示一个问题，即无论是经脉"线"还是穴位"点"，都与外周神经的分布有密切联系，但迄今为止，人们并未发现经穴与神经组织的关系与周围组织有太大的不同，一般认为穴位的神经供应更丰富一些，仅此而已。

2. 经穴效应特异性

长期以来，研究者主要以穴位对内脏功能的调节效应为指标，观察其功能特异性的表现。例如，在高血压、心肌缺血以及大脑中动脉缺血模型大鼠的研究中，学者们分别观察到，与非经穴相比，相关经穴对血压调控、心肌和脑细胞的保护作用更加显著[212-214]。需要指出的是，以往研究中，非经穴位置的选取一般是采用两条邻近经脉之间的中点定位非经穴，或者选用经穴旁开一定距离的位置。但是，由于实验动物体积相对较小（大鼠、小鼠或家兔等），导致穴位间的距离也相对较小，针刺操作中难免会有偏差。此外，穴位的范围大小可在病理条件下扩大或出现"敏化"，此时这种旁开选取非经穴的方法必然存在一定的弊端和争议。

近年来，部分学者在动物实验中确实观察到了穴位和非穴位之间效应无差异的现象。例如，同样针对心功能的调节，有学者观察电针心包经经穴与相应的旁开非经穴对大鼠心率、心功能及平均动脉压的影响未见明显差异[215]。有学者指出，在动物身上经穴与非经穴由于其解剖和组织结构特征基本相同且部位紧邻，有着相同的传入途径，因此可能表现为相近的电针效应[216]。

针对病变内脏相关经脉和非相关经脉穴位间的效应比较也取得了一定进展。例如，有学者研究发现，在心肌缺血大鼠模型上，相关经穴"内关"穴区皮肤血流量明显增加，右侧非相关经穴"阳陵泉"穴区皮肤血流量无显著变化，并且低频电针干预可以有效调节内关穴区的血流量[217]。在心肌缺血家兔模型上，电针相关经穴"神门"可有效改善心率和交感神经电活动异常，而非相关经穴"太溪"则不能产生该效应[218]。而对脑梗死模型大鼠的研究中，电针督脉、心包经穴位可明显改善脑梗死区的神经和血管修复，且两经效果均优于大肠经穴位[219, 220]。通过这些研究我们不难发现，经穴特异性的体现可能在某种程度上取决于对照经穴的选取。选择异神经节段、远隔部位的对照穴，某种程度上能够更好地突显相关经穴的功能特异性。

实际上，随着对穴位效应特性研究的不断深入，人们越发意识到，穴位不仅具有特异性的调节效应，同时还能对机体的多个器官、多个系统的功能产生影响。也就是说，穴位刺激具有非常广泛地对整个机体功能活动产生广谱性的调节效应，而每个穴位因部位所固有的生物学特性对相应靶器官的作用表现为穴位的特异性。因此，从某种程度上讲，穴位的特异性蕴含在非特异性效应之中。以足三里穴为例，刺激该穴可以广泛性地调节神经系统、内分泌系统、免疫系统、循环系统、消化系统、呼吸系统、血液系统、运动系统的功能，而"肚腹三里留"仅代表足三里对胃肠器官的调节，突显其特异性效应。景向红课题组近期开展的研究中观察到针灸刺激可以触发穴位局部皮肤的 HPA 轴，推测以脑－皮轴为核心的多靶点、多环节、多系统的稳态调节可能是针灸发挥广谱效应的关键因素之一。

（四）经穴－脏腑相关

从国家"七五"研究规划以来，经穴－脏腑相关联的机制研究一直是针灸基础研究的热点。生理学研究发现，内脏的传入与躯体同神经节段的传入可在中枢的一些神经元会聚。经脉－脏腑间的密切联系，可能是以经脉（体表）和脏腑（内脏）神经节段支配相一致为基础的。长期以来，经穴－脏腑相关的实验研究主要集中于针刺对心脏、胃肠和盆腔脏器（膀胱、卵巢）的功能调节等几个方面，并取得了丰硕的研究成果。

1. 针灸对心血管功能的调节

早期，躯体－交感反射对心血管系统的作用已有不少研究。来自皮肤浅表和深层次组织的体表传入均可以引起一定的心血管活动反射。

1961 年，中国医学科学院曾以心电图为指标，观察针刺不同经脉穴位对静脉注射肾上腺素所引起的家兔心率变化的影响，结果表明，与心脏有密切关系的心包经、心经以及心包经互为表里的三焦经穴位可以有效缓解肾上腺素所致的心率异常。另有学者研究证实，"内关"穴的传入神经元主要位于 $C_6$-$T_1$，与正中神经的节段性分布（$C_5$-$T_1$）基本相同[221]，而正中神经的Ⅱ、Ⅲ类纤维是电针"内关"促进急性缺血性心肌功能恢复的主要传入途径[222]。后续的研究进一步证实，在摘除星状神经节以后，电针"内关"对心肌缺血的保护作用明显削弱，提示支配心交感神经的星状神经节的完整是实现这一效应的重要前提。实际上，内关对心脏活动的反射性调节属于一种脊髓节段间的反射活动，与反射弧的完整有关[223]。

近年来，朱兵研究组在麻醉大鼠上研究发现，心经穴位与心脏存在一定数量的双标记神经元，表明两者之间存在形态学的结构相关性，而且左侧心经 - 心脏的双标神经元数量明显高于肺经 - 心脏的双标神经元。此外，刺激心经穴位诱发心交感神经冲动的敏感性和反应性均高于肺经穴位；反过来，刺激左心交感神经引起同侧心经循行区域反射性肌电活动的敏感性和反应性明显低于肺经[224]。这些发现从神经科学的视角进一步完善了"心经 - 心脏"在形态和功能上的相关联系。

2. 针灸对胃肠活动的调节

针灸对消化系统的许多功能性疾病有非常好的治疗作用，其内在生物学机制的研究对揭示经穴 - 脏腑相关性有重要意义。早在 1961 年，南京第一医学院在肠瘘的狗身上观察到电针"足三里"可引起肠蠕动的增强。朱兵研究组围绕针灸对胃肠功能的调节规律及机制作了一系列研究[225, 226]。他们观察到针刺不同部位的穴位对胃蠕动的影响是不同的：针刺腹部及背部的穴位可增加胃交感神经的传出活动，对胃蠕动有非常显著的抑制作用。这种抑制效应在脊髓节段即可完成；而针刺上胸部、头面部和四肢穴位可增强胃迷走神经的活动，产生促进胃蠕动的效应。这种促进效应需要脊髓上神经环路的参与。

近年来，转基因模式小鼠也被引入针灸实验研究中，这一手段为揭示针灸作用的分子生物学机制提供了帮助。有学者采用敲除肾上腺素能 β1/2-/- 受体和胆碱能 M2/3-/- 受体基因敲除小鼠，观察了针刺不同穴位对胃肠蠕动调节作用的影响，研究表明，β1/2 受体敲除后，同节段的腹部穴位对胃肠蠕动的抑制效应明显减弱，而异节段的四肢穴位促进胃肠蠕动的效应未发生明显改变；相反，而 M2/3 受体缺失后，针刺四肢穴位对胃肠道蠕动的促进效应明显减弱[227]。通过选用酸敏感性离子通道敲除（ASIC3-/-）小鼠和香草酸瞬时受体亚型 1 基因敲除（TRPV1-/-）小鼠，有学者发现 TRPV1+ 伤害感受器参与了电针促进和抑制胃肠蠕动的过程，而 ASIC3+ 机械感受器仅部分参与了电针抑制胃肠蠕动的作用[228]。

3. 针灸对泌尿系统功能的调节

针刺对泌尿平滑肌功能异常的良性调节效应已在临床观察中得到证实。在基础研究方面，研究人员分别在狗、豚鼠和大鼠的研究中发现，电针中髎、肾俞、膀胱俞等穴位可增强膀胱逼尿肌和输尿管平滑肌的机械收缩活动[229-231]；而在膀胱功能亢进模型中，电针则可以有效降低大鼠的排尿频率和膀胱内压[232]。可见，针刺对泌尿平滑肌的功能调节是良性的、双向性的。另有研究发现，针刺家猫的次髎穴可使其膀胱收缩、内压升高，而用普鲁卡因封闭穴位或动物脊髓化后则针效消失，提示外周神经的传入和脊髓节段性的反射均参与了这一针刺效应[233]。

综上所述，围绕针灸对心脏、胃肠道和盆腔脏器功能的影响，现阶段的研究提示，穴位（包括非穴位）对内脏功能具有调节并达到治疗作用。根据神经生物学原则，这种调节是以节段性的、节段间的和全身性（脊髓上）机制为基础的。可以推测：一方面，针灸刺激激活穴位局部的神经末梢，通过相应的传入通路到达脊神经节和脊髓背角，在节段水平对来自内脏的传入进行初级整合和调节作用，控制内脏病理信号向高级中枢的传递，发挥镇痛作用；另外，躯体的传入通过侧支与脊髓植物神经的传出系统发生突触联系作用，在节段间调节内脏功能运动，达到治疗目的。穴位的相对特异性与这种节段性作用有关。另一方面，穴位的传入通过脊髓上下节段间的投射联系，对内脏的传入和运动起调节作用，以扩大穴位在节段间的联络效应。来自穴位的传入信号在脊髓背角换元后经腹外侧束上行到中枢神经系统的高级部位（如脑干和丘脑等），激活脑内的抗痛系统，经背外侧束的下行投射，对包括内脏的身体各部伤害性信号传入进行控制，引起广泛区域的镇痛。此外，穴位的传入信号到达大脑中枢后，在自主神经系统中枢发生整合作用，通过影响自主神经的下行传出实现内脏活动进行调节。由于这种调节是自主神经中枢的系统反应，因而也是整体性的、超节段的。

4. 耳穴 – 迷走神经刺激对内脏功能的调节

除以上传统经穴 – 脏腑关联的研究外，20 世纪初，通过刺激耳穴引起迷走神经反射，继而调节内脏功能活动的研究不断开展起来。一般认为，支配外耳道和耳甲区的迷走神经耳支包括面神经、舌咽神经和迷走神经的一般躯体传入混合支，同时又有副交感传入（内脏感觉相关）的存在。

朱兵研究组在耳甲区注射荧光示踪剂霍乱毒素亚单位 B（cholera toxin subunit B，CTB）观察到，霍乱毒素亚单位 B 可跨神经节段标记在同侧 NTS 尾部、三叉神经脊束核（SPV）背内侧以及楔形核（Cu）外侧部和 $C_{2-3}$ 背角。这是首次系统观察到迷走神经耳支能直接与迷走神经感觉核—孤束核进行纤维投射，这一发现为耳 – 迷走联系奠定了形态学基础。他们后续的研究表明，针刺耳甲区能有效降低动物的血压，这种降压作用与迷走神经结构和功能的完整性密切相关[234]；针刺耳甲区的耳穴"心"主要通过激活 NTS 压力感受神经元调节心血管功能，而且方式与心血管抑制效应的压力感受器反射一致[235]，但他们的部分研究结果并不支持高度部位特异性的耳穴定位图谱[236]。

此外，耳 – 迷走神经刺激在糖尿病、癫痫和抑郁症等疾病中的临床效果不断显现，这些领域的动物实验研究也取得了一定进展。有学者发现一定强度的经耳 – 迷走神经刺激（transcutaneous auricular vagus nerve stimulation，ta-VNS）能够激活 NTS 内的相关神经元发挥降低血糖或抑制癫痫的效应[237, 238]。另有研究报道，ta-VNS 可以改善抑郁模型大鼠的行为学评分，同时降低血浆皮质醇和促肾上腺皮质激素水平，缓解大鼠的抑郁状态[239, 240]。目前，在临床证据和实验室数据支持的前提下，经耳 – 迷走神经刺激技术在医疗装备研发方面走在了针灸成果转化和国际推广的前列。

（五）穴位敏化

1981 年，北京医学院基础医学系针刺麻醉原理研究形态组观察到，胃黏膜损伤的家兔可以在耳郭出现电阻敏感点，而且随着损伤严重度的增加，敏感点的数目和面积也随之增加。近年来，随着对穴位结构和功能认识的不断深入，朱兵、喻晓春等率先将穴位属性和功能状态联系起来进行研究，提出穴位是"活的"这一概念[241]。他们认为穴位是动态的，会因相应内脏功能状态的变化而产生"开 / 合"状态和功能强弱的改变，即"穴位敏化"。穴位是反映和调整脏器功能变化的特定部位，对于内脏病变具有诊断和治疗两大作用。

"穴位敏化"现象已在针灸临床观察中得到印证。例如，疾病状态下，穴位处丘疹、凹陷、结节状或条索状物等形态发生改变，以及穴区热敏、痛敏、压敏等感觉的变化。此外，现代医学研究也很好佐证了这一理论。例如，内脏痛状态下继发出现的体表放射痛（牵涉痛），肠易激综合征患者伴有肌纤维痛，直结肠扩张引起的腓肠肌肌纤维痛等；反过来，体表的病变也会引起内脏的一些病变，如电刺激穴位可以经背根反射引起内脏的神经炎性反应[242]。这些研究结果均表明体表穴位和相应内脏之间存在功能和状态的特异性联系。这种体内病变导致的体表"反应点"和穴位的起源如出一辙，而穴位的定位可能是这种"反应点"出现规律的总结。临床观察到的热敏化部位、触发点、压痛点与穴位之间常存在较高的重合率，而且刺激这些敏化部位，其临床疗效也会更加显著。随着疾病的痊愈，这种敏化现象逐渐减弱乃至消失。这些现象说明穴位是从正常状态的"静息态"转变为疾病状态下的"激活态"。因此，腧穴的本质是一种敏化态，而不是体表某个固定部位。

朱兵和景向红研究组通过一系列的动物实验，系统研究了"穴位敏化"现象的规律及其产生的外周和中枢机制。一方面，神经源性牵涉性感觉异变可能是"穴位敏化"的始动因素。在大鼠实验中，急性胃黏膜损伤导致体表某些部位出现神经源性炎症反应点，这些反应点的分布与穴位的关联较密切。其中，"膈俞"相关百分比为47.5%，"脾俞"相关百分比为88.23%，"胃俞"相关百分比为82.35%。反应点在造模后的2~3天渗出点最多，并随着胃黏膜损伤的自愈而逐渐消退[243]。在芥子油造成大鼠肠道黏膜损伤的模型中，也观察到特性相似的皮肤炎性反应点[244]。后续研究表明，这些反应点处呈现致痛物质增高现象，主要包括5-羟色胺、P-物质（SP）、降钙素基因相关肽（CGRP）、香草素受体-1（TRPV-1）、组织胺（HA）和缓激肽（BK）受体等，推测这可能是内脏病变导致体表敏的物质基础，也是引发"穴位敏化"的外周物质基础[245-247]。另一方面，脊髓和脊髓上参与牵涉痛形成的躯体-内脏会聚神经元，如脊髓背角广动力神经元、延髓背柱核、背侧网状亚核以及丘脑腹后外侧核等区域神经元均可能参与了内脏损伤后导致的"穴位敏化"改变。

由此可见，所谓穴位敏化，是指机体在病理状态下发生以神经源性炎性反应为主要特征、以"穴区敏化池"中的炎性介质为内源性调控启动因子的生物学程序。当它在向体表特定部位（如穴位）发出预警信号（牵涉性感觉异常）时，常会引发以下两种反应：①出现了以酸、胀、痒、麻、痛等为特征的敏化信号，能促使和诱导我们主动寻求和欣然接受诸如摩擦、抓捏、热熨等这类的局部刺激；②同步激活了机体本能稳态调节的级联反应，触发病变的自我愈合与修复过程。

（六）艾灸作用特点和机制研究

近年来，有关艾灸作用方式和机制的动物实验报道大量涌现，涉及病理模型包括关节炎、胃肠炎症、抗疲劳/衰老和创伤愈合等多个领域。但与针刺实验研究相比，艾灸的科研缺乏系统性和研究高度，鲜有完备的作用机制假说提出和论证，更多的是从诸如分子生物学等较单一的指标上探究其作用机制。

艾灸干预最主要的三个因素包括温热刺激、光辐射和艾燃生成物[248]。研究表明，艾灸的适宜温度为45℃左右。该温度区间可有效激活穴区局部的TRPV1+神经纤维来发挥生物学效应[249, 250]。但并非灸温越高，效应越强；艾灸辐射光谱以远红外辐射为主，艾绒燃烧时的辐射光谱在0.8~5.0微米；艾烟中虽然含有一定量的芳香烃类有害物质，但在低浓度时对动物器官功能无明显影响。其中，光辐射和艾燃生成物具体作用有待进一步求证[251]。

近年来，吴焕淦研究组以结肠炎模型大鼠为观察对象，系统研究了艾灸治疗该病的作用机制。他们发现艾灸"天枢"等穴位可减轻结肠炎大鼠的内脏高敏感痛反应，这一效应与艾灸刺激激活穴区局部TRPV1及热休克蛋白70（HSP70）表达相关[252]，而艾灸对结肠局部炎症的作用主要体现在降低局部促炎因子（TNF-α、IL-1和IL-6等）的表达，调节促炎/抗炎

（IL-10）之间的平衡，抑制 ICAM-1 与 E- 选择素的异常表达，阻断白细胞在病变组织的过多聚集，抑制肠黏膜上皮细胞凋亡以及促进细胞间紧密连接等几个方面[253]。

　　在关节炎模型动物中，有学者观察到艾灸可通过激活交感神经系统和调节全身性免疫等途径降低局部炎症因子的表达，缓解疼痛，促进关节滑膜组织的修复[254, 255]。此外，在临床疗效的启发下，有关热敏灸作用机制[256, 257]、艾灸促进体表创面愈合[258, 259]以及艾灸调节整体功能代谢[260, 261]的动物实验研究也取得了一定进展。但总体来看，艾灸作用机制的动物实验研究仍处在初步阶段，远不及临床观察和应用广泛，有待于进一步深入探讨。

## 二、针灸基础与实验研究的回顾与反思

### （一）当代针灸基础研究的现状回顾

　　纵观我国针灸基础科研的发展之路，从 20 世纪 60 年代到 80 年代如星星之火的萌芽，90 年代到 20 世纪末如雨后春笋般的兴起，再到 21 世纪初期的蓬勃壮大，如今针灸科研工作在全国各中医高校和相关科研机构广泛开展，同时越来越多的现代医学领域的研究队伍也相继加入其中。国家、各地方科技部门对针灸科研的扶持力度以及针灸科研相关成果的产出盛世空前。多学科视角、多生命维度的实验证据的支持不仅革新了人们对经络和腧穴的现代生物学认识，同时促使针灸在全球范围内的认可度和临床应用前景不断攀升。总体来看，针灸基础科研在不断推进的过程中呈现出以下趋势。

#### 1. 以针刺镇痛和穴位对内脏功能的调节为研究主体

　　缓解疼痛和改善内脏功能失调是针灸用于临床治疗的两大优势方向，而针灸基础研究的主体也基本符合这一临床规律，呈现出以"针刺镇痛"和"穴位内脏调节效应"为主体的格局。针刺镇痛的研究使人们更加清晰地认识到针刺信号在外周到中枢不同神经层面的传导和整合。这些广泛的神经环路联系及其可能存在的可塑性变化，构成了针刺镇痛的神经生物学机制；穴位对内脏功能的调控则是体现和揭示经穴特异性、经穴 - 脏腑相关以及穴位敏化等关键学科问题的重要途径。穴位对内脏功能的影响主要通过"躯体 - 自主神经"反射的方式来完成。如何更加精准地将这种调控的自身特点及其影响因素呈现在人们面前，关系到针灸在临床治疗相关慢性病中的进一步推广和应用。

#### 2. 从"经穴"到"泛穴"，从"静息态"到"激活态"

　　早期针灸基础科研的导向，除了依据有限的临床证据，很大程度上受到针灸经典理论的直接影响。许多研究组曾经一度在探究经络实质、穴位解剖结构特异性等问题上花费大量的精力和财力。大浪淘沙，洗尽铅华，如今人们对经络和穴位有了更加科学和理性的认识。随着数以百计的奇穴和多种微针系统的不断涌现，这种"泛穴"现象促使我们深刻反思：穴位到底有多少？体表穴位是静止的吗？它们的定位、大小和功能是否会随机体状态的不同而发生改变？随着"穴位敏化""穴位本态"等学说的提出和相关研究结果的印证，学者们已达成初步共识：穴位是从正常机体状态的"静息态"转变为疾病状态下的"激活态"。腧穴的本质是一种敏化态，而不是体表某个固定部位。

#### 3. 穴位效应的"特异性"与"广谱性"

　　经穴特异性是穴位功能属性的核心表现之一，前人在这一领域作了大量的探索，取得了丰硕的研究成果和实验证据。但当翻阅古代针灸典籍，或是查阅当代针灸临床报道，我们不

难发现，许多穴位同时具备多脏腑、多系统的治疗作用。近年来，穴位的这一普适性的调节效应受到越来越多的关注，相关的基础实验研究也逐步开展起来。人们开始认识到，穴位刺激能够非常广泛地对整个机体功能活动产生"广谱性"的调节效应，而穴位的"特异性"可能是其自身部位的固有生物学属性与相应靶器官功能联系的个例体现。从某种程度上讲，穴位的"特异性"蕴含在自身"广谱性"效应之中。

4. 融合先进技术，尝试多学科交叉

现代生命科学技术是针灸基础科研的"敲门砖"。在提出针灸假说的同时，先进研究手段的应用无疑是攻克学科重大难题的利器。近年来，诸如组织化学技术、膜片钳技术、转录组学技术、影像学技术（fMRI、PET）和转基因模式动物等现代研究方法的不断融入，极大促进了针灸基础科研的改革和发展。此外，具有不同学科背景的西医科研团队也相继加入针灸科研的队伍中，他们通过解剖学、神经生物学、细胞/分子生物学、免疫学和遗传学等不同视角，多层面剖析针灸的作用特点及其内在机制。而生物医学工程、仪器科学与技术等工科团队的参与，无疑加速了针灸基础科研的成果转化和装备产出。

5. 针灸国际大科学计划

在全球范围内，随着人们对医疗预期的不断提高、健康支出的迅猛增长以及药源性疾病的增加，人们对传统和补充替代医学的兴趣逐渐复苏。属于非药物绿色疗法，且简便易廉的针灸受到越来越多的关注。近来，以美国为首的西方大国倡导刺激外周神经缓解疾病症状（stimulating peripheral activity to relieve conditions，SPARC）计划，研究刺激外周神经缓解病症的机制和医疗装备。实际上，该项目的研发内容与针灸的作用原理和临床显效病种不谋而合，将对针灸学科的发展带来新的机遇和挑战。2019 年，在科技部支持下，由中国中医科学院针灸研究所牵头，联合国内外十余家优秀科研院校和机构，共同申报了"针灸国际大科学计划"项目，旨在从针灸传统理论、基础研究和临床评价等方面促进针灸的国际共识和应用。

除了上述几个方面，我国针灸科研的发展还具有其他一些特点。例如，总体来看，有关针刺机制的研究在深度和广度等方面优于艾灸机制的研究，而且前者对经络、腧穴属性的现代生物学诠释的贡献更多；在针刺研究中，选用电针作为刺激方式的实验占比高于手针或TENS 等其他刺激方法的研究。通常，这些特点并不会对针灸基础科研的方向和成果产生本质影响。

（二）针灸基础研究对现代生物医学发展的贡献

针灸基础研究的某些成果已超越了单纯的针灸学科范畴，甚至影响到了相关的生命科学领域[262]。一方面，针灸研究扩展了人们对慢性疼痛、结缔组织损伤和安慰剂效应等领域的理论和临床认识。针灸和生物医学的相互关联最早是通过针刺镇痛研究建立起来的。针灸镇痛在一定程度上是由内源性阿片类物质介导的，不同频率的电针诱导产生不同类型的内啡肽，针刺镇痛和吗啡镇痛具有相似的药理敏感性，这些发现在生物医学领域引起了极大的兴趣和共鸣。此外，研究发现针灸局部穴位引起的机械信号可以导致结缔组织成纤维细胞产生剂量依赖性的生物学反应和组织的持续拉伸，以及引起局部嘌呤能信号传导等。而在此之前，成纤维细胞的这些功能是未知的。再者，针灸治疗慢性疼痛的研究促进了安慰剂效应在生物医学领域中的再认识，同时激发了其潜在的临床价值。假针灸作为独特的安慰剂装置帮助研究人员更好地识别可以增强安慰剂效果的干预因素。

　　另一方面，针灸的实验和临床证据催生了新型的医疗器械，增加了控制疼痛和缓解消化道疾病症状的治疗选择。例如，电针镇痛的相关研究促进了经皮神经电刺激（TENS）单元的成果转化和临床应用。针刺内关穴对恶心、呕吐等消化系统症状有效的缓解作用也被借鉴用于研发腕部手环。这些装置都已获得美国食品和药品监督管理局（FDA）的批准，并广泛推荐使用。美国国立卫生研究院（NIH）牵头开展的 SPARC 计划也被看作是类针灸的体表外周神经刺激治疗内脏功能失调性疾病的研究项目。针灸作为中国古代医生发明的体表医学诊疗技术，同样为世界医学作出了重要贡献，为世界人民的健康带来福祉。

　　（三）针灸基础科研存在的问题和反思

　　如前所述，在科研工作者们近 70 年的钻研和不懈努力下，如今我国的针灸基础科研事业已颇具规模，且硕果累累。但不可否认的是，现阶段的针灸基础科研体系同样存在着许多弊端和不足，而对于这些问题的剖析和反思，将为今后针灸基础科研事业的发展提供借鉴和助力。

　　1. "数量"缺乏说服力，"质量"才是体现科研水准的硬核标准

　　目前，每年国内针灸基础科研的成果产出数以千计，研究涉及的疾病模型种类广泛，观察指标的选择良莠不齐，且绝大多数的研究均体现了针灸的"阳性结果"。但稍加留意就能发现，许多科研报道存在模型选择欠佳、观察指标片面、针灸施术不合理和统计方法不准确等诸多问题，这些因素严重制约了实验结果、结论的准确性和可重复性。我们必须明确：追求论文数量只是徒劳，提高研究质量才是推动学科进步的根本动力。针灸科研工作者应努力夯实知识背景，优化实验设计，加强学术沟通和成果交流，追求更高质量的科研产出。

　　2. "指标观察"不是目的，解决"学科问题"才是核心导向

　　随着先进生物学技术的应用，针灸效应的观察指标也得到了极大的丰富。特别是分子生物学技术的融入，催生出了许多"基于某些生物活性因子"，或"基于某一信号通路"的指标观察性的研究。这类研究确有一定的价值，但需要指出的是，指标观察或干预"有效性"的分析只是初级形式的研究结果，只有在宏观"学科问题"的导向下，这类实验结果才会被赋予更高的科研价值。"学科问题"的凝练是科研工作开展的前提和方向，而系统性、逻辑性效应指标和作用环路的阐释才是解答"学科问题"的有力证据。

　　3. 针灸基础科研与临床应用的脱节

　　与现代医学的研究范式相比，针灸的基础科研更像是一种"倒逼"式的逆向论证，即在已知临床验效的基础上，尝试解答某穴或某针灸技法的作用原理。从这一角度来看，针灸的基础科研需要更多地依赖临床实践的反馈。现阶段，针灸基础科研工作者也确实更擅长解答"为什么针灸有效"的问题，而非指导临床"如何用，针灸才更有效"的问题。因此，针灸基础科研工作者应加强与针灸临床医师之间的学术讨论和成果交流，借鉴临床验效，优化研究方向和实验设计。随着对针灸作用机制阐发和理解的不断深入，在"医"与"研"的协同合作下，针灸的基础科研成果在未来将会更加有效地为临床应用服务。

　　4. 针灸基础科研成果的普及和推广仍较局限

　　除了改善"研"与"医"的沟通协作，我们还应重视"研"与"教"的交流和反馈。共识性的针灸基础科研成果和相关实验示教应更加广泛地渗透到中医院校学生，特别是本科生的教学中。这些科研成果的普及和推广能够帮助他们更好地理解针灸的科学含义和价值，激

发他们对针灸基础科研的兴趣和思考，有利于针灸未来科研人才的储备。

5. 国内外针灸基础科研的侧重点存在较大差异

由于文化和学术背景的差异，国外与国内学者对针灸学说的理解和关键问题的把握不尽相同。这一点同样体现在针灸的实验研究中。国外学者以针刺镇痛为主要研究方向，在验证针灸"有效性"的前提下，侧重关注针灸的具体生物学机制。但是，他们对国内学者重视的经穴 - 脏腑相关和"穴位敏化"等问题未必理解和认同。当前，我们需要更为严谨、高质量的科学研究，以更有力地推动针灸科研进步，同时，国内外针灸学术的交流与合作也势在必行。

6. "阴性结果"和"无效性"同样具有科学价值

面对疾患，任何一门医学都是有局限性的，都不是万能的。针灸作为体表刺激疗法的一种，亦是如此。奢求针灸对任何临床疾病或动物病理模型的"有效性"是不科学的，更是不切实际的。因此，我们不应排斥和拒绝，而是应当更加理性、谨慎地分析呈现针灸"阴性结果"或"无效性"的实验报道。实际上，探究导致针灸"阴性结果"的干扰因素，认识针灸对某些病理状态的"无效性"，反而可以帮助我们更加准确地理解和优化针灸的"有效性"。

（四）针灸基础科研的发展与《实验针灸学》的建立

中华人民共和国成立后，针灸疗法在全国范围内得到推广，同期国外的针灸研究也在不断推进。1951 年，中国卫生部建立了针灸疗法实验所。1952 年，藤田六郎提出了关于经络的假说。1955 年，中国中医研究院（现中国中医科学院）在北京成立，原针灸疗法实验所更名为中国中医研究院针灸研究所，并开始对针灸治病原理和针灸技术进行深入研究。针灸实验研究的队伍不断壮大。西医及其他自然学科的研究人员也参与到针灸实验研究中。此时的针灸实验研究是以结合临床、运用现代医学技术辅助诊断、确定针灸临床疗效为目的进行的。同期，日本和西方国家对针灸也进行着实验研究。1955 年，中谷义雄等在《自主神经杂志》上发表了"良导络之研究"成果，开创了"良导络调整疗法"。石川太刀雄提出"内脏 - 体壁反射"学说解释经穴 - 脏腑相关原理，赤羽幸兵卫用十二井穴知热感度测定来诊断经络阴阳平衡失调的方法在临床得到应用。经络现象的研究再次引起了日本学者的高度重视。这一时期，法国尼布瓦耶对皮肤电进行了研究，1956 年诺吉耶对耳穴作用进行了研究。1958 年 8 月30 日，上海市第一人民医院尹惠珠医生等最先用针刺麻醉代替药物麻醉，成功实施扁桃体摘除术，这是我国针灸医学与现代医学相结合的一项重要研究成果，使针灸学研究受到更广泛的关注。1958 年，经络实质研究被列为全国自然科学发展规划重点项目。1959 年，卫生部在上海召开全国中医经络针灸学术座谈会，与会者对经络实质提出各种设想，形成了我国针灸研究初期的一个高潮，为进一步深入研究打下了坚实的基础。

1959—1965 年，研究者们主要就针灸治病原理、针刺镇痛、针刺麻醉、经络实质进行资料收集和实验研究。针灸治病原理研究强调中医的继承与发扬，强调临床与动物实验相结合，强调研究方法、设计思路的科学性。针刺镇痛研究更加深入，已由针刺术后止痛发展为术前防痛，称为"针刺麻醉"，并在针麻方法、穴位的筛选、刺激参数选择和镇痛效果的验证等方面获得一定进展。在应用技术方面，出现了电针、耳针、穴位贴敷、穴位注射、埋线、磁疗、紫外线、激光、超声波、离子透入、电热灸和各种药物灸等与现代技术相结合的针灸方法。所有这些研究成果基本上构成了实验针灸学的学术研究范围和理论框架，奠定了实验针灸学的发展基础，但距离形成一门独立学科还有一定距离。

1966—1979 年，实验针灸学渐趋形成，最大的进展是国内对经络现象的研究。国家"七五"攻关计划、"八五"攀登计划、"九五"攀登计划预选项目都列入了经络研究项目，取得了一些非常有价值的资料，进一步充实了实验针灸学的内容。1970—1977 年，全国各地医疗、研究机构相互协作，对循经感传等经络现象进行了大规模调查。20 世纪 70 年代后期，在显性循经感传现象的基础上，又发现了隐性循经感传现象。通过研究，初步肯定了经络的客观存在和普遍性。由此产生了多学科、多层次、多方位应用最新技术和测试手段探索经络的局面，形成了许多有待完善和证实的假说。1970 年，法国学者使用红外热像方法进行经络研究。1975 年，日本成立了针刺研究会，在"发汗现象与皮肤生理""经络现象""疼痛的基础研究"和针灸基础理论的临床研究方面都很活跃。1979 年 6 月在北京召开了第一届中国针灸针麻学术讨论会，与会的 300 多名专家和来自 30 多个国家的 150 名外国学者共提交论文 1000 余篇，研究内容涉及经络腧穴、针灸针麻的临床和原理以及试验方法和技术等各个方面，展示了中华人民共和国成立 30 年来针灸经络研究的最新成就和重大进展。会后出版了《针灸针麻研究》《针灸研究进展》《现代经络研究文献综述》等著作，科学系统地总结了当时针灸临床、经络、腧穴、脏腑相关、针刺镇痛和针麻等实验研究的大量成果，表明实验针灸学作为一门运用现代科学技术和实验方法研究、阐释和发展针灸理论，推动针灸理论技术现代化的新学科逐渐形成。

1982 年以后，天津、上海、南京、辽宁、陕西等中医高等院校率先开设了实验针灸学教学课程。1983 年，天津中医学院（现天津中医药大学）首先自编了《实验针灸学》教材（获 1989 年全国普通高校国家优秀教学成果特等奖），此后全国不少中医院校也自编或协编了多本《实验针灸学》和《实验针灸学实验指导》教材（表 3-2），把实验针灸学作为一门独立课程讲授，从而开创了中医实验教学新纪元。随后，国家教委正式承认实验针灸学的学科地位。1984 年，第二届全国针灸针麻学术讨论会上把实验针灸学列为针灸学的分支学科和针灸学的重要成就之一。1986 年 10 月中国针灸学会实验针灸研究会在上海的成立和 1986 年汤德安主编的《实验针灸学入门》的出版，标志着实验针灸学学科已经初步形成[263]。2003 年李忠仁主编的《实验针灸学》成为普通高等教育"十五"国家级规划教材，标志着这门学科的知识体系已经构建完成。

《实验针灸学》是运用现代科学技术和实验研究方法研究针灸作用基础、针灸作用规律、针灸效应及机制的一门学科，是传统针灸学与现代科学相结合而产生的新兴交叉学科，已经成为针灸学科的重要组成部分，这门学科的形成与发展标志着基于实验发展针灸学术的范式已经成为学界共识[264]。

表 3-2 实验针灸学主要教材[265]

| 序号 | 教材名称 | 主编 | 出版社 | 出版时间（年） |
|---|---|---|---|---|
| 1 | 《实验针灸学》 | 天津中医学院 | 天津中医学院自编 | 1983 |
| 2 | 《实验针灸学入门》 | 汤德安 | 天津科学技术出版社 | 1986 |
| 3 | 《实验针灸学》 | 林文注 | 上海中医学院出版社 | 1989 |

| 序号 | 教材名称 | 主编 | 出版社 | 出版时间（年） |
|---|---|---|---|---|
| 4 | 《实验针灸学》 | 林文注、王佩 | 上海科学技术出版社 | 1994 |
| 5 | 高等中医院校协编教材《实验针灸学》 | 邓春雷、殷克敬 | 人民卫生出版社 | 1998 |
| 6 | 高等中医院校协编教材《实验针灸学》 | 林文注、王佩 | 上海科学技术出版社 | 1999 |
| 7 | 普通高等教育"十五"国家级规划教材《实验针灸学》 | 李忠仁 | 中国中医药出版社 | 2003 |
| 8 | 普通高等教育"十一五"国家级规划教材《实验针灸学》 | 李忠仁 | 中国中医药出版社 | 2007 |
| 9 | 全国普通高等教育中医药类精编教材《实验针灸学》 | 余曙光、郭义 | 上海科学技术出版社 | 2009 |
| 10 | 全国中医药行业高等教育"十二五"规划教材、全国高等中医药院校规划教材（第九版）《实验针灸学》 | 郭义、方剑乔 | 中国中医药出版社 | 2012 |
| 11 | 卫生部"十二五"规划教材、全国高等中医药院校教材《实验针灸学》 | 余曙光、徐斌 | 人民卫生出版社 | 2012 |
| 12 | 普通高等教育中医药类"十二五"规划教材、全国普通高等教育中医药类精编教材《实验针灸学》 | 余曙光、郭义 | 上海科学技术出版社 | 2014 |
| 13 | 全国中医药行业高等教育"十三五"规划教材、全国高等中医药院校规划教材（第十版）《实验针灸学》 | 郭义 | 中国中医药出版社 | 2016 |
| 14 | 国家卫生和计划生育委员会"十三五"规划教材、全国高等中医药教育教材《实验针灸学》 | 余曙光、徐斌 | 人民卫生出版社 | 2016 |

（徐　斌　宿杨帅　朱　兵）

# 第三节　针灸临床研究的发展

针灸的临床研究，不仅是针灸现代研究的重要组成部分，还是针灸临床医疗与实践科学探索的有效途径，并对针灸理论体系的补充与完善、针灸教育中研究生（专业学位）的培养以及针灸期刊的发展、针灸走向世界等均有着积极的推动作用。可以说，针灸临床研究的发展在当代针灸学科建设中的作用与意义是毋庸置疑的。自然科学领域的其他学科，尤其是西医临床各科，如何更好地认知这门实践性很强的、中国原创医学学科——针灸学科，在很大程度上取决于针灸临床科研的发展水平。

当代针灸临床研究的发展，总体是在"坚持真理，崇尚科学，注重实践，强调客观、实证"的基础上，由懵懂逐渐走向成熟的。在研究方法上，针灸的临床研究经历了"向西医学习－模仿－照搬，又反思、回归自身特点，再进一步建构科学、系统、合理方法"的路径；

在病种介入及技术研究探索方面，70 年的历史，形成了当前丰富、复杂、多元的针灸临床研究现状，也充满着各种问题、挑战与机遇。当代针灸临床研究的发展还在继续成长，任重道远。

## 一、当代针灸临床研究发展历程

### （一）针灸临床科研的初步探索（1951—1965 年）

1951 年，在针灸学家、《新针灸学》主编朱琏等人的建议与努力下，中央人民政府卫生部针灸疗法实验所得以成立（朱琏任所长）[266]，成为我国第一所针灸科研机构，开始了针灸临床科研的初步探索。针灸疗法实验所成立当年，即与北京大学医学院细菌学系合作，率先开展针灸对人体免疫功能影响的研究，重点观察针灸对"补体"的影响；1954 年 7 月，联同北京大学医学院生物学系等单位，到江西浒坑钨矿进行针灸治疗疟疾的临床研究，前后治疗 470 余人，重点选择 55 例疟疾进行实验，分组治疗，并采用追踪观察办法[267]，据统计，39 名有效，有效率为 71%，26 名治愈，治愈率为 47%；从疟疾类型来看，针灸对于间日疟的治疗效果最好，恶性疟及混合疟则次之[268]；还与北京大学结核病院、北京协和医院联合治疗肺结核，并进行临床疗效初步观察研究。1955 年，中医研究院成立，针灸疗法实验所更名为针灸研究所，之后又开展了针灸治疗血吸虫病、急慢性肝炎等传染性疾病的临床疗效观察。1958 年 9 月，针灸研究所"应用化脓灸治疗晚期血吸虫肝脾肿大的临床观察"成果在全国医药卫生技术革命展览会上展出[269]。20 世纪 50—60 年代，国家经济较困难，而疟疾、肺结核、血吸虫病、病毒性肝炎等传染病又在各地盛行，针灸治疗这些疾病的临床研究探索在一定程度上解决了百姓"缺医少药"无法医治的问题，具有鲜明的时代特征。

1951—1965 年，针灸研究所在广泛临床治疗与病例整理的基础上，还对针灸治疗常见病、多发病（如关节炎、软组织扭伤、神经痛、面神经麻痹、中风后遗症、脊髓空洞症、小儿夜尿症、小儿麻痹后遗症、心肌炎、高血压、支气管哮喘、阑尾炎、急慢性胃肠炎、溃疡病、视网膜出血、口腔溃疡、慢性咽炎等）进行了疗效分析、试验观察与机制研究，验证及肯定了针灸的疗效，摸索出了针灸作用效应原理的某些规律，并进行了医疗、科研相结合的初步探索与尝试[270]。此外，针灸研究所还对针刺热补手法、梅花针疗法等针刺方法进行了临床研究，并初步探索了其中的神经调控机制。早期的这些针灸临床研究虽然在研究方法上不尽完善或合理，但每一个探索，即便就今天来看，都是极为宝贵的；并为后来针灸临床科研的兴起与发展奠定了坚实的基础。

### （二）针灸临床科研的兴起与发展（1966—1989 年）

中国最早的"针刺麻醉"开始于 1958 年[271]，1966 年，卫生部在上海召开了第一次全国针刺麻醉工作会议，制定了《针刺穴位麻醉研究工作二年规划纲要草案（1966—1968）》，自此，"针刺麻醉"引起全国针灸临床科研的热潮，北京大学、上海医科大学、复旦大学、中医研究院针灸研究所等，以及全国各大中西医院、中医院校纷纷加入"针麻"科研，还成立了全国针麻协作组。到 1970 年 5 月，全国已有 26 个省、市、自治区的 203 个单位开展针刺麻醉及临床观察，累计治疗病例达 57000 多例，几乎遍及各科常见手术[272]。1978 年，福建省立医院心脏外科"针麻体外循环心内直视手术 15 例小结"获全国科学大会奖；上海第一医学院、北京妇产医院、北京市结核病胸部肿瘤研究所、全国针麻上颌窦手术协作组、山西省晋东南地区人民医院等各科手术的针麻临床研究均获卫生部科技成果奖。1985年，全国针麻协作组"针麻甲状腺手术"获国家科技进步奖二等奖。"针麻"的临床研究热，在20世纪60—80年代是一个高潮。

"针麻"的临床研究也带动了针灸治疗各科疾病临床疗效观察研究的兴起与发展，如疟疾、冠心病、心绞痛、细菌性痢疾、偏瘫、面痛、矫正胎位、甲状腺功能亢进症等，有些单位的研究还获得卫生部科技成果奖。同时，相关单位还针对头针、白内障针拨套出术等针灸技术进行了临床疗效评价研究，如20世纪70年代卫生部曾组织全国专家（中国中医研究院针灸研究所蒋达树任组长）对山西运城头针研究所焦顺发"头针"疗法进行临床验证与疗效分析，涉及病例1万多人次；1985年，焦顺发等申报的"头穴透刺治疗偏瘫"获卫生部科技成果奖甲级奖；而1969年起即开始应用于临床的唐由之所发明的"白内障针拨套出术"的研究，经过广安门医院15年1251例病例的研究，于1985年获得国家科技进步奖二等奖。

（三）针灸临床科研的快速推进（1989—2015年）

早在1972年，天津中医学院石学敏[273]即开创了治疗中风的"醒脑开窍"针法，并开展了系列临床研究。石学敏率先提出"针刺手法量学"理论，使针刺疗法更具规范性、可重复性及可操作性，有利于开展针灸的临床研究。因为其针灸临床研究水平、研究样本数量居全国领先，1989年，国家中医药管理局在天津中医学院第一附属医院设立"全国针灸临床研究中心"，石学敏"醒脑开窍"治疗中风的临床研究成为全国针灸临床研究的优秀范本，引发了全国针灸临床科研的快速推进。1995年，天津中医学院第一附属医院"'醒脑开窍'针刺法治疗中风病临床及实验研究"获得国家科技进步奖三等奖。

自20世纪90年代至21世纪初，全国针灸的临床科研处在一个高速发展时期，并呈现出"百花齐放"多元发展的繁荣局面。就大的方面而言，主要包括以下几方面：①研究病种十分丰富，涉及内科、外科、妇科、儿科、五官科、皮肤科、精神科、传染病科等各科500多种，甚至细化到疾病病程的不同分期及并发症等；对于生命全周期覆盖及健康服务的针灸介入的临床观察也有很多，如优生优育、戒烟戒毒、减肥美容等。②研究方法越来越科学化，比如针灸临床科研多采用随机对照临床试验等；还将真实世界研究方法等引入针灸临床研究中。③注重量化研究、客观化研究，如采用量表、功能性神经影像技术等评测针刺"得气"，进一步量化针灸方式、留针时间、针刺手法等。④新的针灸技术，除应用于临床实践外，也加入针灸临床科研的队伍，如各类针灸疗法（刮痧、拔罐、穴位贴敷、穴位注射、穴位埋线等）、各类微针、腕踝针、浮针、热敏灸等。⑤针灸的临床科研越来越多地被国际认知，一方面，针灸国际合作的临床科研不断增多；另一方面，中国学者的临床科研论文越来越多被SCI收录。此时期代表性研究项目及获奖成果请参见本章第四节。

（四）针灸临床科研步入高水平发展轨道（2016年至今）

2016年，由中国中医科学院广安门医院刘志顺主任、中国中医科学院首席研究员刘保延牵头，国内12家医院共同完成的多中心、大样本、随机、安慰对照临床试验项目"电针治疗严重功能性便秘的随机对照临床研究"圆满结题，其成果在国际权威医学杂志《内科学年鉴》上发表，标志着我国针灸临床科研步入高水平发展轨道。2017年6月，该团队另一项新的针灸临床研究"电针对女性压力性尿失禁漏尿量疗效的随机临床试验"成果发表在国际顶级医学期刊《美国医学会杂志》（*The Journal of the American Medical Association*）上，此研究纳入

504 例患者的多中心随机对照试验证实了电针中髎和会阳穴可显著减少女性压力性尿失禁患者漏尿量，为广大患者提供了一种安全有效的治疗方法。该项研究作为我国针灸学者目前发表最具国际影响力的文章，不仅为中医针灸治疗女性压力性尿失禁的有效性提供了科学依据（或将对压力性尿失禁治疗指南产生影响），同时也标志着我国针灸临床研究质量和水平的国际认可度，成为中医针灸走向世界的又一里程碑。

　　以上两个具有代表性的针灸临床研究，遵循了国际通行的临床研究规则，从方案设计到实施的过程，坚持科学、规范、透明的研究态度，根据针灸临床特点，从操作者培训、过程质量控制、患者依从性分析等方面，始终将可能出现偏倚的控制作为临床研究的重点，采取了一系列行之有效的措施。同时成功建立了临床研究与临床评价方法、数据管理、质量控制、统计分析、研究报告撰写人员的团队协作机制，建立了我国高质量、可复制的针灸临床研究模式，为进一步提升针灸临床研究的质量和水平奠定了基础，而且是很好的开端。

## 二、针灸临床研究的回顾与评述

### （一）研究病种与对象

　　自中华人民共和国成立后，针灸工作者即开启了疾病针灸治疗的临床研究，主要为临床疗效观察，与临床试验验证。在 20 世纪 50—70 年代，临床研究的观察病种多在疟疾、肺结核、血吸虫病、病毒性肝炎等具有时代特征的传染病，一方面用客观、实证方法验证了针灸治疗这些疾病的有效性；另一方面也是当时因"缺医少药"而迫切需要治疗这些疾病的科学医疗方法，临床研究的意义就在于求得共识与认同，以及更好地普及推广。与此同时，对于一些关节炎、软组织损伤等运动系统疾病，面瘫、中风后遗症、脊髓空洞症、失眠等神经系统疾病，心肌炎、高血压、支气管哮喘、急慢性胃肠炎等常见内科疾病等，针灸的临床研究也有涉及。自 20 世纪 70 年代后，针灸临床研究的病种更加丰富，扩展到内科、外科、妇科、儿科、五官科、皮肤科、精神科等各科各病种，并广泛兴起各科手术的"针麻"临床研究热潮。此后的 40 多年，针灸临床研究报道多集中于针灸优势病种的研究，杜元灏等查获 1978—2005 年的针灸期刊文献有 45081 篇[274]；刘炜宏检索 2005—2018 年 6 月针灸治疗优势病种的相关临床报道多达 10 万篇[275]；何巍通过统计 2003—2012 年国内针灸临床研究，发现涉及了 1000 余种中西医病名，研究的病种涉及全身各系统，其中肌肉骨骼与结缔组织疾病、神经系统疾病、痛症等是关注的热点领域[276]，按频次排名前 10 位的临床研究病种（篇次）分别为：颈椎病（3267）、椎间盘移位（2699）、面神经麻痹（2413）、中风（1809）、肩凝症（1446）、失眠症（1079）、偏瘫（1059）、中风后遗症（967）、眩晕（895）、哮喘（881）等。杜元灏在 2002 年[277]和 2007 年[278]通过针灸临床研究文献调研得出"针灸能治疗 414 个病症"和"针灸病谱为 461 种"的结论；2011 年有报道提出，我国已经证实的针灸适应证达到了 532 种[279]。同时，针灸临床研究的对象目前已不拘泥于治疗疾病，还涉及疾病预防、优生优育、延缓衰老、美容减肥、戒烟戒毒等"大健康"领域。

　　在 70 年来的针灸临床科研发展中，研究病种与对象主要呈现出的特点与不足有以下几方面：①针灸介入治疗各科各类疾病的临床研究越来越多，对针灸优势病种的探索越来越深入，对于某些传染病、肿瘤等特殊病种也进行了若干尝试，针灸临床研究不仅目前已涉及临床各科多病种，还覆盖生命全周期的"大健康"服务。②当前，仅有"中风"等少数疾病已形成非常成熟的针灸临床研究体系，并得到国内外业界的认可。其他大多数疾病，很多都是低水平的重复研究，缺少系统的、深耕细作的持续性研究。③按传统针灸理论来说，"经络病"，尤其"外经病"如肌肉骨骼与结缔组织疾病等研究的热度较高，而对于针灸同样擅长治疗的"内脏病"，临床研究的关注度并不高。④缺少对于重大疾病、疑难病针灸介入治疗的临床研究的突破。⑤针灸治疗某病，临床研究成果的共识度、应用度、推广度不够。

（二）针灸技术与操作

20世纪五六十年代，针灸临床科研应用的主要技术方法为毫针常规针刺，并陆续出现耳针、头针、梅花针、火针、刺血、艾灸等技术的研究。近几十年来，针灸新技术方法层出不穷，各种微针疗法、电针、腕踝针、浮针、腹针、小针刀、新九针、穴位注射、穴位埋线、耳 - 迷走神经刺激等不仅应用于针灸实践治病，还不断开展针灸临床研究；一些传统的类针灸疗法，如刮痧、拔罐、穴位贴敷等，以及针灸组合方法，如针刺 + 拔罐、针刺 + 艾灸、针药并用、隔药灸等也开展了一系列针灸临床研究；在针灸的现代临床研究中，有研究者还专门针对一些技术手法进行研究，如一般针刺补泻、"烧山火"手法、麦粒灸等。同时，针刺操作的具体内容也有一些临床研究，针刺基本过程可以解析为穴位选择、进针手法、进针深度、行针、刺激强度、得气、留针与留针时间、出针、治疗间隔、治疗次数、疗程等，在针灸临床效应研究中已经呈现越来越多地关注不同因素的影响，内容十分丰富。近20年来，关于针灸技术操作的临床研究，较有代表性的当属江西中医药大学附属医院陈日新等人的"热敏灸技术的创立及推广应用"，其于2015年获得国家科技进步奖二等奖。

当代针灸技术临床研究的主要特点如下：①常规针灸类方法，在针灸临床研究中，其规范性、量化操作越来越受到重视，这客观上促进了针灸技术操作方法的现代化、标准化。②各种针灸的新的技术方法，自进入医疗实践后，不断开展临床研究，通过取得客观疗效评判，获得学界认可度与重视度的提升。③针灸技术的临床研究，常常与临床治病并不相符，且有时过于考虑"量化"标准，而忽视针灸技术的自身特点，比如针刺放血疗法，在开展临床研究时，研究者往往以刺血量的多少进行操作，而忽视"血变而止"对刺血颜色的观察。

（三）研究方法与方案

20世纪90年代之前，因当时条件和认识所限，针灸临床科研在研究方法上主要是疗效观察分析，疗效评价标准也多以症状与体征的消失及实验室与影像学检查为主，同时也进行了临床针灸治疗疾病的初步机制研究，还有一些个案研究的临床报道。循证医学从20世纪90年代正式引进到我国针灸临床研究领域。1995年，世界卫生组织西太平洋地区正式出版了《针灸临床研究规范》（以下简称《指南》）[280]，其中明确规定了10种切实可行的针灸临床研究方法：随机对照试验、队列研究、回顾性分析、成果研究、病例序列研究（CSM）、单个病例研究、临床核查、针灸流行病学、人类学研究以及市场后监测。此后，随机对照试验成为针灸临床研究的主要规范研究方法之一，针灸的临床随机对照试验大量开展。2005年7月，中国针灸学会组织部分专家在北京举行"针灸临床研究方法座谈会"，就世界卫生组织颁布的《指南》在中国针灸界推广10年的情况进行总结和讨论，专家一致认为，《指南》引进10年来对中国针灸界临床研究水平的提高起到了极大的推动作用，但在推广使用过程中现有《指南》也有很多不符合针灸疗法自身特点的不足[281]。2013年，刘保延提出真实世界研究（RWS）将成为今后中医药临床科研的新方法[282]，真实世界研究倡导通过"证据链"的形成不断深化中医针灸防治疾病的能力和水平，并陆续应用于针灸治疗[283, 284]。此后，真实世界研究在针灸治疗抑郁症[285]、卵巢功能不全[286]、恶性胸腔积液[287]等疾病，以及浮针[288]的临床研究中陆续被采用。2014 年，中国针灸学会发布了《针灸临床研究管理规范》，提出针灸临床研究应采取阶梯递进的研究方法，依据针灸干预方案的成熟度，将针灸临床研究分为干预方案的临床发现阶段、优化完善阶段、验证阶段与临床推广应用与再评价阶段[289]。据统计，到2019 年，我国的针灸临床研究中采用随机对照试验方法研究的报告大约有23998 篇（CNKI库，以针刺、体针、头针、耳针、电针和随机、盲法、单盲、双盲为检索词）[290]。除随机对照试验外，病例序列研究、单个病历研究、回顾性分析、临床核查等方法也应用于针灸临床研究中。

针灸临床研究方法与方案通过近几十年的不断学习、探索与实践，正逐步走向成熟与完善。当代针灸临床研究方法所体现的主要特点有下面几点：①针灸随机对照临床试验的报告目前正在逐步增多，这无疑会促进针灸临床研究的质量，提升针灸临床的应用，规范针灸临床的实施与操作，推动针灸的国际认可度，更好地融入现代医学的医疗体系。②就目前来看，在已开展针灸临床研究及其报道中也存在着很多问题。比如规范化程度与科学认知不够，有些临床研究的设计明显不具有可行性等。但就实施的针灸随机对照临床试验来看，在随机方法、对照设置、盲法选择上面，均存在着不少缺陷，如针灸临床中随机的隐藏做得还不够充分，对照组设置不够合理，盲法很少被真正采用等[291]；其他存在的问题还有：基线资料描述不详，治疗方案不当，缺乏正确的样本估算方法或很少提及本估算，缺少明确的纳入、排除标准，缺乏客观的疗效评价，随访时间太短，缺乏病例脱落、随访及依从性报告，以及统计方法不恰当等[292, 293]。③开展针灸临床随机对照临床试验研究，盲从者较多，对针灸自身特点及多因素组成的复杂干预措施的特性考虑不够全面，而致疗效评价的可信度不高。针刺疗效受诸多因素影响，如穴位特异性、针刺手法、针感、留针时间及治疗频次等针刺相关因素[294-296]，个体化诊断及治疗[297, 298]，以及针刺治疗师资历[299]等。而目前大多数临床研究选用单因素分析法，导致研究结论孤立局限，割裂了实现针灸效应的要素与要素间的有机联系，不能全面真实反映针灸治病的客观规律[300, 301]。

（刘　兵　纪　军）

## 第四节　针灸科研机构与重大项目及成果

中华人民共和国成立后，在国家及地方政府的支持下，针灸学科共同努力，建立针灸研究机构76 个，形成了相对完备的针灸科研体系；在针灸基础理论、针灸作用机制、针灸临床疗效评价研究方面，国家资助重大项目18 项，10 项成果获得国家级科技成果奖，24 项成果获得教育部科技成果奖，109 项成果获得中国针灸学会科学技术奖。

### 一、针灸的科学研究机构

从 1951 年到 2019 年，全国共建立针灸研究机构76 个，主要分为五种类型：一是国家临床医学研究中心 1 个，二是研究机构中的针灸经络研究所 8 个，三是依托大学或医院的国家、省部、局级重点实验室 10 个，四是国家中医药管理局临床研究中心、三级科研实验室、重点研究室、流派传承工作室 41 个，五是大学建立的针灸研究所、研究中心 16 个。形成了相对完备的从临床到基础的针灸学科科学研究体系。

中华人民共和国成立后，党和国家领导非常重视针灸的科研工作，1951 年政务院文教委员会正式批准在卫生部下建立针灸疗法实验所，卫生部妇幼卫生司副司长朱琏同志兼任所长。1955 年改名为中医研究院针灸研究所。1970 年在周恩来总理的关怀下，针灸研究所和原经络研究所整合重建针灸经络研究所，2005 年更名为中国中医科学院针灸研究所。这是我国首次在国家层面建立的传统医学研究机构，对促进针灸现代研究体系的建立奠定了基础。其后，陆续建立了 7 个针灸研究所，多数隶属于地方中医药研究机构，从而建立了一支独立的针灸研究队伍，成为针灸现代科学研究的核心基础，见表 3-3。

表 3-3　研究机构中的针灸经络研究所

| 序号 | 名称 | 所在机构 | 主管部门 | 建立时间（年） |
|---|---|---|---|---|
| 1 | 中国中医科学院针灸研究所 | 中国中医科学院 | 国家中医药管理局 | 1951 |
| 2 | 福建省中医药研究院经络研究所 | 福建省中医药研究院 | 福建省科技厅 | 1957 |
| 3 | 黑龙江省中医药科学院（黑龙江省中医医院）针灸研究所 | 黑龙江省中医药科学院 | 黑龙江省科技厅 | 1957 |
| 4 | 南宁市针灸研究所 | 南宁市第七人民医院 | 南宁市卫生健康委 | 1976 |
| 5 | 安徽中医药大学针灸经络研究所 | 安徽中医药科学院 | 安徽省教育厅 | 1979 |
| 6 | 山西省针灸研究所 | 山西省针灸医院 | 山西省科技厅 | 1984 |
| 7 | 山东省中医药研究院针灸研究所 | 山东省中医药研究院 | 山东省科技厅 | 1989 |
| 8 | 天津市针灸研究所 | 天津中医药大学第一附属医院 | 天津市卫生健康委 | 2002 |

改革开放后，随着国家社会经济的高速发展，国家对科研投入增加，构建了多层次的科研体系。复旦大学上海医学院的"医学神经生物学国家重点实验室"于 1992 年 1 月由国家计委正式批准筹建，同时对外开放，1994 年年底通过国家验收正式批准成立，这是目前国家重点实验室中唯一与针灸相关的研究机构，在针药结合麻醉（镇痛）研究方面取得重大成果。北京医科大学 1993 年成立神经科学中心，同年被评为卫计委（原卫生部）神经科学重点实验室，2001 年被评为神经科学教育部重点实验室，"针刺的神经生物学机制：继承实验室针刺现代研究的传统，深入探讨针刺治疗慢性疼痛的作用及其调控中枢网络的机制"为其主要方向，在针刺镇痛的神经科学机制方面取得重大成果。2016 年，南京中医药大学针药结合实验室通过教育部验收，成为"针药结合教育部重点实验室"，其主要研究方向为"针药结合增效减毒的科学基础"。2019 年，天津中医药大学第一附属医院成为"国家中医临床医学研究中心"，这是目前 50 个"国家临床医学研究中心"唯一以针灸为特色的中心，对于促进针灸临床研究及转化具有重要意义，是促进针灸医学科技成果普及普惠的重要推广平台，为国家医学科技

发展和医改实施提供科技支撑。1994—2018 年，各省市相继建立了 8 个省市级针灸实验室，构建了针灸实验研究、高级研究人才培养的研究体系，见表 3-4。

表 3-4 依托大学或医院的国家、部省局级重点实验室

| 序号 | 名称 | 依托机构 | 主管部门 | 建立时间（年） |
|---|---|---|---|---|
| 1 | 医学神经生物学国家重点实验室 | 复旦大学上海医学院 | 科技部 | 1991 |
| 2 | 国家中医临床医学研究中心 | 天津中医药大学第一附属医院 | 科技部 | 2019 |
| 3 | 神经科学教育部重点实验室 | 北京大学医学部 | 教育部 / 卫生健康委 | 1993 |
| 4 | 针药结合教育部重点实验室 | 南京中医药大学 | 教育部 | 2016 |
| 5 | 江苏省针灸学重点实验室 | 南京中医药大学 | 江苏省人民政府 | 1994 |
| 6 | 上海市针灸经络研究中心 | 上海绿谷集团有限公司 | 上海市科学技术委员会 | 2002 |
| 7 | 天津市针灸学重点实验室 | 天津中医药大学第一附属医院 | 天津市科学技术局 | 2003 |
| 8 | 浙江中医药重点实验室针灸神经生物学实验室 | 浙江中医药大学 | 浙江省卫生健康委 | 2005 |
| 9 | 针灸与时间生物学四川省重点实验室 | 成都中医药大学 | 四川省科技厅 | 2008 |
| 10 | 广东省中医针灸重点实验室 | 广州中医药大学 | 广东省科技厅 | 2015 |
| 11 | 辽宁省针灸养生康复重点实验室 | 辽宁中医药大学 | 辽宁省科技厅 | 2017 |
| 12 | 浙江省针灸神经病学研究重点实验室 | 浙江中医药大学 | 浙江省科技厅 | 2018 |

1989 年，天津中医药大学第一附属医院成为国家中医药管理局"全国针灸临床研究中心"，目前已经在全国建立了多个分中心，促进了针灸临床研究的发展。2007 年，国家中医药管理局为了进一步落实《中医药创新发展规划纲要（2006—2020）》提出的战略目标，提高中医药创新发展能力，构建并完善中医药现代化发展的创新体系，启动了重点研究室建设项目，针灸相关的重点研究室有 8 个；国家中医药管理局 2003 年公布了一批中医药科研三级实验室，2008 年对实验室进行了评估，2009 年公布结果，387 个三级实验室中有针灸相关实验室 21 个；2013 年国家中医药管理局开展了中医学术流派传承工作室建设项目，2017 年公布了验收合格名单，其中针灸相关工作室 11 个（表 3-5）。同时，1985 年到 2018 年各高等学校也建立了 15 个针灸研究所（表 3-6）。

以上研究机构形成了从临床到实验、从传承到创新、从理论到实践的全方位的针灸科学研究体系，为针灸现代化进程提供了坚实基础。

表 3-5　国家中医药管理局针灸相关研究机构

| 序号 | 名称 | 依托机构 | 主管部门 | 建立时间（年） |
|---|---|---|---|---|
| 1 | 全国针灸临床研究中心 | 天津中医药大学第一附属医院 | 国家中医药管理局 | 1989 |
| 重点研究室 | | | | |
| 2 | 脑病针刺疗法重点研究室 | 天津中医药大学第一附属医院 | 国家中医药管理局 | 2008 |
| 3 | 热敏灸重点研究室 | 江西中医学院附属医院 | 国家中医药管理局 | 2008 |
| 4 | 经穴效应临床基础重点研究室 | 成都中医药大学 | 国家中医药管理局 | 2008 |
| 5 | 针灸免疫效应重点研究室 | 上海中医药大学附属岳阳中西医结合医院 | 国家中医药管理局 | 2008 |
| 6 | 针灸基础理论创新与方法学 | 中国中医科学针灸研究所 | 国家中医药管理局 | 2008 |
| 7 | 针灸特色疗法评价重点研究室 | 北京中医药大学 | 国家中医药管理局 | 2008 |
| 8 | 经穴脏腑相关重点研究室 | 湖南中医药大学第一附属医院 | 国家中医药管理局 | 2008 |
| 9 | 经络感传重点研究室 | 福建省中医药研究院 | 国家中医药管理局 | 2008 |
| 三级科研实验室 | | | | |
| 10 | 针灸生物学实验室 | 北京中医药大学 | 国家中医药管理局 | 2009 |
| 11 | 针刺量效关系实验室 | 天津中医药大学第一附属医院 | 国家中医药管理局 | 2009 |
| 12 | 针灸针法实验室 | 山西中医学院 | 国家中医药管理局 | 2009 |
| 13 | 针灸电生理实验室 | 辽宁中医药大学（沈阳校区） | 国家中医药管理局 | 2009 |
| 14 | 针灸电生理实验室 | 黑龙江省中医研究院 | 国家中医药管理局 | 2009 |
| 15 | 经络穴位解剖实验室 | 上海中医药大学 | 国家中医药管理局 | 2009 |
| 16 | 针灸免疫实验室 | 上海中医药大学针灸经络研究所 | 国家中医药管理局 | 2009 |
| 17 | 针灸神经生物学实验室 | 复旦大学医学院 | 国家中医药管理局 | 2009 |
| 18 | 针麻效应实验室 | 上海交通大学医学院 | 国家中医药管理局 | 2009 |
| 19 | 分子生物学（针灸）实验室 | 上海市针灸经络研究所 | 国家中医药管理局 | 2009 |
| 20 | 脑神经生物实验室 | 上海市针灸经络研究所 | 国家中医药管理局 | 2009 |
| 21 | 针灸生物医学实验室 | 南京中医药大学 | 国家中医药管理局 | 2009 |
| 22 | 神经生物学（针灸）实验室 | 浙江中医药大学 | 国家中医药管理局 | 2009 |
| 23 | 神经生物学（针灸）实验室 | 安徽中医学院 | 国家中医药管理局 | 2009 |
| 24 | 针灸生理实验室 | 福建中医学院 | 国家中医药管理局 | 2009 |
| 25 | 腧穴热敏实验室 | 江西中医学院附属医院 | 国家中医药管理局 | 2009 |
| 26 | 神经生物学（针灸）实验室 | 华中科技大学 | 国家中医药管理局 | 2009 |
| 27 | 针灸生物信息实验室 | 湖南中医药大学 | 国家中医药管理局 | 2009 |
| 28 | 时间生物学实验室 | 成都中医药大学 | 国家中医药管理局 | 2009 |
| 29 | 针灸生理实验室 | 中国中医科学院针灸研究所 | 国家中医药管理局 | 2009 |
| 30 | 经络穴位形态实验室 | 中国中医科学院针灸研究所 | 国家中医药管理局 | 2009 |
| 流派传承工作室 | | | | |
| 31 | 蒙医五疗温针流派传承工作室 | 内蒙古国际蒙医医院 | 国家中医药管理局 | 2013 |

| 序号 | 名称 | 依托机构 | 主管部门 | 建立时间（年） |
|---|---|---|---|---|
| 32 | 辽宁彭氏眼针学术流派传承工作室 | 辽宁中医药大学附属医院 | 国家中医药管理局 | 2013 |
| 33 | 长白山通经调脏手法流派传承工作室 | 长春中医药大学 | 国家中医药管理局 | 2013 |
| 34 | 澄江针灸学派传承工作室 | 南京中医药大学 | 国家中医药管理局 | 2013 |
| 35 | 河南邵氏针灸流派传承工作室 | 河南中医学院第三附属医院 | 国家中医药管理局 | 2013 |
| 36 | 湖湘五经配伍针推流派传承工作室 | 湖南中医药大学第一附属医院 | 国家中医药管理局 | 2013 |
| 37 | 靳三针疗法流派传承工作室 | 广州中医药大学第一附属医院 | 国家中医药管理局 | 2013 |
| 38 | 广西黄氏壮医针灸流派传承工作室 | 广西中医药大学第一附属医院 | 国家中医药管理局 | 2013 |
| 39 | 四川李氏杵针流派传承工作室 | 成都中医药大学附属医院 | 国家中医药管理局 | 2013 |
| 40 | 管氏特殊针法学术流派传承工作室 | 昆明市中医医院 | 国家中医药管理局 | 2013 |
| 41 | 甘肃郑氏针法学术流派传承工作室 | 甘肃中医药大学 | 国家中医药管理局 | 2013 |

注：资料来源于国家中医药管理局网站（http://www.satcm.gov.cn/）。

表 3-6　高等学校中建立的针灸相关研究所、研究中心

| 序号 | 名称 | 依托机构 | 建立时间（年） |
|---|---|---|---|
| 1 | 复旦大学中西医结合研究院针灸研究所 | 复旦大学 | 1985 |
| 2 | 天津中医药大学实验针灸学研究中心 | 天津中医药大学 | 1989 |
| 3 | 南京中医药大学针灸研究所 | 南京中医药大学 | 1989 |
| 4 | 湖南中医药大学针灸经络研究所 | 湖南中医药大学 | 2000 |
| 5 | 辽宁中医药大学针灸研究所 | 辽宁中医药大学 | 2003 |
| 6 | 湖北中医药大学针灸研究所 | 湖北中医药大学 | 2005 |
| 7 | 浙江中医药大学针灸研究所 | 浙江中医药大学 | 2006 |
| 8 | 天津中医药大学针灸标准化研究所 | 天津中医药大学 | 2013 |
| 9 | 广州中医药大学华南针灸研究中心 | 广州中医药大学 | 2014 |
| 10 | 陕西中医药大学针药结合创新研究中心 | 陕西中医药大学 | 2014 |
| 11 | 针灸治未病湖北省协同创新中心 | 湖北中医药大学 | 2015 |
| 12 | 温医大中美针灸康复研究所 | 温州医科大学 | 2016 |
| 13 | 安徽中医药大学针灸临床研究所 | 安徽中医药大学 | 2017 |
| 14 | 长春中医药大学针灸推拿研究所 | 长春中医药大学 | 2017 |
| 15 | 山东中医药大学针灸研究所 | 山东中医药大学 | 2018 |

## 二、针灸科研的重大项目与成果

新中国的第一个科技发展规划《1956—1967年科学技术发展远景规划纲要（修正草案）》提出了"总结和发扬中医的理论和经验"的规划，指出"针灸能解决一些现代医学认为难以解决的问题""对于针灸疗法，已证明其疗效很高，须在总结临床经验的基础上研究其作用的

原理，进一步发展其理论"；《1963—1972 年科学技术发展规划纲要》中指出，要开展"针灸疗法等特殊疗法的研究"，认为"针灸疗法简便易行，效果显著。应对针灸的疗效规律进行系统的总结；对各种针灸技术进行整理和提高；对针灸的生理、病理作用和疗效机制作进一步的探讨，逐步阐明针灸对神经系统、消化系统、循环系统、内分泌系统和对人体代谢的作用；进一步探讨经络的实质"。《1978—1985 年全国科学技术发展规划纲要》提出，要开展"中西医结合防治技术、中医理论和针麻原理的研究"。随着相关规划的实施，截至 2019 年，国家已经立项实施的针灸相关重大项目有 18 项（表 3-7），以此为标志，国家、地方各级基金对针灸领域也有重点资助。

在这些项目的资助下，针灸领域取得国家级成果奖 16 项（表 3-8）、卫生部和国家中医药管理局成果奖 114 项（表 3-9）、教育部成果奖 26 项（表 3-10）。中国针灸学会于 2006 年设立"科学技术奖"，已经颁发七届，109 项成果获奖（表 3-11）。此外，各全国性学会、各省级政府的奖励由于资料全面收集困难，没有在此呈现。

表 3-7　针灸科研相关重大项目

| 序号 | 项目名称 | 主持人 | 项目来源 | 立项时间（年） |
|---|---|---|---|---|
| 1 | 十四经的循经感传、循经路线的检测及经络实验的研究 | 孟竞璧 | "七五"攻关计划项目 | 1986 |
| 2 | 经络的研究 | 程莘农，胡翔龙 | "八五"攀登计划项目 | 1990 |
| 3 | 经络的研究 | 邓良月，谢益宽 | "九五"攀登计划预选项目 | 1998 |
| 4 | 络病学说与针灸理论的基础研究 | 吴以岭 | 国家重点基础研究发展计划项目 | 2005 |
| 5 | 基于临床的经穴特异性基础研究 | 梁繁荣 | 国家重点基础研究发展计划项目 | 2006 |
| 6 | 基于临床的针麻镇痛的基础研究 | 韩济生 | 国家重点基础研究发展计划项目 | 2007 |
| 7 | 灸法作用的基本原理与应用规律研究 | 吴焕淦 | 国家重点基础研究发展计划项目 | 2008 |
| 8 | 经脉体表特异性联系的生物学机制及针刺手法量效关系的研究 | 许能贵 | 国家重点基础研究发展计划项目 | 2009 |
| 9 | 针刺对功能性肠病的双向调节效应及其机制 | 朱兵 | 国家重点基础研究发展计划项目 | 2010 |
| 10 | 经穴效应循经特异性规律及关键影响因素基础研究 | 梁繁荣 | 国家重点基础研究发展计划项目 | 2011 |
| 11 | 基于临床的针麻镇痛与机体保护机制研究 | 万有 | 国家重点基础研究发展计划项目 | 2012 |
| 12 | 腧穴配伍方案优选及效应影响因素研究 | 王之虹 | 国家重点基础研究发展计划项目 | 2013 |
| 13 | 腧穴配伍效应规律及神经生物学机制研究 | 熊利泽 | 国家重点基础研究发展计划项目 | 2013 |

续表

| 序号 | 项目名称 | 主持人 | 项目来源 | 立项时间（年） |
|------|---------|--------|----------|----------------|
| 14 | 基于临床的灸法作用机理研究 | 吴焕淦 | 国家重点基础研究发展计划项目 | 2014 |
| 15 | 穴位的敏化研究 | 梁繁荣 | 国家自然科学基金重大研究计划项目 | 2015 |
| 16 | 针灸优势病种疗效评价国际合作研究 | 何丽云 | 国家重点研发计划项目 | 2017 |
| 17 | 基于心/肺经的经脉关键问题创新研究 | 方剑乔 | 国家重点研发计划项目 | 2018 |
| 18 | 经皮颅–耳电刺激"调枢启神"抗抑郁临床方案优化及效应机制研究 | 荣培晶 | 国家重点研发计划项目 | 2018 |

表 3-8　针灸领域取得的国家级成果奖

| 序号 | 项目名称 | 获奖类别与等级 | 获奖时间（年） | 第一获奖单位 | 第一获奖者 |
|------|---------|----------------|----------------|--------------|------------|
| 1 | 中枢神经介质在针刺镇痛中的作用 | 全国科学大会奖 | 1978 | 陕西省中医药研究院 | 赵建础 |
| 2 | 中枢神经介质在针刺镇痛中的作用 | 全国科学大会奖 | 1978 | 中国中医研究院针灸研究所生化组 | 陆卓珊 |
| 3 | 面部穴位抑制内脏牵拉反应及内脏痛的实验形态学研究 | 全国科学大会奖 | 1978 | 中国中医研究院针灸研究所神经解剖组 | 陶之理 |
| 4 | 针麻体外循环心内直视手术15例小结 | 全国科学大会奖 | 1978 | 福建省立医院心脏外科 | 李温仁 |
| 5 | 活塞式红外线真空罐及临床应用 | 国家发明奖四等奖 | 1984 | 沈阳市中医研究所 | 苗润甫 |
| 6 | 针麻甲状腺手术 | 国家科技进步奖二等奖 | 1985 | 全国针麻协作组 | 陈树德 |
| 7 | 白内障针拨套出术的研究 | 国家科技进步奖二等奖 | 1985 | 中国中医研究院广安门医院 | 唐由之 |
| 8 | 人体经络腧穴、头穴、耳穴微机化模型（经络腧穴系列智能模型） | 国家科技进步奖三等奖 | 1988 | 长春中医药大学附属医院 | 刘冠军 |
| 9 | "醒脑开窍"针刺法治疗中风病临床及实验研究 | 国家科技进步奖三等奖 | 1995 | 天津中医药大学第一附属医院 | 石学敏 |
| 10 | 针药结合提高镇痛作用的临床应用与机理研究 | 国家科技进步奖三等奖 | 1997 | 上海医科大学 | 许绍芬 |
| 11 | 中枢八肽胆囊收缩素决定针刺镇痛和吗啡镇痛的有效性 | 国家自然科学奖二等奖 | 1999 | 北京医科大学神经科学研究所 | 韩济生 |
| 12 | 针刺项颈部腧穴治疗真性延髓麻痹的临床应用研究 | 国家科技进步奖二等奖 | 2004 | 黑龙江中医药大学 | 高维滨 |
| 13 | 经穴效应特异性循证评价及生物学基础研究 | 国家科技进步奖二等奖 | 2012 | 成都中医药大学 | 梁繁荣 |
| 14 | 灸法治疗肠腑病症的技术与临床应用 | 国家科技进步奖二等奖 | 2013 | 上海中医药大学 | 吴焕淦 |
| 15 | 热敏灸技术的创立及推广应用 | 国家科技进步奖二等奖 | 2015 | 江西中医药大学附属医院 | 陈日新 |
| 16 | 针刺治疗缺血性中风的理论创新与临床应用 | 国家科技进步奖二等奖 | 2019 | 广州中医药大学 | 许能贵 |

注：资料来源于《中国中医药科技成果获奖项目汇编》和万方数据库（http://g.wanfangdata.com.cn/index.html）。

表 3-9　卫生部、国家中医药管理局成果奖

| 序号 | 项目名称 | 获奖类别与等级 | 获奖时间（年） | 第一获奖单位 | 第一获奖者 |
|---|---|---|---|---|---|
| 1 | 针刺镇痛规律及原理研究（内啡肽与尾核头部递质） | 卫生部科技成果奖甲级奖 | 1978 | 上海第一医学院 | 曹小定 |
| 2 | 针麻全喉截除术 | 全国医药卫生科学大会奖 | 1978 | 上海第一医学院 | 黄鹤年 |
| 3 | 针麻剖腹产的临床研究 | 卫生部科技成果奖甲级奖 | 1978 | 北京妇产医院 | 王大琬 |
| 4 | 针麻肺切除临床规律研究 | 卫生部科技成果奖甲级奖 | 1978 | 北京市结核病胸部肿瘤研究所 | 辛育龄 |
| 5 | 针刺过程中猕猴操作式条件反射和前额叶皮层神经元电活动的观察 | 卫生部科技成果奖乙级奖 | 1978 | 广西医学院 | 未列出 |
| 6 | 针麻上颌窦手术临床研究 | 卫生部科技成果奖乙级奖 | 1978 | 全国针麻上颌窦手术协作组 | 未列出 |
| 7 | 771 例电针刺引产分析 | 卫生部科技成果奖乙级奖 | 1978 | 上海第一医学院附属妇产医院 | 朱人烈 |
| 8 | 针刺腋平穴麻醉上肢手术 72 例临床报告 | 卫生部科技成果奖乙级奖 | 1978 | 山西省晋东南地区人民医院 | 未列出 |
| 9 | 针刺对冠心病心绞痛患者左心功能的影响 | 卫生部科技成果奖乙级奖 | 1978 | 中国中医研究院针灸研究所 | 孟竞璧 |
| 10 | 以经穴冷光为指标对中医诊断客观化及经络学说的研究 | 卫生部科技成果奖甲级奖 | 1980 | 中国科学院生物物理研究所 | 未列出 |
| 11 | 针麻全喉截除术 355 例和气管代喉术 | 卫生部科技成果奖甲级奖 | 1980 | 上海第一医学院 | 黄鹤年 |
| 12 | 针刺抑制实验性高血压与心律失常的机制分析 | 卫生部科技成果奖乙级奖 | 1980 | 上海第一医学院 | 未列出 |
| 13 | 循经感传现象的研究 | 卫生部科技成果奖乙级奖 | 1980 | 福建中医药研究院 | 胡翔龙 |
| 14 | 隐性循经感传线皮肤导电性的研究 | 卫生部科技成果奖乙级奖 | 1980 | 中国科学院生物物理研究所 | 未列出 |
| 15 | 狗针麻胃大部切除术实验模型及其应用 | 卫生部科技成果奖乙级奖 | 1980 | 中国医学科学院基础医学研究所 | 未列出 |
| 16 | 十四经感传线路的研究 | 卫生部科技成果奖乙级奖 | 1980 | 安徽中医学院等 | 孟昭威 |
| 17 | 一些与镇痛有关核团之间联系的形态学研究 | 卫生部科技成果奖乙级奖 | 1981 | 上海第一医学院 | 周敬修 |
| 18 | 针刺治疗冠心病及其对实验性急性心肌损伤的实验研究 | 卫生部科技成果奖乙级奖 | 1982 | 中国中医研究院针灸研究所 | 李传杰 |
| 19 | 猫中缝大核向间脑、脑干和脊髓的纤维投射——ARC 法和 Fink—Heimer 法研究 | 卫生部科技成果奖乙级奖 | 1982 | 河南医学院 | 范天生 |
| 20 | 大脑皮层在针刺镇痛中的作用 | 卫生部科技成果奖乙级奖 | 1982 | 中国中医研究院针灸研究所 | 徐维 |
| 21 | 针刺治疗细菌性痢疾免疫机制等研究 | 卫生部科技成果奖乙级奖 | 1982 | 江苏省中医研究所 | 邱茂良 |

续表

| 序号 | 项目名称 | 获奖类别与等级 | 获奖时间（年） | 第一获奖单位 | 第一获奖者 |
|---|---|---|---|---|---|
| 22 | 乙酰胆碱（Ach）在针刺镇痛中的作用 | 卫生部科技成果奖乙级奖 | 1983 | 武汉医学院 | 艾民康 |
| 23 | 边缘系统经过缰核的下行性活动在针刺镇痛中的作用及作用方式 | 卫生部科技成果奖乙级奖 | 1983 | 白求恩医科大学 | 未列出 |
| 24 | 机体对自身释放的单胺类递质发生耐受是引起针刺镇痛耐受的一处重要机理 | 卫生部科技成果奖乙级奖 | 1983 | 北京医科大学 | 韩济生 |
| 25 | 中缝核与蓝斑在针刺镇痛作用中的相互关系 | 卫生部科技成果奖乙级奖 | 1983 | 陕西省中医研究院 | 赵建础 |
| 26 | 针灸治疗急性菌痢临床和机制的实验研究 | 卫生部科技成果奖乙级奖 | 1983 | 甘肃省中医院 | 张涛清 |
| 27 | 针麻在前路颈椎手术中的临床应用与研究 | 卫生部科技成果奖乙级奖 | 1983 | 北京医学院第三附属医院 | 马丽华 |
| 28 | 头穴透刺治疗偏瘫 | 卫生部科技成果奖甲级奖 | 1985 | 山西省运城地区头针研究所 | 焦顺发 |
| 29 | 耳穴染色进行疾病诊断 | 卫生部科技成果奖乙级奖 | 1985 | 云南省中医研究所 | 管遵信 |
| 30 | 冷针冷灸及治疗仪 | 卫生部科技成果奖乙级奖 | 1985 | 辽宁省沈阳市中医研究所 | 侯升魁 |
| 31 | 针灸治疗面痛 | 卫生部科技成果奖乙级奖 | 1985 | 北京中医医院 | 夏寿人 |
| 32 | 子午流注的几种按时取穴快速推算法 | 卫生部科技成果奖乙级奖 | 1985 | 北京中医学院 | 张国瑞 |
| 33 | 截肢前后经络循行线低阻抗特性的研究 | 卫生部科技成果奖乙级奖 | 1985 | 中国科学院生物物理研究所 | 祝总骧 |
| 34 | 针灸取穴法 | 卫生部科技成果奖乙级奖 | 1985 | 北京中医学院 | 杨甲三 |
| 35 | 针刺手法量学 | 国家中医管理局中医药重大科技成果奖乙级奖 | 1986 | 天津中医学院第一附属医院 | 石学敏 |
| 36 | 艾灸至阴穴矫正胎位的临床规律及作用原理的探讨 | 国家中医管理局中医药重大科技成果奖甲级奖 | 1987 | 江西省中西医结合研究所 | 余鹤龄 |
| 37 | 中枢 5 —羟色胺能系统在针刺镇痛中的作用及其某些神经介质受体的调节 | 国家中医管理局中医药重大科技成果奖乙级奖 | 1987 | 中国中医研究院针灸研究所 | 王友京 |
| 38 | 针麻腹式全子宫切除术临床规律研究 | 国家中医管理局中医药重大科技成果奖乙级奖 | 1987 | 全国针麻腹式全子宫切除术协作组 | 刘金惠 |
| 39 | 针麻腹式输卵管结扎术的临床研究 | 国家中医管理局中医药重大科技成果奖乙级奖 | 1987 | 江苏省淮阴市第一人民医院 | 陈道志 |
| 40 | 针刺治疗乳腺增生临床及机制研究 | 国家中医管理局中医药重大科技成果奖乙级奖 | 1987 | 陕西中医学院 | 郭城杰 |

续表

| 序号 | 项目名称 | 获奖类别与等级 | 获奖时间（年） | 第一获奖单位 | 第一获奖者 |
|---|---|---|---|---|---|
| 41 | 甲状腺机能亢进症的针刺疗法与机制研究 | 国家中医管理局中医药重大科技成果奖乙级奖 | 1987 | 上海市中医药研究院针灸经络研究所 | 何金森 |
| 42 | 大脑皮层体感Ⅱ区对丘脑髓板内核群神经元伤害性反应及针刺镇痛效应的下行性调节 | 国家中医管理局中医药重大科技成果奖乙级奖 | 1987 | 中国中医研究院针灸研究所 | 徐维 |
| 43 | 循经感传肌电现象的研究 | 国家中医管理局中医药重大科技成果奖乙级奖 | 1987 | 湖南中医学院 | 严洁 |
| 44 | 尾核内阿片肽及某些经典递质在针刺镇痛中的作用 | 国家中医药管理局中医药科技进步奖二等奖 | 1988 | 上海医科大学 | 何莲芳 |
| 45 | 针麻肺切除术的临床应用 | 国家中医药管理局中医药科技进步奖二等奖 | 1988 | 西安市结核病医院 | 薛复洲 |
| 46 | α—脱氧葡萄糖方法研究针刺镇痛中枢神经效应 | 国家中医药管理局中医药科技进步奖三等奖 | 1988 | 上海医科大学 | 黄登凯 |
| 47 | 脑干下行抑制在针刺镇痛中作用机制的分析及其高位脑结构的调控 | 国家中医药管理局中医药科技进步奖三等奖 | 1988 | 中国中医研究院针灸研究所 | 朱丽霞 |
| 48 | 电针足三里抑制胃气上逆的神经机理 | 国家中医药管理局中医药科技进步奖三等奖 | 1988 | 中日友好医院 | 娄艾琳 |
| 49 | 针刺镇痛对中枢组化成分的影响Ⅱ——对下丘脑一些重要结构组化成分的影响 | 国家中医药管理局中医药科技进步奖三等奖 | 1988 | 中国中医研究院针灸研究所 | 葛子 |
| 50 | 针刺麻醉在前颅窝手术中的研究与应用 | 国家中医药管理局中医药科技进步奖一等奖 | 1989 | 上海医科大学附属华山医院 | 江澄川 |
| 51 | 针刺镇痛的脊髓机制和同神经电针镇痛的临床应用 | 国家中医药管理局中医药科技进步奖二等奖 | 1989 | 中国科学院上海脑研究所 | 赵志奇 |
| 52 | 延髓结构在痛觉传递和针刺镇痛效应中的作用 | 国家中医药管理局中医药科技进步奖二等奖 | 1989 | 中国科学院上海脑研究所 | 杜焕基 |
| 53 | 循经传导声信息的研究 | 国家中医药管理局中医药科技进步奖三等奖 | 1989 | 辽宁中医学院 | 王品山 |
| 54 | 半刺法治疗小儿腹泻临床及机理研究 | 国家中医药管理局中医药科技进步奖三等奖 | 1989 | 浙江省青春医院 | 林迎春 |
| 55 | 针刺对失血性和创伤性休克作用机制的实验研究 | 国家中医药管理局中医药科技进步奖一等奖 | 1990 | 中国中医研究院针灸研究所 | 文琛 |
| 56 | 不同频率的电针在中枢神经系统中引起不同种类阿片肽的释放 | 国家中医药管理局中医药科技进步奖二等奖 | 1990 | 北京医科大学 | 韩济生 |
| 57 | 4250例口腔颌面部针麻手术临床及实验研究 | 国家中医药管理局中医药科技进步奖二等奖 | 1990 | 上海第二医科大学附属第九人民医院 | 邱蔚六 |
| 58 | 艾灸治疗桥本氏甲状腺炎的临床疗效和免疫学机制研究 | 国家中医药管理局中医药科技进步奖二等奖 | 1990 | 上海市中医药研究院针灸经络研究所 | 胡国胜 |

续表

| 序号 | 项目名称 | 获奖类别与等级 | 获奖时间（年） | 第一获奖单位 | 第一获奖者 |
|---|---|---|---|---|---|
| 59 | 彭静山老中医针刺眼周部位的临床治疗经验 | 国家中医药管理局中医药科技进步奖二等奖 | 1990 | 辽宁中医学院 | 彭静山 |
| 60 | 用尿流动力学方法研究针灸对膀胱尿道的调节作用 | 国家中医药管理局中医药科技进步奖三等奖 | 1990 | 上海市中医药研究院针灸经络研究所 | 郑蕙田 |
| 61 | 挑针治疗淋巴结结核的临床研究 | 国家中医药管理局中医药科技进步奖三等奖 | 1990 | 黑龙江省中医研究院 | 于锦岚 |
| 62 | 阳虚、阴虚对针刺镇痛的影响及本质探讨 | 国家中医药管理局中医药科技进步奖三等奖 | 1990 | 上海医科大学 | 李其松 |
| 63 | 针刺对免疫反应的影响及其中枢神经的调控作用 | 国家中医药管理局中医药科技进步奖三等奖 | 1990 | 陕西省中医药研究院 | 赵建础 |
| 64 | 针刺治疗癫痫的机制研究 | 国家中医药管理局中医药科技进步奖三等奖 | 1990 | 上海中医学院 | 吴定宗 |
| 65 | 循经感传和可见经络现象的研究 | 国家中医药管理局中医药科技进步奖一等奖 | 1991 | 中国中医研究院针灸研究所 | 程莘农 |
| 66 | 药物加强针刺镇痛效应的研究 | 国家中医药管理局中医药科技进步奖一等奖 | 1991 | 上海医科大学针刺原理研究所 | 许绍芬 |
| 67 | 针刺治疗中风的临床与实验研究 | 国家中医药管理局中医药科技进步奖二等奖 | 1991 | 天津中医学院第一附属医院 | 石学敏 |
| 68 | 针麻在颞顶枕区及后颅窝手术中应用的规范化研究 | 国家中医药管理局中医药科技进步奖二等奖 | 1991 | 上海医科大学华山医院 | 江澄川 |
| 69 | 循经感传规律性的研究 | 国家中医药管理局中医药科技进步奖二等奖 | 1991 | 黑龙江省中医研究院 | 张缙 |
| 70 | P物质在脊髓痛觉调制与针刺镇痛中的作用 | 国家中医药管理局中医药科技进步奖二等奖 | 1991 | 中国中医研究院针灸研究所 | 朱丽霞 |
| 71 | 医学热像技术在面瘫针刺治疗及疗效评价中应用的研究 | 国家中医药管理局中医药科技进步奖三等奖 | 1991 | 中国中医研究院针灸研究所 | 张栋 |
| 72 | 放射自显影研究中枢性5—羟色胺、γ—氨基丁酸和蛋氨酸在针刺镇痛中的作用 | 国家中医药管理局中医药科技进步奖三等奖 | 1991 | 苏州医学院 | 朱寿彭 |
| 73 | GZH型热针仪的研制及临床运用 | 国家中医药管理局中医药科技进步奖三等奖 | 1991 | 昆明市中医医院 | 管遵惠 |
| 74 | 电针治疗抑郁症的临床与实验研究 | 国家中医药管理局中医药科技进步奖三等奖 | 1991 | 北京医科大学精神卫生研究所 | 罗和春 |
| 75 | 杵针疗法经验整理研究 | 国家中医药管理局中医药科技进步奖三等奖 | 1991 | 成都中医学院 | 李仲愚 |
| 76 | 针麻开颅手术临床效果及血液流动力学和神经内分泌反应 | 国家中医药管理局中医药科技进步奖三等奖 | 1991 | 中国医学科学院 | 王恩真 |
| 77 | 中英文版针灸文献分析和检索系统 | 国家中医药管理局中医药科技进步奖三等奖 | 1991 | 中国中医研究院情报研究所 | 吴兰成 |

续表

| 序号 | 项目名称 | 获奖类别与等级 | 获奖时间（年） | 第一获奖单位 | 第一获奖者 |
|---|---|---|---|---|---|
| 78 | 经穴部位标准化的研究 | 国家中医药管理局中医药科技进步奖一等奖 | 1992 | 中国中医研究院针灸研究所 | 邓良月 |
| 79 | 针刺镇痛时视前区的阿片肽对去甲肾上腺素活动的调制 | 国家中医药管理局中医药科技进步奖二等奖 | 1992 | 上海医科大学 | 曹小定 |
| 80 | 针刺镇痛中大脑皮层对丘脑特异和非特异核团的下行性调节 | 国家中医药管理局中医药科技进步奖二等奖 | 1992 | 中国中医研究院针灸研究所 | 陈正秋 |
| 81 | 心包经内关－心脏相关及联系Ⅱ心肌电稳定性及 NTS、PHA 调控作用 | 国家中医药管理局中医药科技进步奖二等奖 | 1992 | 中国中医研究院针灸研究所 | 曹庆淑 |
| 82 | 针刺治疗桡骨远端骨折及 X 线微机图像系统对其骨痂生长的定量研究 | 国家中医药管理局中医药科技进步奖三等奖 | 1992 | 南京市中医院 | 黄伯灵 |
| 83 | 大脑皮层及某些核团对中缝大核下行痛抑制机制的调控及其在电针镇痛中的作用 | 国家中医药管理局中医药科技进步奖一等奖 | 1993 | 中国中医研究院针灸研究所 | 刘乡 |
| 84 | 交感神经和肾上腺在内脏——耳穴反应中的作用 | 国家中医药管理局中医药科技进步奖二等奖 | 1993 | 中国中医研究院针灸研究所 | 朱元根 |
| 85 | 电针对家兔急性心肌缺血影响及杏仁核的调控作用 | 国家中医药管理局中医药科技进步奖三等奖 | 1993 | 中国中医研究院针灸研究所 | 曹庆淑 |
| 86 | 针刺治疗"喑痱""类噎膈"325 例临床分析及实验研究 | 国家中医药管理局中医药科技进步奖三等奖 | 1993 | 天津中医学院第一附属医院 | 石学敏 |
| 87 | 传入 C 纤维和中缝大核痛负反馈调节机制在针刺镇痛中的作用 | 国家中医药管理局中医药科技进步奖二等奖 | 1994 | 中国中医研究院针灸研究所 | 刘乡 |
| 88 | 针刺对痛觉异常的调整作用机制研究 | 国家中医药管理局中医药科技进步奖二等奖 | 1994 | 中国中医研究院针灸研究所 | 朱丽霞 |
| 89 | 艾灸对细胞免疫的调节作用 | 国家中医药管理局中医药科技进步奖二等奖 | 1994 | 上海市针灸经络研究所 | 赵粹英 |
| 90 | 大鼠延髓背侧网状亚核在伤害感受和针刺镇痛中的作用 | 国家中医药管理局中医药科技进步奖三等奖 | 1994 | 中国中医研究院针灸研究所 | 朱兵 |
| 91 | 计算机针刺手法模拟操作系统 | 国家中医药管理局中医药科技进步奖三等奖 | 1994 | 上海市针灸经络研究所 | 杨华元 |
| 92 | 应用针麻中药提高射频热凝术治疗原发性三叉神经痛的研究 | 国家中医药管理局中医药科技进步奖三等奖 | 1994 | 沈阳市大东区中医院 | 张福成 |
| 93 | 针刺对 $IL_2$-IFN-NKC 免疫调节网的影响 | 国家中医药管理局中医药基础研究奖三等奖 | 1995 | 陕西中医学院 | 马振亚 |
| 94 | 古今针灸处方用穴基本规律研究分析 | 国家中医药管理局中医药基础研究奖三等奖 | 1995 | 广西玉林地区医学情报所 | 沈尔安 |
| 95 | 针刺治疗癫痫的作用与海马内阿片肽及氨基酸系统的关系 | 国家中医药管理局中医药基础研究奖三等奖 | 1995 | 上海医科大学 | 王布尔 |

续表

| 序号 | 项目名称 | 获奖类别与等级 | 获奖时间（年） | 第一获奖单位 | 第一获奖者 |
|---|---|---|---|---|---|
| 96 | 眼与十二经脉关系及针刺影响视觉功能电生理研究 | 国家中医药管理局中医药科技进步奖三等奖 | 1995 | 成都中医药大学 | 段俊国 |
| 97 | 针灸治疗胃动力障碍症临床疗效研究 | 国家中医药管理局中医药科技进步奖三等奖 | 1995 | 江西中医学院 | 张安莉 |
| 98 | 针灸治疗Ⅰ型变态反应疾病的临床与实验研究 | 国家中医药管理局中医药科技进步奖三等奖 | 1995 | 广州中医药大学 | 赖新生 |
| 99 | 粗纤维传入及运动皮层在针刺镇痛中的作用有递质机制 | 国家中医药管理局中医药基础研究奖二等奖 | 1996 | 中国中医研究院针灸研究所 | 陈正秋 |
| 100 | 从穴位药效特点探索经络性能的基础性研究 | 国家中医药管理局中医药基础研究奖二等奖 | 1996 | 南通医学院 | 刘祖舜 |
| 101 | 针刺促排卵的机理研究 | 国家中医药管理局中医药基础研究奖二等奖 | 1996 | 上海医科大学妇产科医院 | 俞瑾 |
| 102 | 针药结合时中枢阿片肽系统与多巴胺系统之间关系的研究 | 国家中医药管理局中医药基础研究奖二等奖 | 1996 | 上海医科大学 | 许绍芬 |
| 103 | 针刺复合小剂量硬膜上麻醉胃大部切除术操作规范化研究 | 国家中医药管理局中医药科技进步奖二等奖 | 1996 | 成都中医药大学附属医院 | 秦必光 |
| 104 | 针灸补肾温阳治疗女性尿道综合征的临床及机理研究 | 国家中医药管理局中医药科技进步奖二等奖 | 1996 | 上海市中医药研究院 | 郑蕙田 |
| 105 | 针麻肾移植手术临床应用研究 | 国家中医药管理局中医药科技进步奖三等奖 | 1996 | 上海市第一人民医院 | 谢桐 |
| 106 | 针刺抗休克肾和针刺抗休克作用神经体液调节机理研究 | 国家中医药管理局中医药基础研究奖三等奖 | 1996 | 中国中医研究院针灸研究所 | 黄坤厚 |
| 107 | 电针调整去卵巢大鼠下丘脑—垂体—肾上腺（卵巢）轴异常功能机制的研究 | 国家中医药管理局中医药基础研究奖三等奖 | 1997 | 医学神经生物学国家重点实验室 | 陈伯英 |
| 108 | 足阳明经与胃相关规律的研究 | 国家中医药管理局中医药基础研究奖三等奖 | 1997 | 湖南中医学院 | 严洁 |
| 109 | 针麻新喉再造术 | 国家中医药管理局中医药科技进步奖三等奖 | 1997 | 上海医科大学附属眼耳鼻喉科医院 | 黄鹤年 |
| 110 | 中枢神经降压素在针刺（电针）镇痛中作用的实验研究 | 国家中医药管理局中医药基础研究奖三等奖 | 1998 | 济宁医学院 | 白波 |
| 111 | 隔药饼灸治疗慢性非特异性溃疡性结肠炎临床和机理研究 | 国家中医药管理局中医药科技进步奖三等奖 | 1998 | 上海中医药大学 | 吴焕淦 |
| 112 | 针刺对创伤及吗啡所致免疫抑制的调整效应 | 国家中医药管理局中医药基础研究奖二等奖 | 1999 | 上海医科大学 | 曹小定 |
| 113 | 针刺调节免疫反应的途径分析 | 国家中医药管理局中医药基础研究奖三等奖 | 1999 | 陕西省中医药研究院 | 赵建础 |
| 114 | 电针国际标准头针穴治疗血管性痴呆的临床研究 | 国家中医药管理局中医药科技进步奖三等奖 | 1999 | 成都市中医医院 | 刘军 |

注：资料来源于《中国中医药科技成果获奖项目汇编》。

表 3-10　教育部科研成果奖

| 序号 | 项目名称 | 获奖类别与等级 | 获奖时间（年） | 第一获奖单位 | 第一获奖者 |
|---|---|---|---|---|---|
| 1 | 内阿片肽在电针抑制实验性癫痫发作中的作用 | 科技进步奖二等奖 | 1990 | 上海医科大学 | 何晓平 |
| 2 | "醒脑开窍"针刺法治疗中风病临床及实验研究 | 科技进步奖（丙类）二等奖 | 1995 | 天津中医学院第一附属医院 | 石学敏 |
| 3 | 针刺对脊髓损伤再生修复的基础与临床研究 | 自然科学奖二等奖 | 2000 | 黑龙江中医药大学 | 孙申田 |
| 4 | 针刀医学（小针刀疗法） | 科技进步奖二等奖 | 2002 | 北京中医药大学 | 朱汉章 |
| 5 | 光电显示针灸腧穴系列模型研究（多媒体针灸腧穴模型） | 科技进步奖二等奖 | 2002 | 上海中医药大学 | 杨华元 |
| 6 | 隔药灸治疗溃疡性结肠炎的疗效与相关基础研究 | 科技进步奖二等奖 | 2004 | 上海中医药大学 | 吴焕淦 |
| 7 | 针刺手法参数测定及数据处理系统的研究 | 科技进步奖二等奖 | 2004 | 上海中医药大学 | 杨华元 |
| 8 | 针刺对脑缺血后神经元损伤保护及突触可塑性促进作用的研究 | 自然科学奖一等奖 | 2005 | 广州中医药大学 | 许能贵 |
| 9 | 针刀治疗骨性关节炎的临床实验研究 | 科技进步奖二等奖 | 2005 | 北京中医药大学 | 朱汉章 |
| 10 | 针刺足阳明经（穴）对胃影响的信息传导通路与物质基础的研究 | 自然科学奖二等奖 | 2006 | 湖南中医药大学 | 严洁 |
| 11 | 艾灸效应的红外物理机制 | 自然科学奖二等奖 | 2008 | 上海中医药大学 | 沈学勇 |
| 12 | 针刺手法实时采集及仿真系统的设计与应用 | 科技进步奖二等奖 | 2008 | 上海中医药大学 | 杨华元 |
| 13 | 穴位与经穴脏腑相关的现代研究 | 科技进步奖二等奖 | 2011 | 首都医科大学 | 吕国蔚 |
| 14 | 经穴特异性效应及其关键影响因素研究 | 科技进步奖二等奖 | 2011 | 天津中医药大学 | 石学敏 |
| 15 | 灸法治疗肠腑病症的技术及其生物学基础研究 | 科技进步奖一等奖 | 2012 | 上海中医药大学 | 吴焕淦 |
| 16 | 针刺改善血管性痴呆认知损害的神经保护机制研究 | 科技进步奖二等奖 | 2012 | 首都医科大学 | 刘存志 |
| 17 | 针刺治疗缺血性中风的临床与基础研究 | 科技进步奖一等奖 | 2013 | 广州中医药大学 | 许能贵 |
| 18 | 电针治疗慢性炎性痛的 MAPK 信号转导机制研究 | 自然科学奖二等奖 | 2014 | 浙江中医药大学 | 方剑乔 |
| 19 | 艾灸的温补效应规律及其原理研究 | 科技进步奖二等奖 | 2014 | 湖南中医药大学 | 常小荣 |
| 20 | 隔药饼灸调脂化浊延迟动脉粥样硬化形成的机制与临床应用研究 | 科技进步奖二等奖 | 2015 | 湖南中医药大学 | 岳增辉 |
| 21 | 基于神经内分泌调节的针灸减肥临床方案研究及应用 | 科技进步奖二等奖 | 2017 | 南京中医药大学 | 徐斌 |
| 22 | 针刺手法参数采集与仿真技术的研究与应用 | 科技进步奖二等奖 – 推广类 | 2017 | 上海中医药大学 | 杨华元 |
| 23 | 电针干预慢性炎性痛及其负面情绪的调控机制 | 自然科学奖二等奖 | 2018 | 浙江中医药大学 | 方剑乔 |
| 24 | 针刺治疗功能性消化不良的循证评价及中枢机制 | 科技进步奖二等奖 | 2018 | 成都中医药大学 | 曾芳 |
| 25 | 针灸特色技术应用及分子生物学机制研究 | 科技进步奖一等奖 | 2019 | 上海中医药大学 | 吴焕淦 |
| 26 | 不同腧穴敏化特征及其规律研究 | 科技进步奖二等奖 | 2019 | 江西中医药大学 | 付勇 |

注：资料主要源于教育部科技发展中心网站（http://www.cutech.edu.cn/cn/kjjl/jybkjjl/sjxm/A01060102index_1.htm）。

表 3-11　中国针灸学会科学技术奖

| 序号 | 项目名称 | 获奖类别与等级 | 获奖时间（年） | 第一获奖单位 | 第一获奖者 |
|---|---|---|---|---|---|
| 1 | 针刺镇痛的节段性机制与全身性机制研究 | 科学技术奖一等奖 | 2006 | 中国中医科学院针灸研究所 | 朱兵 |
| 2 | 针刺调理髓海治疗中风慢性期证治规范方案系列研究 | 科学技术奖二等奖 | 2006 | 中国中医科学院广安门医院 | 刘志顺 |
| 3 | 电针对高血压性脑出血大鼠海马信号转导机制的影响 | 科学技术奖二等奖 | 2006 | 湖北中医学院 | 孙国杰 |
| 4 | 针灸治疗类风湿性关节炎的抗炎镇痛效应与机理研究 | 科学技术奖二等奖 | 2006 | 成都中医药大学 | 梁繁荣 |
| 5 | 不同针灸方法治疗颈椎病的临床研究及疗效评价 | 科学技术奖二等奖 | 2006 | 广州中医药大学 | 符文彬 |
| 6 | "醒脑开窍"针刺治疗急性脑梗死临床疗效评价及蛋白质组学研究 | 科学技术奖二等奖 | 2006 | 天津中医药大学第一附属医院 | 石学敏 |
| 7 | 针麻心脏手术心肺保护作用及机制研究 | 科学技术奖二等奖 | 2006 | 上海交通大学医学院附属仁济医院 | 王祥瑞 |
| 8 | 人体穴位红外辐射光谱检测及宽谱分析 | 科学技术奖三等奖 | 2006 | 上海中医药大学 | 沈雪勇 |
| 9 | 隔药灸对高脂血症兔血管内皮细胞损伤及粘附分子表达的作用 | 科学技术奖三等奖 | 2006 | 湖南中医药大学 | 常小荣 |
| 10 | 电针对家兔缺血心肌细胞动作电位影响的中枢通路研究 | 科学技术奖三等奖 | 2006 | 湖北中医学院 | 王华 |
| 11 | 针灸相关井穴治疗中风后遗记忆障碍的研究 | 科学技术奖三等奖 | 2006 | 安徽中医学院附属针灸医院 | 杨骏 |
| 12 | 不同针灸治疗方案治疗原发性骨质疏松症的研究 | 科学技术奖三等奖 | 2006 | 南京中医药大学 | 王玲玲 |
| 13 | 视觉系统可塑性变化与针刺调节的机理研究 | 科学技术奖三等奖 | 2006 | 长春中医药大学 | 王之虹 |
| 14 | 不同频率电针对周围神经再生与修复影响的临床与实验研究 | 科学技术奖三等奖 | 2006 | 天津中医药大学 | 郭义 |
| 15 | 经脉低阻通道、针刺外周作用机理与经脉体表－体表相关规律的研究 | 科学技术奖三等奖 | 2006 | 中国中医科学院针灸研究所 | 张维波 |
| 16 | 头穴透刺治疗急性脑出血临床新技术的研究 | 科学技术奖三等奖 | 2006 | 黑龙江中医药大学 | 东贵荣 |
| 17 | 深刺天枢穴治疗结肠慢转运性便秘疗效及安全性评价 | 科学技术奖三等奖 | 2006 | 中国中医科学院广安门医院 | 张维 |
| 18 | 腧穴热敏化临床研究 | 科学技术奖二等奖 | 2008 | 江西中医学院附属医院 | 陈日新 |
| 19 | 国际标准《针灸经穴定位》研究 | 科学技术奖二等奖 | 2008 | 中国中医科学院针灸研究所 | 黄龙祥 |
| 20 | 电针内关对心肌缺血的临床疗效观察及心肌细胞保护作用的机理研究 | 科学技术奖二等奖 | 2008 | 湖南中医药大学 | 严洁 |

| 序号 | 项目名称 | 获奖类别与等级 | 获奖时间（年） | 第一获奖单位 | 第一获奖者 |
|---|---|---|---|---|---|
| 21 | 针刺调肝法治疗抑郁性神经症的规范化研究 | 科学技术奖二等奖 | 2008 | 广东省中医院 | 符文彬 |
| 22 | 基于红外光栅传感技术的针刺手法采集及仿真系统研究 | 科学技术奖三等奖 | 2008 | 上海中医药大学 | 杨华元 |
| 23 | 心经与心脏相对特异性联系的躯体交感通路与体液机制研究 | 科学技术奖三等奖 | 2008 | 安徽中医学院经脉脏腑相关研究中心 | 周逸平 |
| 24 | 针刺治疗缺血中风后吞咽障碍的疗效评价示范研究 | 科学技术奖三等奖 | 2008 | 天津中医药大学第一附属医院 | 韩景献 |
| 25 | "贺氏针灸三通法"理论及其治疗中风病的应用研究 | 科学技术奖三等奖 | 2008 | 首都医科大学附属北京中医医院 | 贺普仁 |
| 26 | 头穴丛刺法治疗急性脑梗塞的技术规范及客观化评价 | 科学技术奖三等奖 | 2008 | 黑龙江中医药大学附属二院 | 唐强 |
| 27 | 电针治疗良性前列腺增生症疗效和安全性评价 | 科学技术奖三等奖 | 2008 | 中国中医科学院广安门医院 | 杨涛 |
| 28 | 血管性痴呆患者针刺干预下不同腧穴效应的脑功能成像研究 | 科学技术奖三等奖 | 2008 | 广州中医药大学 | 赖新生 |
| 29 | 针刺治疗大鼠支气管哮喘与皮质激素关系的研究 | 科学技术奖三等奖 | 2008 | 上海中医药大学 | 杨永清 |
| 30 | 针刺对帕金森病大鼠多巴胺能神经元凋亡影响的实验研究 | 科学技术奖三等奖 | 2008 | 湖北中医学院 | 马骏 |
| 31 | 艾灸足阳明经穴诱导热休克蛋白修复急性胃黏膜损伤机制的研究 | 科学技术奖二等奖 | 2010 | 湖南中医药大学 | 常小荣 |
| 32 | 针刺不同穴位对内脏感觉－运动的调控机制和规律研究 | 科学技术奖二等奖 | 2010 | 中国中医科学院针灸研究所 | 荣培晶 |
| 33 | 中医针灸学理论指导下针刺镇痛的神经生物学机制研究 | 科学技术奖二等奖 | 2010 | 北京大学神经科学研究所 | 万有 |
| 34 | 39个针灸单穴主要主治作用的临床再评价 | 科学技术奖二等奖 | 2010 | 北京中医药大学 | 朱江 |
| 35 | 中医临床诊疗技术（火针赞刺法治疗带状疱疹）的临床评价及方法学研究 | 科学技术奖二等奖 | 2010 | 中国中医科学院广安门医院 | 王映辉 |
| 36 | 电针改善糖尿病性外周神经病变和学习记忆障碍的实验研究 | 科学技术奖三等奖 | 2010 | 中国中医科学院针灸研究所 | 景向红 |
| 37 | 老年期痴呆的针刺效应规律研究 | 科学技术奖三等奖 | 2010 | 天津中医药大学第一附属医院 | 韩景献 |
| 38 | CT定位围针法治疗中风失语症的临床研究 | 科学技术奖三等奖 | 2010 | 广州中医药大学第一附属医院 | 江钢辉 |
| 39 | 针刺任脉对脑缺血大鼠神经干细胞增殖与分化的影响及机理研究 | 科学技术奖三等奖 | 2010 | 深圳市中医院 | 杨卓欣 |

续表

| 序号 | 项目名称 | 获奖类别与等级 | 获奖时间（年） | 第一获奖单位 | 第一获奖者 |
|---|---|---|---|---|---|
| 40 | 穴贴扶正升白膏改善化疗所致白细胞减少症研究 | 科学技术奖三等奖 | 2010 | 河南中医学院 | 路玫 |
| 41 | 头穴丛刺针法的创立及治疗中风病的临床应用研究 | 科学技术奖三等奖 | 2010 | 黑龙江中医药大学 | 于致顺 |
| 42 | 电针治疗腰椎间盘突出症的临床疗效及关键技术研究与推广 | 科学技术奖三等奖 | 2010 | 上海交通大学附属第六人民医院 | 吴耀持 |
| 43 | 电针调节创伤应激后免疫功能紊乱的神经内分泌机制 | 科学技术奖三等奖 | 2010 | 复旦大学 | 吴根诚 |
| 44 | 女性生殖障碍的针刺疗效机制 | 科学技术奖一等奖 | 2012 | 黑龙江中医药大学附属第一医院 | 吴效科 |
| 45 | 针灸择期治疗贝尔面瘫临床方案评价及作用机制研究 | 科学技术奖一等奖 | 2012 | 成都中医药大学 | 李瑛 |
| 46 | 针刺镇痛累积效应与海马－下丘脑神经内分泌活动关系的研究 | 科学技术奖二等奖 | 2012 | 中国中医科学院针灸研究所 | 刘俊岭 |
| 47 | 针灸、推拿和骨伤技术标准分类与基本标准目录研究 | 科学技术奖二等奖 | 2012 | 中国中医科学院针灸研究所 | 杨金生 |
| 48 | 从一经司控多脏、多经调控一脏研究经穴效应的相对特异性 | 科学技术奖二等奖 | 2012 | 湖南中医药大学 | 严洁 |
| 49 | 针灸治疗功能性便秘规范化方案研究 | 科学技术奖二等奖 | 2012 | 中国中医科学院广安门医院 | 刘志顺 |
| 50 | 中风应急救治技术——手十二井穴刺络放血法的临床与实验研究 | 科学技术奖二等奖 | 2012 | 天津中医药大学 | 郭义 |
| 51 | 经穴特异性效应及其关键影响因素研究 | 科学技术奖三等奖 | 2012 | 天津中医药大学第一附属医院 | 石学敏 |
| 52 | 缺血性中风恢复期中医综合治疗方案的临床疗效评价研究 | 科学技术奖三等奖 | 2012 | 天津中医药大学第一附属医院 | 王舒 |
| 53 | 针刺缓解中风痉挛性瘫痪诊疗方案的研究 | 科学技术奖三等奖 | 2012 | 湖南中医药大学 | 岳增辉 |
| 54 | 针灸病谱 | 科学技术奖三等奖 | 2012 | 天津中医药大学第一附属医院 | 杜元灏 |
| 55 | 经皮穴位电刺激在全麻行控制性降压中的调控保护作用及其机制研究 | 科学技术奖一等奖 | 2014 | 浙江中医药大学 | 方剑乔 |
| 56 | （电）针刺治疗乳腺增生病的临床疗效与规范化方案及相关机理研究 | 科学技术奖一等奖 | 2014 | 陕西中医学院 | 郭诚杰 |
| 57 | 基于神经－血管调控机制的针灸治疗血管性痴呆的临床应用 | 科学技术奖二等奖 | 2014 | 安徽中医药大学第一附属医院 | 杨骏 |
| 58 | 针灸理论文献通考——概念术语规范与理论的科学表达 | 科学技术奖二等奖 | 2014 | 中国中医科学院针灸研究所 | 赵京生 |

续表

| 序号 | 项目名称 | 获奖类别与等级 | 获奖时间（年） | 第一获奖单位 | 第一获奖者 |
|---|---|---|---|---|---|
| 59 | GB/T21709.3-2008——耳针技术操作规范制定及推广应用 | 科学技术奖二等奖 | 2014 | 天津中医药大学 | 李桂兰 |
| 60 | 中风后偏瘫、运动性失语的针刺优化治疗方案临床疗效评价研究 | 科学技术奖二等奖 | 2014 | 天津中医药大学第一附属医院 | 傅立新 |
| 61 | 电针内关对心肌肥厚大鼠心肌保护的 MAPKs 信号转导机制 | 科学技术奖三等奖 | 2014 | 湖北中医药大学 | 王华 |
| 62 | 合募配穴防治应激性胃溃疡的机理与应用研究 | 科学技术奖三等奖 | 2014 | 长春中医药大学 | 王富春 |
| 63 | 针灸治疗原发性痛经优化方案及临床共性技术研究 | 科学技术奖三等奖 | 2014 | 山东中医药大学 | 高树中 |
| 64 | 邵氏"五针法"治疗肺脾亏虚型哮病（缓解期）的多中心临床评价 | 科学技术奖三等奖 | 2014 | 河南中医学院第三附属医院 | 邵素菊 |
| 65 | 迷走神经和胃肠激素在耳－体穴电针调节胆道系统功能中的作用 | 科学技术奖三等奖 | 2014 | 中国中医科学院针灸研究所 | 朱元根 |
| 66 | 原始管道系统和经络关系研究 | 科学技术奖一等奖 | 2016 | 中国中医科学院针灸研究所 | 景向红 |
| 67 | 国医大师程莘农学术思想和临床经验的研究与传承 | 科学技术奖一等奖 | 2016 | 中国中医科学院针灸研究所 | 杨金生 |
| 68 | 针灸临床循证决策支持平台的构建与应用 | 科学技术奖一等奖 | 2016 | 成都中医药大学 | 梁繁荣 |
| 69 | 艾灸疗法的技术创新及标准化应用——艾灸装置（百笑灸） | 科学技术奖一等奖 | 2016 | 北京中医药大学 | 赵百孝 |
| 70 | 临床病证针灸治疗指南 | 科学技术奖一等奖 | 2016 | 中国针灸学会标准化工作委员会 | 刘保延 |
| 71 | 贺氏火针疗法及临床应用研究 | 科学技术奖二等奖 | 2016 | 首都医科大学附属北京中医医院 | 贺普仁 |
| 72 | 基于病症的"同功穴"规律谱研究 | 科学技术奖二等奖 | 2016 | 长春中医药大学 | 王富春 |
| 73 | 基于小胶质细胞 P38MAPK 通路的电针镇痛机制研究 | 科学技术奖二等奖 | 2016 | 浙江中医药大学 | 梁宜 |
| 74 | 针刺减肥的神经内分泌机制研究 | 科学技术奖二等奖 | 2016 | 南京中医药大学 | 徐斌 |
| 75 | 针刺百会、足三里穴对脑缺血再灌注损伤大鼠保护作用机制研究 | 科学技术奖二等奖 | 2016 | 中国医学科学院北京协和医院 | 孙华 |
| 76 | 针刺风池穴治疗椎基底动脉供血不足的量效关系及机制研究 | 科学技术奖二等奖 | 2016 | 天津中医药大学第一附属医院 | 孟智宏 |
| 77 | "三通四联"针灸综合疗法治疗腰椎间盘突出症的临床研究 | 科学技术奖二等奖 | 2016 | 长沙市中医医院 | 熊健 |
| 78 | 人体经络的红外显示及其与内脏效应的关系 | 科学技术奖三等奖 | 2016 | 福建省中医药研究院 | 陈铭 |

续表

| 序号 | 项目名称 | 获奖类别与等级 | 获奖时间（年） | 第一获奖单位 | 第一获奖者 |
|---|---|---|---|---|---|
| 79 | 电针治疗脊髓损伤的神经生物学机制研究 | 科学技术奖三等奖 | 2016 | 黑龙江中医药大学 | 尹洪娜 |
| 80 | 针刺效应与机能状态的数量相关性研究 | 科学技术奖三等奖 | 2016 | 山东省中医药研究院 | 陈少宗 |
| 81 | 功能性肠病的针灸调控机制 | 科学技术奖三等奖 | 2016 | 南京中医药大学附属医院 | 孙建华 |
| 82 | 印堂穴骨膜针法治疗不寐症临床应用规律及推广项目 | 科学技术奖三等奖 | 2016 | 陕西省中医医院 | 赵建安 |
| 83 | 舌针疗法的整理及临床研究 | 科学技术奖三等奖 | 2016 | 昆明市中医医院 | 管遵惠 |
| 84 | 循证针灸临床实践指南：带状疱疹 | 科学技术奖三等奖 | 2016 | 中国中医科学院广安门医院 | 刘志顺 |
| 85 | 针灸史话 | 科普著作类一等奖 | 2016 | 中国中医科学院针灸研究所 | 张立剑 |
| 86 | 针灸治疗过敏性鼻炎方案优选、临床疗效及疗效机制研究 | 科学技术奖一等奖 | 2018 | 北京中医药大学东直门医院 | 赵吉平 |
| 87 | 针刺治疗功能性消化不良的循证评价及中枢机制研究 | 科学技术奖一等奖 | 2018 | 成都中医药大学 | 曾芳 |
| 88 | 穴位-靶器官联系的节段性和全身性机制 | 科学技术奖一等奖 | 2018 | 中国中医科学院针灸研究所 | 高昕妍 |
| 89 | 针刺穴位效应启动的初始动力学调控机制 | 科学技术奖一等奖 | 2018 | 天津中医药大学 | 郭义 |
| 90 | 嗅三针疗法治疗阿尔兹海默病临床效应及机制研究 | 科学技术奖二等奖 | 2018 | 陕西中医药大学 | 刘智斌 |
| 91 | 艾络康系列穴贴的研究开发与临床应用 | 科学技术奖二等奖 | 2018 | 长春中医药大学 | 王富春 |
| 92 | 针刺合谷穴治疗中枢性面瘫的量效关系及生物学效应研究 | 科学技术奖二等奖 | 2018 | 天津中医药大学第一附属医院 | 孟智宏 |
| 93 | 眶内电针治疗眼运动神经麻痹症的临床研究 | 科学技术奖二等奖 | 2018 | 哈尔滨医科大学附属第一医院 | 周凌云 |
| 94 | 针刺和中药组合物在体外受精-胚胎移植中的规范化应用研究 | 科学技术奖二等奖 | 2018 | 浙江大学医学院附属妇产科医院 | 曲凡 |
| 95 | 艾灸温通调脂效应与丁RpV4启动机制 | 科学技术奖二等奖 | 2018 | 南京中医药大学 | 张建斌 |
| 96 | "合治内府"的理论意义与效应机制研究 | 科学技术奖二等奖 | 2018 | 湖南中医药大学 | 张泓 |
| 97 | "疏肝调神"针刺治疗抑郁障碍的机制研究 | 科学技术奖二等奖 | 2018 | 广东省中医院 | 符文彬 |
| 98 | "双固一通"针法防治糖尿病胰岛素抵抗的机制研究 | 科学技术奖二等奖 | 2018 | 湖北中医药大学 | 梁凤霞 |

续表

| 序号 | 项目名称 | 获奖类别与等级 | 获奖时间（年） | 第一获奖单位 | 第一获奖者 |
|---|---|---|---|---|---|
| 99 | 电针傍刺治疗压疮的血管新生机制研究 | 科学技术奖二等奖 | 2018 | 黑龙江中医药大学 | 孙忠人 |
| 100 | 基于胰岛保护和 CINS 信号调节的针灸治疗 T2DM 临床应用推广 | 科学技术奖三等奖 | 2018 | 安徽中医药大学第一附属医院 | 袁爱红 |
| 101 | 点灸治疗小儿手足口病的临床应用及规范化研究 | 科学技术奖三等奖 | 2018 | 安徽中医药大学第二附属医院 | 储浩然 |
| 102 | 弓弦力学理论指导下针刀整体松解术治疗骨质增生性疾病的应用推广 | 科学技术奖三等奖 | 2018 | 湖北中医药大学 | 张天民 |
| 103 | 项七针治疗椎动脉型颈椎病的疗效评价及机制探讨 | 科学技术奖三等奖 | 2018 | 山东中医药大学第二附属医院 | 贾红玲 |
| 104 | AQp4 在电针抗脑缺血再灌注后血脑屏障损伤中的作用研究 | 科学技术奖三等奖 | 2018 | 江苏省中医院 | 彭拥军 |
| 105 | 电针干预抑郁症的机制研究 | 科学技术奖三等奖 | 2018 | 北京中医药大学 | 李志刚 |
| 106 | 国家标准《针灸技术操作规范》应用指导系列光盘（22 种） | 科普著作类一等奖 | 2018 | 中国中医科学院针灸研究所 | 刘炜宏 |
| 107 | 《北京针灸名家》丛书 | 科普著作类二等奖 | 2018 | 无 | 王凡 |
| 108 | 《手到病能除》二十四节气经络穴位养生 | 科普著作类二等奖 | 2018 | 湖南中医药大学 | 常小荣 |
| 109 | 《中华针灸特定穴疗法》（汉英对照） | 科普著作类三等奖 | 2018 | 上海交通大学附属第六人民医院 | 吴耀持 |

注：资料由中国针灸学会提供。

（徐　斌）

# 参考文献

［1］李素云. 西学东传与针灸理论认识之演变［M］. 北京：学苑出版社，2012：24.

［2］潘兆鹏. 中央卫生部召开针灸座谈会纪要［J］. 北京中医，1951（1）：29-33.

［3］王勇，黄龙祥. 承淡安著述钩玄［J］. 针刺研究，2008（5）：348-350.

［4］赵京生. 邱茂良针灸诊疗发展理念与实践探析［J］. 中国针灸，2014，34（11）：1131-1134.

［5］赵京生. 从应用角度检视针灸理论［J］. 中国针灸，2017，37（10）：1115-1118.

［6］赵京生. 腧穴概念析［J］. 中国针灸，2017，37（2）：149-152.

［7］刘兵. "溪谷"与腧穴内涵探讨［J］. 中国针灸，2014，34（8）：772-774.

［8］岗卫娟，黄龙祥. 现行《玉龙歌》中关元穴之误辨析［J］. 针刺研究，2009，34（1）：70-71.

［9］赵京生. 针灸经典理论阐释［M］. 上海：上海中医药大学出版社，2000：98-99.

［10］赵京生，史欣德. 四时针刺与五输穴［J］. 中国针灸，2009，29（10）：835-839.

［11］赵京生，史欣德. 下合穴概念术语研究［J］. 中国针灸，2010，30（12）：1035-1037.

［12］赵京生. 八脉交会穴概念术语考［J］. 中国针灸，2012，32（8）：747-751.

［13］赵京生. 八脉交会穴理论分析［J］. 中国针灸，2016，36（3）：319-322.

［14］黄龙祥，黄幼民. 中国当代针灸经外奇穴文献研究辨误［J］. 中国针灸，2013，33（6）：519-522.

［15］张树剑. 从自然现象到人体腧穴的变迁——"八风"考论［J］. 医学与哲学（人文社会医学版），2010，31（12）：75-76.

［16］李锄. "阿是"辨释［J］. 杏苑中医文献杂志，1989，3（2）：15-17.

［17］班梅，张延成. "阿是穴"命名理据考［J］. 语文建设，2013，43（3）：73-74.

［18］吴自东. "阿是之法"与"阿是穴"新释［J］. 中医药文化，1990，5（2）：17.

［19］赵京生. "以痛为输"与"阿是穴"：概念术语考辨［J］. 针刺研究，2010，35（5）：388-390.

［20］姜姗，赵京生. "阿是"本义与"阿是穴"由来［J］. 中国针灸，2016，36（2）：197-199.

［21］刘兵. 非穴的效应——基于传统针灸理论的分析［J］. 中国针灸，2019，39（2）：161-165.

［22］赵京生，史欣德. 论经脉理论的两种模式［J］. 中国针灸，2009，29（12）：1016-1020.

［23］张树剑. 经典针灸概念术语研究述略［J］. 医学与哲学（人文社会医学版），2009，30（3）：64-65.

［24］赵京生. 足厥阴肝经主小便病候的由来与演变［J］. 上海针灸杂志，1999（2）：42-43.

［25］张建斌，王玲玲. 足阳明脉"是动病"病候探讨［J］. 安徽中医学院学报，2005（6）：1-4.

［26］王宝华，赵京生. 足太阴经"所生病"辨析［J］. 中国针灸，2011，31（8）：761-763.

［27］张树剑，赵京生. 督脉名考释［J］. 中医研究，2008（4）：59-61.

［28］赵京生. 经别求是［J］. 中国针灸，2008（9）：691-695.

［29］杨峰. 既立其真，更穷流变——"血络"考论［J］. 中国针灸，2010，30（4）：329-335.

［30］徐萌，张英英，刘金艳，等. 从术语角度探析《内经》"九针"之内涵［J］. 中国中医药信息杂志，2014，21（8）：7-10.

［31］张树剑，赵京生. 论镵针之由来与早期经脉思想［J］. 医学与哲学（人文社会医学版），2010，31（2）：70-71.

［32］李鼎. 针刺补泻与"方""圆"的关系［J］. 上海中医药杂志，1998（7）：42-43.

［33］赵京生. "补泻无形，谓之同精"析义［J］. 江苏中医杂志，1986（7）：31.

［34］朱玲，杨峰. "同精"的文化诠释［J］. 辽宁中医杂志，2010，37（11）：2115-2116.

［35］张树剑. "守神"辨析［J］. 中国针灸，2009，29（1）：59-61.

［36］赵京生. "治神"精义［J］. 南京中医学院学报，1991（3）：164-165.

［37］朱玲，杨峰.《黄帝内经》针刺"治神"辨析［J］. 中国中医基础医学杂志，2015，21（5）：565-567，574.

［38］赵京生. 针灸关键概念术语考论［M］. 北京：人民卫生出版社，2012：340-348.

［39］郝杰，朱江，张鹏，等. 溯《内经》《难经》之"得气"——试析"治神"与"调气"［J］. 上海针灸杂志，2014，33（10）：879-882.

［40］武峻艳，王杰，张俊龙.《黄帝内经》中的"得气"与"气至"［J］. 中医杂志，2015，56（7）：544-546.

［41］屈红艳，牛文民，王瑞辉，等. 关于"气至"之思辨［J］. 中国中医基础医学杂志，2016，22（6）：825-826，830.

［42］罗文彬，老锦雄，周冰雪，等. 从中医经典探析针刺得气［J］. 山东中医杂志，2018，37（9）：718-719，722.

［43］赵京生. 阳脉理论演进及其意义［J］. 中国针灸，2011，31（11）：1035-1039.

［44］杨峰，赵京生. 从简帛医书看《内经》足六脉病候［J］. 中国针灸，2007（11）：865-868.

［45］赵京生. 足厥阴肝经主小便病候的由来与演变［J］. 上海针灸杂志，1999，18（2）：40-41.

［46］黄龙祥. 从"厥阴脉"概念的形成过程看经络学说的意义与价值［J］. 针刺研究，2003（4）：280-287.

［47］刘兵，赵京生. 两种经脉模式下经脉表里关系新识［J］. 中国针灸，2011，31（6）：526-528.

［48］赵京生. 气街理论研究［J］. 针刺研究，2013，38（6）：502-505.

［49］赵京生. 足经腧穴远道主治规律的理论形式——根结理论解读［J］. 中国针灸，2008（5）：387-391.

［50］赵京生. 上下内外：经脉脏腑相关探赜［J］. 针刺研究，2018，43（7）：397-399.

［51］贾杰，赵京生.《内经》中经脉病候表述形式探讨［J］. 中国针灸，2007（1）：63-65.

［52］卓廉士. 论经脉体系之理论构建［J］. 时珍国医国药，2010，21（12）：3364-3366.

［53］刘兵，张维波. 躯体"三阴三阳"分域与针灸效应［J］. 中国针灸，2019，39（11）：1239-1243.

［54］赵京生. 经脉系统的重构［J］. 中国针灸，2013，33（12）：1099-1102.

［55］赵京生，史欣德. 下合穴理论的研究［J］. 中国针灸，2011，31（7）：646-652.

［56］孟陆亮. 针灸配方与对穴理论初探［J］. 甘肃中医学院学报，1995（3）：39-41.

［57］赵京生. 头痛心痛刺治对认识腧穴主治规律的启示［J］. 针刺研究，2008（5）：344-347.

［58］赵京生. 论腧穴的基本作用：近治作用［J］. 中国针灸，2015，35（11）：1196-1198.

［59］刘兵. 腧穴诊断理论初探［J］. 中国中医基础医学杂志，2016，22（5）：666-667，705.

［60］魏稼. 从中医的"辨症治疗"谈到针灸疗法的灵活性［J］. 中医杂志，1957（1）：28-29.

［61］魏稼. 针灸补泻概说［J］. 福建中医药，1957，2（5）：19-22.

［62］赵京生.《内经》导气针法研究［J］. 南京中医学院学报，1993，（2）：49-50.

［63］赵京生. "补泻"与"对症"两类刺法分析［J］. 中国针灸，2012，32（9）：837-841.

［64］张晨光.《内经》补泻刺法研究［D］. 北京：中国中医研究院，2005.

［65］姜姗，赵京生. 曲意之气：针刺究竟补泻了什么［J］. 北京中医药大学学报，2017，40（7）：613-616.

［66］张建斌. "徐而疾则实，疾而徐则虚"释义［J］. 中国针灸，1995（1）：47-48，62.

［67］张建斌. 浅议"徐疾"论脉的依据［J］. 中国针灸，1998（4）：47-48.

［68］赵京生. 针刺"叩钟"论［J］. 针刺研究，2017，42（2）：187-188.

［69］李洋，刘晓培，夏婧，等. 时间针灸研究述评［J］. 中医学报，2018，33（5）：899-903.

［70］赵京生. 针灸视域下的身体表达［J］. 中国针灸，2019，39（3）：307-312.

［71］周楣声. 灸绳［M］. 青岛：青岛出版社，2006.

［72］黄龙祥，王德深.《黄帝明堂经》与《黄帝内经》［J］. 中国针灸，1987（6）：43-46.

［73］王兴伊，于业礼. 敦煌《黄帝明堂经》残卷校释［J］. 敦煌研究，2016（4）：91-96.

［74］杨峰. 经典注释与针灸理论传承——以《素问》杨王注比较为中心［J］. 辽宁中医杂志，2010，37（8）：1490-1494.

［75］杨峰. 从《素问》杨王注看针灸理论解释的思路［J］. 辽宁中医杂志，2010，37（7）：1229-1231.

［76］张永臣，贾红玲，韩涛，等. 扁鹊《难经》针灸学术思想探析［J］. 山东中医药大学学报，2015，39（4）：344-347.

［77］黄龙祥.《针灸甲乙经》的读法［J］. 中医药文化，2008，3（6）：39-42.

［78］张建斌，赵京生. 从《太素》记载探索督脉经的起源［J］. 中国针灸，2008（3）：234-236.

［79］张建斌. 杨上善经络理论框架解析与相关概念诠释［J］. 中国针灸，2016，36（2）：163-167.

［80］张建斌，赵京生. 张介宾对针灸理论的研究和阐释［J］. 中国针灸，2011，31（2）：173-175.

［81］岗卫娟，黄龙祥.《窦太师针经》考略［J］. 针刺研究，2007（3）：207-209.

［82］黄幼民，黄龙祥.《窦太师针经》版本及传本研究［J］. 上海针灸杂志，2009，28（4）：246-247.

［83］柳长华，顾漫，周琦，等. 四川成都天回汉墓医简的命名与学术源流考［J］. 文物，2017（12）：58-69.

［84］黄龙祥. 老官山出土汉简脉书简解读［J］. 中国针灸，2018，38（1）：97-108.

［85］顾漫，周琦，柳长华. 天回汉墓医简中的刺法［J］. 中国针灸，2018，38（10）：1073-1079.

［86］顾漫，柳长华. 天回汉墓医简中"通天"的涵义［J］. 中医杂志，2018，59（13）：1086-1091.

［87］黄龙祥. 扁鹊医学特征［J］. 中国中医基础医学杂志，2015，21（2）：203-208.

［88］黄龙祥. 经脉学说与扁鹊脉法的血缘［J］. 中国针灸，2015，35（5）：517-523.

［89］林栋，冯文娟，沈思婷，等. 扁鹊经脉医学古今变迁探析［J］. 江西中医药大学学报，2018，30（2）：5-8，11.

［90］张吉，张若若. 针灸学发展的断代分析［J］. 中国针灸，1996（8）：46-48.

［91］张立剑，李素云，岗卫娟，等. 论魏晋隋唐时期针灸学的显著发展［J］. 上海针灸杂志，2011，30（9）：642-645.

［92］徐文斌，李素云，徐青燕，等. 浅说针灸器具的发展演变［J］. 针刺研究，2010，35（6）：474-477.

［93］张建斌，赵京生. 论明末清初经络研究的轨迹和学术走向［J］. 中国针灸，2009，29（7）：587-590.

［94］张树剑. "子午流注"针法理论思想探析——兼论金元针灸理论之固化［J］. 针刺研究，2015，40（2）：161-165.

［95］张树剑，黄龙祥，赵京生，等. 对针灸"辨证论治"的回顾与省思［J］. 中国科技史杂志，2016，37（1）：92-99.

［96］李素云. 西医东传与针灸理论认识之演变［M］. 北京：学苑出版社，2012.

［97］国家中医药管理局. 中国十大针灸流派丛书［M］. 北京：人民卫生出版社，2018.

［98］张凌云. 当代针灸流派的形成过程及影响因素研究［D］. 南京：南京中医药大学，2018.

［99］杨秋晔，李赛美. 当代针灸学术流派特点与相关因素分析［J］. 上海针灸杂志，2011，30（11）：789-791.

［100］李辰，刘炜宏. 针灸流派研究的现状与问题［J］. 中国针灸，2015，35（5）：501-505.

［101］张建斌. 澄江针灸学派的形成与学术特点［J］. 江苏中医药，2017，49（5）：61-63.

［102］谢宇锋，杨宗保，陈赟，等. 旴江针灸流派的学术源流及特色探析［J］. 中国针灸，2016，36（3）：327-330.

［103］李嘉健，郭静，王麟鹏. 近现代北京针灸流派发展及传承概述［J］. 中医杂志，2015，56（14）：1178-1181.

［104］李乃奇. 岭南针灸学术源流探讨与近代学术流派整理研究［D］. 广州：广州中医药大学，2015.

［105］谢扬，谷建军. 辽河流域近代医学流派述略［J］. 辽宁中医药大学学报，2013，15（6）：89-91.

［106］胡玲，唐巍，吴子建，等. 新安医家对针灸理论贡献举隅［J］. 中国针灸，2012，32（8）：753-755.

［107］花海兵，龚伟，袁士良. 江阴近代中医流派述略［J］. 江苏中医药，2011，43（8）：72-74.

［108］陈仁寿. 江苏主要中医流派分类与特点［J］. 中医药文化，2009，4（4）：19-22.

［109］唐宜春，张建斌. 实按灸疗源流考［J］. 中国针灸，2012，32（9）：852-855.

［110］田华咏，田兰. 土家医雷火神针疗法历史源流考证及技法特点与作用评述［J］. 中国民族医药杂志，2012，18（5）：10-13.

［111］薛昊，张建斌，陈仁寿. 雷火神针之"源"与"流"［J］. 中国针灸，2018，38（4）：440-444.

［112］祁天培. 英国五行针灸学术源流与诊疗特点研究［D］. 昆明：云南中医学院，2016.

［113］江南. 英国天干地支针灸学术思想源流研究［D］. 昆明：云南中医学院，2017.

［114］肖永芝. 日本江户时代的针灸医学成就与特色［J］. 中华医史杂志，1998（4）：3-7.

［115］肖永芝，张丽君，黄齐霞. 日本著名针灸流派概说［J］. 国际中医中药杂志，2011，33（5）：461-464.

［116］武彦. 中日禁忌穴的传承与变迁［J］. 山东科技大学学报（社会科学版），2013，15（Z1）：13-20.

［117］郑欣. 美国当代主要针灸流派的诊疗特点及现状的研究［D］. 北京：北京中医药大学，2012.

［118］黄龙祥. 针刺麻醉50年——超越麻醉与手术［J］. 针刺研究，2008，33（6）：363-365.

［119］张树剑. 《内经》针灸理论与概念的观念研究［D］. 南京：南京中医药大学，2009.

［120］赵京生. 经典针灸理论阐释［M］. 上海：上海中医药大学出版社，2000.

［121］陈少宗. "针道"认识的深化与"针灸文化"的弘扬［J］. 医学与哲学（A），2012，33（4）：70-71.

［122］姜姗. 经典针灸理论之气研究［D］. 北京：中国中医科学院，2017.

［123］姜姗，赵京生. 针与气：经典中的针灸气论发微［M］. 北京：人民卫生出版社，2018.

［124］刘长林. 中国象科学观：易道与兵医［M］. 北京：华夏出版社，2007.

［125］曹大明，路玫. 从"象思维"浅谈对中医针灸理论的再认识［J］. 中国针灸，2013，33（1）：75-78.

［126］李素云. 取象比类在传统针刺补泻法中的应用［J］. 中国针灸，2018，38（9）：1001-1005.

［127］朱兵. 系统针灸学：复兴"体表医学"［M］. 北京：人民卫生出版社，2015.

［128］赵京生. 从应用角度检视针灸理论［J］. 中国针灸，2017，37（10）：1115-1118.

［129］赵京生. 针灸治疗理论建设探讨——以针灸治瘗为例［J］. 北京中医药大学学报（中医临床版），2012，19（5）：7-11.

［130］张建斌，邹洋洋，胡广勇，等. 受病处：论以临床为视角的腧穴观［J］. 中国针灸，2014，34（12）：1197-1202.

［131］何珂峻. 论中医针灸理论在运动按摩中的指导意义［J］. 按摩与导引，2005（4）：2-4.

［132］高建芸，赵京生. 人迎寸口脉法及其对针灸临床的指导意义［J］. 中国针灸，2003（7）：53-54.

［133］王文远. 中国平衡灸疗学理论研究［J］. 针灸临床杂志，2005（2）：4-8，3.

［134］武晓冬，黄龙祥.《针灸学》教材中引用针灸治疗歌赋存疑［J］. 针刺研究，2008（4）：272-276.

［135］孙海舒，赵京生. 基于针灸教材的针灸理论体系比较［J］. 辽宁中医杂志，2016，43（1）：53-55.

［136］冒金锋，张建斌，张双双，等. 历版《针灸学》教材中毫针进针法的演变［J］. 中国针灸，2018，38（7）：761-765.

［137］冒金锋，张建斌，张双双，等. 历版《针灸学》教材中毫针行针法的演变［J］. 针刺研究，2018，43（6）：394-397.

［138］葛维，李玲. 针灸理论中的双向性规律初探［J］. 中国针灸，2014，34（4）：398-400.

［139］黄炳祥，许金森. 穴性探究及其临床应用［J］. 辽宁中医杂志，2016，43（9）：1975-1977.

［140］郑明德. 人体凸出部位全息论与电子针灸［J］. 前沿科学，2008（1）：48-55.

［141］杨峰，赵京生. 经典与解释——《内经》针灸理论研究的诠释学向度［A］. 中国针灸学会针灸文献专业委员会. 中国针灸学会针灸文献专业委员会2007学术年会论文集［C］. 中国针灸学会针灸文献专业委员会：中国针灸学会，2007：6.

［142］姜姗，赵京生. 语言学视域下的阿是穴释义［J］. 中国针灸，2017，37（1）：75-78.

［143］王全年，李秀美. 模型针灸学［J］. 中医研究，2013，26（9）：41-43.

［144］赵京生.《甲乙经》的组织结构与针灸学术意义［J］. 中医文献杂志，2009，27（1）：18-22.

［145］赵京生. 针灸理论体系概念范畴初探［J］. 世界中医药，2014，9（11）：1405-1407.

［146］李迎红，李敏，郭义，等. 构建新的经络腧穴学体系刍议［J］. 内蒙古中医药，2014，33（11）：120-121.

［147］刘保延. 回归本源、基于临床、吸纳新知 完善和重构针灸理论体系的思考［J］. 中国针灸，2016，36（1）：1.

［148］黄龙祥. 经脉理论还原与重构大纲［M］. 北京：人民卫生出版社，2016.

［149］吕国蔚，谢竞强，杨进，等. "足三里"针刺镇痛点传入神经纤维组成的研究［C］// 张香桐，季钟朴，黄家驷. 针灸针麻研究. 北京：科学出版社. 1986；331-339.

［150］Zhu B, Xu WD, Rong PJ, et al.A C-fiber reflex inhibition induced by electroacupuncture with different intensities at homotopic and heterotopic acupoints in the rats: selectively destructive effects on myelinated and unmyelinated afferent fibers［J］.Brain Res, 2004, 1011: 228-237.

［151］朱丽霞，黎春元，杨兵，等. 新生鼠辣椒素处理对电针镇痛的影响［J］. 针刺研究，1990，15（4）：285-291.

［152］韩济生. 针刺镇痛研究［J］. 针刺研究，2016，41（5）：377-387.

［153］朱丽霞，乔慧理，张长城，等. 纳洛酮对电刺激中缝大核（NRM）镇痛的影响［J］. 针刺研究，1981（2）：130-135.

［154］刘乡. 大脑皮层和皮层下核团对中缝大核的调控及其在针刺镇痛中的作用［J］. 针刺研究，1996，21（1）：4-11.

［155］张香桐. 针刺镇痛过程中丘脑的整合作用［J］. 中国科学，1973（1）：28-52.

［156］江澄川，李盛昌，陈公白，等. 人脑尾核在针刺镇痛中作用的探讨［J］. 神经精神疾病杂志，1980，6（3）：135-140.

［157］朱兵，刘乡. 大鼠尾核头部微量注射纳洛酮和多巴胺对电针效应的影响［J］. 针刺研究，1985（3）：194-198.

［158］曹小定. 针刺激活脑内镇痛机能系统而实现针刺镇痛［J］. 针刺研究，1989（1-2）：199-202.

［159］徐维，林郁，陈正秋，等. 大脑皮层体感Ⅱ区在针刺镇痛中的下行性调节［J］. 针刺研究，1985，（3）：173-177.

［160］陈正秋，阎亚生，魏燕笙，等. 猫的十字沟前皮层和SI区参与对中央中核针刺镇痛效应的下行性调节［J］. 针刺研究，1988，（4）：272-281.

［161］陈正秋，郑欣，石宏，等. 毁损运动皮层对体感Ⅱ区下行调节丘脑髓板内核群作用的影响［J］. 针刺研究，1993，18（3）：183-188.

［162］Zhu YL, Xie ZL, Wu YW, et al. Early demyelination of primary A-fibers induces a rapid-onset of neuropathic pain in rat［J］. Neuroscience, 2012, 200: 186-98.

［163］Liu XG, Morton CR, Azkue JJ, et al. Long-term depression of C-fibre-evoked spinal field potentials by stimulation of primary afferent A delta-fibres in the adult rat［J］. Eur J Neurosci, 1998, 10: 3069-3075.

［164］Han JS, Wang Q. Mobilization of specific neuropeptides by peripheral stimulation of identified frequencies［J］. News Physiol Sci, 1992, 7: 176-180.

［165］Xu WD, Zhu B, Rong PJ, et al. The Pain-reliving effects induced by electroacupuncture with different intensities at homotopic and heterotopic acupoints in humans［J］. Am J Chin Med, 2003, 31: 791-802.

［166］Hui KK, Liu J, Makris N, et al. Acupuncture modulates the limbic system and subcortical gray structures of the human brain: evidence from fMRI studies in normal subjects［J］. Hum Brain Mapp, 2000, 9: 13-25.

［167］Hui KK, Marina O, Claunch JD, et al. Acupuncture mobilizes the brain's default mode and its anti-correlated network in healthy subjects［J］. Brain Res, 2009, 1287: 84-103.

［168］Fang J, Jin Z, Wang Y, et al. The salient characteristics of the central effects of acupuncture needling: Limbic-paralimbic-neocortical network modulation［J］. Hum Brain Mapp, 2009, 30: 1196-1206.

［169］Fang J, Wang X, Liu H, et al. The Limbic-Prefrontal Network Modulated by Electroacupuncture at CV4 and CV12［J］. Evid Based Complement Alternat Med, 2012, 2012: 515893.

［170］Bai L, Tian J, Zhong C, et al. Acupuncture modulates temporal neural responses in wide brain networks: evidence from fMRI study［J］. Mol Pain, 2010, 6: 73.

［171］Bai L, Yan H, Li L, et al. Neural specificity of acupuncture stimulation at pericardium 6: evidence from an FMRI study［J］. J Magn Reson Imaging, 2010, 31: 71-77.

［172］Qin W, Tian J, Bai L, et al. fMRI connectivity analysis of acupuncture effects on an amygdala-associated brain network［J］. Mol Pain, 2008, 4: 55.

［173］邵广瑞，闫镔，柳澄，等. 针刺委中穴与足三里穴 PET/CT 脑功能显像研究［J］. 中华核医学杂志，2006，26：54-56.

［174］尹岭，金香兰，孙锦平，等. 针刺足三里 PET 脑功能成像［J］. 中国针灸，2003，23（1）：27-28.

［175］李定忠，李秀章. 中医经络探秘［M］. 北京：解放军出版社，2003.

［176］张人骥，杨威生. 低阻经络研究Ⅱ. 健康人常态低阻经络的分布［J］. 北京医学学报（自然版）.1978（1）：135-142.

［177］祝总骧. 隐性循经感传现象的研究. 千古之谜——经络的研究［M］. 成都：四川教育出版社. 1988：99-113.

［178］胡翔龙，黄晓卿，金森，等. 前臂内侧皮肤低电阻点的循经分布［J］. 针刺研究，1993（2）：94-97.

［179］王品山，万耀先，张鸿天，等. 经络感传的声发射——用声发射技术发现了经络感传信息［J］. 辽宁中医杂志，1980（9）：1-6.

［180］孙平生，赵玉卓，李玉兰，等. 循经传导声信息的研究［J］. 中国针灸，1988，（5）：33-36.

［181］张维波，景向红，徐瑞民，等. 大肠经和胃经肢体段皮肤二氧化碳呼出量特性的研究［J］. 中国中西医结合杂志，1995，15（10）：625-627.

［182］吕证宝，勃朗克，安吉苏克，等. 针刺某些穴位后人体表面热像图的变化［J］. 针刺研究，1987（12）：

239–243.

［183］ Hu XL, Wang P, Wu B, et al. Displaying of the meridian courses over human body surface with thermal imaging system［J］. Rev Paul Acupunct, 1996（2）: 7–12.

［184］ 张栋, 付卫星, 王淑友, 等. 经脉温度特性的红外热像图显示［J］. 针刺研究, 1996, 21（3）: 63–67.

［185］ 张栋, 高惠合, 魏正岫, 等. 面部循经温度显像的初步观察［J］. 针刺研究. 1992（1）: 71–74.

［186］ 王华, 刘又香, 章汉平, 等. 家兔穴位和经线上非穴点与相应对照点深部温度测定［J］. 针刺研究, 1995, 20（4）: 47–51.

［187］ 顾涵森. 心包经穴位次 NaI$^{125}$ 示踪实验探索［J］. 自然杂志, 1980（3）: 681-2.

［188］ 孟竞璧, 田嘉禾. 十四经脉客观显像探秘［M］. 北京: 中国科技出版社. 1998.

［189］ 何义杰, 田嘉禾, 陈英茂, 等. 应用 PET 研究示踪剂穴位注射后的经络走行空间定位［J］. 中华核医学杂志, 2002, 22（3）: 145–146.

［190］ 陈英茂, 田嘉禾, 何义杰, 等. 体内 18F-FDG 循经迁移线的三维断层及透视观察［J］. 中国针灸, 2002, 22（9）: 603–605.

［191］ Li HY, Yang JF, Chen M, et al. Visualized regional hypodermic migration channels of interstitial fluid in human beings: are these ancient meridians?［J］. J Altern Complement Med, 2008, 14: 621–628.

［192］ 谢浩然, 李芳春, 马小顺. 试论经络实质［J］. 针刺研究, 2007, 32: 210-3.

［193］ 原林, 姚大卫, 唐雷, 等. 针灸经穴的数字解剖学研究［J］. 解剖学报, 2004（35）: 337-43.

［194］ 王春雷, 原林, 王军, 等. 人体筋膜重建经线与经典经线走行路线对比［J］. 解剖学杂志, 2007（30）: 340–343.

［195］ 白宇, 原林, 黄泳, 等. 经络的解剖学发现——筋膜学新理论［J］. 世界科学技术—中医药现代化, 2010, 12（1）: 20–24.

［196］ 张维波. 经络是水通道［M］. 北京: 军事医学科学出版社. 2009: 85–144.

［197］ 郭义, 陈爽白, 张春煦, 等. 健康人体经穴 Ca$^{2+}$ 浓度分布特异性的观察［J］. 上海针灸杂志, 2002, 21（1）: 37–38.

［198］ 郭义, 徐汤平, 王秀云, 等. 经络活动与外周经脉线上钙离子相关性的研究［J］. 针刺研究, 1998（4）: 247–251.

［199］ 费伦, 承焕生, 蔡德亨, 等. 经络物质基础及其功能性特征的实验探索和研究展望［J］. 科学通报, 1998, 43（6）: 658–672.

［200］ 沈雪勇, 党瑞山, 陈尔瑜, 等. 胃经腧穴与结缔组织结构和钙元素富集的关系［J］. 中国针灸, 1998, （10）: 595–597.

［201］ Hossein MA, Tian YY, Huang T, et al. Finding a novel threadlike structure on the intra-abdominal organ surface of small pigs by using trypan blue［J］. In: KS.Soh, KA.Kang, D.Harrison, eds.The Primo Vascular System.New York, USA: Springer.2011, pp: 63–70.

［202］ Tian YY, Jing XH, Guo SG, et al. Study on the formation of novel threadlike structure through intravenous injection of heparin in rats and refined observation in minipigs［J］. Evid Based Complement Alternat Med, 2013, 2013: 731518.

［203］ Wang XY, Shi H, Shang HY, et al. Are primo vessels（PVs）on the surface of gastrointestine involved in regulation of gastric motility induced by stimulating acupoints ST36 or CV12?［J］. Evid Based Complement Alternat Med, 2012, 2012: 787683.

［204］ Wang XY, Shi H, Cui JJ, et al. Preliminary Research of Relationship between Acute Peritonitis and Celiac Primo Vessels［J］. Evid Based Complement Alternat Med, 2013, 2013: 569161.

［205］ 李春华, 徐大钊, 刘玉祁, 等. 近 10 年国内经穴特异性研究进展［J］. 针刺研究, 2013, 38（4）: 324-329.

［206］ 姜凯采, 李鼎十二经循行部位及其与人体结构关系的解剖观察［J］. 上海中医学院学报, 1960（4）:

57–59.

［207］周沛华，钱佩德，黄登凯，等. 经络腧穴与周围神经的关系［J］. 全国针灸针麻学讨论会论文摘要. 1979：233.

［208］刘克，李爱辉，王薇，等. 穴位的外周神经密集支配及其易反射激活特性［J］. 针刺研究，2009，34（1）：36–42.

［209］石宏，程斌，李江慧，等. 肥大细胞和P物质参与急性胃黏膜损伤大鼠体表穴位的敏化过程［J］. 针刺研究，2010，35（5）：323–330.

［210］张迪，丁光宏，沈雪勇，等. 肥大细胞功能对针刺大鼠"足三里"镇痛效应的影响［J］. 针刺研究，2007，32（3）：147–151.

［211］李得浩，景向红，杨丽娟，等. 针刺对大鼠不同部位穴位Cx43表达的影响［J］. 中国针灸，2012，32（5）：431–434.

［212］魏媛媛，樊小农，王舒，等. "水沟"穴干预MCAO大鼠脑梗死面积的特异性效应及针刺参数研究［J］. 中国针灸，2010，30（3）：221–225.

［213］刘旭来，白增华，马铁明，等. 电针内关穴对心肌缺血大鼠L型钙离子通道β2亚基基因表达的影像［J］. 中华中医药杂志，2014，29（9）：2776–2778.

［214］杨路，吴春晓，赖新生. 针刺足三阴经原穴对高血压、低血压动物模型血压影响的经穴特异性研究［J］. 上海针灸杂志，2017，36（1）：1–5.

［215］陈采益，徐斌，喻晓春，等. 电针经穴与相应非经穴对大鼠心动过缓调节效应差异的研究［J］. 上海针灸杂志，2010，29（12）：747–751.

［216］王观涛，杨华元，李芳杰. 经穴与非经穴特异性研究现状思考［J］. 上海针灸杂志，2014，33（7）：687–690.

［217］戴健，嵇波，路雅雯，等. 电针"内关"对心肌缺血大鼠相关经穴和非相关经穴皮肤微循环血流灌注流量的影响［J］. 针刺研究，2017，42（5）：434–438.

［218］吴子建，蔡荣林，龙迪和，等. 电针"神门""太溪"穴对急性心肌缺血家兔心交感神经电活动的影响［J］. 针刺研究，2010，35（1）：32–36.

［219］潘江，章薇，严洁，等. 电针手厥阴心包经穴对大脑中动脉梗阻大鼠血清、脑组织中血管内皮生长因子的影响［J］. 针刺研究，2012，37（3）：197–201.

［220］潘江，陈武善，陈成，等. 电针督脉经穴对大脑中动脉梗阻脑缺血模型大鼠脑梗死体积及脑组织中神经生长因子的影响［J］. 中华中医药学刊，2017，35（3）：541–543.

［221］陶之理，李瑞午，李翠红. 内关穴区传入神经元的节段性分布——HRP法研究［J］. 四川解剖学杂志，1983，3（3）：22–26.

［222］刘瑞庭，郎明. 电针猫"内关"对促进急性心肌缺血恢复作用传入途径的分析［J］. 针刺研究，1986（3）：229.

［223］刘俊岭，陈淑萍，高永辉. 脊髓在电针"内关–间使"改善缺血心脏功能活动中的作用观察［J］. 针刺研究，2005，30（3）：155–160.

［224］荣培晶，朱兵. 心经经脉、心因性牵涉痛与心脏相关联系的机制［J］. 中国科学（C辑）. 2002，32（1）：63–68.

［225］Li YQ, Zhu B, Rong PJ, et al. Effective regularity in modulation on gastric motility induced by different acupoint stimulation［J］. World J Gastroenterol, 2006, 12：7642–8.

［226］Li YQ, Zhu B, Rong PJ, et al. Neural mechanism of acupuncture–modulated gastric motility［J］. World J Gastroenterol, 2007, 13：709–16.

［227］Gao X, Zhao Y, Su Y, et al. β1/2 or M2/3 Receptors are required for different gastrointestinal motility responses induced by acupuncture at heterotopic or homotopic acupoints［J］. PLoS One.2016 Dec 15；11（12）.doi: 10.1371.

［228］ Su YS, He W, Wang C, et al. "Intensity–Response" effects of electroacupuncture on gastric motility and its underlying peripheral neural mechanism ［J］. Evid Based Complement Alternat Med, 2013, 2013: 535742.

［229］ 张长城, 林茂樟, 李希成, 等. 电针对狗输尿管蠕动影响的研究 ［J］. 针刺研究, 1984（2）: 153–156.

［230］ 曹及人, 余爱珍, 洪薇. 电针肾俞穴对输尿管电活动的影响 ［J］. 上海针灸杂志, 1988, 7（4）: 25–28.

［231］ Liu X, Liu K, Zhi M, et al. Effects of electroacupuncture at BL33 on detrusor smooth muscle activity in a rat model of urinary retention ［J］. Acupunct Med, 2017 Dec; 35（6）: 437–444.doi: 10.1136.

［232］ 张根峰, 徐鸣曙, 崔毅军, 等. 针刺对大鼠膀胱机能亢进模型排尿功能和蓝斑多巴胺含量的影响 ［J］. 上海针灸杂志, 2005, 24（4）: 38–41.

［233］ 张志雄, 张会, 吴定宗. 针刺 "次髎" 穴对膀胱功能调节的外周机制分析 ［J］. 上海针灸杂志, 1985, 4（1）: 12–15.

［234］ 高昕妍, 李艳华, 朱兵, 等. 针刺耳甲区对自发性高血压及正常大鼠血压的影响及其机理探讨 ［J］. 针刺研究, 2006, 31（2）: 90–95.

［235］ Gao XY, Li YH, Liu K, et al. Acupuncture–like stimulation at auricular point Heart evokes cardiovascular inhibition via activating the cardiac–related neurons in the nucleus tractus solitarius ［J］. Brain Res, 2011, 1397: 19–27.

［236］ Gao XY, Zhang SP, Zhu B, et al.Investigation of specificity of auricular acupuncture points in regulation of autonomic function in anesthetized rats ［J］.Autonomic Neuroscience: Basic and Clinic.2008, 138（1–2）: 50–56.

［237］ 梅志刚, 朱兵, 李艳华, 等. 大鼠孤束核葡萄糖敏感神经元、胰岛素敏感神经元对耳甲电针的反应 ［J］. 中国针灸, 2007, 27（12）: 917–922.

［238］ 何伟, 李艳华, 荣培晶, 等. 不同部位耳针对大鼠癫痫发作的抑制效应 ［J］. 针刺研究, 2011, 36（6）: 417–422.

［239］ 刘儒鹏, 荣培晶, 黄占霞, 等. 电针耳甲区不同介入时间对抑郁大鼠行为学的影响 ［J］. 针刺研究, 2012, 37（2）: 131–135.

［240］ Liu RP, Fang JL, Rong PJ, et al. Effects of electroacupuncture at auricular concha region on the depressive status of unpredictable chronic mild stress rat models ［J］. Evid Based Complement Alternat Med, 2013: 789674.

［241］ 喻晓春, 朱兵, 高俊虹, 等. 穴位动态过程的科学基础 ［J］. 中医杂志, 2007, 48（11）: 971–973.

［242］ 曹东元, 牛汉章, 杜剑青, 等. 穴位电刺激经大鼠初级传入反射引起内脏的神经源性炎症反应 ［J］. 针刺研究, 2002, 27（1）: 45–49.

［243］ 程斌, 石宏, 吉长福, 等. 与急性胃黏膜损伤相关体表敏化穴位的动态分布观察 ［J］. 针刺研究, 2010, 35（3）: 193–197.

［244］ Rong PJ, Li S, Ben H, et al. Peripheral and spinal mechanisms of acupoint sensitization phenomenon ［J］. Evid Based Complement Alternat Med, 2013, 742195.

［245］ 石宏, 程斌, 李江慧, 等. 肥大细胞和 P 物质参与急性胃黏膜损伤大鼠体表穴位的敏化过程 ［J］. 针刺研究, 2010, 35（5）: 323–329.

［246］ He W, Wang XY, Shi H, et al. Cutaneous neurogenic inflammation in the sensitized acupoints induced by gastric mucosal injury in rats ［J］. BMC Complement Altern Med, 2017, 17: 141.

［247］ 何伟, 吴美玲, 景向红, 等. 穴位的本态: 穴位组织细胞化学的动态变化 ［J］. 中国针灸, 2015, 35（11）: 1181–1186.

［248］ 吴焕淦, 严洁, 余曙光, 等. 灸法研究的现状与发展趋势 ［J］. 上海针灸杂志, 2009, 28（1）: 1–6.

［249］ 周攀, 张建斌, 王玲玲, 等. 不同灸温的艾灸抗炎效应及 TRPVl 作用机制研究 ［J］. 中国中医基础医学杂志, 2015, 21（9）: 1143–1145.

［250］ 辛娟娟, 宿杨帅, 杨兆坤, 等. 不同强度电针、热灸样刺激对香草酸瞬时受体亚型 1 基因敲除小鼠痛阈的影响 ［J］. 针刺研究, 2012, 37（6）: 431–439.

［251］吴焕淦，马晓芃，刘慧荣，等．灸法研究的战略思考［J］．世界科学技术－中医药现代化，2016，18（3）：355-360.

［252］李雨薇，赵继梦，陈柳，等．电针与艾灸对内脏高敏感大鼠穴区辣椒素受体和热休克蛋白70表达的影响及镇痛效应［J］．针刺研究，2016，41（4）：291-297.

［253］吴焕淦，施茵，张卫，等．针灸防治炎症性肠病进展与思考［J］．中国针灸，2006，26（6）：454-458.

［254］唐照亮，宋小鸽，章复清，等．艾灸治疗类风湿性关节炎抗炎免疫作用机理的研究［J］．针刺研究，2003，28（4）：292-298.

［255］罗磊，胡玲，何璐，等．艾灸对类风湿性关节炎大鼠关节滑膜细胞超微结构的影响［J］．针刺研究，2011，36（2）：105-109.

［256］肖爱娇，王河宝，刘海云．热敏灸对失眠大鼠模型血清内分泌激素水平的影响［J］．江西中医药大学学报，2013，25（4）：32-35.

［257］付勇，肖爱娇，李林，等．热敏灸对肠易激综合征大鼠内脏敏感性、小肠推进率的影响［J］．江西中医药大学学报，2013，25（2）：64-67.

［258］孙立虹，梁玉磊，孙彦辉，等．温和灸对大鼠慢性难愈性创面组织巨噬细胞及胶原表达的影响［J］．针刺研究，2012，37（4）259-265.

［259］阚宇，张晓宁，于清泉，等．艾灸干预促进创伤大鼠伤口愈合的机制研究［J］．针刺研究，2019，44（5）：352-357.

［260］刘汉平，梁波，曾常春，等．针刺及艾灸足三里穴缓解大鼠运动疲劳作用的比较［J］．中国组织工程研究与临床康复，2009，24（13）：4725-4729.

［261］赵利华，文建军，杨柯，等．艾灸对D-半乳糖致小鼠衰老模型抗衰老作用的研究［J］．针刺研究，2008，33（4）：255-261.

［262］Hugh MacPherson, Richard Hammerschlag, Remy R. Coeytaux, et al. Unanticipated Insights into Biomedicine from the Study of Acupuncture［J］．J Altern Complement Med，2016，22（2）：101-107.

［263］余曙光，徐斌．实验针灸学［M］．北京：人民卫生出版社，2016.

［264］徐斌，杨兆民．实验是建立现代针灸学的基础［J］．中国针灸，2000，20（3）：183-186.

［265］刘阳阳，赵雪，郭义，等．《实验针灸学》各版本教材的比较研究［J］．中医教育，2016，35（6）：70-74.

［266］朱琏．新针灸学［M］．南宁：广西人民出版社，1980：847.

［267］石山．中央针灸疗法实验所江西工作组胜利归来［J］．江西中医药．1954（12）：16.

［268］王雪苔．针灸治疗疟疾的疗效观察［N］．健康报，1955-10-14（2）.

［269］中医研究院．建国以来医药卫生大事记1949. 10-1958. 12［M］．中国中医研究院内部刊物，1959（4）：90.

［270］宿杨帅，刘兵，景向红，等．朱琏——中国针灸科研事业的开拓者［J］．中国针灸，2014，34（12）：1221-1224.

［271］曹小定．针麻原理研究之路回顾［J］．中西医结合杂志，1988（7）：391-394.

［272］侯中伟．"针刺麻醉"发展的历史浅探［A］∥中国针灸学会．2011中国针灸学会年会论文集（摘要）［C］．中国针灸学会：中国针灸学会，2011：5.

［273］卞金玲，张春红．石学敏院士针刺手法量学的概念及核心［J］．中国针灸，2003（5）：38-40.

［274］杜元灏．现代针灸病谱［M］．北京：人民卫生出版社，2009.

［275］刘炜宏，陈超，王芳，等．关于针灸优势病种的思考［J］．科技导报，2019（15）：55-62.

［276］何巍，温先荣，童元元，等．近10年国内针灸临床试验研究病种计量分析［J］．上海针灸杂志，2014（4）：375-376.

［277］杜元灏，肖延龄．现代针灸临床病谱的初步探讨［J］．中国针灸，2002，22（5）：347-350.

［278］杜元灏，李晶，孙冬纬．中国现代针灸病谱的研究［J］．中国针灸，2007，27（5）：373-378.

［279］张建新．针灸能治16个系统532种病症［N］．健康报，2011-05-30.

［280］李春梅．世界卫生组织西太区发表《针灸临床研究规范》［J］．国外医学中医中药分册，1995，17（4）：3-9.

［281］ 文立. 中国针灸学会召开针灸临床研究方法座谈会［J］. 中国针灸，2005（10）：739.

［282］ 刘保延. 真实世界的中医临床科研范式［J］. 中医杂志，2013，54（6）：451–455.

［283］ 刘保延. 引进先进研究理念 促进学科飞跃发展［J］. 中国针灸，2014（1）：1.

［284］ 张润顺，王映辉，刘保延，等. 基于共享系统的真实世界中医临床研究范式初步实施方案的设计［J］. 中医杂志，2014（18）：1551–1554.

［285］ 吴倩. 针灸改善轻中度抑郁症患者睡眠质量的真实世界研究［D］. 广州：广州中医药大学，2016.

［286］ 高德强，何丽云，房繄恭，等. 针灸治疗早发性卵巢功能不全病例注册登记研究探讨［J］. 世界科学技术–中医药现代化，2018（4）：569–573.

［287］ 田叶红，赵建新，刘佳，等. 针灸治疗恶性胸腔积液的病例注册登记研究探讨［J］. 中国针灸，2020，40（2）：217–220.

［288］ 贾文. 真实世界研究方法在浮针临床疗效评价中的应用［D］. 武汉：湖北中医药大学，2019.

［289］ 中国针灸学会. 针灸临床研究管理规范［M］. 北京：中国中医药出版社，2014：4.

［290］ 刘炜宏，陈超，王芳，等. 关于针灸优势病种的思考［J］. 科技导报，2019，15：55–62.

［291］ 汪德瑾，石广霞，刘存志. 针灸临床研究中存在的方法学问题概述［J］. 中医杂志，2010，51（4）：371–373.

［292］ 蔡玉颖，刘志顺，刘保延. 基于系统评价结果探讨针灸临床研究存在的问题［M］. 南京中医药大学学报，2010，26（4）：245–248.

［293］ 李德华，李涓，陈姣，等. 针灸临床研究若干问题探讨［J］. 中医杂志，2013，54（1）：8–11.

［294］ Shi GX，Yang XM，Liu CZ，et al. Factors contributing to herapeutic effects evaluated in acupuncture clinical trials［J］. Trials，2012，13：42.

［295］ Hao XA，Xue CC，Dong L，Zheng Z.Factors associated with conflicting findings on acupuncture for tension-type headache：qualitative and quantitative analyses［J］. J Altern Complement Med，2013，19（4）：285–297.

［296］ 霍蕊莉，马胜兴. 试解现代针刺疗法临床研究之困惑［J］. 中国中西医结合杂志，2016，36（3）：261–265.

［297］ Birch S. Testing the claims of traditionally based acupuncture［J］. Complement Ther Med，1997，5（3）：147–151.

［298］ Birch S. Testing traditionally based systems of acupuncture［J］. Clin Acupunct Oriental Med，2003，4：84–87.

［299］ 王聪聪. 评价不同资历针灸医生针刺手法操作对疗效影响的随机交叉试验及方法学探讨［D］. 北京：北京中医药大学，2016：70–71.

［300］ 范刚启，王茵萍，何崇，等. 实现针灸科研思维模式的转变［J］. 中国针灸，2002，22（9）：56–59.

［301］ 刘志顺，蔡玉颖. 针灸临床研究设计存在的问题及方法学思考［J］. 中国针灸，2010，30（1）：67–71.

# 第六章　当代针灸学术组织与传播

　　针灸社会团体是针灸学科发展的重要组织保障，推动了区域性、全国性、国际性学术共同体的形成，为针灸学科的发展搭建了国内外交流的平台。针灸学术期刊主要发表针灸研究领域的成果，并引领学术研究的潮流。除期刊外，针灸学科的相关学术内容、科普知识等，还通过电视、广播、报纸及各种新媒体等向公众传播。针灸博物馆也具有"传播"价值，可将其所蕴含的针灸物质与非物质遗产传递给公众，达到教育、研究、科学普及的作用。

## 第一节　学术共同体

　　中华人民共和国成立后，那些在近代产生的颇具特色的针灸社团，如"东方针灸学研究社""国医砥柱社附设中国针灸学研究所"等组织已然消逝。针灸学科与其他学科一样，均处在一个百废待兴的状态。20 世纪 50 年代初，全国部分城市如上海、北京、武汉等地纷纷成立了中医学会。70 年代末，中华全国中医学会成立，下设二级分会中国针灸学会（1985 年升级为一级学会），自此，全国性针灸学术共同体产生，针灸从业者开始有了学科归属感。80 年代，随着针灸走向世界的步伐开始加快，以及中国针刺麻醉技术的国际影响，世界针灸学会联合会应运而生，针灸有了第一个全球国际学术组织。近几十年来，针灸学术共同体不断发展壮大，各级学会繁荣发展，在推动针灸学科发展方面起着越来越重要的作用。

### 一、地方性针灸学术共同体的兴起（1949 年至今）

　　中华人民共和国成立之初，南京曾短暂恢复过中国针灸学研究社，北京、上海、武汉等地纷纷恢复、成立中医学会，并下设针灸专门委员会或针灸科学会，促进了当地针灸学科的发展。

　　1950 年 5 月 30 日，北京中医学会正式成立。次年 4 月 21 日，其下设的针灸专门委员会（北京市针灸学会前身）成立，成为北京市正式的地方针灸学术组织，高凤桐任主任委员，王乐亭、刘介一、胡荫培、尚古愚为委员。当时为适应新中国卫生事业的需要，北京中医学会针灸专门委员会组织了多期针灸研究班及"师带徒"培训，培养出一批针灸医疗骨干和师资力量。针灸专门委员会还组织针灸医疗队为志愿军和解放军的休养员开展针灸治疗工作，他们多次召开针灸小组经验座谈会，一起探讨针灸的学术发展。

　　1951 年，由承淡安在近代创建的中国针灸学研究社在南京复社，继续针灸教育，主要讲授承淡安《中国针灸学讲义》有关内容，并进行学术探讨。1954 年，中国针灸学研究社停办[1]。

1952 年，上海市中医学会成立。1954 年 12 月 9 日，其下设的针灸科学会（上海市针灸学会前身）成立，由上海中医学院针灸教研室主任陆瘦燕任首任主任委员，针灸科学会自成立后开展了一系列学术活动，包括针灸培训、医疗等工作。其实早在 1948 年，陆瘦燕即和夫人朱汝功共同创办了新中国针灸学研究社，以开设针灸函授班等活动内容为主。

之后，在全国各地也有一些针灸的民间团体陆续出现，但省级针灸学会在中国针灸学会成立之前均未成立。

## 二、全国性针灸学会的建立（1979 年至今）

自改革开放以来，尤其是党的十一届三中全会后，中央提出要踏踏实实把包含针灸在内的中医事业推向前进[2]。中华全国中医学会就是在这种形势下诞生，它成立于 1979 年 5 月，由中国科学技术协会和卫生部领导。总会陆续组建全国性分科学会或研究会（二级分会），中国针灸学会是最早成立的二级学会（总会成立之时设立的唯一会分），由中医研究院院长鲁之俊任主任委员。

1985 年 3 月 5 日，经国家经济体制改革委员会批准，中华全国中医学会辖下中国针灸学会升为国家一级学会，正式成为中国科学技术协会团体会员，胡熙明任会长。1986 年，在全国针刺麻醉研究热潮的影响下，中国针灸学会首个二级分会——针刺麻醉分会成立。1989 年 6 月，中国针灸学会成立针灸器材专业委员会。1991 年，耳穴诊治专业委员会成立。全国性针灸学术共同体的成立也促进了各省市针灸学会的陆续成立，并由中国针灸学会及当地科学技术协会共同管理。

2003 年 7 月，中国针灸学会依据针灸学科发展趋势和研究方向，又设置了临床分会、针法灸法分会、实验针灸分会、经络分会、腧穴分会 5 个二级分会，以及针灸文献专业委员会。此后的十几年里，中国针灸学会又陆续设置了砭石与刮痧专业委员会等 20 余个专业委员会，灸疗分会、针灸与民族疗法分会两个二级分会，以及标准化工作委员会等 6 个工作委员会。自 2013 年起，中国针灸学会还陆续成立中医针灸产业与医教研联合体等 8 个产学研创新协作组。这些分支机构是学会的组织基础，代表了学科具体分化的方向内涵，也包含并由针灸学会直接介入学科发展的方方面面，如针灸理论发展、临床医疗、科学研究、教育培训、期刊出版、对外交流、产业布局、健康服务等。

中国针灸学会当前的定位是：由全国针灸医学及相关领域的科技工作者及相关单位自愿结成的全国性、学术性、非营利性法人社会团体，是中国科学技术协会的团体会员，是党和政府联系针灸医学科技工作者的桥梁和纽带，是发展我国针灸医学事业的重要社会力量。从 1979 年 5 月至今，中国针灸学会已历经六届理事会，刘保延为现任会长。中国针灸学会现拥有 37 个二级专业委员会（分会、委员会）、6 个工作委员会，个人会员近 3 万人，单位会员 19 个。主办《中国针灸》杂志（月刊）、《针刺研究》杂志（双月刊）、《世界针灸杂志》（季刊）等学术刊物，并对外公开发行。另外，还编有内部刊物《针灸简讯》。

在学科发展规划上，中国针灸学会着眼于针灸的传承与未来发展，作出了很多指导、引领工作，比如举办学会年会、全国针灸学术研讨会、特定主题的全国针灸交流会，开设"中国针灸学会科学技术奖"评选，举办各种针灸继续教育培训，开展对外针灸交流与合作等，旨在团结全国针灸医学工作者，促进针灸医学的繁荣和发展、针灸医学的普及和推广、针灸医学人才的成长和提高以及针灸学科与学术的不断向前进步。

当前，中医针灸的发展迎来了新机遇，中国针灸学会努力打造学术品牌活动，聚焦学科发展热点、关注社会健康问题，已形成了内容突出、亮点鲜明、规模宏大的学会年会、全国针灸推拿临床技能大赛、振兴灸法中国行等活动。根据公众健康需求和产业发展需要，集聚创新资源，推动针灸产业与医教研结合，搭建穴位贴敷、减肥美容、艾灸、病例研究登记注册等学术平台，促进针灸学科"产学研用"全面发展。针对学科发展难点问题，与多学科交叉融合，开展专题头脑风暴论坛等国内外学术活动。

## 三、针灸国际组织的产生（1987 年至今）

早在 20 世纪 70 年代，美国总统尼克松访华，中美关系解冻。1971 年 7 月 26 日，美国资深记者詹姆斯·罗斯顿（James Reston）于《纽约时报》头版，以大幅醒目标题刊发了"现在让我告诉你我在北京的阑尾炎手术"，引发美国"针灸热"，随后，迅速影响到世界，从此针灸进入了一个全球较为快速发展的时期。随着针灸在世界范围的复苏，1979 年中国举办了"第一届全国针灸针麻学术讨论会"，使"针刺麻醉"取得了举世关注，具有划时代意义。针灸医学国际交流日益频繁，组建一个世界性的针灸学术联合组织已经成为世界针灸医学发展的直接需要。1982 年，在中国、日本、澳大利亚、韩国等 8 个国家的倡议下，在世界卫生组织的帮助下，经过 5 年的筹备，世界针灸学会联合会应运而生，对于推进世界针灸的发展，促进全人类的健康具有十分重要的意义。

1987 年 11 月 22 日，经国务院批准，由卫生部、中国科协、外交部和国家科委牵头协调，在世界卫生组织指导下，经中国中医科学院和中国针灸学会筹备，首个针灸国际组织——世界针灸学会联合会在北京宣告成立。在世界针灸学会联合会第一届会员大会上，卫生部副部长、国家中医药管理局局长、中国针灸学会会长胡熙明当选为第一届主席，中国中医研究院副院长、中国针灸学会副会长王雪苔当选为秘书长，国家中医药管理局办公室主任、中国针灸学会副会长陈佑邦当选为司库，中国中医研究院名誉院长鲁之俊被聘为名誉主席。

世界针灸学会联合会的成立，顺应了针灸国际发展的形式，标志着一个代表全球针灸工作者共同利益的国际性针灸行业组织走上了历史舞台。世界针灸学会联合会在针灸走向世界，促进全球针灸界之间的了解和合作，加强国际学术交流，提高针灸医学在世界卫生保健工作中的地位和作用等方面，作出了重要贡献。

世界针灸学会联合会由团体会员组成，其机构为会员大会、执行委员会、秘书处、工作委员会，总部设在中国北京。中国针灸学会是世界针灸学会联合会最大的团体会员。世界针灸学会联合会从 1987 年成立之初的 43 家团体会员发展成为 2019 年拥有 60 个国家和地区 243 个团体会员的国际针灸学术组织，代表着全球近 40 万针灸工作者。其团体会员的不断发展壮大，体现了在世界范围内针灸被越来越多的民众所熟知、认可和接受。据世界针灸学会联合会统计，针灸已在 183 个国家得到应用，针灸学术交流活跃，科学研究从临床向基础扩展，研究结果受到普遍关注。世界针灸学会联合会成立至今，组织开展世界针灸学术大会 10 次，国际针灸学术研讨会 28 次，"一带一路"中医针灸风采品牌活动 30 余站，发起"世界针灸日""世界针灸周"系列活动，推出"世界针灸杰出贡献奖——天圣铜人奖"等，大力推动中医针灸更好地融入世界各国的医学体系。

世界针灸学会联合会执行委员会为本学会的常设权力机构，秘书处为本学会办事机构，负责处理日常工作。工作委员会是负责开展特定工作领域里的工作机构，由教育、传承、标准、立法、对外交往、科学技术、健康传播、养生保健、义诊、资格审查、道德标准等工作委员会组成，以全方位、多视角、系统性、专业化地应对近现代针灸学学科在国际发展中遇到的新挑战，推动着中医针灸在增进人类健康中作出积极贡献。

世界针灸学会联合会 1998 年与世卫组织建立正式关系，2010 年被国际标准组织中医药技术委员会（ISO/TC249）接纳为 A 级联络组织，2017 年成为中国民间组织国际交流促进会团体会员，2019 年获得联合国经社理事会"特别咨商地位"。通过广泛与国际组织建立关系，世界针灸学会联合会获得更多参与高级别、多层次、广领域的活动机会，在国际舞台上弘扬中医针灸，紧抓新时代中医针灸发展的新机遇和新平台，不断提升针灸医学在传统医学和健康医学中的国际地位和影响力。

世界针灸学会联合会三十多年来一直致力于开展针灸学术交流、针灸教育、针灸立法、针灸医疗、针灸培训与考试、针灸科学研究与信息平台建设等工作，对于近现代针灸走向世界舞台，充分发挥了针灸行业国际组织的主导地位和引领作用。针灸国际化的态势标志着有几千年历史的中国针灸学进入了一个新的发展阶段，中国针灸已经成为世界针灸。

（文碧玲　刘　兵）

# 第二节　针灸学术期刊与传媒

人类交流活动的载体随技术的进步不断发展和变化，从口头交流、文字交流到现今的多媒体交流，都是应交流的需求而产生，科技期刊正是在学术交流的基础上应运而生。我国科技期刊的发展相对曲折而缓慢，直到 1978 年迎来发展历程中的分水岭，"科学技术是第一生产力"的提出使我国科技期刊得到长足的发展，科技期刊的数量迅猛增长。众多科技期刊为学术交流提供了平台，也承担了学科信息传递、组织调节和导向等功能。针灸学术期刊作为科技期刊的一部分，是针灸学科与外界沟通的桥梁，对宣传、普及针灸知识，推动学科发展起到了举足轻重的作用。

## 一、针灸学术期刊的发展概况

中国科协、中宣部、教育部、科技部联合发文称："国家创新能力根植于知识创造、汇聚与传播及其生态环境。科技期刊传承人类文明，荟萃科学发现，引领科技发展，直接体现国家科技竞争力和文化软实力。[3]"在针灸领域，作为科技期刊重要组成部分的针灸学术期刊承担着沟通针灸学情报，反映最新科研方法、发展趋势、推广医疗经验、促进学科体系构建的任务。据 2018 年的一项统计[4]，我国内地公开发行的中医药期刊共计 137 种，其中专科性期刊 40 种，针灸类学术期刊 6 种，分别为《针刺研究》《中国针灸》《上海针灸杂志》《针灸临床杂志》《世界针灸杂志》和《针灸推拿医学杂志（英文版）》。

20 世纪 70 年代，随着针刺麻醉的成功，国内掀起了对"针刺镇痛"原理与"经络理论"

的研究，先后在西安、北京等地召开了"针刺麻醉"与"针刺镇痛"及"针灸经络"研究的学术交流会。"针刺麻醉"与"针刺镇痛"由临床观察逐渐向机制研究深入，特别是针灸治疗急腹症以及"经穴特异性""经脉脏腑相关""针刺对内脏调整功能"的研究，更推动了针灸的临床应用与实验研究。我国针灸率先走出了国门，针灸研究队伍中的人员结构明显地体现了中西医结合、基础研究与临床结合及多学科参与合作等特点，从而大大推动了我国针灸经络的研究和发展。然而，这方面的刊物却十分缺乏，给广泛深入的学术交流带来了影响[5]。

在此背景下，1976 年 12 月，《针刺麻醉》正式出版，由中国医学科学院情报研究所主办。1979 年由内部刊物改为公开发行，1980 年刊名改为《针刺研究》，面向国内外公开发行。1984 年移交中国中医科学院针灸研究所主办，由马廷芳任主编。自 1999 年起由中国中医科学院针灸研究所与中国针灸学会共同主办至今。目前该刊开辟的栏目有综述、临床研究、实验研究、经络与穴位、方法与仪器、初步报道、国外文摘、国内文摘、争鸣等。该刊以"基础实验研究为主，兼顾临床研究与报道"为特色，主要报道针灸临床和实验研究新成就，介绍临床与实验研究之间的联系；宣传与鼓励广泛利用现代科技方法与技术，研究与发展针灸医学。它是我国唯一集中报道针灸作用机制的刊物，国家自然科学基金等各级资助课题的论文占总发表论文数的 50% 左右，具有较高的学术水平。

与《针刺研究》的创立背景相似，1981 年 8 月，《中国针灸》创刊。在 1981 年第 1 期的《中国针灸》上，刊载了《针刺麻醉座谈会》[6]和《1980 年三次全国性的针灸学术会议》[7]，报道了关于针刺麻醉、经络现象、经穴 – 脏腑相关研究的内容，由此可见彼时针灸界的关注热点依然是"针刺麻醉""经络理论"的研究，在此研究氛围下，加之国际交流日益广泛，鲁之俊在《发刊词》中明确《中国针灸》的任务："宣传党的团结中西医政策；及时介绍针灸、麻醉、经络等方面的研究成就与进展；交流针灸的医疗与教学经验；介绍国内外的针灸研究工作动态等；不断提高我国的针灸学术水平，以便更好地为四个现代化服务。[8]"如今，回顾《中国针灸》历经的岁月及取得的成果，应是对此任务的践行。目前《中国针灸》由中国科学技术协会主管，中国针灸学会、中国中医科学院针灸研究所主办，《中国针灸》编辑部编辑出版。作为中国针灸学会会刊，是开展针灸学术交流、传播科学思想的重要阵地。杂志始终坚持"提高为主，兼顾普及，丰富多彩，实事求是"的办刊宗旨，力求作到既能反映我国高水平的针灸研究成果，又能满足一般临床医生的需要。以各级医务工作者，尤其是针灸临床、教育、科研人员以及针灸爱好者为读者对象，全面报道国内、国外针灸学科的最新研究成果，介绍临床有效的治疗方法，提供各种技能培训、继续教育培训、学术会议及医疗器械产品信息等，对世界医疗卫生专业人员从事针灸临床、教学、科研工作具有很好的指导作用。

与其他国内外公开发行的针灸期刊不同，《上海针灸杂志》是唯一冠以城市名称的期刊，"虽名'上海针灸杂志'，但面向华东，面向全国，我们殷切期望各省、市、自治区针灸医疗、教学、科研单位有关人士继续给予大力支持，踊跃投稿。[9]"针灸界开始以审慎态度对待针刺麻醉，以多种方法进行针刺镇痛原理的研究，针灸治疗方法在继承的基础上也不断有所创新，针灸的文献整理也有进展，国际上有越来越多的学者和医学专家重视和研究针灸医学。在此背景下，1982 年上海市针灸经络研究所和上海中医学会针灸科学会联合主办的《上海针灸杂志》创刊（目前由上海市卫生健康委员会主管，上海市中医药研究院、上海市针灸学会主办，上海市针灸经络研究所承办），为国内外针灸学术交流开辟园地。《进一步发扬我国传统的针灸学术》一文对《上海针灸杂志》寄予了这样的希望："目前全国已有一定数量的针灸教学和研究机构，初步形成了一支中西医结合的科研队伍，但应该看到，他们的学术水平必须得到提高……他们过去都学会了针灸，也积累了一些临床经验，但迫切需要提高，我希望《上海针灸杂志》要重视这支力量，多为他们照相，尽可能提供学习和交流机会。"[10] 从创刊至今日，《上海针灸杂志》侧重于针灸临床，现在主要栏目有"973 计划"专栏、名医经验、临床研究、动物实验、综述及述评、经络腧穴、文献研究、针灸教学等。并谨守继承和发扬针灸医学的宗旨，以其丰富的内容，融学术、技术、普及为一体的特点，已成为广大从事临床、教学和科研的各级医技人员以及针灸医学爱好者的良师益友。该杂志为适应市场需要，促进针灸事业的发展，凭借期刊这一媒体所具有的社会影响力和学术辐射力，加强了针灸领域间的交流与合作，并使之成为大势所趋。

自 1976 年以来，联合国世界卫生组织多次发表文章和建议，大力提倡推广针灸学，针灸学已成为世界医学界共同关心和研究的一门科学。我国各级针灸医务人员的共同任务是千方百计地把针灸学术水平提高到一个新的高度，探索提高针灸疗效的新途径和新规律，阐述针灸针麻的科学原理，发展针灸教育，培养针灸人才，使针灸的理、法、方、针得到科学性的总结和提高[11]。顺应此势，《针灸学报》于 1985 年创刊。该刊以临床研究为主，于 1993 年第 1 期更名为《针灸临床杂志》，后一直沿用此名。该刊由黑龙江中医药大学主办，是以针灸临床为主的学术期刊，着重反映全国针灸领域研究进展和成就，及时向国内外读者传播最新的针灸临床学术信息，辟有丰富的临床内容，融学术、普及为一体，栏目设有理论探讨、名医经验、临床报道、物种针法、俞穴应用、灸法集萃、刺法聚英、实验研究、文献综述等，为从事中医临床、针灸临床及科研、教学人员及中医针灸学员、广大中医针灸临床爱好者的实用刊物。

以上几种中文期刊的创办给国内针灸界提供了良好的交流平台，随着国际针灸班的开展，国际上的"针灸热"空前高涨，针灸成为国际交流的一种方式，在针灸走向世界的过程中，需要一个能够展现学科学术研究成果的平台，科技期刊则是类似平台中最好的一个。鉴于英语是全球通用的科技语言，出版针灸学术期刊，对介绍针灸的应用与发展，不断促进中外针灸的学术交流具有重要意义。目前，国内出版的全英文针灸类期刊论文的杂志有两种:《世界针灸杂志》（World Journal of Acupuncture-Moxibustion）和《针灸推拿医学杂志（英文版）》（Journal of Acupuncture and Tuina Science），两刊借针灸国际化之势，将中国原创的针灸用英语这一全球通用的语言形式呈现给世界。

《世界针灸杂志》创刊于 1991 年，由国家中医药管理局主管，世界针灸学会联合会主办，中国中医科学院针灸研究所承办，是世界针灸学会联合会的国际性杂志，目前已发行数十个国家和地区。该刊开辟有临床研究、实验研究、临床观察与报道、针灸教育与学术讲座、医史文献、综述、消息报道、针灸仪器等栏目。在报道方面，力图全面反映针灸学科各领域的最新研究成果，传递针灸学术的最新动态与消息，注重针灸医学的实用性，重点反映针灸临床各科的最新治疗经验，为全世界针灸工作者提供学习和经验交流的园地。自 2012 年起，《世界针灸杂志》被全文收入世界上最大的医学与科学文献出版商之一的 Elsevier 数据库，论文的传播及影响力得到极大提高，推动了针灸学科的国际化进程。

《针灸推拿医学杂志（英文版）》创刊于 2003 年，由上海市卫生健康委员会主管、上海市针灸经络研究所主办。该刊以介绍针灸和推拿临床医学、推广中医针灸和推拿文化、促进国际交流为主旨，设有"973 计划"专栏、述评、名中医经验、临床研究、基础（实验）研究、临床报道、病例报告、经络腧穴、针刺麻醉、针灸器械等栏目，全面报道国内外针灸、推拿的临床和基础研究成果，收录具有中医特色、突出中医基础理论实际运用的论文。

英文针灸期刊的发展与提高与针灸国际化的背景息息相关，期刊的发展也可以推动针灸学的国际化进程。中医针灸被正式列入"人类非物质文化遗产代表作名录"后，借此东风，英文学术期刊更需肩负促进针灸学在世界范围的传播与发展的责任。

以上 6 种为国内公开发行的期刊，除《世界针灸杂志》和《针灸推拿医学杂志（英文版）》外，其余 4 种均为中文期刊。从学科分化和学术深入的角度来说，针灸中文期刊的发展存在着一些特点或问题：①期刊所刊载论文的基金资助有地域性特点，地区课题在该地区期刊上的刊文相对比例较大，呈现出地域性分布的特点。②期刊刊发论文的作者和机构分布存在区域性，与期刊同一地区的作者和机构在该期刊上发表文章的数量比较稳定。4 种杂志中，《中国针灸》《针刺研究》位于北京，《上海针灸杂志》位于上海，《针灸临床杂志》位于黑龙江，就 4 种期刊的发文来看，期刊所在地的作者和机构在该期刊上发表的文章数量较稳定，区域特征明显，这种情况导致杂志为反映地方学术特色服务，所载文稿受到局限，不利于兼顾学科发展的全面性[2]。③栏目雷同，登载文章模式化，不利于新思想的产生和边缘学科的发展。现代针灸期刊的栏目设置大致相同，以针灸的临床、实验和理论研究为主，缺少随时代发展出现的多学科研究栏目，不能充分与其他学科交流融通。

## 二、传媒对针灸信息的传播

传媒，指信息传播媒介，包括传统的广播、杂志、报纸，以及新媒体——利用数字技术，通过计算机网络、无线通信网、卫星等渠道，以及电脑、手机和数字电视机等终端，向用户提供信息和服务的传播形态，如数字杂志、数字报纸、数字电影、短信、微信和微博等。

与以往以书籍和纸质期刊作为主要传播途径不同，目前个人微博、微信公众号等的广泛使用给针灸各类研究的发声提供了平台。各针灸期刊充分利用新媒体途径以传递针灸信息，同属于中国中医科学院的《中国针灸》和《针刺研究》杂志用"中国针灸杂志"公众号与读者沟通，扩大中国针灸杂志的国际影响力；《针灸推拿医学杂志（英文版）》也开通了"针灸推拿医学杂志"公众号发布期刊信息。新媒体的应用促进了针灸信息的传播速度、加强针灸学术信息的交流，在一定程度上能促进针灸学的发展。

除了针灸类期刊的数字化，随着网络信息技术的日益发展，网络资源愈渐丰富，针灸从业者纷纷在数字平台上发表自我观点、拍摄视频与他人交流，同时网络课程的开设对针灸知识的传播也有推动作用。在现有信息技术支持下，大众可及时获知针灸最新动态和趋势，也能利用新式传播媒体进行交流。

（张建兰　文碧玲）

## 第三节　针灸博物馆与针灸文物

　　针灸学在数千年不断发展和创造中，流传下来特别丰富的医学文化资源，它们均以文献、模型及器物等形式有所反映，但这些宝贵的文化资源已经过漫长岁月，其中能够得以辗转保存流传下来的只是为数极少的一些传世之品。所幸通过考古工作者的辛勤劳动，在地下文物的发掘工作中，也能间断地收获一些古代医学实物，而在这些古代医学文化资源中属于针灸文物的资源就更为稀珍难得。现存的针灸文物（藏品）大多分散于全国乃至世界众多的博物馆中，也有少部分收藏于相关文物管理部门及中医药名家遗址或纪念馆等。针灸古籍文献除了藏于博物馆，还藏于一些大型综合性或中医类图书馆。

### 一、专门性针灸博物馆的陆续建设

　　专门性针灸博物馆（陈列馆），仅有中国中医科学院针灸博物馆、湖南中医药大学针灸陈列馆及湖北衢州杨继洲针灸博物馆 3 家实体机构，以及针灸数字博物馆等。它们分别成立于不同的历史时期。

　　（一）中华人民共和国成立之初设立的中国中医科学院针灸博物馆

　　20 世纪 50 年代，卫生部中医研究院针灸研究所设立了针灸文物陈列室（中国中医科学院针灸博物馆前身）。为了使展品内容更加丰富、饱满，也为了满足研究针灸历史与学术的需要，马继兴等进行了收集与仿制针灸铜人的工作。1956 年 11 月，经由中医研究院向文化部申请，先后借用了收藏在南京博物院的光绪铜人及收藏在故宫博物院的嘉靖铜人进行仿制，于 1957 年各制成一座，现藏于中国中医科学院针灸博物馆内。因条件所限，当时的针灸文物陈列室建设相对比较简陋，文物分类也较粗糙。

　　2001 年，在科技部专项基金资助下，针灸文物陈列室进一步改善馆藏条件，使原有的藏品得到有效的保护，并有针对性地补充了相关藏品。2003 年，黄龙祥等赴俄罗斯圣彼得堡冬宫，实地考察馆内所藏针灸铜人，考证其为"明正统仿宋针灸铜人"，并成功仿制（现收藏于中国中医科学院针灸博物馆内）。2003 年 11 月针灸文物陈列室改名中国针灸博物馆，隆重对外开放。2015 年，中国针灸博物馆搬迁至中国中医科学院针灸研究所新办公大楼，重新修缮、布展，2018 年 7 月重新对外开放。

　　该馆以收藏历代针灸铜人、铜人图经、明堂图为重点，兼收反映针灸学术发展的器物、文物图谱及古籍善本等。基本陈列由针灸文献、针灸图像、针灸器具三个专题构成，以针灸发展为主线，集中体现藏品的文物与学术双重价值，反映针灸在各个历史时期主要特色和成就。自成立以来，针灸博物馆先后接待了近百个国家和地区的包括总统、副总理、外长、卫生部长在内的来宾、政府代表团、驻中国大使和针灸团体，世界卫生组织以及来中国学习针灸的外国学员及国内参观者累计近 1 万余人次的参观访问。接待了英国、法国、日本、加拿大、美国、苏联在内的 10 余家电视台、电影厂的采访、拍摄；接待了中央电视台、北京电视台、中央新闻纪录片厂、北京科学教育电影制片厂等多家影视机构的多次拍摄，成为向世界宣传中国针灸的一个重要窗口。

（二）改革开放之后建设的湖南中医药大学针灸陈列馆

1979 年，湖南中医药大学设立针灸陈列室。1990 年 10 月，在此基础上创建针灸陈列馆，1999 年扩建，2007 年重建。

该馆以收藏针灸文献、近现代针灸名家承淡安、朱琏、陆瘦燕等人的相关物品为主要特色，基本陈列分为 3 个展厅，从针灸学的起源、形成、发展、全盛、衰落、复兴和腾飞七个方面，通过运用丰富的绘画、模型、实物、书籍、图片等，重点介绍各历史时期著名针灸医家的学术思想、主要著作及学术成就。该馆是国家中医药管理局首批的流派传承工作基地，湖南省传统文化教育基地，中国中医科学院针灸研究所文化交流传播基地，湖南省爱国主义宣传教育基地。自建馆以来，本馆接待中外来访、考察者参观学习 20 多万人次，为针灸在社会的认知度的提高与普及作出了重要贡献，是湖南中医药大学对外交流的特色窗口之一。

（三）数字时代的产物——针灸数字博物馆

近 30 年来，随着计算机技术、网络技术以及数据库技术等不断引入博物馆建设中，数字博物馆建设成为新的发展趋势，使实体展馆得到延伸。如 2004 年和 2006 年"北京中医药数字博物馆——针灸馆""历代针灸成就交互式多媒体展示系统"研制项目，利用信息技术对针灸学领域的相关资料进行数字化采集、管理并实现永久保存，通过文字、图片、视频及动画等多种方式，集针灸科普知识、刺灸技法、医疗实景展示于一体，以互联网为传播和展示平台，直观生动地展示针灸学发展各时期所取得的成就及丰富的文博信息，摆脱实体博物馆所必需的建筑、陈列、参观时间等条件的限制，让世人更好地认识针灸，促进针灸事业的发展。

（四）近年来创建的杨继洲针灸博物馆

2018 年，浙江省衢州市衢江区杨继洲针灸医院（衢江区中医院）创建杨继洲针灸博物馆，展馆面积 330 余平方米，为目前针灸专题展馆较大者。

基本陈列分为两大部分，即"针灸源流"和"针圣故里"，展陈了针灸的历史、发展及各时期的主要成就，重点突出明代针灸学家杨继洲的针灸特色，馆藏杨继洲《针灸大成》丰富，不同版本达 24 套，是目前收藏《针灸大成》版本最多的专题展馆，并仿制有一定数量的早期针灸文物。

## 二、针灸文物与藏品的不断发掘与展出

针灸的文物与藏品是人类在社会医疗活动中遗留下来的宝贵文化遗产，是针灸文化传承、展示及科学研究的重要载体，对针灸学科知识的传播和传承起了重要作用。

（一）针灸文物的陆续出土与发现

自 20 世纪 60 年代以来，在考古工作中相继出土了一些针灸文物，如内蒙古多伦旗头道洼新石器时代遗址砭针、湖南长沙马王堆和湖北张家山西汉简帛经脉文献、河北满城汉墓金银医针、新疆和田《黄帝明堂经》残页以及北京从拆除的明代城墙中发现的宋代《新铸铜人腧穴针灸图经》石刻残碑等。这些出土针灸文物与现存历史文献互相印证，有力地说明了针灸的起源及其早期发展状况。一些代表性的针灸文物出土或发现情况如下。

1963 年，内蒙古多伦旗头道洼新石器时代遗址出土了一枚经过磨制的石针，长 4.5 厘米，一端有锋，呈四棱锥形，另一端扁平有弧刃，据考古工作者与医史工作者鉴定，认为它是针法的原始工具——砭石[12]。

1968 年，河北满城西汉中山靖王刘胜墓出土金医针 4 枚，银医针 6 枚。其中，金医针制作精细，保存完好，针体长 6.5~6.9 厘米，上端为方柱形的柄，比针身略粗，柄上有一小孔；6 枚银医针都残缺，无法辨认。据研究，这批金银医针与《灵枢·九针十二原》所述形制相似。

20 世纪 70 年代，山东微山两城山出土有"扁鹊行医针砭"东汉画像石，图中生动刻画一"半人半鹊"之神鸟以针砭等工具给人治病，其旁阴刻有"山鹊"字样。近年来有学者研究认为，此画像石反映了古代东夷地区原始的鸟图腾崇拜（古有"鸟夷羽民"之说，古人以鸟为图腾，认为鸟具有某种神力，如鸟能交通人神、羽化升仙、祛疾增寿等），揭示了东夷针砭之术的起源。

1973 年，长沙马王堆三号汉墓（公元前 168 年）出土了一批医学相关文献，其中有些与经脉理论密切相关，命名为《足臂十一脉灸经》《阴阳十一脉灸经》，论述人体十一条脉的循行路线、主治病证及灸治方法，这是迄今发现有关论述经脉学说的最早文献。

1978 年，内蒙古达拉特旗发现一枚战国至西汉年间的青铜砭针，形状与内蒙古头道洼出土的砭石相似，可见金属针具的出现在当时并未完全取代砭石，后者在相当长的一段时间内依然被使用。

1984 年，湖北江陵张家山出土竹简《脉书》中亦有基本相同内容（即《阴阳十一脉灸经》丙本）。简帛文献的出土揭示了《灵枢·经脉》以前存在较为丰富的早期经脉学说，为考察经络理论起源、针灸理论体系形成提供了极为珍贵而丰富的史料，修正了原有的一些学术见解，甚至可以说在某种程度上重写了早期针灸学术史。

1993 年，四川绵阳永兴镇双包山二号西汉墓出土了一个"人体经脉漆木俑"，高 28.1 厘米，木胎，体表髹黑漆，裸体直立，手臂伸直，掌心向前，体表绘有纵形红线 19 条，并未标注穴位。2012—2013 年，四川成都金牛区天回镇（当地俗称"老官山"）西汉墓出土一个"人体经穴漆木俑"，人像高 14 厘米，标记红色粗线 22 条，阴刻白色细线 29 条，刻点 119 个，及"心""肺""肾""盆"等阴刻小字。两尊木俑的出土，在针灸界引发了一定的反响与关注。

2012 年，成都天回镇老官山汉墓出土大量医简，通过已发布的内容来看，天回医简中有诸多针灸理论及治疗经验的相关载述[13]。

（二）国家及省市博物馆对针灸文物的收藏与展出

在一些历史、艺术类博物馆中，收藏针灸文物比较集中且具有较高历史、艺术、科学价值的当数中国国家博物馆及故宫博物院。中国国家博物馆收藏针灸文物非常丰富，如藏有针灸早期文献、骨针、金医针、针灸画像石、《新铸铜人腧穴针灸图经》刻石及针灸铜人等，其中明代厅展出的针灸铜人即习近平主席访问世界卫生组织赠送"针灸铜人"仿制品的原型，针灸铜人不仅是古代针灸教学模型，更是古人智慧的结晶，中国国家博物馆这一件件文物记录了针灸数千年发展演变的历程。故宫博物院也藏有不少与针灸相关的文物，如针灸医疗的针具、灸具、罐具及针灸铜人等。

在一些省、市地方综合博物馆，特别是有针灸文物出土、征集所在地博物馆或文物管理部门，如山东省博物馆、湖南省博物馆、湖北省博物馆、河北博物馆、甘肃省博物馆、内蒙古博物院、成都博物馆、荆州市博物馆、绵阳博物馆、山东曲阜文物局及北京朝阳区文化委员会等，这些地方收藏的针灸文物多来自汉代古墓，甚至是更早期遗址出土的，内容涉及针灸文献、图像、模型、石碑、器具等，具有极高的文物价值和学术价值，为研究考证汉代及汉代以前针灸经络理论起源、针灸理论体系形成提供了重要的原始实物依据。另外，我国台港澳地区也藏有针灸文物，如台北故宫博物院藏有一副宋代画家李唐绘制的《灸艾图》，该图反映了灸法在唐宋之际盛行状况。

20 多年来，随着国家对中医药文化的重视，中医药博物馆（陈列室）发展迅速，据粗略统计全国至少有 60 家以上，包括中医药院校、中医院、中医药企业、地方及民间中医药等博物馆（不包括个人私藏）。这类博物馆传世针灸文物并不多，文物主要来源于捐赠、征集及老药店和医家的遗存，年代均较晚，以明清及近现代为主，且有些博物馆的针灸"文物"是从近年文物市场收集而来，其真伪有待鉴定。

针灸资源馆藏较为丰富的当属上海中医药博物馆，其前身是创建于 1938 年的中华医学会医史博物馆，在数量和种类上均占有优势，其"镇馆之宝"是清代乾隆（公元 1744 年）御制的针灸铜人，此外还藏有针灸文献、清代系列重刻《铜人明堂之图》及一定数量的器具等。

另值得一提的是陕西医史博物馆，其创建于 1964 年，是全国中医院校中最早独立自主建设的医史博物馆，藏有针灸文献及若干出土针灸器具，包含新石器时期砭针、战国时期青铜砭针（国家二级文物）等早期针刺工具。

青海藏文化博物院、内蒙古自治区蒙医药博物馆是民族医药博物馆中佼佼者，前者以藏医药文化为主题，与针灸相关的文物有藏医医疗器械、古籍文献等，其经典文献《四部医典》包含中医针灸学内容，是研究中医针灸理论、技法与藏医学方面渊源历史及其影响的重要文献。

内蒙古自治区蒙医药博物馆藏有一尊蒙医疗术铜人（蒙医针灸铜人），体现了蒙医针灸民族区域特色，馆藏还有针刺、灸疗等医疗器械，蒙医针刺工具最初也由砭石发展而来，与中医针灸的历史渊源有着诸多相似性。

另外，云南中医药大学从法国、英国等国搜集到大批文物、音像资料，由此建立了中医西传博物馆。主要展示 20 世纪 30 年代起至今西方居民根据自己的文化解读、重塑中医的过程。针灸藏品包括针灸文献、铜人、针具、电针仪等，尤其是《针灸大成》（清代年间刊印）的回归，该函古籍由"法国针灸之父"乔治·苏理耶·德·莫朗从昆明带回法国，并将多年在中国所学中医针灸知识传授给当地医生，对法国针灸发展产生了巨大影响，在中医西传史上具有特殊的历史、文物价值和意义[14]。

（三）中国针灸文物的海外遗存

流传海外的针灸遗存以针灸文献为多，流传方式主要有两种，一是早期中国对外交流而外传，二是外来发掘而流传海外。早在 6 世纪，针灸医书就传到邻近国家，如此时《针灸甲乙经》传入朝鲜、《针经》传入日本、吴人知聪携带《神农本草经》《脉经》《明堂图》等共 164卷，经由高句丽赴日本传授中国医学，对朝鲜、日本的医学产生了重要影响。这些早期外传针灸文献在海外保存较完整，多数在国内已经流失，为此国内学者对其进行了调查回归。

关于外来发掘的海外遗存，有学者研究认为，20 世纪初，俄国探险队多次在中国西北地区发掘出土了大批古卷子本医学文献实物，其中包含一些针灸古代文献，收藏于俄罗斯艾尔米塔什博物馆。目前较为明确的是，俄罗斯艾尔米塔什博物馆有三个中国古代腧穴文献古卷子残卷，据考证，此乃成书于东汉初期的我国第一部针灸腧穴专书——《黄帝明堂经》的另一古传本残卷，这对《黄帝明堂经》的辑复具有重要意义[15]。同样，中国西北地区出土的医学文献，在英国、法国、德国和日本等国均有不同程度数量的保存[16]。

另外，针灸铜人也有流失海外的，目前较普遍认为由中国流失海外的针灸铜人主要藏于俄罗斯和英国。近 30 年来，有学者为探索海外所藏针灸铜人的来历，对海外多具铜人进行研究，认为英国维尔康医史博物馆馆藏针灸童子铜人，据头部总角推断可能系我国明代所铸铜人，该馆另一"雍正"小铜人为仿乾隆小铜人赝品[17]。还有学者通过详细的实地考察和系统的文献研究，认为俄罗斯艾尔米塔什博物馆所藏针灸铜人为中国明正统仿宋针灸铜人，系现存最早的针灸铜人，并将之成功复制[18]。

（张立剑　刘　兵）

# 参考文献

[1] 张树剑. 近现代针灸科学化实践与转向——以朱琏为中心 [J]. 中国针灸，2014，34（10）：1009–1015.

[2] 张兆云. 中华全国中医学会 [J]. 中国科技史杂志，1983（1）：32–34.

[3] 黄苏萍，黄丰，陈成东. 中医药期刊的现状及提高影响力之对策 [J]. 中国科技期刊研究，2009，20（3）：461–464.

[4] 谢晨，黄琴峰，马晓芃. 针灸专业期刊的文献计量学分析 [J]. 科技期刊发展与导向，2018（7）：245–255.

[5] 严洁.《针刺研究》创刊 40 周年感言 [J]. 针刺研究，2016，41（5）：396.

[6] 焦玄. 针刺麻醉座谈会 [J]. 中国针灸，1981（1）：48–49.

[7] 魏明丰. 1980 年三次全国性的针灸学术会议 [J]. 中国针灸，1981（1）：49–50.

[8] 鲁之俊. 发刊词 [J]. 中国针灸，1981（1）：4.

[9] 本刊编辑部. 告读者 [J]. 上海针灸杂志，1982（1）：5.

[10] 钱信忠. 进一步发扬我国传统的针灸学术 [J]. 上海针灸杂志，1982（1）：2–3.

[11] 针灸学报编辑部. 为开创针灸事业新局面而奋斗 [J]. 针灸学报，1985（1）：1.

[12] 王雪苔. 雪苔针论 [M]. 北京：人民卫生出版社，2008：34.

[13] 赵京生. 腧穴命名的演变：基于天回医简分析 [J]. 中国针灸，2019，39（9）：1017–1020.

[14] 赖张凤，戴翥，谭勇，等. 海外回归中医古籍《针灸大成》流传及版本研究 [J]. 世界中西医结合杂志，2015，10（11）：1611–1612.

[15] 王兴伊，于业礼. 敦煌《黄帝明堂经》残卷校释 [J]. 敦煌研究，2016（4）：91–96.

[16] 马继兴. 俄国现藏的中国出土古代医药文献 [J]. 中华医史杂志，1999，29（1）：10.

[17] 靳士英，靳朴. 海外针灸铜人考 [J]. 第一军医大学分校学报，2001（2）：123–126.

[18] 黄龙祥. 明正统仿宋针灸铜人鉴定与仿制 [J]. 中国针灸，2004，24（5）：355–358.

# 第七章　当代针灸的国际传播与交流

当代针灸的国际传播交流，在临床医疗、健康服务、医学认知、科研方法、政治外交、文化输出、人才教育等不同层面都有开展。1955 年，毛泽东主席就曾预言："针灸不是土东西，针灸是科学的，将来世界各国都要用它。[1]"如今，针灸已走向世界各大洲 180 多个国家和地区，可以为全人类的健康带去"中国方案"，成为中国文化"走出去"战略的一张闪亮名片，也是中医药走向世界的"排头兵"。

## 第一节　当代针灸国际交流的进程

当代针灸国际交流的进程，与国家政治、经济、文化建设水平，以及整体对外交流状况是密切相关的。就其自身特点来看，针灸国际交流在早期是较为无序、散在的。之后，随着针灸国际组织的建立，针灸对外交流开始变得有序、广泛，交流的方式也体现出多元化特点。新时代下，包含针灸在内的中医，成为国家"一带一路"顶层合作倡议、"中国文化走出去"战略、推动构建"人类命运共同体"倡议的重要载体。同时，民间的针灸交流也随着世界经济的发展、科技的进步以及健康意识的提升变得越来越频繁。

### 一、针灸医疗外交的开启与推进（1949—1979 年）

中华人民共和国成立初期，国家在发展自身经济建设的同时，也开始逐步与世界各国建立外交关系，针灸的当代国际交流也随之起步。这一进程又可分为两个历史时期，一是以针灸学家朱琏为代表的中医研究院针灸研究所专家"针灸医疗外交"的开启；二是美国"针灸热"的兴起。

#### （一）"针灸医疗外交"的开启

1951 年 8 月，中央人民政府卫生部针灸疗法实验所成立，朱琏担任首任所长。1955 年 12 月，中医研究院成立，针灸疗法实验所更名为"中医研究院针灸研究所"，朱琏继任所长。1951—1959 年，朱琏带领她的医疗与研究团队，率先开展针灸涉外医疗，为来自苏联、匈牙利、捷克斯洛伐克、罗马尼亚、波兰、越南、印度、印度尼西亚、阿尔及利亚、锡兰、英国、日本等国家外国友人提供针灸治疗与保健服务，并积极推动与苏联、印度、朝鲜、越南、蒙古、罗马尼亚、法国、泰国、缅甸等国家的针灸国际培训与学术交流[2]。尤其值得一提的是，1956 年 4 月，在中苏两国政府间友好协议下，由苏联保健部派来的国家保健机构及医学史研究所专家来中医研究院针灸研究所考察、学习针灸，成为中华人民共和国成立后首个来华学习针灸的外国专家小组。另外，朱琏的学术代表作《新针灸学》翻译成俄文于 1959 年出版，译名为《现代针灸治疗指南》，作为苏联学习中国针灸的重要教材。在特定历史时期，这些早期依托针灸建立起来的涉外交流工作机会显得弥足珍贵，不仅扩大了针灸学在世界范围的传播与影响，也维护了新中国国际形象，为以后中医各学科广泛参与国际临床医疗和学术交流活动积累了宝贵经验。

（二）美国"针灸热"的兴起

1971 年，中美尚未建交，美国资深记者詹姆斯·赖斯顿（James Reston）于 7 月 26 日在《纽约时报》头版刊登文章，介绍他自己在北京阑尾炎手术后出现腹胀不适，针灸治疗后效果良好的经历，因此引起了美国主流社会对中国针灸的关注，成为美国"针灸热"的导火索。次年，美国总统尼克松访华之际，派遣私人医生塔卡（Walter.R.Thach）以及随行记者 20 多人在北京医科大学全程观看了由辛育龄主刀的针刺麻醉下右肺切除术，塔卡回国后介绍他对"针刺麻醉"的神奇见闻："我看到的东西很少，但足以使我相信其中有重要的东西存在，这正是我们需要重视并应在临床上应用的。"，再一次引发民众对针灸的兴趣。

此后，美国一些著名医学刊物和其他报刊上经常刊登介绍针灸的文章和报道，引起针刺麻醉广泛传播，并很快传入德国，短时间内登记执行针灸业务者达到 300 人。20 世纪 60 年代末到 70 年代初，针刺麻醉引起意大利医学界的广泛重视，截至 1973 年 1 月，都灵大学医学教授罗西亚（Laciano Roccia）采用针刺麻醉成功完成 200 余例拔牙手术，并将针刺麻醉应用于扁桃体切除、甲状腺切除以及剖宫产等手术。他客观地评价针刺麻醉下手术适合于老年患者以及合并其他疾病的患者，并重视临床选穴。20 世纪 70 年代，美国生物学家高斯顿，医学家怀特、戴蒙德、罗森以及日本学者高木健太郎、代田文度等相继参观了中国北京地区或其他省市的针刺麻醉手术。这些学者回国后作了广泛的介绍，引起许多学者的关注，大批学者接踵而来，参观、学习一直不断，成为该时期针灸医学对外交流的主要内容，也成为祖国传统医学走向世界的一个突破口。

（三）20 世纪 70 年代针灸国际交流的其他方面

1975 年 4 月 23 日，卫生部在联合国开发计划署和世界卫生组织协作下举办的第一期外国医生针灸学习班在中国中医研究院开学，参加学习的有来自阿富汗、缅甸、伊朗、老挝、尼泊尔、巴基斯坦、菲律宾、斯里兰卡等亚洲国家的医生[3]。此后相继在北京、南京和上海建立了国际针灸培训中心。据 1983 年的一项统计，在短短十几年间，就为 99 个国家培养出 700 多名针灸医生，他们大都成为所在国家的针灸骨干[4]。在 1979 年召开的全国针灸针麻学术讨论会上，有 150 多位外国医学专家和热心针灸针刺麻醉的外国友好人士参加，分别来自奥地利、澳大利亚、比利时、缅甸、加拿大、丹麦、朝鲜、芬兰、法国、加纳、希腊、印度、印度尼西亚、日本、马来西亚、墨西哥、尼日利亚、巴基斯坦、菲律宾、罗马尼亚、斯里兰卡、瑞典、瑞士、叙利亚、泰国、土耳其、英国、美国、南斯拉夫、新加坡等国[5]。

## 二、针灸国际交流的快速有序发展（1980—2009 年）

随着 20 世纪 80 年代世界针灸学会联合会的成立，中国针灸在国际上的影响日益加大，之前无序的对外交流开始变得有序、有组织实施。总部设立于中国北京的世界针灸学会联合会（1987 年）不仅受到世界卫生组织的认可，与之建立正式工作关系（1998 年），还将世界各国的针灸从业者联系、融合到一起，实现针灸医学更集中、更稳定、更密切的国际交流。

自 1982 年开始，中国针灸学会即开始筹备并主持世界针灸学会联合会创建工作，1984 年 8 月筹备委员会成立，1987 年 11 月 22 日，中国针灸学会作为东道主，举行了世界针灸学会联合会成立大会暨第一届世界针灸学术大会，世界针灸学会联合会在北京宣告成立，来自 28 个国家和地区的 86 名代表及 5 个国际性团体参会。世界针灸学会联合会的成立，充分体现了中医与西医的合作，具有广泛的国际代表性[6]。此后，将每年的 11 月 22 日定为"世界针灸日"，是全世界针灸从业者的重要节日。

1991 年，由世界针灸学会联合会、中国中医科学院针灸研究所、中国针灸学会联合主办的《世界针灸杂志》创刊，面向世界发行英文版，并与意大利中医针灸学会合作出版意大利文版，以及与巴西中医针灸学院合作出版葡萄牙文版，已经进入 10 个国家和地区的著名机构的图书馆，促进了针灸学术的国际交流。

1997 年，美国国立卫生研究院举行了关于针灸的听证会，韩济生等 3 名中国学者应邀参加了这次会议并作报告，会后发表的声明对针灸的有效性和安全性给予了肯定，从而使针灸引起美国社会更为广泛的重视。此次事件极大地促进了针灸在国际上更广泛的认可与传播。

在针灸国际化的进程中，世界卫生组织非常支持世界针灸学会联合会各项工作，如 1996 年推荐针灸治疗 64 种病症，并依研究情况将其分为 3 类；2002 年发布《针灸临床研究报告的回顾与分析》，详细分析了针灸治疗病症的范围及疗效，提出针灸可以治疗 107 种病症，并依据证据情况将其分为 4 类。世界卫生组织在制订经络穴位名称国际标准、制订针灸临床研究规范等工作中也发挥了积极的推动与引导作用，如 1995 年发布《针灸临床研究方法指南》，2002 年发布《针刺临床试验干预措施报告的国际标准》（于 2010 年进行更新），2008 年发布《经穴定位国际标准》（采用的是中国方案）等。

## 三、针灸国际化走向新时代（2010 年至今）

当时间迈入 21 世纪 10 年代，随着中国及全球经济的发展与科技的进步，中国展现出了与世界全方位交流、融合的新格局。尤其在国家层面的对外交流活动中，习近平主席多次提到，要促进包含针灸在内的中国传统医学向世界各国传播、推广和应用，如 2010 年出访澳洲时提出"深入研究和科学总结中医药学对丰富世界医学事业、推进生命科学研究具有积极意义"，2018 年在南非媒体发表署名文章指出"中国中医药企业正积极开拓南非市场，为南非民众通过针灸、拔罐等中医药疗法祛病除疾、增进健康提供了新选择"。在国家的号召或促进下，世界针灸学会联合会、中国针灸学会、中国中医科学院针灸研究所，以及其他相关大学、医院、团体正积极地推动针灸的国际化进程，中国针灸当前的世界认知与应用日新月异。中国针灸已悄然进入一个"全球化"的新时代。

2010 年 11 月 16 日，"中医针灸"通过联合国教科文组织审议，被列入人类非物质文化遗产代表作名录。随着媒体的宣传及对外交流中的展示，针灸在国际上的知名度逐渐上升，国内外不同学科对针灸学科的关注度兴起，中国传统文化与世界多元文化的对话与交流进一步增强。

2013 年，习近平主席提出共建"丝绸之路经济带"和"21 世纪海上丝绸之路"（即"一带一路"）的重大倡议，受到国际社会高度关注。2015 年以来，由国家中医药管理局申请、财政部批准设立的中医药国际合作专项，已立项支持了 4 批近 40 个"一带一路"中医药海外中心建设，针灸在"一带一路"沿线 65 个国家的医疗交流与本土发展得到进一步发展。"一带一路"沿线及非洲国家和地区中已有中国、韩国、印度尼西亚、日本、泰国、新加坡、俄罗斯、匈牙利、卡塔尔等 37 个国家和地区承认针灸的合法地位，其中新加坡将中医与西医置于完全平等的法律地位，韩国、朝鲜和越南等国将本国传统医学与西医置于完全平等的法律地位[7]。

2017 年 1 月 18 日，习近平主席将针灸的"文物明星"——清光绪针灸铜人（仿制）雕塑赠送给世界卫生组织，向世界展示了中国的医学原创和文化自信。中国期待世界卫生组织为推动包含针灸在内的传统医学振兴发展发挥更大作用，为促进人类健康、改善全球卫生治理作出更大贡献。

2017 年，中国中医科学院针灸研究所在前期与国际相关机构合作的基础上提出"针灸医学国际大科学计划"，召集国内外专家在京召开"针灸国际大科学研究研讨会"，对国际针灸发展深入分析，达成共识，随后多次在国际会议上发起合作倡议，得到多学科领域专家的积极响应，为针灸的国际相关合作研究奠定了基础。

截至 2017 年，世界针灸学会联合会共组织召开了全球范围的世界针灸学术大会 11 次（其中 9 次是与世界卫生组织共同发起举办），国际针灸专题研讨会 22 次（其中 4 次与世界卫生组织共同发起举办），确立了针灸医学在世界卫生工作中的重要地位。

当前，世界针灸学会联合会、北京国际针灸培训中心（中国中医科学院针灸研究所）、全国各省市中医药大学、中医院、医学院等的中医针灸国际教育部门为来自 180 多个国家和地区的几万名医务工作者提供了针灸、中医、推拿等方面的培训，他们已成为针灸在世界传播的种子，在各国生根发芽，为针灸的国际推广作出了重要贡献。同时，在针灸国际标准的制定上，中国和日本、韩国、美国、英国、澳大利亚、蒙古、越南、新加坡等国家多次研讨、交流，其中，中国成为针灸国际标准话语权的主导，已发布 8 项针灸的国际标准。国内针灸的科研、医疗工作也开始与美国、英国、法国、德国、日本、韩国、加拿大、澳大利亚等发达国家及其所在的知名医学院或医院展开多层面广泛的交流与合作。随着电子信息时代的到来，国内外学者的针灸学术、医术交流也因互联网的普及而变得日益频繁。

（潘斯腾　刘　兵　李永明）

## 第二节　当代针灸在海外发展概况

目前，在全世界各大洲已经有 180 多个国家在使用针灸，其中，亚洲、南美洲所有国家均已应用针灸；30 多个国家和地区已经建立相应的法律法规，18 个国家和地区将针灸纳入国家的健康保险；全世界已有 59 个国家和地区有针灸学会，52 个国家和地区有世界针灸学会联合会会员。一些国家和地区积极开展针灸医疗、教育与研究工作，为当地人民以针灸之术解除了诸多病痛，针灸也越来越受到世界人民的喜爱，正逐渐成为许多国家主流医学的重要替代疗法[8]。不仅如此，国外还进行着针灸的临床与实验研究，通过对国外 30 年来针灸治疗各类疾病的临床试验研究现状的计量分析来看[9]，神经系统疾病、肌肉骨骼及结缔组织疾病和妇产科疾病的针灸治疗已受到国外高度关注，且其中后两个疾病在近年来被关注的程度呈明显上升趋势，频次统计显示，美国、德国和英国的临床研究基本反映了国外针灸临床试验中对于不同系统疾病的关注方向。

## 一、欧洲

自 20 世纪 50 年代以来，针灸疗法开始受到欧洲民众的关注。中华人民共和国成立之初，随着中苏友谊的加深，针灸疗法在苏联逐渐普及，成为其医学体系的组成部分。法国是最早接受针灸技术的欧洲国家之一，也是较为重视针灸研究的欧洲国家[10]。1955 年，英国人菲利克斯·曼恩（Felix Mann）曾陆续在法国、德国、中国学习针灸，1958 年回到英国后在伦敦西区开设针灸诊室，成为英国最早的针灸诊所。1956 年 3 月 1 日，苏联颁布《关于研究针灸疗法并在医疗实践中引入针灸疗法的命令》，标志着针灸疗法在苏联合法化并且政府支持其进入医疗体系。1957 年，苏联卫生部成立针灸疗法生理研究所，苏联医学科学院也成立了针灸疗法感传试验室。1960 年，英国华思礼（J.R.Worsley）与其他同道在沃里克郡共同创立了传统针灸学校，成为英国最早的针灸学校，并开创"五行针灸"流派，华思礼被认为是英国中医西传的代表人物之一。1966 年，法国针灸协会（AFA）成立，组织学术年会及系列专题研究，出版《法国针灸杂志》，并与在马赛的越南针灸医生顾耶（Nguyen Van Nghi）建立了密切合作关系，翻译出版中医和针灸著作。

1970 年，英国针灸师注册协会（British Acupuncture and Register，BAAR）成立，这是英国第一个针灸师行会组织。其组成人员多是 20 世纪 60 年代到 70 年代之间赴中国进行短时参观学习并掌握了针灸基本技术的归国人员。1972 年，法国出版《耳针疗法》，耳针疗法自此构成体系，在德国、意大利、瑞士和其他国家迅速传布，在世界范围造成广泛影响。1974 年，德国成立第一家中医研究机构"德国中医研究所"，4 年后，德国"中医学会"成立，促进了针灸在德国的发展。1976 年，反射疗法中央科学研究所在莫斯科组建，该所对反射疗法的机制和临床效果进行了深入研究，并倡议全苏各外科研究所均成立针刺镇痛小组，尤其对针灸麻醉深入研究。1980 年，英国医学针灸学会（British Medical Acupuncture Society，BMAS）在伦敦成立，学会在建立之初以发展为全国性的权威针灸学术组织为目标。1983 年，英国医学针灸学会派代表参加了在维也纳举行的第一届世界针灸学科大会，并成为国际针灸与相关技术学会（International Council of Medical Acupuncture and Related Techniques，ICMART）的创始成员组织。1984—1986 年，英国医学针灸学会参与了世界卫生组织关于针灸标准化方面的研究，并在经络缩略语规范化方面作出了突出贡献。20 世纪 80 年代，针灸疗法在苏联各地的医疗机构中已经较普及，针灸的应用逐渐广泛，涉及内、外、妇、儿等临床各科，开办了多家针灸专门杂志，其他医学报刊也常刊载针灸与中医的论文，针灸医生已逾 1 万人[11]，大中城市相继成立针灸学会组织，如莫斯科、明斯克、列宁格勒均设有针灸学会。1989 年，法国政府批准公立大学开设针灸课程，巴黎、马塞、里昂、斯特拉斯堡等地 9 所医科大学开设了针灸课[12]。

1990 年，英国针灸专业评审委员会（BAAB）成立，通过该委员会评审的针灸学校，其学员在毕业后即获得在英国的针灸从业资格，并自动成为英国针灸协会会员，到 2012 年，通过英国针灸专业评审委员会认证的有 15 所中医、针灸学院或大学的针灸专业。自 20 世纪 90 年代开始，瑞士针灸逐渐普及，瑞士联邦政府公开承认了针灸在瑞士具有合法地位，瑞士国内先后成立了诸如瑞士针灸医生协会（ASMA）等 5 个针灸协会组织，以约束针灸从业人员的执业规范，推动针灸在瑞士的良好发展。1995 年，威斯敏斯特大学与当时的伦敦中医学院联合开办了针灸专业，该专业毕业生可获得针灸学士学位，为第一所开设针灸专业的英国公立大学[13]。国内中医药高校亦重视以针灸为代表的中医药在英国的传播发展。1991 年 12 月 25 日，苏联正式解体，俄罗斯联邦独立，反射疗法中央科研所更名为俄罗斯联邦卫生部传统医疗方法研究所，于 1999 年开始改称俄罗斯联邦卫生部传统医学与顺势疗法科研实践中心，2001 年 1 月 9 日又更名为俄罗斯联邦卫生部社会医学发展署传统诊断和治疗方法临床试验科研中心，包括反射疗法研究所、传统医学诊所等下属机构。2007 年，法国的巴黎、南特、斯特拉斯堡、蒙博利耶、尼姆等地的医学院设立了针灸专科文凭，进行统一国家考试，现法国注册针灸师已突破万人[14]。2008 年，黑龙江中医药大学与英国南岸大学联合建立全球首家中医孔子学院——伦敦中医孔子学院，开设针灸专业的本科和硕士层次的学位课程，对针灸教育在英国乃至欧洲的发展起到了积极的促进作用[15]。

## 二、美洲

针灸在美洲的当代发展有着北美和南美的较大差异。自 20 世纪 70 年代美国"针灸热"开始，针灸在美国、加拿大等北美发达国家的发展如雨后春笋般蓬勃兴起，时至今日，美国、加拿大两国自身的针灸医疗、研究、学术氛围已然十分浓厚，与中国国内的交流也日益频繁，但对美国、加拿大两国的针灸从业者来说，一直面临着不同州针灸立法问题以及中医针灸与"干针"之争的窘境。南美洲诸国针灸的发展虽起步较晚，但针灸事业发展较顺利，目前南美所有国家均已有针灸师开展医疗工作，其中巴西、古巴、阿根廷、巴拿马、委内瑞拉等国针灸发展已初具规模。

1973 年，美国内华达州诞生了美国第一部针灸法，规定允许针灸师可在没有医生监督的情况下进行针灸治疗，但必须至少具有 10 年以上的针灸临床经验；俄勒冈州紧随其后，对针灸进行了立法管理，并在 1974 年举行了第一次针灸医师的正式考试。1973 年，加拿大魁北克省颁布医疗法，制定西医师针灸操作的执业规定，成为加拿大第一个为针灸立法的省份。1975年，美国纽约市制定了针灸医师的许可标准，马萨诸塞州成立第一所针灸教育机构——新英格兰针灸学校。1975 年 7 月 12 日，美国加州州长杰利·布朗签署了马斯哥尼参议员提出的"针灸职业合法化提案（即 SB86 提案）"，以及之后的一系列提案，开创了中医在美国合法行医的新纪元，布朗州长也因此被誉为"针灸之父"。1976 年，美国加利福尼亚州法律允许无执照的从业者进行针灸治疗，但必须在正规医院中有一名医师监督下才能施术，此后美国其他州陆续进行针灸立法。1981 年以来，中国的王珏医师赴阿根廷工作，在阿根廷、乌拉圭、智利、萨尔瓦多、巴拉圭等南美国家先后举办 20 期针灸师培训班与研究班，培养针灸医师 200 人，随后在南美各国陆续成立了针灸学术组织。1983 年，在加联邦商业注册部长琼·伊莎尔的支持下，加拿大中医药针灸学会正式宣告成立，该学会的成立标志着加拿大中医针灸组织工作的真正建立。20 世纪 90 年代以来，加拿大各省对中医针灸陆续开展立法工作。1992 年，美国国家卫生研究院内部成立替代医学办公室（OAM），以探索"非常规医疗实践"，纳入并资助针灸研究。1995 年 5 月，美国食品药品监督管理局将针灸用针列为 Ⅱ 类医疗器械管理，正式列入《医疗器械管理法》。1997年11月，美国国家卫生研究院举行了听证会，肯定了针灸对某些疾病的疗效，进一步促进了针灸在美国的发展。1999年，美国国家卫生研究院将替代医学办公室扩建为国家补充和替代医学中心（NCCAM），针灸研究资助力度得到进一步加大。美国2009年《全国健康统计报告》表明，在需要治疗师的15种最常用的补充替代医学疗法中，针灸的使用率排列第三，仅次于整脊疗法和按摩，远远高于印度医学、顺势疗法、催眠疗法、自然医学和其他传统民间疗法在美国的使用率。

截至目前，美国50个州和1个特区中已有46个州和1个特区对针灸学进行了立法规管，通过美国针灸与东方医学评委会（ACAOM）审核认证的针灸中医学校有61所，现有在校生7000余人，加利福尼亚州另有官方认可的针灸学校36所，全美注册针灸师近3万名，美国目前已拥有针灸学本科、硕士、博士、博士后完整的教育体系[16]。加拿大魁北克省、卑诗省、艾伯塔省及温哥华市已立法，承认中医针灸的合法地位，中医针灸师可以依据该省法律自行开业。墨西哥针灸的发展也是有条不紊，如火如荼。南美洲所有国家如厄瓜多尔、哥伦比亚、委内瑞拉、秘鲁、巴西、智利、乌拉圭、巴拉圭、阿根廷等均已应用针灸。

## 三、大洋洲

澳大利亚与新西兰由于其均为移民国家，针灸随华人迁入而开始传播，最初仅在华人群体内部传播。随着1972年中澳两国、中新两国正式建交，中国与大洋洲诸国不论在国家层面还是民间交流均更加频繁，而针灸也因此逐渐进入澳大利亚、新西兰其他群体常规医疗保健领域。中澳、中新建交后，随着国内一批针灸专业人才进入两国，极大推动了针灸在大洋洲的发展。

1973年，澳大利亚针灸联合会成立，这个组织的成立标志着针灸作为一项医疗行业的成熟，到1984年，该联合会成为澳大利亚医师协会的下属组织，标志着针灸作为一种疗法的被认可。1977年，新西兰William等8位针灸师联合创办了新西兰注册针灸师协会（AcNZ），成为新西兰首个针灸师协会，吸收了大批针灸医师入会。1989年，新西兰第一所中医院校——新西兰针灸中医学院（NZSATCM）在新西兰首都惠灵顿成立。1991年，澳大利亚全国中医药针灸学会联合会成立，它的建立为推动澳大利亚中医针灸的规范化和争取针灸的合法化奠定了组织基础[17]，同年，澳大利亚皇家墨尔本理工大学（RMIT）下属中医教育课程发展委员会成立，并决定在其生物医学和健康科学学院组建中医部，进行中医针灸本科及硕士的培养，这是中医针灸在海外发展的里程碑[18]。

时至目前，在澳大利亚的针灸教育机构中，提供本科及研究生教育的学历机构达到13家，全国的中医及针灸诊所近5000家，针灸学科教育的系统化已然形成，在今后相当长一个历史时期这种状况不会出现较大的改变，并且澳大利亚针灸学科还将继续向前发展[19]。此外，澳大利亚还是第一个开设有针灸本科专业的海外国家，对针灸学科在海外的传播与发展具有开创意义。中医药也成为澳大利亚传统及自然疗法的主流学科。新西兰的医疗体系基本上是参照英国的模式，西医学是主流医学，中医针灸只属于替代医学范畴。到目前为止，新西兰政府尚未正式立法承认中医，在新西兰的针灸医疗主要以私人诊所形式展开，截至2017年2月14日，注册针灸师共有835人。

## 四、亚洲

东亚国家与地区以日本、朝鲜、韩国、中国台湾为代表，由于其地缘与大陆一衣带水，针灸传入时间较早，但其成熟于现代，并逐渐本土化发展。东南亚国家针灸发展大部分源于中国，由当地华人带入，其中针灸发展较为成熟的有泰国、马来西亚、新加坡、越南、缅甸以及印度尼西亚，而菲律宾、老挝、柬埔寨等国家亦有针灸师工作，但东南亚国家的针灸多处于暂未立法纳入医保的状态。

早在1947年，随着第二次世界大战战后医疗服务需求的增加，日本官方对针灸疗法由废止到重新认可，日本的针灸开始活跃起来。1948年，韩国即开设了东洋大学馆举办东医学教育，教授针灸学。1958年中国台湾成立中国医药学院，针灸教育由"师带徒"转向学院培养，促进了台湾地区针灸事业的发展。20世纪70年代以来，西方日渐升温的针灸研究热也引发了亚洲各国针灸事业的发展或正式启动。1983年，日本在京都成立明治针灸大学，全日制4年，1991年设修士（硕士）课程，1994年设博士课程。除大学外，日本还开设针灸学科的3年制专科学校，占针灸培养机构的绝大多数。进入21世纪以后，亚洲各国家针灸取得长足发展。2000年，新加坡卫生部设立中医管理委员会，国会通过《中医师法案》，使包括针灸在内的中医药最终确立了合法地位[20]；同年7月，泰国政府也承认中医的合法地位。2006年，日本的针灸学校发展到81所，明治针灸大学（现名明治国际医疗大学）是唯一能培养针灸学士、研究生的大学；也有针灸专门学校，均为私立学校，规模较小，但占针灸教育培养机构的绝大多数[21]。

目前，日本约有专业针灸医师5万人，除了许多针灸专科诊所提供针灸医疗服务外，约有七成以上的综合医院开展中药及针灸疗法，但日本的现行保险制度对使用汉方疗法及针灸疗法亦有诸多限制。另外，针灸在日本被视为"类似医疗行为"，针灸师与针灸治疗院的地位与医师或正规医疗机构之间存在着相当大的差异，这也影响了日本针灸事业的发展。截至2010年12月，新加坡注册针灸师共1422人[22]。2018年，泰国共有9所大学开设中医专业，且针灸课程在中医专业内占据主导地位。

## 五、非洲

1963年，中国向非洲各国派驻援非医疗队，成为非洲当代针灸发展的标志性事件。非洲的许多国家，如坦桑尼亚、赞比亚、莫桑比克、尼日尔、扎伊尔、马里、几内亚比绍、布隆迪等一直是中国进行医疗援助的国家[23]，中国派出的援非医疗队与医学专家组为非洲各国带去中医、针灸等医疗服务与教育培训，至今我国援非医疗队的针灸专家仍然在非洲几十个国家的医院为大众提供针灸服务。非洲人民也越来越喜爱针灸，渴望了解更多中医药学，自20世纪60年代以来，陆续有遍布非洲55个国家和地区的人员来华学习中医、针灸，总数已逾千人。

非洲整体经济发展不平衡，中医、针灸在各地的发展也有较大差异，多数国家对针灸还没有管理法规条例。南非、埃及、毛里求斯、肯尼亚等国是针灸在非洲大陆发展较好的国家。1975年，埃及政府以文件形式对中国针灸的应用给予了肯定。1996年起，南非医学针灸学会开始聘请国内中医学者举办西学中进修班，受训医师成为推动中医针灸合法化的重要力量。

2000 年，南非通过法律程序确认了包括中医针灸在内的多种疗法的法律法规，2002 年正式颁布了《南非联合健康专业委员会管理条例》，将中医及针灸列入 10 个可从事的医学专业之一，确立了中医及针灸行医的法律地位。2005 年，中国向非洲派遣了首批志愿者，中医针灸向非洲传播有了新模式。2006 年，南非知名西开普大学在非洲大陆建立了第一所包括中医专业在内的自然疗法学院，中医专业学制 5 年，毕业生很多已自己开设针灸门诊，个体中医针灸诊所几乎遍布非洲各国中心城市。此后，中国医疗队还运用中医学辨证论治理论，综合应用中药、针灸等措施，在非洲当地开展了艾滋病、病毒性肝炎等临床研究，并发表了一些学术论文。

近年来，随着中国"一带一路"倡议，中非的针灸交流活动也趋于更加广泛，并丰富多彩，一些国家先后成立了中医针灸行业学会。2012 年和 2014 年，世界中医药联合会与西开普大学中医系与中医针灸学会合作举办了两届"中医药非洲论坛"，有力促进了中医和针灸在非洲的传播。

（李永明　孟宪军　杨宗保　朱勉生　杨宇洋　吴继东

古旭明　耿　直　何嘉琅　刘　兵　潘斯腾）

# 第三节　西方本土针灸发展与反思

海外本土针灸，主要是西方当地居民参照针灸传统医典所载及亚洲地区民间针灸业者所授，借助自己的文化资源，顺应当地需求而创立的针灸理论、技能及其传授、传播体系。按国内学者"中国针灸""中医针灸"的分类[24]，西方本土化针灸可以分为以现代科学知识说理的西方生物医学针灸以及"西医学习中医"传统针灸两个部分，分别代表了西方本土针灸的"传统派"与"科学派"。

## 一、"西医学习中医"传统针灸

20 世纪初，法国前外交官苏理耶·莫朗出使中国，对中国的针灸疗法产生了浓厚的兴趣，遂学习、研究及实践，返法 20 年后开业授徒著书，用法文先后撰写了《中国的针刺术》和《正宗的中国针刺术》两本书，分别于 1932 年和 1934 年在法国出版。此后，西方各国家本土"西医学习中医"传统针灸发展迅速。他们一方面依靠汉学家翻译了大量中医（针灸）经典，另一方面与对中医感兴趣的汉学家一起学习、实践并解读、重塑中医针灸。"西医学习中医"传统针灸发源于法国，在此地区的从业者人数、学派最多，影响力最大，其次是英国、西班牙、德国、美国等。

1949 年以后，西方本土形成大量形态不同的针灸学派，其中较为知名的"传统派"如法国 La De Füye 学派、Charles Laville Méry 学派、Jacques Lavier 学派、英国五行针灸学派、英国天干地支学派、法国（越南）五行辨病针灸学派、西班牙内经学派、美国体质 – 条件针灸学派、法国时空针灸学派等。这些"传统派"针灸学派均表示以中医传统理论为本，带有明显的民间色彩。

随着中外针灸交流的广泛，部分"西医学习中医"传统针灸的著作也流传到中国，如法国仁表（Jacques Pkaloux）所著《古典针灸入门》、英国诺娜·弗兰格林（Nora Franglen）所著《五行针灸指南》等书在中国的出版，以及诸多中国针灸医生对这些著作的学习、推广与实践，也在一定程度上丰富了中国的针灸临床技术。

## 二、西方医学针灸

西方医学针灸简称"西方针灸"，是以现代生物医学为理论基础，采用经皮电刺激、干针（手针和电针）和湿针（穴位注射）等刺激手段，以治疗疼痛类疾病尤其是体表肌筋膜痛的疗法。西方针灸在临床应用上淡化穴位的部位，强调刺激点或者扳机点。早在 19 世纪初期，英国和加拿大的西医开始尝试利用针灸针刺激患者局部压痛点的方式来缓解风湿性关节痛和腰痛等症状。1942 年，美国医学专家 Janet G.Travell 提出肌筋膜疼痛扳机点学说（Myofascial trigger points，MTrPs），被认为是干针理论的基础，干针理论主张不需要传统针灸理论进行指导，而是依据西方生物医学理论选择体表扳机点施行技术操作。

19 世纪 70 年代，随着西医对针灸疗法了解的深入及相关现代生命科学研究的开展，当代西方针灸的进程正式拉开帷幕[25]。针刺激活内源性阿片肽释放和闸门控制学说的提出，使西方医学对针灸疗法的认可进一步提升，西方针灸逐渐成为传统针灸面对现代解剖学、生理学、病理学以及循证医学体系的一种适应性改变，并在欧美等多个国家和地区迅速发展。尤其自 2000 年以后，医疗专业人员特别是物理治疗师对于包含干针在内的西方针灸产生浓厚兴趣，他们意识到干针技术给疼痛治疗带来的巨大益处。当前，在欧洲、澳大利亚、超过一半的美国各州以及许多其他国家，专业人员都已纷纷使用干针技术，甚至提出"废医存针"，引起了"干针""针灸"学术与立法之争，对世界中医针灸界造成了很大的影响。从 2016 年开始，美国投入 3.24 亿美元实施了类似针灸的"外周神经刺激治疗内脏疾病"的 SPARC 计划，准备用 10 年时间探讨外周神经与内脏器官的特异联系，同时研发可植入的设备进行药物替代性精准治疗，这将对针灸学的发展，特别是国际化的进展带来挑战。

西方针灸与中医针灸在理论基础、刺激部位、治疗方式、治疗疾病种类等多个方面均存在关联与差异[26]。西方针灸基于扳机点效应及神经调控等所形成的理论主体，在现代生命科学研究证据的支持下被赋予了新的生命力。西方针灸是在新的时代不同土壤下产生的新生事物，是顺势而生，也是为了解除民众病痛的医疗方法。对此，中医针灸持有"和而不同"的包容态度。同时，也应该客观地注意到：①当前针灸学科的既有针灸理论已不能很好地满足现代针灸发展的需求，亟须改进及纳新，乃至重构；②促进我们重新认识穴位的部位和功能，以及体表刺激疗法的效应机制；③逐步建立符合中医针灸临床特点的科学的临床评价体系。

（贺 霆 刘 兵 宿杨帅）

## 参考文献

［1］麦阳，刘蓬. 毛泽东在一九五八［M］. 北京：中国青年出版社，2008：98-99.

［2］刘兵，张立剑，张守信，等. 朱琏对针灸国际交流的贡献［J］. 中国针灸，2014，34（9）：929-932.

［3］人民日报社. 在联合国开发计划署和世界卫生组织协作下. 卫生部举办的外国医生针灸学习班在京开学［N］. 人民日报，1975-04-24（4）.

［4］人民日报社. 我国为近百个国家培养七百多针灸医生［N］. 人民日报, 1983-10-16（3）.

［5］人民日报社. 总结交流科研工作经验, 增进同各国医学界的友谊和合作, 全国针灸针麻学术讨论会开幕. 三十多个国家和地区的一百五十多名医学专家和友好人士应邀出席［N］. 人民日报, 1979-06-02（1）.

［6］人民日报社. 世界针灸联合会在京成立［N］. 人民日报, 1987-11-23（3）.

［7］杨宇洋, 沈志祥, 吴中朝, 等. 针灸学科"一带一路"发展的战略规划［J］. 中国针灸, 2017, 37（4）: 343-348.

［8］刘保延. 关于建立针灸临床诊断及疗效评价体系的思考［J］. 中国针灸, 2004, 24（4）: 3-5.

［9］何巍, 童元元, 荣培晶, 等. 国外针灸临床试验研究的病种趋势分析［J］. 针刺研究, 2012, 37（1）: 83-86.

［10］王明利, 刘晓飞. 从跨文化视角看针灸在法国发展概况［J］. 法国研究, 2013（2）: 94-99.

［11］B. r. 那恰托依. 关于向西医医生传授中国传统医学的教学经验和特点［C］. // 天津: 第四届国际中医学药学术交流会议论文集, 2004: 38-39.

［12］王卫, 徐立, 郭义. 中法两国针灸教育比较分析［J］. 中国高等医学教育, 2005（4）: 36-39.

［13］田力欣, 王超, 王卫, 等. 欧美中医教育概况［J］. 中国中医药信息杂志, 2010, 17（4）: 1-4.

［14］陈博. 法国: 注册针灸师突破万人［J］. 亚太传统医药, 2015, 11（22）: 3.

［15］马静. 针灸疗法在英国的传播和现状［J］. 边疆经济与文化, 2014（7）: 140-141.

［16］高竞. 美国针灸中医教育概况［J］. 环球中医药, 2011, 4（5）: 380-382.

［17］冉霄, 梁凤霞. 澳大利亚针灸发展历程及现状［J］. 世界中医药, 2016, 11（12）: 2807-2812.

［18］周延松, 赵亭, 等. 皇家墨尔本理工大学中医孔子学院传播中医文化的探索与实践［J］. 2014, 9（8）: 895-896.

［19］郭义, 孟向文, 刘炜宏, 等. 近年来国内外针灸医学发展比较和分析［J］. 中国中医药信息杂志, 2013, 20（4）: 1-5.

［20］张敏. 新加坡国会通过法案中医合法地位被确认［N］. 检察日报, 2000-11-16（8）.

［21］周珍花, 袁宜勤. 日本针灸教育概况［J］. 针灸临床杂志, 2007, 23（4）: 48-50.

［22］新加坡中医管理委员会. 中医执业者的注册［M］. 新加坡: 中医管理委员会 2010 年报, 2010: 19.

［23］杨继红, 宋强. 中医药在非洲的发展概况［J］. 世界中西医结合杂志, 2013, 8（2）: 203-206.

［24］张树剑. "干针"对中医针灸的"入侵"与"独立"［J］. 自然辩证法通讯, 2019, 41（6）: 76-84.

［25］Adrian White, Mike Cummings, Jacqueline Filshie. An introduction to western medical acupuncture［M］. Elsevier Health Sciences, 2008.

［26］何伟, 朱兵, 景向红, 等. 西方针灸和中医针灸的比较与启示［J］, 中国针灸, 2015, 35（2）: 105-108.

# 第八章　当代针灸学科的机遇与挑战

百年来，针灸知识体系完成了现代转型，已经成为与多学科互为依托，既有经典基础，又具开放特质的现代知识体系。其理论与实践出于中医，又相对独立；具有成熟的学术共同体与教育制度；在全球一体化的潮流中，针灸一直是中国技术与文化的代表之一，越来越得到国际认同；针灸的科学研究也不断地发现新的论题。本章立足当下，展望针灸的学科前景。

## 第一节　当代针灸学科建设成果与前景

学科的建设和发展是科学及技术进步的重要基础，是国家科技竞争力的重要体现，是推动社会进步的重要力量。针灸学作为我国中医药学的重要组成部分，经过几千年的积淀，历代医家的不断完善和发展，逐渐形成理论体系相对独立、治疗技术特色鲜明、临床运用极为广泛的一门学科。中华人民共和国成立 70 余年来，在我国中医药事业的发展中，针灸学科的发展尤为引人注目，成为中医药走向世界的先行军。

### 一、当代针灸学科的建设和发展

（一）国家对针灸高度重视

中华人民共和国成立以来，党中央、国务院始终重视中医药发展，制定和实施了一系列保护、扶持、发展中医药的政策，尤其鼓励针灸这一中医特色疗法的应用和推广。

毛泽东主席曾指出："针灸是中医里面的精华之精华，要好好地推广、研究，它将来的前途很广。[1]"朱德同志在为朱琏《新针灸学》题词时也指出："中国的针灸治病，已有几千年的历史，它在使用方面，不仅简便经济，且对一部分疾病确有效果，这就是科学，希望中西医团结改造，更进一步地提高其技术与科学原理。"[2] 2010 年 11 月，联合国教科文组织将中医针灸列入"人类非物质文化遗产代表作名录"，这一举措是对中国传统医学文化的认可，同时进一步促进了针灸这一宝贵遗产的传承、保护和发展，对提高国际社会对中华民族优秀传统文化的关注和认识、增进中国传统文化与世界其他文化间的对话与交流都具有深远的意义。2015 年，刘延东副总理指示，要"以针灸为突破口，推动中医药走出去"。2017 年 1 月，国家主席习近平向世界卫生组织赠送针灸铜人雕塑，顿时吸引了世界目光。这一系列的发展给国人及广大针灸工作者带来了巨大鼓舞，使得针灸学科更加引人注目。近几年来，随着"健康中国"和"一带一路"等国家倡议的推进，针灸作为极具特色的"中国名片"，已得到世界人民的广泛关注。

（二）针灸学科体系日臻完善

针灸学科体系涵盖了学术探索、科学研究、临床诊疗、学科队伍建设、人才培养、条件建设等各个方面。

中华人民共和国成立以后，在党和政府的高度重视下，我国现代中医高等教育开始起步，相继建立了北京、上海、南京、成都、广州等 23 所中医院校，这期间，针灸学是高等中医教育的主要课程。20 世纪 80 年代起，为了适应针灸学的快速发展，各院校又先后设立针灸推拿系。根据各中医院校自身特点和所处历史时期的不同，针灸推拿系的设置也各有不同，早期大多院校以针灸学专业为主，后来许多院校合并推拿、骨伤专业而设针灸推拿学专业、针推骨伤学专业等，教学机构设置也有针灸系（针灸学院）、针灸推拿系（针灸推拿学院）、针灸推拿骨伤系（针灸推拿骨伤学院）等不同名称[3]。

始于 1978 年的中医药研究生教育，开创了我国中医药高等教育的新篇章。1980 年，全国人大常委会审议通过《中华人民共和国学位条例》，确立了我国学士、硕士、博士三级学位制度。截至目前，我国的针灸推拿高等教育已经建立起"专科—本科—研究生"的完整体系，已有 49 所高等院校设有针灸推拿专业，办学质量逐渐提高，办学规模也不断扩大[4]。随着专业课程和教学层次的不断分化，针灸学科逐渐形成了以中医理论为基础，针灸学理论为特色，结合临床，突出实践的针灸学课程体系。通过建设国家级特色专业和国家级重点学科，培养出了以院士、国医大师、全国教学名师为代表的高级人才队伍。

在学科设置方面，1981 年国务院批准《中华人民共和国学位条例暂行实施办法》，由此形成了我国现行的学科专业目录的基本框架。在 1983 年颁布试行的《高等学校和科研机构授予博士和硕士学位的学科、专业目录（试行草案）》中，针灸学作为了中医学下设的二级学科。1990 年国务院学位委员会重新修订了《学科、专业目录》，但并未改变针灸的学科设置情况。直到 1997 年，《学科、专业目录》才稍有调整，将推拿学从原来的中医骨伤科学中分离出来，并与针灸学合并为针灸推拿学，将其设为中医学下属学科，与中医基础理论、中医临床基础、中医医史文献、方剂学、中医诊断学、中医内科学、中医外科学、中医骨伤科学、中医妇科学、中医儿科学、中医五官科学、民族医学等学科并列，同属二级学科。随着针灸推拿学科高等教育体系的逐步完善，中国针灸学会在 2008 年 11 月召开的第四届常务理事会第六次会议上专门讨论了把"针灸学科提升为一级学科"这一议题。2019 年全国两会期间，全国政协委员、中国针灸学会副会长吴焕淦，全国政协委员、湖北中医药大学副校长马骏共同呼吁，将针灸学提升为一级学科，提高针灸学国内外竞争力。

在科研队伍和学科基地建设方面，有 26 个针灸研究实验室被评为国家中医药管理局三级科研实验室，8 个针灸研究室被评为国家中医药管理局重点研究室。学科的高级人才众多，不少学者具有世界级影响，王雪苔、贺普仁被文化部确定为"国家级非物质文化遗产针灸项目代表性传承人"，石学敏获得世界中医药学会联合会中医药国际贡献奖，程莘农、贺普仁获得国家中医药管理局授予的"国医大师"荣誉称号等。此外，在我国 4000 余所中医医院、中西医结合医院及其门诊部中，90% 以上设置了针灸科。

目前，天津中医药大学、成都中医药大学的针灸推拿学为国家重点学科，上海中医药大学为国家重点培育学科。在国家中医药管理局重点学科建设单位名录上，该学科分列为针灸学、推拿学两个学科。其中，针灸重点学科包括中国中医科学院针灸研究所、天津中医药大学第一附属医院、黑龙江中医药大学附属第二医院等 21 个重点学科建设单位。

经过多年建设，针灸学科体系日趋成熟，并被纳入我国医学教育、科学研究、医疗体系等现代科学体系之中，接受现代学科的规范管理，成为中国现代科学体系中的重要成员。

（三）针灸学科成果日益彰显

自 1955 年中国中医研究院设置针灸研究所以来，全国各高等中医药院校、中医药研究院（所）的科研实力不断增强，全国各地先后建立了高水平的针灸实验室，开始了有组织、有计划的针灸研究工作，很多院校都建立了国家中医药管理局或各省市级的重点学科、重点研究室、重点实验室。国家对针灸学科科研的投入也在逐渐增加，在一些重大项目的资助方面给予大力支持。以经络腧穴研究为代表的针灸科研工作，先后被列为"七五"攻关计划项目、"八五"攀登计划项目、"九五"攀登计划项目中的重点研究内容。尤其是近年来，国家对针灸学科科研的重视和投入进一步加大，科技部在国家重点基础研究发展计划（"973"计划）立项上已经将针灸项目与中医项目并列，每年都为针灸学科单独立项。2018 年 12 月，根据国务院相关文件要求，将"中医药现代化研究"列入国家重点研发计划专项，进一步加强了对针灸科研的支持力度。

中华人民共和国成立以来，关于经络的研究主要集中在经络现象及其形成机制、经脉脏腑相关及其联系途径、经脉循行路线及其理化特性的检测以及相应的物质基础等方面。研究不仅采用现代科学的方法肯定了经络现象的真实存在，还对引起这一现象的机制作了初步探讨。所取得的经络研究成果不仅证明了经络的科学性和合理性，还给经典生物学和现代医学以强有力的冲击和启迪，为生命科学的研究提供了新的研究内容和思路。关于腧穴的研究则主要包括腧穴的基础研究、腧穴的形态结构研究、腧穴的生物物理特性研究、腧穴的刺激效应特性研究、腧穴的临床运用研究等。近年来，腧穴研究多集中在经穴与脏腑的相关性研究，主要是以"经"为主的纵向研究和以"脏腑"为主的横向研究相结合，以及经穴－脏腑相关的特异性研究等。

目前，对于经络腧穴的科学研究已取得了许多具有国际影响力的标志性成果，包括针刺麻醉与针刺镇痛的机制研究，针灸对于神经系统功能、内分泌系统功能、免疫系统功能、呼吸系统功能、循环系统功能、消化系统功能、泌尿生殖系统功能以及血液成分的调节机制研究等。其研究工作重心是以传统理论下的特异性经穴为切入点，采用国内外公认的先进研究方法，证实经穴效应存在特异性，并探索其特异性规律、影响因素和作用机制，继而通过对经穴特异性规律的整理和总结，探讨经络与体表、经络与脏腑之间的关系。

随着科技的发展和进步，针灸器具也在不断地改进。在针灸器材研究方面，进一步提高经络穴位诊断的准确性、提高临床疗效和更便于临床使用是其不断追求的目标。近年来，有不少研发团队在挖掘传统针灸方法的技术参数基础上，应用虚拟现实、信息集成等现代技术手段，研发新一代符合针灸特色，具有量化、集成化、可视化、多功能化及智能化的针灸仪器设备，并构建针灸仪器研发的国际交流平台。

如今，针灸科研已经从传统的临床治疗实证逐渐发展到现代的实验分析求证，其研究已渗透到分子生物学、基因遗传学、信息编码工程学等现代前沿科学领域，具有广阔的发展前景。针灸学工作者在经穴效应、针刺镇痛、针灸作用机制研究等诸多方面作了大量的工作，取得了丰硕的成果，截至目前，针灸学科共承担"973"计划项目 9 项，近 5 年国家自然科学基金项目 633 项，其中重点项目 2 项，重大项目 1 项，国际合作项目 3 项，合计获得支持金额近 3 亿元，获国家级科技进步奖二等奖 3 项。与学科紧密相关的"十一五"国家科技支撑计划"针灸诊疗方案和评价研究""十二五"国家科技支撑计划"针灸疗效国际多中心临床评价研究""中医诊疗与康复设备示范研究"研究成果斐然。全球最权威且使用频率最高的专业数据库 SCI 收录的与针灸相关的文献已达 13000 余篇，2017 年刘保延教授团队发表在 JAMA 杂志（影响因子 44.405）的论文 *Effect of Electroacupuncture on Urinary Leakage Among Women With Stress Urinary Incontinence：A Randomized Clinical Trial*[5] 是中医界至今为止影响因子最高的论文，为促进针灸科学研究的发展起到了重要的推动作用。

## 二、当代针灸学科的重大转变

### （一）从单一学科向多学科交叉研究的转变

20 世纪 80 年代前，针灸学科的研究主要为单一学科的研究，从形态学到经络生物电再到循经感传，遭遇过不少失败。进入 80 年代后，科学界的研究思维愈发活跃，出现多学科交叉研究。在中医药学领域中，针灸学是最先引进现代科技、最早同其他学科交叉融合的开放学科之一，其研究已渗透到多个现代前沿科学领域。针灸学在完全继承中华五千年来的传统中医理论体系的同时，亦运用现代的医学手段开展了一系列科学研究，将祖国医学与现代医学方法有机结合，又不失其根本。如今，针灸科学已经成为生命科学的一个重要组成部分，与其他生命科学一样，注重与其他学科间进行交叉合作，如基因工程、生物工程、数学、物理、化学等，运用多学科的相关知识来研究针灸，从而寻求新的切入点，使针灸研究能有所突破。

#### 1. 针灸学与分子生物学相结合

生命科学是 21 世纪的带头学科，基因组学和分子生物学是生命科学的前沿，从基因及分子水平探索生命现象及其规律是生命医学科学工作者的重要任务，这也是医学生命学科的重大革命，亦对中医针灸现代化发展有着重要的推动作用，并对揭示其奥秘产生重大影响。在临床治疗方面，多数从调控基因的功能入手，即从修饰和改变基因的表达和基因表达产物的功能着手。分子生物学的理论和方法在针灸学研究中的应用主要表现在对针刺介导下一些基因表达调控的观察，其内容主要包括针刺对神经肽、神经递质、激素及其相关受体的影响和基因技术在针灸基础理论研究中的应用（针刺起效时间、电针频率）等[6]。近年来，有关针刺对基因表达的影响几乎集中在动物实验方面，主要涉及疼痛、癫痫、老年性痴呆、系统再生与修复、免疫系统及内分泌系统等一些疑难及重大疾病，并且研究方向已触及细胞增殖与凋亡、信号传导、神经再生及发育等热门领域，所用方法有免疫组化、PCR、原位杂交、斑点杂交等分子生物学技术。

应用各种基因芯片技术，研究针灸治疗前后基因组水平表达的改变，寻找差异表达的基因，阐明针灸作用机制，也是近年来的针灸科学研究热点之一[7]。此外，应用基因芯片技术也有利于针灸治疗方案的筛选。基因芯片技术既可应用于证明基因表达谱的检测，又可将其用于疾病疗效的评测。利用基因水平的诊断和疗效评定标准，可以更好地将针灸治疗规范与现代医学接轨，使针灸疗效在世界范围内得到认可。

#### 2. 针灸学与物理学相结合

电针疗法以及激光针灸等是传统的针灸疗法与物理学相结合的产物。

电针是将针身刺进穴位后，对针身通电，用不同强度、波形的电流刺激人体穴位，以求得治疗效果的一种医疗方法，目前在临床上应用十分广泛。诸如常见的神经痛、神经麻痹、神经痉挛、失眠、运动系统疾病、消化系统疾病以及妇科疾病等都有较好的疗效记录。

激光针灸是用激光照射穴位，达到针灸刺激效果，从而治疗疾病的方法。其遵循中医经络学说，以激光照射穴位，令人体产生光化生物效应、热效应、机械效应（光压效应）、电磁效应等，从而达到疏通经络、改善机体状况、促进机体组织生长、调整交感神经状态的作用，因此有消炎、消肿、镇痛、促创伤口愈合等疗效[8]。激光针灸具有无痛、无菌、操作简便的优点，对于儿童、皮肤敏感患者、恐针患者更易接受治疗。另外，小功率激光照射人体能促进微循环，增加新陈代谢，从而改善患者身体素质。

### 3. 针灸学与化学相结合

化学传感器为针灸经络的研究提供了一种重要手段，它可以在体内监测人体化学物质的变化，实时提供针刺过程中化学物质变化的信息[9]。针灸研究应用的化学传感器一般是在普通传感器基础上，将其微型化、针型化而制成，根据不同的参数特性配上不同的测量仪器，通过实验检测传感器的主要性能指标，如线性范围、响应时间、分辨率、零点漂移、寿命等达到要求标准后使用[10]。经络实质的研究是现代生命科学的前沿课题，探测发生在穴位内和经络通道中的分子事件，识别针刺位置的组织结构，是阐明经络实质的重要课题之一。

现在开发的针型化学传感器是将原有的常规化学传感器微型化后制成的。针型化学传感器具有传感和针灸治疗双重作用。目前在众多的化学传感器中只开发了很少的一部分，更多的微型酶传感器、组织传感器、抗体传感器、受体传感器等有待于进一步开发。化学传感器在针灸领域的研究还处在探索阶段，目前研究的对象主要是低分子无机元素，而且研究的只是少数的几个穴位和经络线，还有待于进一步全面系统的研究。生物传感器的发展使动态监测有机分子变化成为可能，国内已经研制成功了用于测量多巴胺的针型生物传感器，有望揭示神经化学物质与经络之间存在的关系。相信随着中医研究的不断深入，化学传感器必将在中医学研究中发挥其独特的作用。

### 4. 针灸与信息科学相结合

在信息技术飞速发展的今天，用计算机科学技术来探求针灸学的科学内涵，是针灸学现代化的必由之路。数据挖掘技术为针灸推拿文献研究、临床研究和实验研究打开了新的思路；穴位三维可视化人体模型为针灸推拿的临床教学和科学研究提供了便利的工具；针灸和推拿机器人的研究更是为针灸推拿的量化研究提供了解决方案。

数据挖掘技术给针灸推拿研究发展带来了前所未有的契机，在处理大量的非线性、模糊的、不完整的针灸推拿数据时有着传统方法所不具备的优势。针灸推拿领域中的许多学者也开始采用数据挖掘技术探寻针灸治病的内在规律，并已取得了一些重要的研究成果。真实、详尽地收集到临床资料，建立数据库，用数据挖掘技术处理这些海量的、不清晰的、看似无关联的数据，找出其中的规律，将有望在尊重针灸推拿临床医疗现状的同时，分析出腧穴与病症之间、刺灸方法与病症之间、频次及疗程与病症之间、患者群与病症之间的关联性，发现其中的内在联系及规律，从而得出针对患者个体的某一病症的最佳针灸推拿治疗方案[11]。

近年来，数字可视化人体已成为生命科学与信息科学相结合的前沿性项目。数字化可视人体研究是从几何角度定量描绘人体解剖结构，把实体变成切片数据，然后在计算机中重建成三维人体，以三维形式看到人体解剖结构的大小、形状、位置及器官间的相互空间关系，使人类在认识自身结构方面前进一大步。针灸穴位三维可视化人体模型的建模研究，为针灸基础与临床提供了穴位的可视化形态结构，同时为探讨针灸经络实质提供了数字化的研究平台[12]。

针灸机器人的研究已经走过了十几个年头。用机械手臂进行的针刺研究排除了人手进行针刺操作时因操作者心理状态、患者不良反馈等导致的误差，进针速度、深度、提插和捻转幅度均是可定量输入并确定的刺激指标，可相对直观地确定施加的针刺刺激量，结合对疗效的评估可用于观察针刺的量效关系[13]。

总之，针灸学科在其发展的过程中积极借鉴其他学科的技术手段，兼收并蓄，博采众长，学科研究水平得到极大提升。

（二）从宏观认识到微观认识的转变

腧穴的组织结构是针灸发挥生物学效应的重要载体。在早期的腧穴观念中，除了腧穴的名称、定位、归经等内容外，古人已开始关注腧穴的形态结构，并总结、描述其形态特征。19世纪以来，在西学东渐的背景下，西方人体解剖学传入中国，对腧穴的微观认识也在此时得到了初步发展。在对腧穴形态结构有了宏观认识的基础上，人们进一步借助低倍放大镜或解剖镜对腧穴的局部组织结构进行了详细观察，逐渐形成对腧穴结构的宏-微观认识[14]。通过这种观察手段，不但进一步揭示了腧穴相关组织结构的层次分布及其相互关系，而且从皮肤、肌肉、结缔组织、血管和神经分支等方面明确了不同腧穴在组织结构上的差异。这种差异主要表现为不同部位的腧穴，尽管其组织结构成分基本相似，但它们在穴区皮肤的厚度、肌肉组织的多少、血管和神经纤维分布的疏密以及神经支配等方面都不尽相同。然而在宏-微观认识的层面上，研究者们只是对腧穴结构中的固有成分有了初步的了解，尚未对血管、神经的细微结构与腧穴的关系进行详细分析。

随着近几十年来科学技术的迅猛发展，科研水平得到了极大提升，对腧穴组织结构的研究也上升到了一个新的高度——微观结构。近二三十年来，针灸研究从宏观到微观都取得了巨大的进步。在微观上，研究工作正从整体→系统组织→细胞→分子等不同层次一步步深入。与传统的形态学手段相比，目前采用的神经示踪技术、组织染色技术和显微镜成像技术都有了长足的进步，不仅可以用神经示踪技术揭示腧穴的神经支配特征和用常规的组织学方法显示腧穴的显微结构，还可以利用抗原和抗体的特异性结合分析腧穴神经支配的化学特征以及腧穴显微结构中不同组织和细胞的化学特征。

（三）从主观定性向客观定量研究的转变

古代医学家由于受到条件、文化背景等多种因素限制，只能凭借自身实践经验主现推断人体的生理病理，虽然其中也不乏一定的准确性，但多数只能定性，缺乏明确的量学标准。另外，在针灸治疗时，施术者或据师承之法，或凭有限的经验来确定刺激的量，欠规范操作，往往带有片面性和盲目性。随着临床实践经验的积累，人们也开始注意到针灸疗效明显受到刺激量的影响，刺激参数不同，引起的生理效应就不同。

近年来，学者们充分认识到上述问题，针刺手法参数的研究也越来越受到重视。人们开始利用现代科学技术以及科学方法对反映刺激量大小的参数进行了更加深入、具体的研究。其中最具代表性的是石学敏院士提出的"针刺手法量学"理论，对针刺作用力方向、大小，施术时间，两次针刺间隔时间针刺手法四大要素进行了科学界定，使针刺治疗由定性上升到定量的水平，大大提高了临床疗效。针刺手法量学四大要素的提出，有效地规范了针刺手法和刺激量，使针灸操作更具有规范化、可重复性和可操作性。石学敏院士主要是从临床治疗剂量的角度，通过传统实践与现代实验相结合的研究方法提出"针刺手法量学"理论，并且在临床上选择大量的疑难杂症进行科学实验研究，验证"针刺手法量学"理论的科学性和正确性[15]。

为了利用针刺手法参数的变化特点来探讨与研究针刺实质、针刺机制及针刺效应等，有学者运用现代科学技术，研制出能实时采集运针过程中针刺手法参数的仪器，对针刺手法的刺激量进行了客观化描述[16]。这种仪器一般采用电阻传感器技术或微电极传感技术采集提插、捻转信号，通过二道生理记录仪反映针刺手法（提插、捻转）的速度、力的变化，根据手法波形特征对针刺手法参数进行相关的分析与研究。

尽管学者们已经对针灸手法的客观定量有了一定的认识，但其量化标准至今仍是针灸研究领域待以攻克的难题。在今后的研究工作中，还需要利用现代科学技术以及科学方法，通过多学科交叉与碰撞，开拓针刺手法参数的研究思路；充分利用计算机技术能处理、分析大量数据的优势，并且结合具有丰富临床实践经验的针灸专家，探索建立规范化的针刺手法参数，借助大量的临床实践检验进而修正，最后通过资深的针灸专家指导，从而为针刺手法参数的标准化、规范化、定量化的研究奠定理论基础，这对指导临床针灸实际操作具有重要意义。

## 三、当代针灸学科的特色与优势

针灸学的背景是文化，思维是哲学，理论是科学，临床是技术，为中医药的传承发展指明了道路和方向。在人民崇尚自然、青睐绿色疗法的今天，针灸发挥着其独特的优势。

（一）具有明确的研究对象

针灸学的研究以应用研究为主，通过运用针刺、艾灸、拔罐、贴敷等各种针灸技法，提高临床疗效，阐明作用机制，从而推动学科的发展。其主要研究对象包括经络、腧穴、针灸文献、针灸技法、临床治疗、实验针灸等内容。

针灸学的科学研究主要从两方面开展：一是对传统针灸学的精华理论和临床验案的整理研究。"九五"以来，对针灸古代文献与现代文献的整理、研究的方法更加丰富，文献研究的新成果、新文献产生的速度明显加快，历代针灸医著得到了再次整理、校注、考证、出版，通过对古代针灸文献及其产生的背景、源流进行综合研究；在针灸文献信息化方面，已建立或正在建立包括针灸学科在内的多个领域的数据库，为针灸科研、教学和临床工作者提供专业权威的信息资源、综合业务查询以及系统分析的资料；随着循证医学的兴起，计量文献学研究的方法得到了应用，通过对现代针灸临床文献进行系统评价，为临床针灸决策获得更有力的证据提供了方法学基础；针灸文献和针灸史研究方面，还引入了计算机、网络及数据库等新方法、新技术，不但丰富了针灸文献研究的内容和手段，而且逐步形成了针灸文献研究的新的发展方向。二是应用自然科学的多学科研究方法及现代医学手段，对中医针灸进行全方位的研究，包括对腧穴作用特性、腧穴间的配伍及针灸治病机制等专题的探索。

目前，针灸临床研究迫切需要基础研究支持和指导，主要的研究内容包括：阐明针刺操作规范研究，即针刺量－效规律；腧穴效应特异性研究，以指导临床选穴；重视针灸优势病种的研究；科学规范的疗效评价体系的建立；等等。

（二）具有完备的知识体系

当代针灸学科在科学研究、临床应用、人才培养以及社会服务等各方面迅速发展，形成了一套庞大的综合性知识体系[17]。

1. 源远流长的文化体系

针灸起源于中国，历史悠久。相传原始社会时期，伏羲"尝味百药而制九针"。到石器时代，砭石作为针具的雏形，被用来切割痈肿或刺激人体的某些部位以治疗疾病。此后，历朝历代的针灸医家通过对自己医术经验的总结，撰写了大量的针灸学专著，不仅记载了针灸的发展和对人类健康的贡献，也记录了其在不同文化背景下的创新与变革。针灸学既汲取了"天人合一"的儒道思想，又融入了哲学、物理学、生物学、人类学和心理学等多学科的知识，具有强大的文化多元性。2017年1月，国家主席习近平向世界卫生组织赠送针灸铜人雕塑，在进行文化交流的同时，也表达了对人类健康事业发展的美好愿景。针灸学科以其独特的医学文化体系，承载着传承和弘扬中国传统文化的重要使命。

2. 独树一帜的理论体系

针灸学理论奠定于《内经》《难经》等经典著作，经《针灸甲乙经》初步系统化和结构化，以及后世医家不断丰富和完善，其理论体系逐渐形成。针灸学的理论体系在中医药学中相对独立，除遵循阴阳五行、藏象学说、气血津液等基础理论外，主要以经络腧穴理论为核心，这与中医学中其他二级学科有着明显差别。经络理论系统阐述了人体经络系统的循行分布、生理功能、病理变化及其与脏腑的相互关系，腧穴理论则主要阐述腧穴的分布、作用规律及临床应用，二者相辅相成，密不可分。经络腧穴理论作为我国传统医学的精粹，几千年来一直指导着针灸临床实践，成为中医药理论体系的重要组成部分。

经络理论系统阐述了人体经络系统的循行分布、生理功能、病理变化及其与脏腑的相互关系，腧穴更是针灸推拿学中独有的概念。针灸的各种治疗手段是通过刺激经络腧穴来调节人体自身功能，达到防病治病的效果，这与中医学中其他二级学科的内服用药有着明显的差别。所以，经络腧穴理论是中医基础理论的重要组成部分，更是针灸推拿学的核心指导思想，主要应用于针灸学领域。经络腧穴理论来自医疗实践，几千年来一直指导着针灸临床辨证、选穴用穴和手法运用，取得了良好的临床疗效，传统医学的治疗方式主要分为内治和外治，而针灸学则是基于经络腧穴理论运用各种针灸治疗工具来进行治疗的独特外治方法。

3. 广泛健全的诊疗体系

针灸以其简、便、廉、验的诊疗优势，绿色、极少不良反应的安全优势，目前已经在世界上183个国家和地区广泛应用。针灸也越来越受到国际主流医学的认可，世界卫生组织于1996年提出了64种针灸适应证。目前，世界各国推行鼓励中医针灸疗法，美国《内科医学年鉴》推荐针灸为治疗急性、亚急性及慢性腰痛的"一线疗法"，英国、德国、瑞士等多个国家已将针灸纳入医保范围，承认了针灸师的合法地位，针灸疗法每年正为数以亿计的各国患者提供医疗保健服务。

腧穴是针灸学独有的概念，针灸的各种技法和治疗手段是通过刺激腧穴来调节人体自身功能，达到防病治病的目的。临床诊断疾病时，经络诊断、腧穴按诊、拔罐刮痧后的望斑望痧诊断、耳穴诊断等是针灸学中的特色诊法。这些针灸的特色诊断疾病的方法是以经络腧穴学为理论基础，以穴位病理性反应的各种表现形式为指标，进行疾病证候辨别的诊断方法。实践证明，当躯体或内脏有病时，往往会在体表的腧穴或是耳郭的相应部位出现色泽、形态的异常变化，以及压痛敏感、皮肤低电阻等改变，根据经穴脏腑相关理论，穴位压痛诊断法和耳穴诊断法可在疾病的定位诊断上为临床提供有力依据。目前，经络测试仪、耳穴探测仪、超声针灸仪、经络导平仪、穴位离子导入仪等先进仪器设备的研发也为针灸学在临床诊断方面提供了新的思路。

针灸的临床疗效与适应证被国内外医学界重点关注，尤其是针灸临床试验研究已经在五大洲的 49 个国家广泛开展，同时也为确认针灸疗效提供了证据[18]。基于 1996 年之后国外针灸临床试验的有效报道以及世界卫生组织制订的有效依据，有学者提出"针灸适应证应该得到扩充"的建议，目前可以明确已有 29 个新增到一类的适应证，有 4 个从二类升级到一类的适应证以及 3 个从三类升级到一类的适应证[19]。在国内，针灸推拿学的临床应用范围极其广泛，涵盖了内科、外科、妇科、儿科、五官科等各科疾病，有学者在 2002 年[20]和 2007 年[21]分别报道了经国内文献研究得出"针灸能治疗 414 个病症"和"针灸病谱为 461 种"的结论，据 2011 年的文献报道，我国已经证实的针灸适应证达到了 532 种[22]。近年来，国外针灸临床文献的针灸病谱有明显拓展，在 587 篇设立对照组的临床研究文献中，涉及 130 种病症[23]。此外，根据国外报道的痤疮、味觉障碍等针灸有效的适应证也受到关注，相信今后针灸适应证也将逐渐增加，针灸将发挥更大的临床优势。

4. 特色鲜明的技术体系

针灸学不同于其他临床学科，其他临床学科多是以所研究的疾病类型划分的，如内科、外科学、儿科学、骨伤科学等，而针灸学是以治疗手段命名的，它不仅仅局限于治疗某一种疾病或某一类疾病，而是与药物治疗一样能够施用于多科疾病。针刺、艾灸是针灸学两大治疗方法，是针灸学所独有的。由于治疗工具的演化与发展，"针"和"灸"的范畴已经扩展到一切以刺激机体产生效应的工具，因此凡是此类器具都可归在针灸的名下（这在国内是约定俗成的）。目前，以针和灸为纲，已演绎出了上百种丰富多彩、各具特色的治疗手段，治疗范围也不断扩大，显示出了较强的治疗优势。

随着医疗实践的需要和针灸器具的不断改进，针灸学逐渐形成一套特色鲜明的技术体系。早在《内经》中就已形成"五刺""九刺""十二刺"等较为完善的刺法体系，后经历代医家的不断总结，在基本针刺手法基础上又提出"飞经走气四法""治病八法"等古典针刺技法，以及三棱针、皮肤针、皮内针、火针、芒针等特种针具刺法和头针、耳针、眼针、腕踝针等特定部位刺法。灸法则依据施灸材料可分为艾炷灸、艾条灸、温针灸、温灸器灸等艾灸法和天灸、灯火灸、药锭灸、药线灸等非艾灸法。此外，在传统针灸疗法基础上，结合声、光、电、磁、药物等物理化学因素，形成了穴位贴敷、穴位注射、穴位埋线、穴位电疗、穴位磁疗等腧穴特种疗法。这些治疗方式颇具特色，且基本理论完善，临床实践丰富，成为针灸学作为一门独立学科的重要特征之一。

此外，将针灸学与计算机科学技术相结合，在针灸可视化、腧穴信息化等医疗仪器研发方面有了可喜的进步，也为针推技法的现代化提供了技术支持。

5. 独立完整的教育体系

从 1956 年首批中医药院校创办开始，针灸学被纳入中医药高等教育体系，逐渐建立了

"中专－大专－学士－硕士－博士－博士后"完整教育体系，形成了全日制教育、名中医带徒、函授教育、定期进修、短期培训等多种办学模式。随着教育规模的不断扩大，针灸学科形成了课程特色鲜明、教育资源充足、教师素质过硬、教学手段多样的人才培养模式。此外，目前全国 24 所高等中医院校均设有国际教育学院，为世界 100 多个国家和地区培养了数万名本科、硕士、博士针灸人才，大大加快了中医药的国际化发展进程。

（三）具有广泛的社会需求

针灸疗法具有适应证广、疗效明显、操作方便、经济安全、不良反应少等优点，千百年来对保卫健康、繁衍民族作出了卓越贡献。随着卫生体制改革方案的深入推进，费用低廉的优质医疗服务成为新时期卫生工作的最终目标。

当前，人们对针灸疗法的需求与日俱增。有调查显示，1997 年全国医院针灸科年门诊量最多者仅为 4.8 万人次，2007 年最多者达到 30 万人次[24]，到 2017 年最多者达百万人次。从医疗机构发展状况看，我国有中医类医院近 4000 家，61%~80% 的西医综合性医院设有中医临床科室，其中绝大部分有针灸科室；90% 以上的中医医院和中西医结合医院设置了针灸科[25]；另外，中医及中西医结合门诊部均设有针灸科；全国还有针灸专科医院十余所，年服务人群近亿人次。

在社区、乡镇卫生院及村卫生室服务方面，针灸疗法有着更为广泛的社会基础。我国约有 30 万个社区医疗机构，90% 以上的机构可提供针灸、拔罐、贴敷等医疗服务。在我国成千上万的乡村医生中，有 60% 以上掌握针灸、刮痧、拔罐等技术。在全国社区及乡村的医疗实践中，针灸推拿技术广泛应用于内科、外科、妇科、儿科等各科疾病，解决了"看病难、看病贵"的问题，节省医疗开支和医疗资源，收到了人民群众和政府均满意的社会效益。

随着人们生活水平的提高，对健康有了更多的认识和关注，"未病先防"等治未病理念深入人心，使中医保健行业得以迅速发展。目前世界发达国家保健行业每年消费增长速度达 13%，在我国每年消费增长速度达到 30%。而针灸在家庭养生保健、亚健康调理、康复、美容、减肥等健康保健产业中独占鳌头，以养生保健、美容美体为主要经营项目的服务机构数量也与日俱增，丰富的针灸技术满足了广大人民群众日益多元化、多层次的健康保健需求，针灸外治技术也得到了更大范围的推广，相比其他中医方法拥有更为广泛的群众基础，养生保健从业人员数量逐年增加，一方面促进了就业，另一方面也解决了部分民生问题。

（四）与自然科学融会贯通

自然科学是研究自然界（包括人的生物属性在内的）各种物质形态、属性、运动形式及运动规律的各门科学的总称。自然科学的根本任务在于揭示自然界的各类现象发生的实质，以便把握这些现象及其发生、变化过程的规律性。其最重要的两个支柱是观察和逻辑推理，假设、实验、推理、证明是其求解问题答案的方式。根据对自然的观察和逻辑推理，可以导出自然现象背后的规律，经受实践标准检验的客观规律具有预言作用和对实践活动的指导作用。

针灸学的发展有两种基本模式，第一种模式是传统文化背景下的传统范式，也就是所谓的传统针灸学；第二种模式是现代科学技术背景下的现代范式，也就是现代针灸学[26]。从基本理论到临床诊疗体系，现代针灸学体系与传统针灸学体系都存在很大不同，现代针灸学运用的是一般自然科学所遵循的观察和逻辑推理的方法，传统针灸学则是运用取类比象的说理方法；现代针灸学理论体系的核心是神经－内分泌－免疫网络学说及腧穴作用规律、针刺作用的四大规律，传统针灸学理论体系的核心则是脏腑气血学说、经络学说等。临床诊疗体系方面，现代针灸学是以辨病为主导，针刺手法的轻重是根据疾病的兴奋或抑制性质而确定；传统针灸学则是以辨证为主导，针刺手法的补泻是根据病证的虚或实的状态。显然，现代针灸学与自然科学更为贴合。

自然科学家在进行科学探索的过程中还承担着一种社会责任，这种责任要求探索者的探索行为要对人类福祉和大众感受负责，这种对于人类的忧患意识和责任就是自然科学家的人文思考。因此，针灸施术过程中，人文关怀应当贯穿始终，针灸所强调的"治心""治神"，本质就在于此。一方面要与患者进行良好的沟通，消除患者的紧张、恐惧心理；另一方面增强患者接受针灸疗法的信心。

## 四、当代针灸学科在发展中存在的问题

习近平总书记在十九大报告中提出了实施健康中国战略，"要完善国民健康政策，为人民群众提供全方位的健康服务"。这是新时代健康卫生工作的纲领，也指出了针灸学科在实现新时代健康中国中的奋斗目标。在当前抗生素滥用的情况下，针灸的增效减毒作用独特且不可替代；在医疗卫生战线前移的大战略下，非侵入性的针灸疗法能够调动人体自身的防病能力，已经成为预防、治疗、保健的重要手段，在健康中国打造中国特色的健康服务体系的建设中发挥其独特的作用。针灸医学在临床医学领域的地位得到了明显提高，融入了现代科技的针灸医学得到了长足的发展。但与此同时，我们也看到了目前国内针灸学科的发展还存在一些问题。

（一）针灸学理论创新性有待提高

"针灸学理论发展滞后"是一个很关键的原因，主要表现在对传统理论掌握得不够深入，现代研究与临床实践脱节。众所周知，中医学的理论体系完全有别于西方医学，针灸是中医学的重要组成部分，理所当然地要在继承与发扬中医理论体系的前提下实现现代化。在国际针灸学术界特别是在亚洲针灸学术界，很多临床者和研究者正是循着这个方向探索现代化的。然而，也有相当一部分人不了解中医理论体系的重要性，以为把针灸纳入西医理论体系就是针灸现代化。他们认为，针灸不过是一种物理疗法，除了针灸工具、常规刺激参数和建立在神经节段论基础之上的刺激部位有临床意义外，经络学说、辨证论治、针灸补泻等传统理论都毫无价值。于是丰富多彩的针灸医学变成了用几根针和少数常用穴位的简单疗法，按照这种思路进行的理论研究尽管也能说明针灸的某些作用机制，但却难以指导临床实践。经络学说、腧穴体系、刺灸疗法是针灸医学理论的重要组成部分，但近年的研究与这些基本理论的关系却不甚密切。此外，针灸临床诊断和治疗规律的研究还不够深入，符合针灸治疗特点、能有效指导针灸临床诊疗的理论体系有待完善。理论上的落后直接导致了临床运用的僵化，影响了针灸优势的充分发挥。

（二）专业机构发展缓慢

我国针灸学的高等教育体系建立于 20 世纪 70 年代末和 80 年代初期，目前针灸专业的毕业生大部分工作在针灸临床一线，提高了针灸学科的专业素质。从整体上看，针灸技术水平在提高。然而，目前国内针灸学科的发展现状不容乐观，存在的问题也很严峻，在有些地区呈现萎缩状态。集中表现在针灸科被看作附属科室，大部分医院无针灸病房，无法形成学科

的规模和环境。目前在三级甲等中医医院里，针灸科病床大多在 20~80 张，而且病床使用率极低。有些过去曾经在全国针灸学科处于优势的学院已出现严重的滑坡[27]。目前许多综合医院没有针灸科，或仅有门诊。有些医院的针灸科合并在中医、康复、理疗等科室内。多数医院的针灸诊室空间狭小，条件十分简陋。

（三）针灸临床服务模式单一

"针灸服务模式单一"主要有以下几种表现：其一，目前我国提供针灸服务的能力大部分集中在各级各类医院中，医院"以疾病分科"的服务模式分流了许多针灸疗效显著的病症，针灸作为一种特殊的治疗手段没有得到很好的普及和应用，而以"针灸科"为基本单元的服务模式，使针灸适宜病症集中到了少数的十几种。其二，目前我国一方面缺乏能够体现针灸特色的大型针灸医院，不能向公众提供高质量、高水平、规模化的针灸医疗服务；另一方面，在基层医疗机构中，普遍提供针灸服务的能力还在下降。其三，针灸特色疗法运用不够，针灸其实包括了几十种特色疗法，综合运用可明显提高疗效，但目前在临床中，很多方法如灸法、放血、火针等使用得较少，这种现象也在制约着针灸疗法特色的展现与优势的发挥。

（四）国际社会对针灸的限制和威胁

在针灸国际化的过程中，由于东西方的文化背景与医疗观念的差异，当西方社会接触到针灸时，常常自觉或不自觉地以西方的评价标准来衡量与对待针灸医学。这个问题突出地反映在立法方面，至今在全世界百余个拥有针灸的国家和地区当中，通过立法正式承认针灸的还不多。大多数国家和地区的卫生主管部门，由于种种原因还不承认针灸是医学专业，他们或者限制针灸医生的行医活动，或者把针灸医生排斥于医药卫生界之外，不加管理。许多国家的卫生当局对待针灸的不恰当做法妨碍了在这些国家的针灸水平的提高，限制了针灸作用的发挥和技术的推广。

另外，随着针灸在国际上的普及和广泛应用，世界各国均在增加对针灸的研究力度，对我国的针灸宗主国地位构成了一定的威胁。西方国家正在逐渐形成西方医学针灸学（Western Medical Acupuncture），倡导在西医理论指导下使用针灸，如部分物理治疗师提出干针不是针灸的观点，意图否定传统的中医针灸，并想通过立法用所谓的干针取代正统的针灸[28]。这一在理论上对针灸"去中国化"的态度，对中医针灸的国际地位是极大的挑战，一些人也试图趁机废弃一切中医针灸理论和名词术语，如用"东方医学""东亚医学"等名称替换中医针灸学，还有一些国家用"韩医""汉医"等名词替代传统的"中医"，想要废医存针，这些手段和做法已严重影响了中国针灸的主体地位。

## 五、建设针灸学科的使命和意义

习近平总书记在十九大报告中指出："加快一流大学和一流学科建设，实现高等教育内涵式发展"。双一流学科建设是世界一流大学和一流学科的建设（简称"双一流"），启动实施的"统筹推进两个一流"战略，是中国大学跻身国际前列、打造顶尖学府的"冲锋号"。针灸发源于中国，其发展规模在当今世界上始终处于领先地位，已经成为世界一流学科，然而我国仍将针灸学设置为二级学科，与其学科地位并不十分相称，因此，只有建立针灸一级学科，进一步整合各方面资源，争取国家在政策、资金、条件等方面的更大支持，才能积极应对世界各国的学科竞争，保持我国针灸学世界一流学科的学术地位。

（一）发力于针灸大科学研究计划

近年来，在国家"973"计划、国家科技支撑项目支持下，经穴特异性、穴位敏化性、穴位配伍、灸法、针药复合麻醉、针刺双向调节机制以及经络的生物学基础等研究都取得了新的进展；在国际上，针灸应用广泛，学术交流活跃，科学研究从临床向基础扩展，研究结果得到普遍关注；在现代医学临床实践指南中，已有30余个指南将针灸纳入其中。

纵观针灸科学研究的关键问题，经络的实质、腧穴的本态、刺灸的效应、治病的机制尚未从根本上得到揭示和科学的阐释。如果针灸学科成为一级学科，获得国家在政策、资金等方面的充分支持，有助于与相关一级学科更好地交叉融合，应用各种现代科学技术和研究手段解决针灸学中的关键科学问题。

中国针灸学会着眼于针灸未来发展的规划——针灸大科学计划，该计划旨在利用多学科、跨国家的科技资源，以经穴特异性和效应机制研究为切入点，以针灸临床优势病种研究为载体，针对针灸实践中已经反映出的基本科学问题，进行系统深入的研究，创新和重构基于科学实证的针灸理论体系，开展国际多中心大样本的临床研究，确定针灸的适宜病症，提供客观公正的疗效证据。

国际多中心临床研究是大科学研究的一种组织模式，其研究结果也是深入系统基础研究的重要切入点。基于临床实际、瞄准共性特征、寻找支撑针灸临床的基础性、关键性、重大科学问题，是形成针灸大科学研究的关键。这不仅要在针灸学术界达成共识，还要在国家规划设计的层面达成共识，形成政产学研共同意志。在此背景下，针灸学成为一级学科将会极大地推进针灸大科学研究计划的实施。

（二）致力于学科内涵建设

规划学科研究方向。学科研究方向需要明确突出本学科水平和若干特色领域，是学科建设的根本性要素。2017年，《"十三五"中医药科技创新专项规划》中的第一项就明确指出："对藏象理论、经穴特异性、络病、中药药性、组分配伍等中医药原创理论的科学认识进一步深化"，这五个方面中"经穴特异性""络病"皆为针灸学科领域的特色内容；专栏5提出："开展针灸等非药物疗法作用机制研究"；专栏22专门提出"针灸标准化研究"，包括针灸技术标准、针灸诊疗器具标准、针灸管理与服务规范的制定等内容；专栏26的"中医药国际大科学计划"第一项就提出："针灸有效性的国际多中心临床研究。"针灸学成为一级学科后，在学科研究方向上将打破原有二级学科的局限，有利于学科交叉，在学科内涵上与国际接轨，为调整和拓宽研究领域创造了更广阔的空间。

获得重大需求牵引。所谓重大需要牵引，就是国家、社会、经济、军事发展中有着关键作用或大量需求的因素，或是理论，或是技术。重大需要牵引是学科发展的最大动力所在，往往是拉动学科快速发展、凸显学科优势的关键。针灸学成为一级学科后，将有助于学科敏锐并及时抓住政府和社会提供的各种机会和机遇，获得重大需求牵引，这对于学科的发展尤为重要。例如瞄准国家科技发展规划中列为重点发展的研究领域和学科方向，抓住国民经济发展的重大项目等。

促进学科队伍建设。世界一流学科的成长经验表明，一流学科的生成有赖于一流的学科队伍。针灸学成为一级学科后，必将吸纳和培养更多的本学科、交叉学科的高素质人才，并形成由国医大师、院士、首席科学家等领路的老中青学科人才梯队，为学科建设、健康产业培养和输送基础厚、能力强、素质高的针灸学科人才。

（三）助力于"健康中国"规划

健康是促进人全面发展的必然要求，也是国家富强和人民幸福的重要标志。作为"十三五"时期的重要战略之一，"健康中国"是一项旨在全面提高全民健康水平的国家卫生发展规划。2016年8月26日中共中央政治局召开会议，审议通过《"健康中国2030"规划纲要》（简称《纲要》）。《纲要》的发布与将来的实施，为中医药迎来了全新的发展良机。针灸一级学科的建立，必将在全国范围内得到广泛推广，发挥其独特的学科优势，补充药物疗法的不足，独立开展相关的医疗、保健、养生、康复等健康产业的内容，为促进"健康中国"这一最终目标添砖加瓦。

在医院体制改革方面，针灸学科将贯彻落实党的十九大提出的"实施健康中国战略"各项新要求。以深化医药体制改革为宗旨，加快发展健康服务业与深化医改紧密结合、互为促进、联动发展，坚持整体推进与重点突破相结合。同时将提高医疗服务技术水平，加大政府对医疗服务质量的重视，带动医药改革的动力，使其推行更加迅速和广泛。

在促进中医养生保健行业方面，针灸学科将以发展健康服务业为主轴带动其他改革任务，使各项改革协同推进，形成合力。在发展健康服务业过程中，以维护和促进人民群众身心健康为目标，以提升全民健康素质和水平为根本出发点和落脚点，使社会效益与经济效益相结合，群众基本健康需求得到更好满足，就医负担有所减轻，求医问药更加便捷，健康素养和健康水平明显提高。

（四）有利于"一带一路"建设

在"一带一路"的发展过程中，针灸学是我国传统医学走向世界的排头兵。针灸学成为一级学科后，不仅是中华文化在"一带一路"沿线国家传播与推广的有效文化载体，也是实现带动中医药、中国文化国际发展的主力军。

首先，针灸医疗将在"一带一路"沿线国家得到广泛应用，并且其疗效和广泛的适应病种必将产生更大的影响，使更多国家的人们受益，使其成为"人类命运共同体"的重要载体，树立中国的和平友好形象，真正成为中国走向世界的健康品牌。

其次，针灸将发挥其在疗效上的优势，在治疗身体疾患的同时，进一步加深对中医文化、中国文化的了解，使中国文化在祛疾疗伤中潜移默化地被国际社会所接受，继而推进孔子学院等中国文化的纵深发展，发挥战略黏合剂作用，进一步推动中国文化的广泛认同。

最后，在科研合作方面，可以平等地与高水平国际学术机构进行合作，开展高水平针灸临床研究、针灸生命科学研究以及针灸国际标准研究等。在世界科研学术界增加针灸的原创性科研领域，使我国的针灸及生命科学研究占据领先地位，提升我国在世界范围内的科研影响和学术地位。

（五）将针灸学提升为一级学科

自中国针灸学会在2008年11月召开的第四届常务理事会第六次会议上专门讨论了"把针灸学科提升为一级学科"这一议题开始，越来越多的针灸学者开始重视此事，并通过收集各种数据和资料，深入剖析针灸学科的发展情况。将针灸学科提升为一级学科，还原历史的本来面目，是我国传统医学向更高层次发展的必然趋势，具有十分重要的现实意义。

2017年，中国针灸学会已组织专家对针灸学科范畴、学科知识及人才体系、针灸服务模式等方面调研论证，撰写《针灸医学一级学科论证报告》，并得到8位院士联名签署《关于将针灸学科提升为一级学科的建议》的支持[29]。

2018年，天津中医药大学校长、中国工程院院士张伯礼等5名全国人大代表向十三届全国人大一次会议提交了《关于"提升针灸学科为国家一级学科，加强科学研究"的建议》(简称《建议》)。《建议》称，针灸以其非药物干预、有效、安全、价格低廉、可获得、易操作等优势，在疾病治疗和康复中发挥着重要作用。更重要的是，针灸已经成为国际社会广泛技术的中医特色疗法，得到了世界各国群众的欢迎，有利于促进"一带一路"倡议的实施。

2019年两会期间，全国政协委员、中国针灸学会副会长、上海市针灸经络研究所所长吴焕淦，全国政协委员、湖北中医药大学副校长马骏，全国政协委员、广东省中医院副院长卢传坚等20余位委员联名提案，将针灸学提升为一级学科，提高针灸学的国内外竞争实力[30]。提案指出，从临床应用、科学研究、人才培养等方面的现状看，针灸学的二级学科地位已远远不能适应其国内外发展的要求。当前，针灸是我国发展最快的学科之一。据国家中医药管理局统计数据显示，2016年接受针灸的门诊患者超过3000万人次，并且每年仍在以6%的速度增长。但由于学科地位的制约，针灸的临床治疗作用未能充分发挥，针灸是中医药国际化的排头兵，需要恰当的学科位置以促进其进一步发展。提案建议教育部门应尽快将针灸学提升为一级学科，从深度和广度上细化针灸学教学和研究的内容，丰富和发展针灸学，这也有助于扩大针灸招生，壮大针灸从业者的队伍，培养更多的针灸学人才。此外，由科技部牵头推动组织我国主导的国际针灸大科学计划，保持我国作为针灸发源地、针灸教育与研究大国的主导和领跑地位；加大对针灸国际国内标准制定的支持力度，加大对针灸国际交流和国际人才培养的投入力度，维护我国在针灸领域的国际话语权。

综上所述，针灸学科发源于中国，现在的发展规模在世界上处于领先地位，已经成为世界一流学科，只有进一步整合各方面资源，争取国家在政策、资金、条件等方面的更大支持，才能积极应对世界各国的学科竞争，保持我国针灸学世界一流学科的学术地位。

（王富春　蒋海琳　洪嘉靖）

# 第二节　国际化背景下的挑战与机遇

针灸是中医药学的重要组成部分，作为世界非物质文化遗产，已率先走向世界。全球已有183个国家和地区应用针灸，36个国家和地区已建立有关针灸的法律法规，18个国家和地区将其纳入国家健康保险。针灸已经成为世界上应用最为广泛的替代医学疗法。但是针灸走向国际也给针灸学科带来了诸多挑战和机遇。

## 一、针灸研究最新进展

针灸走向世界极大地推动了针灸临床和基础研究，国际高影响因子期刊上发表的针灸相关文章提高了针灸的国际影响力。当前，全球范围内对针灸的研究已经在理论、临床与机制等多个方向上向纵深发展。

（一）针刺镇痛的研究

针刺广泛用于缓解疼痛，全球 60% 以上的针灸治疗患者是和疼痛相关的疾病[31]，在国外针灸诊所，疼痛患者就诊的比例更高。针刺治疗痛症也获得了高质量的临床证据，采用单病例 Meta 分析了 2008—2015 年 39 个在西方多国开展的随机对照针灸临床试验的原始数据，纳入患者 20827 例，证明了针刺治疗头、颈、肩及腰背痛等的疗效均明显优于假针刺（安慰针刺）和不针刺，且一年后随访镇痛效果仅下降 15%。针刺组与不针刺对照组的效应量（Effect Size）差异为 0.5SDs，与安慰针灸对照的效应量差异仅为 0.2SDs。说明针刺治疗慢性痛的疗效持续稳定，否定了针刺仅相当于安慰剂的效应。此外还证明针刺疗效与针刺疗法的特性无关，但是与对照的设置有关[32, 33]。我国学者证明针刺作为辅助疗法可确切改善慢性稳定性心绞痛患者心绞痛发作次数和程度，提高 6 分钟步行测试得分，改善心绞痛严重程度，并可减轻患者的焦虑和抑郁症状。可能与改善迷走神经和交感神经系统之间的平衡有关[34]。针刺镇痛的机制已获得广泛认同，涉及激活体表固有的疼痛控制（闸门）发挥外周镇痛作用，激活中枢下行抑制系统发挥全身镇痛作用，促进外周和脑内内源性阿片肽的释放等[35]。针灸通过刺激体表激活人体内源性镇痛系统而发挥镇痛作用，可避免耐药和成瘾，应用前景广泛。

（二）针灸对内脏功能的调控

刺激穴位可以调整相应靶器官的功能。针刺内关可显著缓解恶心呕吐[36]，并且已经转化为内关腕带产品。电针可以显著缓解女性压力性尿失禁[37, 38]。电针可以促进肠蠕动，治疗难治性便秘[39]。实验研究表明，针灸足三里可激活迷走神经，显著促进胃蠕动，针刺中脘穴通过激活同节段的交感神经发挥对胃蠕动的抑制效应[40]。针刺天枢穴对肠蠕动也具有双向调节作用[41]。总之，针灸对内脏功能具有调节和治疗作用，这种调节包括同节段穴位的特异性调节和异节段穴位的非特异调节，这些作用均以脊髓节段性的、节段间的和全身性（脊髓上）中枢的参与为基础的[5]。

（三）针灸对内分泌的调节

针刺可以显著下调非肥胖多囊卵巢综合征（PCOS）患者的雄激素水平；针刺联合生活方式干预可改善肥胖多囊卵巢综合征患者月经周期和排卵率，降低性激素水平，显著改善卵母细胞的募集，提高胚胎的质量[42-44]。也有报告针刺在提高多囊卵巢综合征患者活产率方面和假针灸效应相当，引起了行业内的广泛关注和争鸣[45]。针灸的临床研究也有一些阴性结果的报告，如针刺助孕的证据质量不高，在卵泡分泌前和胚胎移植后针刺助孕，真假针刺治疗无差异[46]。针刺对于缓解女性更年期综合征潮热效果也暂不明确[47]。

针刺对下丘脑 - 垂体 - 性腺轴和下丘脑 - 垂体 - 肾上腺轴具有调节效应。此外，针灸激活皮肤固有的"皮 - 脑轴"（与中枢相似的 HPA 轴）发挥局部和全身的神经内分泌调节也是近年来关注的热点[35]。

（四）针灸对炎症 - 免疫的调节

针灸所引起的免疫调节作用主要表现为针灸对免疫细胞、免疫分子和神经免疫的作用。胆碱能抗炎通路是近些年来发现的以传出性迷走神经为基础的抑制炎症反应的神经免疫通路[48]。Ulloa 以内毒素血症模型和多细菌性腹膜炎模型小鼠为研究对象，观察了电针的抗炎效应，观察到电针足三里可以降低内毒素血症模型小鼠血清中 TNF、单核细胞趋化蛋白 1、IL-6

以及 INF 在内的多种细胞因子，切断坐骨神经或者迷走神经以及切除肾上腺可以阻断电针的抗炎效应，多巴胺及其受体 D1 在电针调控炎症中发挥作用，证明了电针足三里可以通过坐骨神经传入，经中枢整合激活传出的迷走神经，使肾上腺释放多巴胺，作用于 D1 受体，抑制炎症因子[49]。这也是美国 SPARC 计划发起的基础。

（五）针灸标准化研究

在标准化战略引领下，我国于 2009 年在 ISO 中成功申建了中医药技术委员会（ISO/TC249），并牵头制定了首个中医药国际标准《一次性使用无菌针灸针》，在激烈的国际竞争中，始终把握针灸国际标准化主导权。目前已经开展了 63 项各级针灸标准化研究项目，已发布 59 项，包括 28 项国家标准、24 项团体标准和 7 项国际标准；作为中医药国际标准化领域的排头兵，主导了现行全部针灸国际标准的研制工作，产生了极大的社会效应和经济效应，《一次性使用无菌针灸针》国际标准的发布，不仅促进了针灸疗法在全球范围内更加安全、有效地使用，也使得我国针灸针外贸出口额增加了 30%。目前，全球每年消耗的针灸针已突破 45 亿支，并且正在以每年 5%~10% 的速度递增。

（六）针灸人文研究

在全球化的潮流中，关于针灸的知识传承、文献整理与考古、教育传播、文化传播等人文相关研究也取得了丰硕的成果。2012—2013 年老官山出土的医学文物备受全球学术界瞩目，令早期针灸史的研究进入了一个新的时期。针灸的海外传播也成为研究的热门课题。针灸概念史、思想史、教育史相关著作成为针灸人文研究的亮点。另外，关于针灸人类学、针灸器物文化史等研究也在展开。

## 二、针灸国际化带来的挑战

随着针灸国际化及其在海外的本土化，挑战和危机也日渐显现，一方面，国际上需要验证针灸的临床疗效方可纳入当地的医疗保险体系，作为预研，多中心大样本的临床研究应运而生，针灸学科面临前所未有的共享发展机遇；另一方面，针灸科研、临床、教学尚未形成完整的、无空白、无交叉、无冲突的标准规范，导致针灸国际化过程中缺乏互联互通的通用学术语言，国外针灸临床研究仅仅关注标准化处方的刺法和部位，得出似是而非的结果，也凸显"去中国化"现象，针灸学面临诸多挑战，具体表现为以下几点。

1. 符合现代临床规范的针灸证据不够

目前只有 10 余种疾病具有国际公认的、高质量临床研究证据；相反，国际上发表的一些大样本临床试验则表明安慰针灸、假针灸和真针刺疗效无差异或仅有微小差异，从而否定针灸临床疗效。建立在此类研究结果上的循证评价结果表明 22.62% 有效，2.38% 无效，75% 疗效不确定[50]。与国内报告针灸可以治疗 461 种疾病形成明显落差[51]。

2. "假针灸"对照问题严重困扰针灸的生存与发展

国外的临床研究证明穴位和非穴位对疼痛类疾病的疗效差异不显著，而且在治疗肌筋膜系统病变中选择"触发点"针刺效应比传统穴位疗效有时更好，故在临床实践中治疗这类疾病穴位的选择并不重要，由此研究结果来否定穴位的特异性甚至穴位的存在。对中医针灸临床和基础理论均提出了严峻的挑战。

3. 标准制定推广滞后

国际上不规范的针灸临床实践结果和不规范的临床研究设计可能掩盖了针灸的真实疗效，而国内针灸标准和临床实践指南的制定热情高涨而推广不足。一方面呼吁中国标准"走出去"，以助力国际合作；另一方面，现行针灸诊疗标准还有待完善，亟须与国际通行规则接轨。

4. 种类繁多的针灸流派出现，传统针灸理论面临新问题

随着针灸走向世界，呈现出传统和现代并存的两种针灸。国际上出了日本针灸、法国针灸、英国针灸、美国干针等不同流派。建立在现代科学基础上的西方针灸学派提出科学针灸和医学针灸，挑战传统针灸理论，世界针灸发展出现从理论上"去中国化"现象。西方针灸是传统针灸与现代科学的碰撞，也是对中国针灸的挑战和冲击。同时，在中国也有各种针灸流派的出现，从发源地来说有澄江针灸、齐鲁针灸、燕赵针灸、岭南针灸、海派针灸等；以创始人分，可以有上海陆氏、云南管氏针灸等，类似于古代的门派；以针具分，有浮针、针刀、腹针、皮内针、长圆针等，往往与某创始人有关；以机制分，有神经派、肌肉派、治神派等；以部位分，有耳针、腹针、眼针等，各具特色，精彩纷呈。世界针灸流派和国内各种流派的出现，是对针灸基本理论的发展还是挑战，学者们莫衷一是。可以说近几十年来针灸的相关研究和新方法涌现最丰富的，同时对针灸理论理解的困惑也是空前的。

2011 年，美国针灸研究会通过分析针灸临床研究现状，提出针灸临床研究的悖论[52]：一大批设计严谨的临床试验报告了针刺比常规的治疗效果好，但是假针刺和针刺没有显著的差异，这些结果和传统针灸理论所讲的穴位特异性和针刺手法明显相悖。基础研究方面，大多数动物和人体实验报告了一些生理效应随着刺激的参数不同而改变，比如针刺深度、刺激方式等。这些参数是否在临床上影响治疗结果还不清楚。

总之，如何保证针灸健康发展是一个迫在眉睫的问题，亟待解决的针灸基本科学问题以不同的方式显现出来，需要我们梳理针灸学科的基本科学问题。

## 三、针灸国际化带来的发展机遇

### （一）基础研究再次碰撞

受针灸疗法和迷走神经刺激治疗疾病的启发，美国国立卫生研究院 2016 年启动了 SPARC 计划，该计划通过刺激外周活动缓解疾病症状开展研究，按照神经编码刺激内脏器官的传出神经精准调节内脏功能是 SPARC 的研究目标。SPARC 计划的目的在于明确外周神经与相关器官的联系，通过神经调节精准治疗那些常规药物疗法无法达到的器官的疾病。SPARC 计划已经聚焦研究外周神经刺激治疗偏头疼、2 型糖尿病、心力衰竭、膀胱过度活动综合征、盆腔疾病、炎症等[53]，这些也都是针灸的优势病种。SPARC 计划的基础研究希望探明调节内脏功能的神经环路，和针灸基础科学研究不谋而合，或将成为针灸研究的有力推手。最新的研究报告证明，超声定位不侵入刺激肝门静脉处的神经节可以调节血糖，超声定位刺激脾脏的神经节可以调节抗炎 – 免疫[54]，表明 SPARC 计划的研究者已经将刺激定位延伸到体表。针灸的研究使人们认识到"针灸药"的概念[55, 56]，而 SPARC 研究计划标志着治疗疾病模式从"分子药"到"电子药"的跨越，是对以针灸为代表的体表刺激疗法的发挥和升华，也将引发针灸疗法的嬗变。作为中华文明的精华，针灸医学体系面临着极大的挑战，更可能是突破的前夜[57]。

2019 年 7 月美国国立卫生研究院补充整合医学中心（NCCIH）对"穴位相关问题"进行全球范围的意见征集，是认识到针灸关键科学问题和进军针灸基础研究的一个标志。

（二）加强针灸对机体调控的规律研究

针灸疗法所蕴含的生命科学的规律也逐渐被认识，针灸在人类健康维护中的价值逐渐得到公认，尤其是"功能医学"的提出让防病治病关口前移，符合以健康为核心的医学理念，而针灸对机体功能的调控确有优势。通过揭示中医针灸理论所蕴含的调控人体功能活动的规律，阐述穴位效应的生物学基础，明确穴位－靶器官相关联系的内在规律，探索进一步提高临床疗效的途径。在全世界都在寻求绿色治疗调动机体自愈力的同时，以针灸为主的体表医学必将在人类健康领域发挥更大的作用。

（三）建立符合针灸临床特点的研究范式和评价体系

目前针灸的临床研究存在的主要问题是以药物研究范式评价针灸的疗效，用标准划一的针刺方案对照假针灸或安慰针灸，忽视针灸治疗方案的成熟度和个体化以及针灸医生操作经验，得出似是而非的结果。显然针灸临床实践有其自身特点，疾病阶段的确定、针灸方案（包括穴位选择、治疗频次、针刺手法）的选择、针灸医生的经验、评价指标的选择、对照组的设定等都会影响研究的结果，需要建立符合针灸临床特点的研究范式和评价方法。

（四）多学科视域下的针灸医学

针灸的研究涉及多学科，目前已经是聚集了多学科知识的学者参与。针灸人文研究已经在思想史、学术史、文化人类学、文献与考古、科学传播等多个领域展开，针灸的生物学基础研究拓展到生命科学的多个领域，针灸临床治疗的动态性、个体化特性则对医学临床研究方法的发展提出了新问题，针灸整体调节人体自愈力则切合了当前以健康而不是以疾病为目标的医学发展的新趋势。正是这些研究和思考，使得针灸学术研究的视野不断拓展，基于针灸又高于针灸，为更好地发展针灸，使针灸能够在人类健康领域发挥更大的作用作出贡献。

（景向红）

# 参考文献

［1］麦阳，刘蓬. 毛泽东在一九五八［M］. 北京：中国青年出版社，2008：98–99.

［2］朱琏. 新针灸学［M］. 北京：人民出版社，1951.

［3］刘炜宏，梁繁荣，王富春，等. 论针灸推拿学科的发展与地位［J］. 中医药管理杂志，2009，17（10）：875–877，940.

［4］王富春. 针灸推拿学科成为一级学科的可行性分析［J］. 中国针灸，2012，32（10）：865–870.

［5］Liu ZS, Liu Y, Xu H, et al. Effect of electroacupuncture on urinary leakage among women with stress urinary incontinence：A randomized clinical trial［J］. JAMA, 2017, 317（24）：2493–2501.

［6］范刚启，何崇，王茵萍，等. 分子生物学在针灸学研究中的应用展望［J］. 南京军医学院学报，2002（4）：245–246.

［7］韩科，杨咏红，樊小农，等. 基因芯片技术在针灸领域的应用和研究现状［J］. 针灸临床杂志，2012，28（7）：67–70.

［8］樊凤杰，洪文学，宋佳霖. 激光针灸的研究现状与展望［J］. 激光杂志，2010，31（5）：58–59.

［9］尹飞，郭义，徐放明. 化学传感器在针灸经络研究中的应用及展望［J］. 天津中医药，2004（2）：172–173.

［10］任恕，李统平，喻凤兰，等. 中医传感针的研制［J］. 传感技术学报，1992，5（3）：49.

［11］张小珊，方剑乔. 数据挖掘技术在针灸研究中的应用与展望［J］. 中医杂志，2016，57（14）：1251-1253.

［12］白娟，刘红菊，郑雷，等. 针灸穴位数字化可视人体建模研究［J］. 中国中医药信息杂志，2005（2）：108-110.

［13］徐天成，卢东东，韩旭，等. 针刺机器人在针刺定量研究中的应用探索［J］. 中医杂志，2017，58（9）：752-755.

［14］佘琛，徐东升，崔晶晶，等. 腧穴结构研究的思考［J］. 针刺研究，2018，43（5）：285-289.

［15］卞金玲，张春红. 石学敏院士学术思想探源［J］. 上海针灸杂志，2003（4）：3-5.

［16］杨华元，顾训杰，夏锦杉，等. 针刺手法参数测定仪研制及手法受力分析［J］. 针灸临床杂志，1995，11（6）：51-52.

［17］王富春. 针灸学——具有完整体系的一门学科［J］. 中国针灸，2018，38（6）：649.

［18］何巍，童元元，赵英凯，等. 从文献角度看针灸临床试验研究在国外的发展趋势［J］. 中国针灸，2012，32（4）：370-373.

［19］何巍，童元元，赵英凯，等. 基于国外文献的针灸适应症分析［J］. 针刺研究，2012，37（5）：428-430.

［20］杜元灏，肖延龄. 现代针灸临床病谱的初步探讨［J］. 中国针灸，2002，22（5）：347-350.

［21］杜元灏，李晶，孙冬纬，等. 中国现代针灸病谱的研究［J］. 中国针灸，2007，27（5）：373-378.

［22］王冰. 针灸能治16个系统532种病症［J］. 中国社区医师，2011（24）：24.

［23］杜元灏，黄卫，熊俊，等. 国外针灸病谱的初步研究［J］. 中国针灸，2009，29（1）：53-55.

［24］刘炜宏，齐淑兰，成平，等. 全国针灸临床现状初步调查与研究［J］. 中国中医药信息杂志，2008，15（5）：1-4.

［25］曾光，石学峰，胡凌娟，等. 我国医院针灸科发展现状调查研究［J］. 中国卫生事业管理，2008（7）：442-444.

［26］陈碧玮，陈少宗. 科学语境下的现代针灸学与人文［J］. 医学与哲学（A），2017，38（4）：73-74，93.

［27］石学敏. 新世纪针灸学科面临的问题和对策［J］. 中国针灸，2005，25（4）：225.

［28］田海河，魏辉. 中医在美国面临的机遇和挑战［J］. 中医药导报，2016，22（5）：1-2，6.

［29］黄蓓. 中国针灸学会力推针灸提升为一级学科［J］. 中医药管理杂志，2019，27（9）：166.

［30］林晓斐. 两会代表委员建议将针灸学提升为一级学科［J］. 中医药管理杂志，2019，27（6）：202.

［31］Ma Y, Dong M, Zhou K, et al. Publication trends in acupuncture research: a 20-year bibliometric analysis based on pubMed. PLoS ONE, 2016, 11（12）: e0168123.

［32］Vickers AJ, Cronin AM, Maschino AC, et al. Acupuncture for chronic pain: Individual patient data meta-analysis［J］. Arch Intern Med 2012, 172: 1444-1453.

［33］Vickers AJ, Vertosick EA, Lewith G, et al. Acupuncture trialists' collaboration.Acupuncture for chronic pain: Update of an individual patient data meta-analysis［J］. J Pain.2018, 19（5）: 455-474.

［34］Zhao L, Li D, Zheng H, et al. Acupuncture as adjunctive therapy for chronic stable angina: a randomized clinical trial［J］. JAMA Intern Med. 2019 Jul 29.doi: 10.1001/jamainternmed.2019.2407.

［35］朱兵. 系统针灸学——复兴体表医学［M］. 北京：人民卫生出版社，2015.

［36］Lee A, Chan SKC, Fan LTY. Stimulation of the wrist acupuncture point PC6 for preventing postoperative nausea and vomiting［J］. Cochrane Database of Systematic Reviews 2015, Issue 11.

［37］Liu Z, Liu Y, Xu H, et al. Effect of electroacupuncture on urinary leakage among women with stress urinary incontinence: A randomized clinical trial.［J］. JAMA, 2017, 60（24）: 2493;

［38］Liu B, Liu Y, Qin Z, et al. Electroacupuncture versus pelvic floor muscle training plus solifenacin for women with mixed urinary incontinence: A randomized noninferiority trial［J］. Mayo Clinic Proceedings, 2019, 94（1）: 54-65.

［39］Liu Z, Yan S, Wu J, et al. Acupuncture for chronic severe functional constipation［J］. Ann Intern Med.2016 Dec 6; 165（11）: 761-769.

［40］ Su YS，He W，Wang C，et al. "Intensity-response" effects of electroacupuncture on gastric motility and its underlying peripheral neural mechanism ［J］. Evid Based Complement Alternat Med，2013，doi：10.1155/2013/535742

［41］ Qin QG，Gao XY，Liu K. Acupuncture at heterotopic acupoints enhances jejunal motility in constipated and diarrheic rats ［J］. World J Gastroenterol. 2014，20（48）：18271-18283.

［42］ Jo J，Lee YJ，Lee H. Acupuncture for polycystic ovarian syndrome：a systematic review and meta-analysis ［J］. Medicine，2017，96：e7066.

［43］ Jedel E，Labrie F，Odén A，et al. Impact of electro-acupuncture and physical exercise on hyperandrogenism and oligo/ amenorrhea in women with polycystic ovary syndrome：a randomized controlled trial ［J］. Am J Physiol Endocrinol Metab，2011，300：E37-45.

［44］ Rashidi BH，Tehrani ES，Hamedani NA，et al. Effects of acupuncture on the outcome of in vitro fertilisation and intracytoplasmic sperm injection in women with polycystic ovarian syndrome ［J］. Acupunct Med，2013，31：151-156.

［45］ Wu XK，Stener-Victorin E，Kuang HY，et al. Effect of acupuncture and clomiphene in chinese women with polycystic ovary syndrome：A randomized clinical trial. JAMA.，2017，317（24）：2502-2514.

［46］ Smith CA，de Lacey S，Chapman M，et al. Effect of acupuncture vs sham acupuncture on live births among women undergoing in vitro fertilization：a randomized clinical trial ［J］. JAMA，2018；319（19）：1990-1998.

［47］ Ee C，Xue C，Chondros P，et al. Acupuncture for menopausal hot flashes：A randomized trial ［J］. Ann Intern Med.2016，164（3）：146-54.

［48］ Pavlov VA，Tracey KJ. Neural regulation of immunity：molecular mechanisms and clinical translation ［J］. Nat Neurosci. 2017.20（2）：156-166.

［49］ Torres-Rosas R，Yehia G，Pena G，et al. Dopamine mediates the vagal modulation of the immune system by electroacupuncture ［J］. Nature Medicine 2014，20（3）：291-295.

［50］ Zhang K，Chen B，Li Z，et al. Overview of the acupuncture parts in the cochrane database of systematic reviews and the cochrane collaboration［J］. World J Acup-Moxi. 2016，26（12）：50-60.

［51］ 杜元灏，针灸临床证据 ［M］. 北京：人民卫生出版社，2009.

［52］ Langevin HM，Wayne PM，Macpherson H，et al. Paradoxes in acupuncture research：strategies for moving forward ［J］. Evid Based Complement Alternat Med. 2011：180805.doi：10.1155/2011/180805.

［53］ National Institute of Health.Stimulating peripheral activity to relieve conditions ［EB/OL］［2019-3-31］http:// commonfund.nih.gov/sparc.

［54］ Cotero V，Fan Y，Tsaava T，et al. Noninvasive sub-organ ultrasound stimulation for targeted neuromodulation ［J］. Nat Commun. 2019，10（1）：952.

［55］ Yin LM，Xu YD，Peng LL，et al. Transgelin-2 as a therapeutic target for asthmatic pulmonary resistance ［J］. Science Translational Medicine 2018；10（427）：eaam8604.

［56］ 陈汉平. 科研规划，概念引领"针灸药"———一项变不可能为可能的科学成果［J］. 上海针灸杂志，2018，37（9）：1100-1104.

［57］ 王晓宇，于清泉，何伟，等. 从"分子药"到"电子药"：SPARC 计划和针刺研究 ［J］. 针刺研究，2019，44（3）：157-160.

# 附录一 重要人物

## 古 代

### 1. 皇甫谧

皇甫谧（215—282），字士安，自号玄晏先生，安定郡朝那县（今宁夏彭阳县）人，魏晋时期医学家、史学家。其将《素问》《九卷》及腧穴专著《明堂孔穴针灸治要》三书内容，"删其浮辞，除其重复，论其精要"，重新整理编排，著成《针灸甲乙经》。全书内容依照脏腑、经脉、腧穴、诊查（脉诊）、刺法、各科病症治疗的顺序编排，体现了基础理论知识、临床技法、病症治疗等各部分内容之间的内在逻辑关系，反映了皇甫谧对针灸学知识体系构成的认识和界定，标志着针灸学理论体系的构建完成。

### 2. 葛洪

葛洪（284—364），字稚川，自号抱朴子，丹阳句容（今江苏省句容市）人。葛氏将针灸治法特别是灸法广泛运用于各类疾病中，保存了大量针灸学术资料，具有鲜明的特点。其著《肘后备急方》是将针灸广泛运用于防治急症的重要著作，书中不拘一格创用了多种灸法，尤以隔物灸为突出，是记载隔物灸最早的文献。据统计，书中隔物灸方共 7 首，包括隔盐、隔蒜、隔椒面饼、隔香豉饼、隔巴豆面、隔瓦甑、隔雄黄灸，运用最多的是隔蒜灸。

### 3. 孙思邈

孙思邈（581—682），唐代京兆华原（今陕西省耀县）人，著名医学家，"于阴阳、推步、医药无不善"，有"药王"之称。他在前贤的基础上发挥了经穴理论，首次以彩色绘制经穴图，首创阿是穴，重视奇穴，强调手指同身寸，补充腧穴功效，为后世经穴理论的发展奠定了基础。同时，他归纳总结了唐代以前的毫针、火针、白针、温针、燔针等多种刺灸法内容，在《备急千金要方》中首次记载了火针治疗外科病化脓的方法，对针刺补泻法的理论也有所发挥。

### 4. 杨上善

杨上善（589—681），唐初医家和著作家，官职曾为通直郎守、太子文学，其著作现仅存《黄帝内经太素》和《黄帝内经明堂类成》两部著作。《黄帝内经太素》是《内经》的重要类编传本，其中对经络理论作了系统构架。该构架主要分十二经脉和奇经八脉两部分，其中经别与经脉是正别关系，络脉、皮部、根结、标本都从属经脉，经筋理论当有别于经络系统。

### 5. 王惟一

王惟一（约 987—1067），北宋医家，曾任太医局翰林医官、殿中省尚药奉御骑都尉，熟悉方药针灸，尤工厉石。1026 年编成《铜人腧穴针灸图经》，1027 年设计并主持铸造铜人针灸孔穴模型两具，促进了经穴教学的形象化与直观化。同时将《铜人腧穴针灸图经》原文刻于石碑之上，为针灸学的传播作出了较大的贡献。从《铜人腧穴针灸图经》、石碑、铜人的编绘制作，可以窥见经穴的规范是王氏的主导学术思想。

### 6. 窦材

窦材（约 1076—约 1146），南宋医家，集先师所授之法与自己四十余年临证经验著成《扁鹊心书》。在学术方面，主张"学医当明经络""治病须识扶阳""温补脾肾""临证灼艾第一""伤寒四经见证"；临证注重理论对实践的指导，重视扶阳与灸法的运用，为使患者免受艾灼之痛，创制睡圣散。

### 7. 王执中

王执中，字叔权，南宋医家，东嘉（今浙江省瑞安县）人。其撰有《针灸资生经》，提出了"受病处"的腧穴概念，指出"受病处"是在病理状态下出现的异常改变的腧穴，而非其他的腧穴概念；临床诊疗中关注"痛点""痛处"与腧穴、病症等之间的关系，指明了"受病处"概念的实践基础，进而深化了医家对针灸腧穴内涵的认识。腧穴已不仅是针灸刺激作用点，还是机体生理病理状态在体表的反应点，具有双向调节性、动态性、相对特异性等特点，改变了多年来将腧穴固化的传统观念，对破除那种认为腧穴均有固定位置而不能越雷池一步的刻舟求剑观点是一大冲击，引导人们重新审视腧穴定位理论，是针灸腧穴理论的一大创新和发展。

### 8. 张元素

张元素（1131—1234），字洁古，又称易水先生，著有《医学启源》《脏腑标本药式》《珍珠囊》《洁古家珍》等。其发展《伤寒论》针刺治疗伤寒热病的经验，临床多用井、荥、原穴治疗热证。在治疗伤寒结胸痞气、伤寒三阳头痛、三阴腹痛时，绝大多数取用了原穴；在治疗脏腑病证时，依据经络联系重用相关原穴而不分虚实，并将其称为"拔原法"。"拔原法"对后世医家有一定影响，如《针灸大成》《针方六集》等医书中凡记载原穴下均注有"虚实皆拔之"字样。

### 9. 窦默

窦默（1196—1280），元代针灸医家，字子声，初名杰，字汉卿，广平肥乡（今河北邯郸肥乡）人，师从齐鲁名医李浩。其著《针经指南》反映了他的针法特色，特别是对针刺术中的气至、得气、行气理论有独到见解与发挥。在"拯救之法，妙者用针""必欲治病，莫如用针"的认知基础上，推崇毫针，对毫针形制、作用、适应病症等有详细阐述。同时，采用独特的配穴方法，倡导应用奇经八穴，后世依此结合九宫、八卦、干支等学说演变为"灵龟八法""飞腾八法"；在针法上，创立了寒热补泻手法，并系统地总结了 14 种基本的针刺技法，注重爪切，进针主缓，为后世论针法奠定了基础；亦强调关注患者受针后的针感反应，如酸、胀、麻、重、痛、热、凉或触电样放射等，以及针刺过程中气至、得气、行气等。窦默的论述和补充，使医生对得气与否的感知更明朗化，大大提高了可操作性，其根据气至迟速以判断病情的预后有一定参考意义。

### 10. 王国瑞

王国瑞，约生活于 13 世纪末至 14 世纪初。元代针灸家，著有《扁鹊神应针灸玉龙经》，总结与发展了窦汉卿的用穴经验，重配穴，倡用"穴法相应三十七穴"，即将治疗同一疾病、具有协同增效作用的腧穴配合运用而提炼出的37组配穴；讲实用，扩充经外奇穴；首创"透穴针刺"法，丰富按时选穴内容，创飞腾八法与逐日按时取原穴法；在临床中重视辨证论治，或针灸并用，或补泻兼施，或先补后泻，或先泻后补，或多泻少补，或多补少泻，皆法随病施，灵活多变，至今仍广泛应用，对针灸学术发展作出了重要贡献。

11. 滑寿

滑寿（1304—1386），字伯仁，元末医家，其针灸学术思想主要见于《十四经发挥》和《难经本义》。《十四经发挥》是其在《金兰循经取穴图解》的基础上，通过补注、改编，阐述了"手足阴阳流注"与"十四经脉气所发"；采用《圣济总录·奇经八脉》的文字，编撰了"奇经八脉"。其中附图16幅，即十四经加正背面骨度分寸图各一幅，再加上经穴歌及每穴所在部位的说明，图文并茂，一目了然。滑寿构建的十四经脉模式，加强了经脉与腧穴的关系，对后世针灸腧穴学影响较大。

12. 徐凤

徐凤，生活于14世纪，字廷瑞，号泉石，编撰《针灸大全》一书。其承窦汉卿学派，阅所传针法之书，有感繁而无统，于是撮其简要，阐发微义。徐凤应用歌赋体体裁编撰针灸医书，开明代歌赋体编撰潮流之先河，博采众家歌赋，使针灸名篇佳作传于后世，发扬针灸医理。除此之外，徐氏继王国瑞《玉龙经》之后，将《洛书》九宫八卦理论与窦默流注八穴相结合，发展成为灵龟八法、飞腾八法等特色穴法。

13. 汪机

汪机（1463—1539），字省之，别号石山，明代医学家，安徽祁门人。汪机临床擅用针砭、艾灸治疗疮疡，在病症的辨识诊察上提出"切脉观色，医之大要"，强调循经取穴，倡导"治病无定穴"，认为"邪客于人与正周流上下，或在气分或在血分，无有定处"，当法随症施，反对机械运用"某穴主某病"之说。汪机认为针砭有泻无补，灸法无病不灸，并对子午流注等提出自己的看法，其针灸学术观点主要反映在《针灸问对》和《外科理例》中。

14. 李时珍

李时珍（1518—1593），字东璧，号濒湖，晚年自号濒湖山人，明代著名的医药学家，有药学名著《本草纲目》传世。针灸方面，著有《奇经八脉考》一书。他将奇经与十二正经相联系，尤其重视阴维、阳维二脉的地位，强调奇经辨证；考证经络循行，整理腧穴，对针灸学的发展作出了重要贡献。

15. 高武

高武，约生活于15—16世纪，号梅孤子，四明人，明代医家，著有《针灸聚英》《针灸素难要旨》。高武对针灸理论的研究，以《内经》《难经》为准绳，对针灸经典理论进行立题分类和全面系统的分析，突出经络、腧穴、刺灸等理论的渊源和要点，尤其在理论专题研究、医家学术整理等方面，图文并用、理论联系临床，颇具特色。

16. 马莳

马莳，生活于15—16世纪，字仲化，又字玄台，明代医家。他对《内经》有深入的研究，著有《黄帝内经素问注证发微》《黄帝内经灵枢注证发微》。在经脉、腧穴方面注释详备，融汇诸家，训其字义，释其部位，正其腧穴，又附绘经脉循行图、脏腑形态图及诸穴歌、分寸歌，使经脉、腧穴一目了然。

### 17. 杨继洲

杨继洲（约1522—1620），名济时，字继洲，以字行，出身于医学世家。其在家传《卫生针灸玄机秘要》的基础上广求群书，采录《素问》《难经》《古今医统》《医学入门》等多部著述，结合自身经验撰成《针灸大成》一书，全面总结了明代以前的针灸学成就。该书的问世是继皇甫谧《针灸甲乙经》之后，我国针灸学的又一次重要总结。

### 18. 许浚

许浚（1546—1615），字清源，号龟岩，朝鲜宣祖及光海君时期的名医，朝鲜金浦郡人。1610年著成《东医宝鉴》。《东医宝鉴》主要引用或选摘中国明代万历以前的医书和非医籍，以及少量朝鲜医书。根据《东医宝鉴·内景篇一》"历代医方"整理，有中国医书83种，朝鲜医书3种。该书的编纂及流传具有重要文献价值和史学研究价值，是中医学东传的重要著作。

### 19. 张介宾

张介宾（1563—1640），字会卿，号景岳，原籍四川绵竹，明初迁居山阴（今浙江绍兴），著《类经》32卷。后为弥补文字"言而不能尽其意"的缺憾而著《类经图翼》11卷、《类经附翼》4卷。晚年著成综合性医学著作《景岳全书》64卷。针灸学术思想主要有：重温补，倚灸法；完善针灸图，拓展腧穴学；刺以泻邪祛积；提出经络新说，在《内经》"气脉"的基础上创造性地提出了"气络"说。

### 20. 李梴

李梴，生活于16世纪，字健斋，明代江西盱江地域南丰县人，撰《医学入门》九卷。在习医入门方面，李梴强调以儒通医，读书明理，怀仁爱之心；在针灸基础理论方面，重经络，明脏腑，梳理了十四经起止穴和经外奇穴，补充完善了"脏腑别通论"；在针刺治疗方面，提出了"主穴、应穴"与"主针、应针"的针刺治疗方法，丰富了穴位开阖理论与子午流注针法；在针刺补泻方面，在古典复式针法的基础上，结合呼吸、阴阳等提出了迎随补泻法，并独创了异穴分施补泻法和针刺汗、吐、下三法；在艾灸治疗方面，倡导热证可灸和艾灸养生，并创新、规范了炼脐法技术，改良了炼脐配方等，对后世中医针灸的传承和创新起到了积极作用。

### 21. 卜弥格

卜弥格（Michel Boym, 1612—1659），波兰来华的传教士。卜弥格对中医学理论作了翻译和介绍，是欧洲历史上最早对中医展开研究的学者，他在《医学的钥匙》一书中所绘制的人体针灸穴位图有着重要的学术意义，第一次将针灸的穴位以图解形式介绍给欧洲，这些图后来在欧洲早期汉学时代不断被复制和描绘再版，大大扩大了中医学在欧洲的影响。

### 22. 吴谦

吴谦（1689—1759），字六吉，安徽歙县人，与张璐、喻昌并称为清初三大名医。清朝乾隆年间，吴谦为宫廷御医，1736年以后任太医院右院判。《医宗金鉴》为其编写的大型医学教科书，总结了清代以前历代名医之经验，其中《刺灸心法要诀》部分具有鲜明的针灸理论特色，如对经脉循行图和经穴图的分别阐述，以"循经考穴"的方式介绍腧穴等，对针灸学术内涵的界定方面依次有：针具与刺法（九针与针刺过程）、特定穴（五输穴、原穴、络穴、八脉交会穴）、十二经脉概述、定位分布、腧穴主治、灸法等。

# 近　代

### 1. 张山雷

张山雷（1872—1934），中医学家、中医教育家。1919 年兰溪中医专门学校成立后，张山雷被聘为教务主任，他亲自起草制定了兰溪中医专门学校办学章程，并着力选编中医讲义教材，按科分类力求实用，并进行诠解、笺疏或补正，使教材内容在教学实践中不断地充实、完善与提高。

### 2. 乔治·苏理耶·德·莫朗

乔治·苏理耶·德·莫朗（Geoge Soulie de Morant，1878—1955），生于法国巴黎，1901年，苏理耶被派往北京京汉铁路公司工作，后又在上海、昆明等地服务。苏理耶在中国工作的 10 年间一直在学习针灸。1911 年，苏理耶回到法国撰写其针灸著作。1934 年，苏理耶出版 *Precis de la Vraieacuponcture Chinoise*（译作《真正的中国针灸》），该书相继被译成意大利文、西班牙文，在欧美各国流传。1939 年，出版 *L'Acuponcture Chinoise*（原书名《针灸法》，现常译作《中国针刺术》）。苏理耶的针灸著作中大量引用《针灸大成》及《医学入门》章节，他的理论体系较忠实于中国传统针灸，对针灸在西方世界的发展作出了巨大贡献。

### 3. 周仲房

周仲房（1881—1942），岭南针灸名家。先后任广东中医药专门学校教务主任、代校长，期间教授针灸学课程，编著有广东中医药专门学校教材《针灸学讲义》。《针灸学讲义》结构与现行针灸学专业设置课程基本相符，且引入了西法解剖，使学者明乎经穴结构，便于教学临床。

### 4. 黄竹斋

黄竹斋（1886—1960），中医学家。著有《三阴三阳提纲》《针灸经穴图考》《针灸治疗会通》等多部医学著作，涉及内科、外科、儿科、针灸、药学等多个中医学科。1956 年，重订了宋代王惟一的《铜人腧穴针灸图经》，整理成《重订铜人腧穴针灸图经》。

### 5. 任作田

任作田（1886—1950），延安针灸医家。1947 年著有《针术》一书，于针灸学有一定见解。1941 年，任作田在延安创办了延安针灸疗病所，为解放区的卫生事业作出了很大贡献。

### 6. 吴棹仙

吴棹仙（1892—1976），针灸学家。1932 年与人合作创办巴县国医学舍（后改名重庆市国医传习所），1935 年任重庆国医药馆馆长。1939 年创办重庆中医院和巴县国医学校，亲授《国医生理学》和《国医病理学》。1946 年后在重庆"永生堂"悬壶。1950 年创办甦生国医院、中华医药科学讲习所。著有《子午流注说难》《灵枢经浅注》（未刊），临床善于针药并用，活用古方，每出奇制胜。

### 7. 罗兆琚

罗兆琚（1895—1945），广西近代著名的针灸学家和中医教育家。1924 年起专研针灸，1935 年远赴江苏无锡中国针灸学研究社担任研究股主任兼编辑股副主任、针灸讲习所讲师兼训育处主任、针灸杂志社编辑诸多职务，其间，讲授经穴、诊断、消毒等课程。罗兆琚明确提出"穴性"概念，为针灸处方学的建立奠定了基础；首创经穴的八分类法，将全身穴位按气、血、虚、实、寒、热、风、湿分为八类。著有《针灸便览表》《实用针灸指要》《中国针灸经穴学讲义》《中国针灸学配穴精义》《中国针灸学讲习所消毒学讲义》《中国针灸学薪传》《新著中国针灸外科治疗学》《针法入门》《中国针灸术诊疗纲要》《针灸秘钥》等。其中《中国针灸外科治疗学》是我国第一部针灸外科治疗学的专著，首次阐述了针灸外科治疗学学术体系。

### 8. 卢觉愚

卢觉愚（1897—1981），1932 年师从承淡安学习针灸，1934 年在香港设立中国针灸学研究社香港分社，1938 年任东华三院第一届中医长。著有《实用针灸学讲义》《针灸简要》《针灸说明书》《觉庐医案录存》《卫生防病精要》《食用脉学》《古今医案辨正》《本草便览》等，发表了香港历史上第一篇针灸论文《突眼性甲状腺肿针效之研究》。

### 9. 承淡安

承淡安（1899—1957），澄江针灸学派创始人，针灸学家、中医教育家。1928 年承淡安与人联合开办苏州中医学校，编写针灸学教材，1931 年发起成立了中国教育史上最早的针灸函授教育机构中国针灸学研究社，1933 年创办了最早的针灸学杂志《针灸杂志》，扩大了针灸医学在国内外的影响和推广应用。1934 年 10 月 27 日，承淡安赴日本考察，发现《铜人经穴图考》和《十四经发挥》，并携带回国校注刊行，同时购置人体神经图、铜人经穴图、针灸器具。回国后，在国内期刊上讨论介绍日本的针灸研究状况，为弘扬中医针灸学术，发展针灸对外交流作出了积极贡献。1935 年 6 月，承淡安以中国针灸学研究社为基础，汲取日本办校经验，附设中国针灸讲习所，1936 年讲习所更名为中国针灸医学专门学校，由此培养出一批分散全国各省、港澳地区、东南亚、欧美地区的优秀学员，为针灸事业的复兴和发展播下了种子。1936 年，承淡安创办针灸疗养院，设病房和门诊治疗室。1937 年抗战爆发后，坚持行医授学，开设短期针灸培训班和讲习所，教授针灸。承淡安一生著述颇多，主要著作有《中国针灸治疗学》《中国针灸学》《中国针灸学讲义》《铜人经穴图考》《针灸治疗实验集》《经穴图解》等，译有日本针灸著作《针灸真髓》《经络之研究》《经络治疗讲话》等，在复兴和弘扬针灸学术、发展针灸教育等方面有巨大成就和广泛影响。

### 10. 曾天治

曾天治（1902—1948），是澄江学派在岭南地区的主要传人之一。著有《科学针灸治疗学》《针灸治验百零八种》《针灸医学大纲》《实用针灸医学》《针灸学》等。他创办了香港第一家针灸教育机构科学针灸医学院，开启香港近代针灸公开办学授徒的先河；其著述引入现代医学理论，注重临床实效，并以此作为其提倡"科学针灸"的立足点。

### 11. 陆瘦燕

陆瘦燕（1909—1969），针灸学家，中医教育家。20 世纪 40 年代，陆瘦燕一边在上海报刊上开辟"燕庐医话"专栏，一边整理针灸典籍，着手整理临床经验，编写《针灸正宗》第 1 集、第 2 集，并制作针灸经络穴位模型，改进针具，创制"瘦燕式"金、银质毫针及各种不同规格的不锈钢毫针。1948 年与夫人朱汝功共同创办新中国针灸学研究社，并附设函授班，亲自编写讲义，广传薪火，为针灸医学的传播作出了巨大贡献。20 世纪五六十年代，陆氏伉俪整理总结经络、腧穴、针灸、治疗等方面的系统理论和临床经验，先后出版《针灸正宗》第

1、第 2 集，主持编写《针灸学习丛书》。1959 年，《经络学图说》问世，以后陆续出版了《腧穴学概论》《刺灸法汇论》《针灸腧穴图谱》等分册。陆瘦燕还发表论文 20 余篇，对针灸理论深刻阐发，且颇多创见。

### 12. 赵尔康

赵尔康（1913—1998），1932 年随承淡安学习。1935 年参与创办中国针灸医学专门学校，任教务主任。1948 年创办中华针灸学社，1952 年创办《现代针灸》杂志，著有《金针治验录》《中华针灸学》等。

### 13. 杨医亚

杨医亚（1914—2002），中医学家、教育家。1937 年建立中医社团组织国医砥柱社，创办《国医砥柱》启刊，1939 年创办了中国国医专科函授学校及中国针灸研究所函授部学习班，撰写出版了大批书籍，培养大量中医、针灸人才。1943 年受聘于北京华北国医学院，1946 年创办发行《中国针灸学》季刊，推进针灸事业的发展。杨医亚著述颇丰，主要有《杨医亚针灸学》《针灸秘开》《针灸处方集》《近世针灸医学全书》等。他执教 60 余年，在中医教学、科研、临床方面积累了丰富的经验，形成了自己独特的学术思想。

### 14. 张鸥波

张鸥波，1930 年与张俊义创办《温灸医报》，设立温灸科通信讲习部，创建东方针灸学研究社，该社出版多种汉译日本针灸医籍，出版《针灸秘授全书》《温灸术研究法》《温灸学讲义》《高等针灸学讲义》《中风预防名灸》《百法针术》《实用针灸学》《金针百日通》《温灸学讲义补编》《人体写真十四经穴图谱》《针灸医学大纲》《选针三要集》等。

### 15. 张俊义

张俊义，"以提倡针灸为己任，本科学之原则，谋彻底之改良，俾我国旧有医术不致沦湮渐灭"。与张鸥波创办《温灸医报》，译著《高等针灸学讲义》《温灸学讲义》等多本日本针灸文献。

# 当　代

### 1. 管正斋

管正斋（1901—1980），国家中医药管理局首批针灸学术流派传承工作室创始人，创管氏特殊针法。在继承《内经》中针刺手法基础上有所创新发展，最终形成独具特色的管氏针刺手法，如管氏乾坤刺法包括管氏舌针、管氏耳针、单针透刺法、两针傍刺法、管氏热针、管氏过梁针等特殊针法。将耳穴的数目发展到 200 余个；根据《内经》舌与脏腑经络关系的理论，结合临床经验，提出了 24 个基础舌穴的定位及主治。

### 2. 彭静山

彭静山（1909—2003），国家中医药管理局首批针灸学术流派传承工作室创始人，创眼针疗法。经过十余年潜心研究《内经》和《证治准绳》中有关眼与五脏六腑、十四经脉关系的基础理论和后汉名医华佗的"观眼识病"学术思想后创立，是在眼眶内外特定腧穴进行针刺而治疗全身疾病的一种微针疗法。辽宁彭氏眼针以五轮八廓八卦学说为指导思想，以眼与脏腑经络密切关系为依据，用八卦将眼分为八区，通过对眼的观察，判断病之新久、进退、预后转归，并作为眼针找穴的参考。

**3. 朱琏**

朱琏（1909—1978），中国中医研究院针灸研究所首任所长，坚持理论联系实际，结合自身的临床实践体会，以神经立论，创立基于现代神经科学理论的"新针灸学"医学体系，倡导相应的针灸抑制手法和兴奋手法，还归纳总结了"刺激的手法、部位、时机"是针灸临床治疗的三大关键。在实践中提出"安全留针治疗顽固性疼痛"，取得了成效；总结并确定了新穴，改革了指针、艾卷灸法，大大丰富了针灸学的内容。代表作《新针灸学》享誉国内外，被翻译成不同文字出版，影响深远。

**4. 鲁之俊**

鲁之俊（1911—1999），中国中医研究院首任院长，早年学西医，投入革命后开始从事中医。主要著作有《新编针灸学》，提出针灸有"三大效能"，确定了针灸学的实用价值。在探索针灸学科学化中不但充分利用现代医学知识来整理针灸学著作，而且在西医学习中医、团结中西医等方面作了大量开拓性的工作。

**5. 苏天佑**

苏天佑（1911—2001），致力于中医针灸事业在海外的传播。1940年创办香港针灸医学院；1962年后到亚洲、美洲的13个国家和地区从事针灸临床、带教工作；1975年创办美国第一所针灸专科学校——纽伦针灸学校，并出版英文针灸教材，培养针灸专业人才数百人，被尊为"美国针灸之父"。

**6. 周楣声**

周楣声（1917—2007），在针灸学的实践与研究中勇于推陈致新，独辟蹊径，提出许多具有真知灼见的见解，总结出丰富的传世经验。其在灸法方面造诣颇深，著作《灸绳》对灸法的传承与振兴、研究与临床应用等方面具有指导性作用，推动了灸法专科的发展。

**7. 郑魁山**

郑魁山（1918—2010），国家中医药管理局首批针灸学术流派传承工作室创始人，创立了郑氏针灸治病八法理论、穴性和功能相结合的腧穴功效理论、腧穴配伍与针法相结合的治法处方体系，精简创新手法，使家传手法逐渐系统化和理论化，形成了一套独具特色的"郑氏针法"诊疗体系。针法注重"针""气"结合，强调得气守神；重视八纲辨证，制定八法；突出"押手"作用，强调双手行针；遵循辨证选穴，强调补泻手法；精简创新手法，提倡时间针灸。

**8. 刘开运**

刘开运（1918—2003），国家中医药管理局首批针灸学术流派传承工作室创始人，提出"推经治脏"，创"刘氏小儿推拿十法"，国家级针灸名老中医严洁教授将刘开运的学术理念推广应用，倡导"针经治脏、灸经调脏、五经配伍、五行制化"，进一步推广后形成湖湘五经配伍针推学术流派。湖湘五经配伍针推学术流派在学术思想上以"五经配伍，五行制助"为核心、以"经脏相关，归经施治"为重点，一源三流，重视术技，尚古纳今，推陈出新，并在临床上注重辨证取穴，归经施治，五经为主，配穴精巧，强调技法，多法并用。

**9. 杨甲三**

杨甲三（1919—2001），近代有重要影响的澄江针灸学派代表性学术传承者，提倡"三边""三间"取穴法。提倡毫针单手进针法，在进针时以拇指、食指捏持针柄，无名指、小指夹持针身，中指充当"弹努爪切"之功，形成了独特的毫针单手进针方法。主张将五输穴的主治作用与五脏病机统一起来，加以辨证运用。即在经络学说的指导下，通过先定其经、次选其穴、后行补泻的次序，初步形成一种"专病、专经、专穴、专法"的诊治方法。

10. 李仲愚

李仲愚（1920—2003），国家中医药管理局首批针灸学术流派传承工作室创始人，发扬家传杵针疗法，创四川李氏杵针流派。以特制的工具，通过一定的手法刺激人体体表腧穴，针具不刺入人体肌肤之内而达到调和阴阳、扶正祛邪、疏通经络、行气活血的目的。

11. 程莘农

程莘农（1921—2015），人类非物质文化遗产代表作名录入选项目"中医针灸"传承人代表，国家非物质文化遗产"中医针灸"项目代表性传承人，中国工程院院士，国医大师。指出针灸疗疾要在辨证论治的基础上贯彻理、法、方、穴、术的统一性，并提出了"辨证宜精、治疗宜专"的独到见解，总结出易学、易教、患者痛苦小的"三才进针法"。他撰写的针灸著作已成为国内外针灸教学的主要范本，主要有《中国针灸学概要》《中国针灸学》《针灸精义》等。

12. 郭诚杰

郭诚杰（1921—　），陕西中医学院教授、主任医师。1949年9月起从事中医临床工作，全国老中医药专家学术经验继承工作指导老师，陕西省名老中医。2010年被授予人类非物质文化遗产代表作名录入选项目"中医针灸"传承人代表称号。2014年被授予第二届"国医大师"称号。

13. 王雪苔

王雪苔（1925—2008），国家非物质文化遗产"中医针灸"项目代表性传承人。曾主持腧穴名称国际标准化工作，指导腧穴定位国际标准化工作，并曾担任国家攀登计划"经络的研究"项目顾问。在中医文献学与医史学领域，致力于中医古籍的收集与整理研究，亲自鉴别中国中医科学院图书馆收藏的7000余种中医线装书，并曾率先研制了适于计算机进行文献检索的中医药主题词表。

14. 贺普仁

贺普仁（1926—2015），人类非物质文化遗产代表作名录入选项目"中医针灸"传承人代表，国家非物质文化遗产"中医针灸"项目代表性传承人，国医大师。创立了"病多气滞，法用三通"的中医针灸病机学学说和独具特色的针灸治疗体系——"贺氏针灸三通法"，其中用火针治疗疑难病为其针法的一大特色，他依照古籍中的记载自制针具，挖掘了几近失传的火针疗法，并在实践中不断摸索，最终使火针在临床上得到广泛应用，并取得了满意的疗效。

15. 李鼎

李鼎（1929—　），第五批国家级非物质文化遗产"针灸"项目代表性传承人。上海中医药大学终身教授，博士生导师，全国名老中医药专家传承工作室导师。从事针灸医疗、教学、科研工作60余年，遵循《内经》《难经》《明堂经》，阐发中医针灸经络理论，编撰国家针灸教材，研制针灸经穴模型，构建国家针灸经穴标准，建立基于针灸经络腧穴理论认知和诊治疾病的理论和方法。

16. 刘冠军

刘冠军（1929—　），国家中医药管理局首批针灸学术流派传承工作室代表人，擅长针灸，精通内科，通过运用针灸、推拿等中医外治手法"通其经脉，调其脏腑"，促使气血正常运行，奠定了长白山通经调脏手法流派的理论基础，成为后代传人学术创新的主线和发展核心。

17. 田从豁

田从豁（1930—  ），第五批国家级非物质文化遗产"针灸"项目代表性传承人。主任医师。1951年起从事针灸医疗、科研、教学工作。第二、第五批全国老中医药专家学术经验继承工作指导老师。注重理、法、方、药、穴、术。

18. 张缙

张缙（1930—2021），2010年被授予人类非物质文化遗产代表作名录入选项目"中医针灸"传承人代表称号。主任医师、教授、博士生导师，全国老中医药专家学术经验继承工作指导老师。

19. 靳瑞

靳瑞（1932—2010），国家中医药管理局首批针灸学术流派传承工作室创始人，创"靳三针"疗法。"靳三针"不离局部、远部及随证选穴的原则，而又不离主穴及配穴两类，所有的"三针"穴组均作为主穴而设，根据腧穴局部治疗作用组合局部三针穴组、根据脏腑经脉相关理论组合治疗内在脏腑病之三针穴组、根据经络理论组合调心神之三针穴组、根据经络腧穴属性组合治疗阴阳病证之三针穴组、根据腧穴的特殊作用组合治疗脑病之三针穴组。

20. 吕景山

吕景山（1934—  ），山西中医学院第三中医院（山西省针灸研究所）教授、主任医师。1962年7月起从事中医临床工作，全国老中医药专家学术经验继承工作指导老师，山西名医。2014年被授予第二届"国医大师"称号。

21. 李业甫

李业甫（1934—  ），安徽省中西医结合医院主任医师、教授。1959年7月起从事中医临床工作，享受国务院政府特殊津贴，全国老中医药专家学术经验继承工作指导老师，安徽省国医名师。2017年被授予第三届"国医大师"称号。

22. 黄瑾明

黄瑾明（1937—  ），国家中医药管理局首批针灸学术流派传承工作室创始人，创广西黄氏壮医针灸流派。强调"道路"为针灸传导系统，推崇针灸三剑客——壮医药线点灸疗法、壮医针刺疗法、壮医莲花针拔罐逐瘀疗法，强调毒虚二因，认为毒虚致百病；主张"道路"传导，认为人体密布"道路"系统；善用特定穴位；推崇无痛针灸。针灸罐法联用，喜浅刺是该流派针法的特色。

23. 石学敏

石学敏（1938—  ），中国工程院院士，天津中医药大学第一附属医院名誉院长、主任医师、教授。1962年7月起从事中医临床工作，全国老中医药专家学术经验继承工作指导老师，第五批国家级非物质文化遗产"针灸"项目代表性传承人，天津市名中医。2014年被授予第二届"国医大师"称号。

（王　丽　于岩瀑）

# 附录二 大事记

商周，金属针出现。

春秋战国，简帛文献记录了早期针灸知识；木制针灸模型出现，刻画了经脉内容。

战国至秦汉，《内经》《难经》成书，标志着针灸理论的成型与奠基。

东汉，《黄帝明堂经》成书，是我国第一部针灸腧穴经典。

初唐，《黄帝虾蟆经》除针灸避忌外，载有并标示了针灸古穴名。

公元256—259年，皇甫谧撰《针灸甲乙经》，构建了针灸理论体系框架。

东晋，葛洪著《肘后备急方》，提出了针灸对于急性病的治疗。

东晋，鲍姑是第一位女灸家。

公元443年，太医令秦承祖奏置医学，开始正式由政府设置医学教育，并绘制《偃侧人经》《明堂图》，应是正式的针灸医学教育的开端。

公元477年，北魏政府效法刘宋开展官方医学教育，设太医博士和太医助教等医官专掌医教，为以后官方医学教育的兴盛起了先导作用。

公元499年，《刘涓子鬼遗方》，是我国现存最早的外科专著，运用针、灸、药治疗痈疽。

公元624年，唐太医署设医科、针科、按摩科、咒禁科四科教学，明文规定了学制、课程、考核等制度，针灸学科有了稳定的教育与管理组织。于公元626年置针博士一人，助教一人。

初唐，敦煌卷子《佚名灸方》是现存最早的灸方专书。

公元652—682年，孙思邈撰《备急千金要方》和《千金翼方》，前者开创了整理腧穴主治新模式，后者包罗了唐代以前各家针灸治疗文献。

公元662—670年，杨上善编注《黄帝内经太素》，重构针灸知识体系，首次明确针灸理论体系的最高层范畴，确定了不同层级范畴的主要概念。

公元762年，王冰注《素问》，重视经络循行与腧穴的注释，保存了古明堂类著述中不见于他书的腧穴。

公元861年，敦煌卷子《新集备急灸经》载灸疗腧穴文献。

公元978年，宋太宗令医官王怀隐等编辑整理医书，采集大量宋代以前针灸文献，于《太平圣惠方》最后两卷，编成《针经》《明堂》两篇，作为宋代教学的新规范。

1026年，王惟一编《铜人腧穴针灸图经》，刻诸石，又主持创铸了两具针灸腧穴铜人形，成为当时针灸教育及针灸临床取穴的规范。

1044年，宋于太常寺建太医局，培养医师，学习《素问》《难经》、脉候、修合药饵、针灸等。

1057—1069年，设校正医书局，以掌禹锡、林亿等为校理等职，校定并刻印古代医书，其中有《针灸甲乙经》等针灸专著。

1092年，高丽国使节黄宗愨入宋晋献9卷本《黄帝针经》（高丽本）；1093年，宋廷即开版雕印，颁行天下，使中国医界又重见《针经》之面目，并流传至今。

1111—1118年，《圣济总录·针灸门》构建了经络理论体系框架。

1128年，庄绰著《膏肓腧穴灸法》，为艾灸治疗痨病的专著，主要论述膏肓穴的主治、部位及不同流派的取穴法。

1146年，窦材著《扁鹊心书》，记载了麻醉灸法。

1153年，《子午流注针经》成书，首次论述了按时针刺的"子午流注法"。

1226年，闻人耆年著《备急灸法》，介绍了灸法治疗急性病症的方法和案例。

1295年，《针经指南》共收录窦氏针灸论著十二篇，首载"针经标幽赋"。

1303年，忽泰必烈著《金兰循经取穴图解》，首绘脏腑前后二图，中述手足三阴三阳走属，继取十四经络流注，各为注释，列图于后。

1311年，窦桂芳辑《针灸四书》，对前人的成果进行了详细的归纳总结，重在针灸实际应用，是集我国宋代以前针灸学大成之作。

1329年，王国瑞著《扁鹊神应针灸玉龙经》，最早收载《玉龙歌》及针方专集《盘石金直刺秘传》，保存了金元医家的针方及针法文献。

1341年，滑寿著《十四经发挥》，构建了十四经脉模式，加强了经脉与腧穴的关系，对后世针灸腧穴学影响较大。

1390年之前，朱橚主持编纂了《普济方》，其中针灸门系抄录明代以前的针灸文献，在文献及版本方面有学术价值。

1443年，明政府诏令太医院仿造宋代铜人式样重新铸造针灸铜人一具，用以规范针灸教学，是现存最早的针灸铜人。

1473年，《奇效良方·针灸门》所集"奇穴"一篇，系古医籍首次为奇穴立专篇，且真实地记录了明初针灸发展概况，对明代以后针灸学及朝鲜医学产生了较大影响。

1465—1521年，徐凤编《针灸大全》，汇集了明中期之前诸家，是明代最早的一部汇集类针灸专书。

1530年，汪机著《针灸问对》一书，以问答的形式阐述了经络、腧穴、刺法、灸法等针灸学的基本问题。

1537年，高武著《针灸节要聚英》，是宋元之后对古代腧穴著作和文献进行全面整理的一本著作。

1571年，李梴编《医学入门》，其中"附杂病穴法"特详于针法，且该书早传至朝鲜，作为选拔医科人才的考评书。

1577年，李时珍著《奇经八脉考》，为第一部关于奇经八脉的专书，明代以后述奇经八脉者咸宗此书。

1586年，马莳著《黄帝内经素问灵枢经注证发微》，首次对《灵枢》进行全文注释，疏经络穴道，颇为详明，可谓有功于后学。

1601年，杨继洲著《针灸大成》，该书对明代以前的针灸学术进行了全面总结，且有鲜明的临床特色。

1624 年，张介宾撰《类经图翼》，其中针灸卷开创了整理腧穴文献的新模式，明确提出了同身寸辨。

1669 年，张志聪著《黄帝内经素问集注》，强调"血气"之论以述针灸经络腧穴理论，并开集体注经之先河。

1742 年，吴谦编撰的《医宗金鉴·刺灸心法要诀》定为清太医院医学生必修内容。

1817 年，李学川著《针灸逢源》，考订十四经穴的数目为 361 个，且该数目一直沿用至今。

1822 年，诏令太医院停止针灸科，针灸一科退出了官方的医学教育与行政序列。

1823 年，范毓𬭚编《太乙神针》，介绍了以艾卷实按灸为操作特点的太乙神针法。

1912 年，教育部公布《医学专门学校规程令》《药学专门学校规程令》，未列中医药。

1913 年，上海神州医药总会发起，由全国各地中医组成的"医药救亡请愿团"到京请愿，请求政府批准设立中医药专门学校。

1914 年，北洋政府国务院函复医药救亡请愿团，同意中医学校由地方立案。

1914 年，黄墙朱氏私立中国医药学校开学，成为中医函授教育的开端。

1915 年，日本针灸医籍《最新实习西法针灸》译入，改变了针灸著作的写作方式，影响民国针灸乃至现代针灸理论。

1921 年，《医学杂志》成立中医改进研究会附设针灸讨论会。

1924 年，胶澳商埠警察厅发布《胶澳商埠警察厅按摩术针灸术营业取缔规则》，是较早由政府出台的医师从业规定中有专门针对消毒的规则。

1927 年，张山雷著《经脉俞穴新考正》，对阐发经络学说和考证腧穴颇有研究。

1928 年，全国中医学校教材编辑委员会召开第 1 次会议。

1929 年，全国中医学校教材编辑委员会召开第 2 次会议。

1929 年，卫生部第 1 届中央卫生委员会在南京召开，通过《废止旧医以扫除医事卫生之障碍案》等 4 个废弃中医的提案。全国医药团体临时代表大会在上海召开，组织请愿团抵南京请愿，获国民政府文官处复函。

1929 年，国民政府教育部通令针灸学校改名学社。

1930 年，承淡安等发起成立中国针灸学研究社，旨在谋求针灸学术复兴。1933 年 8 月开始招收通函研究社员，逐渐形成针灸研究学术团体，1934 年 10 月经中央国医馆核准备案，内政部准予注册。1933 年编辑出版《针灸杂志》，1935 年 9 月建立讲习所，1936 年在无锡附设了针灸疗养院。

1930 年，中央国医馆成立，将国医国药学术标准大纲列入针灸学科中，将其分属于应用学科一类。

1930 年，张俊义、张鸥波等于浙江宁波创建东方针灸学社，该社编辑出版《温灸医报》，设立温灸科通信讲习部。出版《针灸秘授全书》《温灸术研究法》《温灸学讲义》《高等针灸学讲义》《中风预防名灸》《百法针术》《实用针灸学》《金针百日通》《温灸学讲义补编》《人体写真十四经穴图谱》《针灸医学大纲》《选针三要集》。

1931 年，承淡安所著《中国针灸治疗学》出版。

1932 年，施今墨等创办华北国医学院。

1933 年，承淡安所著《增订中国针灸治疗学》出版。

1934 年，承淡安东渡日本考察针灸和针灸教育。

1935 年，中国针灸学研究社香港分社成立，是香港第一个针灸学术团队，主持人是时任香港东华医院第一任中医长的卢觉愚。

1936 年，行政院颁布《中医条例》。同年，公布修正《中医条例》，把中医行政管理权从内政部转到卫生署。

1936 年，罗兆琚的《新著中国针灸外科治疗学》出版，该书首列诊治指南。

1936 年，方展纶、陈志群合创辉华针灸医社，是目前已知的新加坡第一所针灸学院兼针灸医院。

1937 年，中国针灸学讲习所更名为中国针灸医学专门学校。

1937 年，曾天治创办香港科学针灸医学院，是香港地区最早的针灸教育机构，开启香港近代针灸公开办学授徒的先河。

1937 年，由杨医亚发起的《国医砥柱》月刊社创办《国医砥柱》，出版《考正周身穴法歌》《针灸经穴便览》《中国灸科学》《近世针灸学全书（实用针灸治疗学)》《针灸秘开》《针灸处方集》。

1937 年，杨医亚的《中国灸科学》出版。

1938 年，杨医亚的《中国针科学》出版。

1938 年，刘致中的《最新针灸经穴图考》出版，是新加坡第一部针灸专著。

1939 年，教育部颁布《中医专科学校暂行课目时数分配表》。

1939 年，北平国医讲习所成立，汪逢春任所长。

1940 年，承淡安的《中国针灸学讲义》出版。

1940 年，曾天治的《科学针灸治疗学》出版。

1941 年，任作田创建了延安针灸疗病所。

1943 年，重庆国民政府颁布《医师法》，同时废止《中医条例》《西医条例》。

1945 年，杨医亚创办《中国针灸学季刊》。

1945 年，延安白求恩国际和平医院院长鲁之俊在医院设立针灸科。

1948 年，赵尔康的《中华针灸学》及《人体十四经图像》出版。

1948 年，朱琏的《针灸学讲义》出版。

1948 年，朱琏在河北省平山县创办华北卫生学校，并设置专门的针灸训练班。

1948 年，苏联时期医史学家弗亚兹门斯的《中国医学》出版，书中详细介绍了中国针灸疗法。

1950 年 3 月，由中央人民政府卫生部领导的第一个中医进修示范学校——北京中医进修学校正式成立。

1951 年 3 月，朱琏主编的《新针灸学》由人民出版社出版，成为"运用现代科学的观点和方法，探索提高针灸技术与科学原理的第一部重要著作"。

1951 年 8 月，中央人民政府卫生部针灸疗法实验所由朱琏等人创办，成为全国首家针灸科研机构，1955 年更名为中医研究院针灸疗法实验所。

1954 年，中央人民政府卫生部组织北京中、西医专家召开"针灸疗法座谈会"。

1954 年 10 月，江苏省中医进修学校（南京中医学院前身）成立。1955 年 3 月，该校开设第一期"针灸师资班"。

1955年4月15日，毛泽东主席在杭州会见针灸疗法实验所（中国中医科学院前身）所长朱琏，毛泽东主席提道："针灸不是土东西，针灸是科学的，将来世界各国都要用它。"

1956年8月，国务院批准成立北京中医学院、上海中医学院、广州中医学院、成都中医学院等首批中医学院，开设中医本科教育。

1955年8月，承淡安编著的《中国针灸学》由人民卫生出版社出版。

1956年，"经络的研究"第一次被列为全国自然科学发展规划项目。

1956年，全国第一个"国际针灸班"在中医研究院针灸疗法实验所开设，苏联专家来华学习针灸。

1957年，江苏省中医进修学校针灸学科教研组编写《针灸学》，奠定了当代针灸学科框架的基础。1961年，又在此基础上编写《针灸学讲义》，成为第一版国家统编教材。

1958年，上海中医学院李鼎首次对人体全身经穴进行解剖，并制定不同规格的针灸经穴模型，其中"经穴玻璃人"获全国工业产品成果二等奖。

1958年，张协和等应用经络测定仪测定经穴皮肤电阻，全国各地广泛开展"经络测定"的工作，证明了人体经络现象的客观存在。随后，北京举办全国医药卫生技术革命展览会，其中有"经络测定器"的研究。

1958年8月30日，上海第一人民医院首次在扁桃体摘除术中采用针刺双侧合谷、内庭穴的方法，在没有使用任何麻醉药物的情况下顺利完成手术并获得成功，为我国第一例针麻手术。1958年9月5日，《解放日报》进行了报道。

1959年，"全国中医经络、针灸学术座谈会"在上海召开。

1960年，上海中医学院最早设立针灸专业，招收针灸专业本科生，学制4年。

1962年，上海中医学院首次将针灸学教材分化为《针灸学（一）经络学》《针灸学（二）腧穴学》《针灸学（三）刺灸法》《针灸学（四）治疗学》，由人民卫生出版社陆续出版。1985年，天津中医学院主编的第一版统编分化教材《经络学》《腧穴学》《刺法灸法学》《针灸治疗学》由上海科学技术出版社出版。

1964年，第一部对外针灸培训教材《中国针灸学概要》发行，后扩充为《中国针灸学》（程莘农主编）于1987年由人民卫生出版社出版，成为国际针灸班培训教材。

1964年4月，为重复朝鲜"金凤汉系统"实验，国家组织成立"中医研究院经络研究所"，中国第一代生理学家张锡钧任所长，在该所的组织和全国兄弟单位的努力下，很快取得了可靠数据，证伪了金凤汉的结论。

1966年，卫生部在上海召开了第一次全国针刺麻醉工作会议，制定了《针刺穴位麻醉研究工作二年规划纲要草案（1966—1968）》。

1971年7月，《纽约时报》记者詹姆斯·雷斯顿来华访问，期间因患阑尾炎接受手术及术后针灸治疗，后在《纽约时报》发文报道，引起西方国家对针灸的关注，成为美国"针灸热"的导火索。次年，美国总统尼克松率团访华，参观了中国的"针刺麻醉"开胸、开颅术，见证"针刺麻醉"的神奇，代表团返美后纷纷宣传，再一次引发民众对针灸的兴趣。

1973年，长沙马王堆三号汉墓出土一批帛书，其中被命名为《足臂十一脉灸经》《阴阳十一脉灸经》的两部帛书是迄今发现有关论述经脉学说的最早文献。

1973 年，卫生部颁布第一部针灸行业标准《针灸针》（WS2-174-1974），该标准委托苏州华佗针灸器械总厂制定。

1975 年，世界卫生组织会同中国政府在中国中医研究院、上海中医学院、南京中医学院成立 3 所国际针灸培训中心，最初为国际针灸培训班，开展进修教育。1983 年，三个国际针灸培训班分别更名为北京国际针灸培训中心、上海国际针灸培训中心、南京国际针灸培训中心。

1975 年 7 月 12 日，加州州长杰利·布朗签署了马斯哥尼参议员提出的"针灸职业合法化提案（即 SB86 提案）"，以及之后的一系列提案，开创了中医在美国合法行医的新纪元。

1976 年，《针刺麻醉》正式出版，1979 年由内部刊物改为公开刊物；1980 年刊名改为《针刺研究》，面向国内外公开发行。

1977 年，国务院批转教育部《关于高等学校招收研究生的意见》，中国中医研究院（中国中医科学院）招收第一批中医研究生，开创了中医研究生教育的先河。

1978 年，上海中医学院首设针灸推拿系。

1979 年，世界卫生组织首次推荐针灸治疗 43 种病症。

1979 年，全国针灸、针麻学术会议在北京召开，该会是中外医学界学术交流的一次盛会，来自 30 多个国家和地区的 150 余位国内外专家参会。

1979 年，全国中医学会设置二级分会——针灸分会，鲁之俊任会长。1985 年，全国中医学会针灸分会晋升为一级学会，正式更名为中国针灸学会（CAAM），胡熙明任会长。

1980 年，中国国家技术监督局发布第一个针灸国家标准《针灸针》（GB2024-80）。

1981 年，《中国针灸》杂志创刊。

1982 年，中国公布"针灸穴名国际化方案"。

1982 年，卫生部在湖南衡阳召开"全国中医医院和高等中医教育工作会议"。

1982 年开始，各地中医药院校纷纷成立针灸系，开设针灸专业，学制 5 年。

1984 年，世界卫生组织西太区发布《针灸命名标准》（*Standard Acupuncture Nomenclature*）。

1984 年，湖北江陵张家山汉墓出土一批竹简，其中被命名为《脉书》的汉简丰富了早期经脉学说。

1985 年 2 月，张仲景国医大学在河南省南阳市成立，这是经国家教委批准成立的我国第一所社会集资兴办的高等中医药学校。面向社会招收本科、硕士、博士及留学生。

1985 年 2 月，安徽中医学院附属针灸医院成立，为全国第一所针灸专科医院。

1986 年，国家教委颁布《全国普通高等医药学本科专业目录》，中医学类下设有针灸学专业、推拿学专业。

1986 年，中国第一所针灸高等教育机构北京针灸学院成立，招收五年制针灸专业本科生。

1988 年，北京针灸学院增设中医骨伤专业，改名为北京针灸骨伤学院；2000 年，北京针灸骨伤学院针灸系与北京中医药大学针灸推拿系合并成立北京中医药大学针灸学院。

1986 年，经络研究被列为国家科委"七五"攻关课题，为最早的针灸科研"攀登计划"。

1987 年 11 月 22 日，世界针灸学会联合会在北京成立，胡熙明任首任主席。

1988 年，全国针灸临床研究中心在天津中医药大学第一附属医院建立。

1990 年，中华人民共和国国家技术监督局发布了由国家中医药管理局提出的《中华人民共和国国家标准·经穴部位》（GB12346 –90），并于 1991 年 1 月 1 日起实施。

1991 年，《世界针灸杂志》（*World Journal of Acupuncture-Moxibustion*）创刊。

1992 年，国家技术监督局发布针灸国家标准《耳穴名称与部位》（GB13734–92）。

1992 年 3 月，国家"八五"攀登计划"经络的研究"项目启动，程莘农被聘为项目首席科学家。

1993 年，《中国针灸经络通鉴》出版。此后，《中国针灸穴位通鉴》《中国针灸证治通鉴》《中国针灸刺灸法通鉴》相继出版。

1995 年，世界卫生组织西太区发布《针灸临床研究指南》（*guidelines for clinical research on acupuncture*）。

1996 年，世界卫生组织推荐针灸治疗 64 种病症，并依研究情况将其分为 3 类。

1997 年，美国国立卫生研究院举行了关于针灸的听证会，韩济生等 3 名中国学者应邀参加了这次会议并作报告，会后发表的声明对针灸的有效性和安全性给予了肯定，从而使针灸引起美国社会更为广泛的重视。

1998 年 1 月 27 日，世界卫生组织执行委员会第 101 次会议作出 EB101·R21 号决议，决定世界卫生组织与世界针灸学会联合会建立正式关系。世界针灸学会联合会成为世界上唯一与世界卫生组织建立正式关系的国际针灸组织。

1998 年 9 月，国家"九五"攀登计划预选项目"经络的研究"启动，邓良月为首席科学家。

1998 年，教育部颁布新的专业目录，将针灸学与推拿学合并为针灸推拿学专业，学制 5 年。

2000 年，教育部研究生推荐教材《针灸经典理论阐释》出版。

2002 年，统编教材《实验针灸学》出版。

2002 年，《针刺临床试验干预措施报告的国际标准》（Standards for Reporting Interventions in Controlled Trials of Acupuncture，STRICTA）发布，于 2010 年进行更新。

2002 年，世界卫生组织发布《针灸临床研究报告的回顾与分析》（Acupuncture: review and analysis of reports on controlled clinical trials），详细分析了针灸治疗病症的范围及疗效，提出针灸可以治疗 107 种病症，并依据证据情况将其分为 4 类。

2003 年，世界卫生组织提出了中医针灸对 89 种病症有效。

2006 年 5 月 25 日，我国公布了首批国家级非物质文化遗产名录 518 个，包含 9 个传统医药项目，针灸项目为其中之一。

2008 年，世界卫生组织西太区发布《经穴定位国际标准》（WHO Standard Acupuncture Point Location in the Western Pacific Region），采用的是中国方案。

2009 年，全国针灸标准化技术委员会（SAC/TC475）成立，秘书处设在中国中医科学院针灸研究所。

2010 年 11 月 16 日，联合国教科文组织保护非物质文化遗产政府间委员会第五次会议通过中国申报项目"中医针灸"，将其列入"人类非物质文化遗产代表作名录"。

2012 年，成都天回镇老官山汉墓出土大量医简，通过已发布的内容来看，其中多为有关经脉、腧穴、刺法的内容。

2014 年 2 月 3 日，国际标准化组织（ISO）发布信息，由中国专家担任项目提案人制定的《一次性使用无菌针灸针》国际标准正式出版，并成为国际标准化组织中医药技术委员会

（ISO/TC249）发布的首个中医药国际标准。针灸标准化有利于针灸行业在国际的发展和推广。

2014 年 7 月 25 日，在全国针灸标准化技术委员会与中国针灸学会主办的针灸标准新闻发布会上，发布了 18 项针灸标准，包括 6 项国家标准、12 项行业组织标准。

2016 年 12 月，《中华人民共和国中医药法》出台，2017 年 7 月 1 日起施行，发展包含针灸在内的中医药开始有国法保障。

2017 年 1 月 18 日，国家主席习近平将针灸铜人雕塑作为国礼，赠送给世界卫生组织。

2017 年 2 月 11 日，中国针灸学会针灸病例注册登记研究联盟成立，标志着国际范围内针灸学界首个针灸病例注册登记研究启动。

2019 年，在科技部支持下，由中国中医科学院针灸研究所牵头，联合国内外十余家优秀科研院校和机构，共同申报了"针灸国际大科学计划"项目，旨在从针灸传统理论、基础研究和临床评价等方面促进针灸的国际共识和应用。

（喻晓春　文碧玲　张建斌　刘　兵）

# 索　引

## 人名索引

# 书名（篇名）索引